797,885 Books
are available to read at

Forgotten Books

www.ForgottenBooks.com

Forgotten Books' App
Available for mobile, tablet & eReader

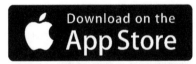

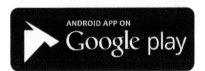

ISBN 978-0-243-33856-6
PIBN 10577372

This book is a reproduction of an important historical work. Forgotten Books uses state-of-the-art technology to digitally reconstruct the work, preserving the original format whilst repairing imperfections present in the aged copy. In rare cases, an imperfection in the original, such as a blemish or missing page, may be replicated in our edition. We do, however, repair the vast majority of imperfections successfully; any imperfections that remain are intentionally left to preserve the state of such historical works.

Forgotten Books is a registered trademark of FB &c Ltd.
Copyright © 2017 FB &c Ltd.
FB &c Ltd, Dalton House, 60 Windsor Avenue, London, SW19 2RR.
Company number 08720141. Registered in England and Wales.

For support please visit www.forgottenbooks.com

1 MONTH OF FREE READING

at

www.ForgottenBooks.com

By purchasing this book you are eligible for one month membership to ForgottenBooks.com, giving you unlimited access to our entire collection of over 700,000 titles via our web site and mobile apps.

To claim your free month visit: www.forgottenbooks.com/free577372

* Offer is valid for 45 days from date of purchase. Terms and conditions apply.

English
Français
Deutsche
Italiano
Español
Português

www.forgottenbooks.com

Mythology Photography **Fiction**
Fishing Christianity **Art** Cooking
Essays Buddhism Freemasonry
Medicine **Biology** Music **Ancient Egypt** Evolution Carpentry Physics
Dance Geology **Mathematics** Fitness
Shakespeare **Folklore** Yoga Marketing
Confidence Immortality Biographies
Poetry **Psychology** Witchcraft
Electronics Chemistry History **Law**
Accounting **Philosophy** Anthropology
Alchemy Drama Quantum Mechanics
Atheism Sexual Health **Ancient History**
Entrepreneurship Languages Sport
Paleontology Needlework Islam
Metaphysics Investment Archaeology
Parenting Statistics Criminology
Motivational

ESSAI

SUR

L'ACCOUCHEMENT

PHYSIOLOGIQUE

Publications de l'auteur.

1. MÉDECINE. — Du mode d'action des médicaments dans la guérison des fièvres intermittentes. (Mémoire inédit, pour la réception de membre titulaire de la Société de médecine et de chirurgie pratiques de Montpellier, séance du 26 novembre 1843.)
2. Considérations critiques sur un cas de communication des deux oreillettes du cœur chez l'adulte. (*Journal de médecine pratique de Montpellier*, octobre 1843.)
3. Analyse des travaux de M. Polli, de Milan, sur la couenne du sang. (Même journal, juin et juillet 1844.)
4. Guérison d'une névrose épileptiforme remarquable. (Même journal, septembre 1844.)
5. Relation sur M. Mayor au congrès scientifique de Nîmes. (Même journal, février 1845.)
6. Considérations sur les déviations du bassin. (Même journal, t. II, p. 70.)
7. Description d'un nouveau muscle de la jambe. (Même journal, juillet 1845.)
8. Considération sur la cicatrisation des plaies. (Même journal, déc. 1845 et mars 1846.)
9. Description d'une nouvelle désarticulation de l'épaule. (*Gazette médicale de Paris*, 12 septembre 1846.)
10. Thèse pour le doctorat. (Histoire des sondes du canal de l'urèthre, description d'une nouvelle sonde élastique. Paris, juillet 1846.)
11. Considérations sur le projet de loi relatif à la réforme médicale. (*Insulaire de Bastia*, 21 octobre 1847.)
12. Considérations sur l'éther et le chloroforme. (Même journal, 24 janvier 1848.)
13. Cas de guérison de goutte rhumatismale par le phosphate d'ammoniaque. (*Revue médico-chirurgicale de Paris*, t. II, p. 263.)
14. Cas remarquables d'hémorrhagie et autres maladies simulées. (Mêm. journ., ib., p. 370.)
15. Hydrocéphale empêchant l'engagement de la tête à travers le détroit supérieur dans une présentation du siége ; ponction intra-utérine. (Même journal, t. VII, p. 178.)
16. Guérison sans claudication dans un cas de rupture du ligament du triceps fémoral. (Même journal, t. VIII, p. 177.)
17. Réduction et guérison d'une luxation compliquée de la première phalange du pouce. (Même journal, novembre 1852.)
18. Anévrysme de l'artère faciale ; préparations tanniques. (*Revue thérapeutique du Midi*, 28 février 1853.)
19. Mémoire lu à l'Académie de médecine de Paris sur les moyens d'abréger la guérison des plaies par le perfectionnement de la réunion immédiate ; description d'une nouvelle ligature de vaisseaux, qu'on peut ôter à volonté. (Séance du 3 mars 1853.)
20. Mémoire sur les causes de la fièvre de lait présenté à l'Académie de médecine. (Séance du 24 février 1853.)
21. Discours d'ouverture du cours d'accouchement prouvant : 1° que la génération de l'homme résume la génération de tous les êtres organisés ; 2° le rôle que joue la femme dans la génération ; 3° que la femme porte au physique comme au moral les caractères de la maternité. (Bastia, avril 1852.)
22. Des accouchements spontanés sans douleurs. (*Gaz. des hôpit. de Paris*, 21 fév. 1854.)
23. Allongement hypertrophique du col utérin. (Même journal, 22 avril 1854.)
24. Diagnostic d'oblitération du canal cholédoque et d'abcès hépatique ouvert dans l'intestin confirmé par l'autopsie. (*Revue médico-chirurgicale*, Paris, mai 1855.)
25. SCIENCES. — Instrument pour mesurer le nombre et la durée des vents dans le cours des vingt-quatre heures, ainsi que pour les courants profonds des fleuves et de la mer, présenté à l'Institut des sciences, séance du 7 septembre 1846. (*Gaz. médic.*, Paris, 12 septembre 1846.)
26. Aperçu sur la géologie et la minéralogie du cap Corse, mémoire présenté avec des échantillons à M. Marcel de Serre, professeur à la Faculté des sciences de Montpellier. (Voyez un fragment de ce mémoire dans *la Benedetta* de M. Boucher. Bastia, 1844.)
27. LITTÉRATURE. — Abrégé de l'histoire du général Paoli. Bastia, 25 avril 1852.
28. Discours au prince Napoléon prononcé à son entrée dans la ville de Bastia, avril 1848, etc.

ESSAI

SUR

L'ACCOUCHEMENT

PHYSIOLOGIQUE

PAR

A. MATTEI

Docteur en médecine de la Faculté de Paris ;
médecin-accoucheur de l'hospice civil de Bastia,
et professeur du cours d'accouchements institué par le département de la Corse dans la même ville ;
membre titulaire de la Société de médecine et de chirurgie pratiques de Montpellier ;
médecin-inspecteur des eaux thermales de Fiumorbo ;
ancien interne des hôpitaux, etc.

Avec figures

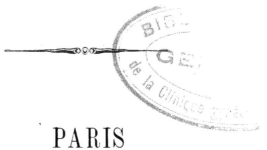

PARIS

LIBRAIRIE DE VICTOR MASSON

PLACE DE L'ÉCOLE-DE-MÉDECINE.

M DCCC LV

L'auteur se réserve le droit de traduction.

AUX HABITANTS DE LA CORSE.

A qui pourrais-je dédier ce travail mieux qu'à vous, mes chers compatriotes ? Je n'ai pas seulement reçu le jour en Corse, j'y ai acquis toutes mes connaissances élémentaires, et si j'ai fait ailleurs des études médicales que je ne pouvais pas faire dans son sein, notre île n'en est pas moins le lieu où je les ai élaborées jusqu'ici comme praticien. La confiance dont vous avez bien voulu m'honorer a multiplié mes forces, et tout en me permettant d'être de quelque utilité à mes semblables, elle m'a suggéré des idées nouvelles que je soumets aujourd'hui au jugement du monde médical. Permettez qu'en témoignage de gratitude je vous dédie le travail qui résume ces idées : puisse-t-il avoir assez de mérite pour vous être agréable et pour porter dignement le titre de produit de la Corse !

Paris, juillet 1855.

A. MATTEI, D.-M.-P.

TABLE DES MATIÈRES.

Introduction 1
Première partie. — Prolégomènes 8
    Art. I. Du but de l'obstétrique et des meilleurs moyens de l'atteindre 8
    Art. II. Des résultats qu'on a obtenus en obstétrique 13
    Art. III. De l'accouchement physiologique 25
Deuxième partie. — Des conditions qui précèdent et accompagnent la grossesse 36
    PREMIÈRE SECTION. — Conditions antérieures à la grossesse ... 38
      Chap. I. — De l'influence de l'hygiène et de l'éducation sur la grossesse et l'accouchement 38
        Art. I. Dans les classes aisées 39
        Art. II. Dans les classes pauvres 53
      Chap. II. — Des conditions locales antérieures à la grossesse ... 56
        Art. I. De la conformation et du développement du bassin ... 56
        Art. II. De la cavité abdominale 69
    DEUXIÈME SECTION. — Conditions de la grossesse 75
      Chap. I. — Développement de l'utérus 76
      Chap. II — Du rôle du fœtus dans la grossesse 83
        Art. I. Forme et développement du fœtus 84
        Art. II. Des présentations du fœtus admises par les auteurs ... 90
        Art. III. De la présentation du sommet 102
        Art. IV. Des positions du sommet admises par les auteurs ... 105
        Art. V. Des attitudes naturelles du fœtus pendant la grossesse ... 108
    TROISIÈME SECTION. — Moyens d'investigation 109
      Chap. I. — Signes rationnels 119
        Art. I. Forme extérieure du ventre 120
        Art. II. Siége des mouvements actifs du fœtus 131
      Chap. II. — Signes sensibles 136
        Art. I. Du palper abdominal 136
        Art. II. Du toucher vaginal 158
        Art. III. De la mensuration 163
        Art. IV. De l'auscultation 170
    QUATRIÈME SECTION. — De l'influence de la grossesse et des soins qu'elle réclamee 176
      Chap. I. — Des soins qui regardent le fœtus 177
        Art. I. Des conditions générales du fœtus 177
        Art. II. De la réduction céphalique 179
        Art. III. De la version céphalique 182

TABLE DES MATIÈRES.

Chap. II. — De l'influence de la grossesse sur la mère et des soins qu'elle réclame................................ 191
   Art. I. Etat général.................................... 192
   Art. II. Etat local...................................... 208
Chap. III. — Des phénomènes des derniers temps de la grossesse. 208
   Art. I. Durée de la grossesse............................ 209
   Art. II. Préparation du segment inférieur de l'utérus et du col. 216
Troisième partie. — De l'accouchement physiologique.............. 228
  PREMIÈRE SECTION. — Premier degré de l'accouchement physiologique.. 228
   Chap. I. — Des causes de l'accouchement................... 231
   Chap. II. — Premier degré de l'accouchement physiologique..... 242
  DEUXIÈME SECTION. — Deuxième degré de l'accouchement physiologique.................................... 249
   Chap. I. — Période de dilatation.......................... 250
    Art. I. Des douleurs dans le travail..................... 250
    Art. II. Des contractions utérines....................... 261
    Art. III. Dilatation du col............................. 273
   Chap. II. — Phénomènes mécaniques du travail............... 282
    Art. I. Forces expultrices............................. 282
    Art. II. Des divers temps du travail.................... 288
  TROISIÈME SECTION. — Accouchement physiologique artificiel.... 301
   Chap. I. — Des soins que réclament les premiers temps du travail. 302
    Art. I. Du premier examen de la femme................... 303
    Art. II. Des soins que réclame la période de dilatation........ 313
    Art. III. Dilatation artificielle du col................... 324
   Chap. II. — Soins pendant l'engagement et le dégagement...... 330
    Art. I. Soins pendant la flexion et la rotation de la tête...... 331
    Art. II. Soins pendant l'engagement..................... 338
    Art. III. Soins pendant le dégagement.................... 350
    Art. IV. Du forceps.................................. 354
    Art. V. Des moyens de diminuer la douleur................ 365
   Chap. III. — Suites de couches, fièvre dite de lait............. 370
Quatrième partie. — De la manière d'observer.................... 382
  Observations.. 390
Figures... 493

FIN DE LA TABLE.

INTRODUCTION.

Le travail de l'enfantement est quelque chose de pénible, non-seulement pour la femme qui accouche, mais encore pour ceux qui l'assistent. Tel est du moins l'effet qu'a produit sur nous le premier accouchement auquel nous avons assisté à l'hôpital général de Montpellier, auprès d'une femme qui depuis bien des heures souffrait au point de faire croire qu'elle allait mourir.

Le séjour que nous avons fait ensuite dans les hôpitaux, et les femmes en couches que nous avons assistées, ont diminué, sans doute, notre sensibilité ; mais combien fut agréable notre surprise lorsque, étant allé à Paris pour achever nos études, nous fûmes témoin d'un accouchement naturel presque sans douleur, et dont nous avons publié l'observation. Ce contraste nous frappa tellement, que, devenu praticien, nous avons toujours tâché de rendre le travail de plus en plus facile pour la mère et pour l'enfant.

Le modeste cours d'obstétrique que le département de la Corse nous a confié, et le service d'accouchements dont nous avons été chargé à l'hôpital civil de Bastia, sont venus favoriser ensuite nos recherches, et, comme nous croyons qu'elles n'ont pas été sans résultats, nous les livrons aujourd'hui à la publicité.

Quelle est maintenant la disposition que nous devons donner à ces recherches ?

Un plan n'est ni la partie la plus aisée ni la moins utile d'un ouvrage nouveau. Rien n'est plus beau, rien n'est plus utile qu'une bonne méthode dans l'exposition des idées. La méthode charme l'esprit en même temps qu'elle le forme ; elle instruit promptement, elle dispense des répétitions et soulage la mémoire, tout en faisant le moins d'oublis possibles. Ce n'est pas souvent la force des arguments qui apporte le plus de conviction dans l'esprit, c'est la filiation des idées. Telle est la méthode d'un ouvrage, telle en est la logique.

Voici de quelle manière nous avons divisé notre travail.

Dans une partie *prolégoménale*, nous nous sommes d'abord demandé quel est le but de l'obstétrique, et quels sont les meilleurs moyens pour l'atteindre ?

Prenant ensuite l'accouchement tel qu'il a été décrit par les auteurs comme naturel, nous prouvons par les faits qu'il ne remplit pas souvent le but de la nature, et, après avoir constaté qu'il y a des accouchements tout à fait physiologiques, nous les prenons comme types auxquels l'art doit tâcher de ramener tous les autres.

La deuxième partie de ce volume fait voir que l'accouchement n'est que le dénoûment d'une scène que la nature prépare de très longue main. Après avoir étudié les voies qu'elle suit avant et pendant la grossesse pour arriver à l'accouchement physiologique, nous établissons quelle doit être la conduite de l'accoucheur pour la ramener à ces voies, lorsqu'elle s'en éloigne ; et dans autant de chapitres distincts nous traitons des conditions générales et locales qui avant et pendant la grossesse sont nécessaires à cet accouchement. Étudiant ensuite le fœtus, nous l'examinons en lui-même et dans les rapports qu'il peut avoir avec sa mère. Nous examinons par quels moyens d'exploration on peut arriver à connaître les différentes attitudes qu'il prend à la fin de la grossesse, et enfin nous indiquons les moyens de rectifier ces attitudes lorsqu'elles ne sont pas dans les conditions voulues pour cet accouchement.

La troisième partie de notre travail traite de l'accouchement physiologique lui-même, et des moyens que l'art peut employer pour y ramener ou pour en rapprocher, du moins autant que possible, les accouchements qui s'en écartent. Nous étudions d'abord ici l'accouchement que fait la nature sans aucune intervention de l'art et sans presque causer de souffrances à la mère ni à l'enfant: puis nous étudions ce même accouchement lorsqu'il est fait par la nature avec un peu de difficulté et en produisant des douleurs, sans cependant perdre complétement le caractère physiologique. Enfin nous étudions l'accouchement qui, abandonné à la nature, deviendrait pathologique, et qui, par les ressources de l'art, peut arriver à peu près aux mêmes résultats que l'accouchement physiologique naturel.

Cette partie de notre travail est naturellement la plus importante; aussi les idées que nous aurons à combattre, non moins que celles que nous aurons à faire prévaloir, exigeront que nous entrions dans quelques détails. Nous avons à étudier ici les divers temps du travail avec ce qui les facilite ou les contrarie, les causes qui déterminent l'accouchement, les phénomènes qui l'accompagnent et le suivent, ce qu'il faut favoriser, combattre ou remplacer par des moyens artificiels; tout, en un mot, est d'un si haut intérêt pour l'accouchement physiologique, que nous ne lui donnerons jamais un trop grand développement.

La quatrième et dernière partie fait connaître la manière dont nous avons procédé dans nos recherches et renferme beaucoup d'observations. Nous n'avons pas cru cependant devoir reproduire toutes celles qui ont servi de base à ce travail; elles auraient été superflues et peut-être fastidieuses. Nous nous sommes contenté de donner les exemples qui pourront justifier nos assertions.

Ce plan, comme on le voit, touche à presque tous les points de l'obstétrique. Ce n'est cependant pas un traité d'obstétrique

que nous publions : tout dans ce travail est disposé en faveur de l'accouchement physiologique; nécessairement ce qui a un caractère pathologique sort de notre cadre.

Acceptant les idées à mesure qu'elles nous ont été suggérées par les faits, nous nous sommes peu préoccupé si d'autres avant nous avaient émis ou entrevu quelques-unes de ces idées. Ce ne sont pas les opinions personnelles que nous avons en vue, mais c'est l'état actuel de la science ; faire autrement, ce serait nous engager dans des luttes interminables. La discussion des opinions personnelles est mieux placée dans un traité général d'obstétrique, où, faisant l'histoire de chaque idée, on peut rendre à chacun la priorité qui lui est due.

Ce n'est pas, on le comprend bien, que nous manquions de foi dans les travaux qui ont précédé le nôtre, ou que nous prétendions les dédaigner ; quand même ces travaux n'eussent eu pour but que la recherche de la vérité, ils seraient assez estimables pour mériter nos éloges. L'accouchement physiologique est notre idée principale, et nous confessons dès ce moment que nous avons groupé autour d'elle ce que nous avons trouvé de favorable dans les auteurs. Loin de nous donc la prétention de faire table rase sur le passé; seulement, lorsque nous ne pourrons pas admettre des idées qui ont cours dans la science, nous les discuterons avec calme, et sans nous préoccuper d'où elles proviennent. L'acharnement qu'on met à poursuivre les travaux des autres produit presque toujours une réaction qui est nuisible à la science, et qui dégénère le plus souvent en personnalités.

Nos devanciers, quoique étant de bonne foi, ont pu être induits en erreur, comme nous pouvons l'être nous-même. Lorsqu'on nous fera vraiment connaître ces erreurs, on nous rendra le service personnel le plus signalé, comme on ne verra pas avec peine que nous ayons ajouté ou retranché ce qui ne nous a pas paru convenable chez les autres.

Notre travail n'est donc ni un traité élémentaire, ni un *compendium* d'érudition. Il est l'exposition des principales recherches que nous avons faites sur l'accouchement physiologique. Quoique essentiellement pratique, il traite surtout des dogmes et des préceptes de l'art des accouchements; aussi est-il destiné, comme nous l'avons dit, à ceux qui connaissent déjà l'obstétrique.

Notre terrain est ainsi nettement limité ; mais la tâche que nous nous imposons est on ne peut plus difficile.

Les littérateurs, dans leurs loisirs, s'abandonnent souvent aux enfantements de leur imagination, et écriraient-ils même des choses invraisemblables, qu'ils les disent toujours de manière à plaire ; c'est assez pour les désœuvrés auxquels leurs livres sont destinés.

Il n'en est pas de même dans les sciences. Qui dit homme de science, dit homme constamment occupé à la pratique ou à la recherche de la vérité. Ici l'écrivain, voulant surtout instruire, ne dit tout juste que ce qu'il faut pour se faire bien comprendre. La précision et la simplicité sont les principales qualités de son style. Ce qui le préoccupe, est la pensée, comme la pensée est celle qui préoccupe le lecteur. Mais que la pensée est belle, lorsqu'elle nous porte à connaître les forces de la nature, lorsqu'elle nous fait assister à la confection d'ouvrages qui paraissaient devoir nous rester cachés pour toujours, et qu'elle nous rend enfin les maîtres de la nature elle-même !

La pensée, qui est le trait le plus caractéristique des livres de science, a, elle aussi, des conditions à remplir. Il faut : 1° qu'elle soit vraie, car il n'y a pas de science possible sans vérité ; 2° qu'elle soit neuve, car il est inutile de répéter ce qui a déjà été dit, à moins que ces idées ne soient tombées dans l'oubli, ou qu'elles ne méritent d'être envisagées sous un point de vue nouveau ; 3° enfin il faut qu'elle soit utile, quoique cependant une vérité scientifique, n'aurait-elle pas une utilité immédiate, est toujours bonne à connaître. Le moment de son application arrive quand on y songe le moins.

Si les livres de science remplissaient toutes ces conditions, ils seraient peut-être plus rares, mais on n'aurait pas besoin de perdre un temps précieux à parcourir de gros volumes pour n'y acquérir que quelques idées.

L'obstétrique, comme toutes les sciences d'observation, a grandi insensiblement, et l'on ne peut pas indiquer le terme auquel elle s'arrêtera ; mais est-elle près de ce terme ? Tous les pas qui nous en rapprocheront seront un bienfait immense pour l'humanité. Les efforts mêmes qu'on peut faire dans ce but devraient donc mériter des suffrages, et c'est dans cet espoir qu'à côté de la justice nous espérons trouver au besoin de l'indulgence.

Certainement, pour réussir dans notre entreprise, il ne faut pas seulement faire de la science, il faut combattre une foule d'idées admises depuis des siècles, et pour les réfuter avec succès, il nous faudrait posséder au summum l'art de convaincre. Nous aurions besoin de nous emparer de l'esprit de nos lecteurs, et de le conduire d'une marche assurée jusqu'au but désiré, sans qu'il eût besoin de se demander s'il peut être sur une fausse route. Non que nous manquions de foi pour notre sujet, mais c'est que nous allons être mis en présence d'adversaires aussi nombreux qu'habiles ; et eussions-nous à la fois les séductions de la poésie, les rigueurs de la science et l'entraînement de l'éloquence, nous ne nous croirions jamais suffisamment au niveau de notre sujet et au niveau de tous nos lecteurs.

Malgré la faiblesse de nos forces, cependant, nous ne parcourrons pas moins avec courage le cadre que nous nous sommes tracé, nous ne défendrons pas moins les idées que nous émettons, jusqu'à ce qu'on nous ait rendu l'erreur palpable ; et dussions-nous succomber dans la lutte, nous succomberons en parlant toujours l'accent de la conviction. Ce ne serait pas la première fois, du reste, que la vérité trouverait des détracteurs. Quels qu'ils soient, cependant, ces détracteurs ne seront pas, nous l'espérons, de ces sourds qui ne veulent pas entendre. Mais sera-t-il possible que nous ne trouvions pas des esprits faits comme le nôtre et des cœurs assez généreux pour venir à notre aide, s'il le fallait? Ceux de nos confrères qui par leur savoir et leur impartialité sont de droit les juges de notre travail lui donneront une valeur, nous l'espérons, en attendant que d'autres faits viennent épurer nos idées et les rendre plus évidentes et plus utiles. Ils ne jugeront pas ce travail par la modeste source de laquelle il émane, mais par ce qu'il vaut en lui-même et par ce qu'il peut valoir dans la suite.

N'eussions-nous que la satisfaction d'avoir contribué à ôter à l'accouchement ce caractère redoutable qu'il a toujours porté, et retranché quelques-unes des douleurs qui affligent ce sexe si intéressant et si sensible, n'eussions-nous arraché à la mort que quelques femmes et quelques enfants, ce serait toujours assez pour nous dédommager des peines que ce travail nous a coûtées. La recherche du vrai et la pratique du bien sont les travaux les plus dignes de l'homme, comme dans le bien et la vérité se trouve le bonheur le plus pur de sa vie.

ESSAI SUR L'ACCOUCHEMENT PHYSIOLOGIQUE.

PREMIÈRE PARTIE.

PROLÉGOMÈNES.

ARTICLE PREMIER.
DU BUT DE L'OBSTÉTRIQUE ET DES MEILLEURS MOYENS DE L'ATTEINDRE.

§ 1. — L'obstétrique est cette branche des sciences médicales qui a pour but d'étudier l'être humain depuis le moment de la fécondation jusqu'à la fin de l'allaitement, c'est-à-dire pendant la période la plus imparfaite et la plus délicate de la vie; aussi ne doit-on pas s'étonner de voir la nature entourer son produit de tant de précautions.

Sans chercher la supériorité de la génération de l'homme sur celle de tous les êtres organisés, nous la voyons se faire dans notre espèce par des œufs fécondés, comme celle des êtres les plus parfaits de l'échelle organique, mais des œufs qui ne sont pas abandonnés à la merci des vents, comme les graines des plantes, ni à la merci des flots, comme ceux des poissons, ni à l'intempérie des vicissitudes atmosphériques, comme ceux des oiseaux. L'œuf humain, à peine fécondé, est reçu dans un organe préparé pour le recevoir et pour lui offrir aussitôt les matériaux nécessaires à son développement. Reposant on ne peut plus mollement au sein d'un liquide, l'embryon peut se mouvoir tout à l'aise. Plusieurs enveloppes de parties molles et une enceinte osseuse le protègent dans son développement et le mettent à l'abri des causes extérieures. Il tire sa nutrition presque toute prête du sang de la mère, et se développant dans le plus grand calme, il prépare les organes qui lui seront nécessaires pour la vie extra-utérine. C'est seulement après le développement suffisant de ces organes qu'il vient à la lumière.

La mère, de son côté, porte au physique et au moral le cachet de la fonction de mère (1) qu'elle est appelée à remplir, et offre les meilleures conditions possibles pour le développement et la sortie du produit. La structure de son squelette, la disposition de ses organes, tout est préparé dans ce sens. Elle n'a pas seulement des mamelles pour lui donner du lait, elle a un cœur on ne peut mieux fait pour veiller aux besoins de son enfant jusqu'à ce qu'il puisse vivre sans ses secours.

§ 2. — Tout cependant, dans la grossesse et l'accouchement, n'est pas disposé pour favoriser exclusivement le produit. Le sexe féminin eût été trop mal partagé, si la reproduction devait se faire à son préjudice ; aussi la nature a-t-elle réuni dans cette fonction une infinité de conditions favorables à la mère.

La grossesse n'a lieu ordinairement qu'entre seize et quarante-cinq ans, c'est-à-dire pendant toute cette période de la vie où la femme, ayant un surcroît de forces, peut accomplir la fonction avec le moins d'atteinte à sa propre conservation. Cette conservation est tellement dans les vues de la nature,

---

(1) Nous avons développé cette idée dans le discours d'ouverture de notre cours.

que la grossesse ne dure que neuf mois, tandis que l'aptitude à la grossesse peut durer plus de vingt ans, et il reste encore souvent à la femme autant d'années d'existence.

La nature habitue la femme à des pertes fréquentes de sang, sans doute pour qu'elle se ressente le moins possible de celles qu'elle fera pour nourrir le fœtus et pour suppléer aux éventualités de l'accouchement et de l'allaitement. Elle lui a fait une cavité abdominale où l'utérus, chargé du produit, pourra se développer sans gêner les principaux organes qui sont nécessaires à l'entretien de sa santé ; elle lui a fait un bassin qui est proportionné aux dimensions du fœtus, lorsqu'il doit le franchir ; elle lui a fait un canal de parties molles faciles à distendre sans se déchirer. A mesure que la grossesse s'avance, la partie inférieure de l'utérus et le col s'amincissent, de sorte qu'au terme que la nature a fixé à la grossesse, tout est prêt pour la sortie du fœtus. Les parties molles, humectées par des mucosités et par les eaux amniotiques, se relâchent et se laissent dilater, l'utérus entre en contraction, et si la femme est avertie de la fonction qu'elle va accomplir par des douleurs, lorsque l'accouchement est tout à fait naturel, ces douleurs, pour la fatiguer le moins possible, sont courtes et espacées. Le fœtus, en sortant du sein de la mère, offre des saillies arrondies et enduites d'une substance glissante qui les rend plus inoffensives ; enfin, par un mécanisme admirable, on voit un enfant volumineux passer par une filière qu'on croirait impossible de franchir, si on ne le voyait pas s'effectuer sous ses yeux.

Il nous serait facile de trouver d'autres conditions favorables à la mère et à l'enfant, et ce volume en fournira un assez grand nombre, mais nous en avons assez dit pour prouver que la nature, dans la grossesse et l'accouchement, a deux buts bien marqués. Ce sont le développement du produit et la conservation de la mère, et ce sont là précisément les deux buts qui doivent faire l'objet de l'obstétrique. Plus dans les résultats on se rapprochera de ce double but, plus on se rapprochera du vœu de la nature.

§ 3. — Quels sont maintenant les moyens que doit employer l'obstétrique pour atteindre ce résultat? Ces moyens sont les mêmes que ceux qu'on emploie dans toutes les sciences : c'est l'analyse et la synthèse dans la recherche des lois de la nature, qui président à l'accomplissement de cette fonction, c'est l'analogie et l'induction dans l'application de ces lois. Mais il faudrait prouver d'abord que l'obstétrique est une science, tandis que, d'un avis général, elle n'est qu'un art. Bien plus, c'est que quelquefois on a voulu nier le titre de science à la médecine elle-même, et, comme on le comprend bien, ce n'est pas ici le lieu de combattre cette erreur; nous nous contenterons de dire que le monde inorganique, comme le monde vital et le monde moral, ont tous des lois qui, par des circonstances fortuites, il est vrai, peuvent être modifiées dans leur résultat, mais qui, dégagées de ces conditions, tendent à reprendre leurs attributs ; et partout où il y a des lois vraies, on peut former une science.

Nous voyons dans l'homme des lois régir non-seulement son état physiologique, mais même l'état de maladie, et c'est l'étude de ces lois qui constitue la science médicale. La médecine, il est vrai, a commencé par une sorte d'empirisme, comme toutes les connaissances humaines, mais elle est la première qui s'est élevée à l'état de science. C'est Hippocrate qui, le premier, a mis en pratique la méthode analytique et expérimentale, c'est dans les aphorismes cosiens qu'on observe les lois les plus générales, c'est depuis le père de la médecine que sont venues toutes les sciences physiques et les sciences naturelles. Le titre de science, pour tout homme qui pense bien, ne peut être contesté à la médecine; mais peut-on en dire autant de chacune de ses branches? L'obstétrique, par exemple, devrait-elle être privée de ce titre? Doit-on laisser croire qu'elle n'a pas de lois à étudier, qu'elle est un empirisme ou qu'elle est une pure œuvre de la main? Cette idée ne pourra pas être admise par les personnes qui ont approfondi cette branche des connaissances médicales, et, pour être juste, il faut dire que l'obstétrique a sa partie scientifique, c'est-à-dire ses lois à étudier et à suivre, et là elle est certaine, comme peuvent l'être toutes les autres sciences naturelles; tenant même un peu des sciences physiques par le mécanisme de l'accouchement, elle leur emprunte un degré de certitude qui peut manquer à d'autres branches médicales; ensuite elle a une autre partie qui est l'application de la première, et qui constitue l'art obstétrical.

Les lois du monde physique ayant été bien étudiées, les arts mécaniques ont été poussés à une très grande précision. Les lois du monde moral et intellectuel ayant été ou pouvant être moins précisées, à cause surtout de la liberté de l'homme, qui est si versatile, elles sont les moins avancées, et il y aura toujours sur la terre, peut-être, des religions, des mœurs, des lois, des habitudes différentes, etc.

Les lois du monde vital, qui tiennent le milieu entre les précédentes pour leur degré de développement, tiennent aussi le milieu pour leur degré de certitude, et plus leur partie scientifique fera des progrès, plus l'application en sera étendue et certaine. La partie scientifique est donc la plus importante et la première dont nous devions nous occuper.

Nous venons de voir il n'y a qu'un instant quel était le but de la nature dans la période de la vie humaine que nous étudions, nous venons de voir aussi quels sont les meilleurs moyens à mettre en usage pour les réaliser; nous allons voir maintenant si telle a été tout à fait jusqu'ici la marche qu'on a suivie dans l'étude de l'obstétrique.

ARTICLE II.

DES RÉSULTATS QU'ON A OBTENUS EN OBSTÉTRIQUE.

§ 1. — Les physiologistes et les accoucheurs sont d'accord pour dire que l'accouchement est une fonction physiologique, et ils appellent spontané ou naturel l'accouchement qui se fait par les seuls efforts de la nature : tels sont ceux qui se font par la présentation du sommet, du siége et de la face. La présentation du tronc seule ne serait pas naturelle. On a vu cependant ces derniers accouchements se faire accidentellement par les seuls efforts de la nature comme on voit se faire accidentellement contre nature les accouchements par la tête, le siége et la face, et qui nécessitent alors l'intervention de l'art.

Nous entrerons dans les détails à mesure que nous avancerons dans ce volume; pour le moment, nous ne parlerons que de la douleur, des efforts de la femme et de la durée du travail de l'accouchement qu'on appelle spontané ou naturel.

§ 2. — Les douleurs, nous dit-on, quoique distinctes des contractions utérines, les accompagnent et sont inhérentes comme elles à l'accouchement spontané. Peu intenses lorsque la dilatation du col commence, elles sont ordinairement assez vives à la fin de cette dilatation; mais elles le sont surtout à un très haut degré pendant tout le temps de l'expulsion, et c'est pour indiquer leur summum d'intensité qu'on a donné aux dernières le nom de *conquassantes*. Les femmes ne montrent pas seulement l'intensité de ces douleurs par leurs lamentations pendant le travail, elles sont d'accord, même longtemps après, pour déclarer que jamais douleur n'a égalé celle que l'on souffre pendant l'accouchement. Ces douleurs trouvent ensuite de l'accroissement dans l'appréhension de la femme, dans le degré de sensibilité de son système nerveux et dans la longueur du travail. Ces douleurs de l'accouchement sont-elles conciliables avec une fonction physiologique? Voilà ce qu'il s'agit de démontrer.

Il y a entre la santé et la maladie des nuances quelquefois si peu tranchées, qu'il est difficile d'indiquer la ligne qui les sépare ; cela arrive non-seulement pour la diversité des individus, mais même pour la diversité des états du même individu. Cependant il y a des états si tranchés pour la santé comme pour la maladie, que tout le monde est d'accord pour dire si c'est un état physiologique ou un état pathologique. C'est de ces cas seulement que nous devons parler pour éviter toute erreur et toute discussion.

La douleur, par exemple, peut être considérée comme une indisposition à un degré léger, tandis qu'à un haut degré d'intensité elle est considérée comme un véritable état pathologique. Pour éviter l'erreur du plus au moins, nous pourrions même dire que là où il y a douleur, il y a état pathologique.

Le véritable état normal, en effet, est celui où toutes les fonctions de l'économie se font avec un sentiment de bien-être ou sans que nous en ayons la conscience. La douleur est précisément un des signes qui prouvent que ces fonctions ne se font pas tout à fait bien, ou qu'une cause quelconque porte atteinte à la conservation de la santé. Peut-on alors comprendre que la nature veuille faire une si grande exception en attachant des douleurs manifestement pathologiques à l'accouchement, qui est la fonction par excellence, puisqu'elle sert à la conservation de l'espèce, tandis que les autres ne servent qu'à la conservation de l'individu? Nous voyons, tout au contraire, la nature faire pour celle-ci bien plus qu'elle ne fait pour aucune autre fonction. Elle la prépare de longue main sur l'homme ainsi que sur la femme, et ne se contentant pas de la réalité, elle y a ajouté l'illusion : ainsi elle a fait précéder la reproduction par l'amour, qui est un ensemble d'illusions et de charmes ; elle a attaché à la copulation le plaisir le plus vif qu'on puisse éprouver dans l'accomplissement d'une fonction. Comment aurait-elle si mal achevé son œuvre en attachant à l'accouchement les douleurs les plus violentes ! elle qui a mis dans la femme le sexe le plus sensible pour qu'elle eût plus d'aptitudes aux épanchements affectueux d'épouse et de mère, lui aurait-elle réservé les douleurs les plus fortes que puisse endurer la nature humaine !

Mais la douleur de l'enfantement est si grande, que la femme abattue se soucie fort peu d'exposer aux regards des assistants les organes que la pudeur lui ferait cacher dans toute autre circonstance. Elle pousse très souvent des cris de désespoir et demande même quelquefois la mort. Il n'y a peut-être pas de femme qui, dans le moment du travail, ne repousserait la maternité qu'elle aura pourtant désirée avec ardeur.

La douleur est l'hémorrhagie du système nerveux, elle épuise autant les forces de la femme que l'hémorrhagie du système sanguin; et dans quelques accouchements on a vu la mort même arriver sans autre cause connue que l'épuisement occasionné par les douleurs.

Ainsi la douleur portée au point d'être pathologique ne peut pas entrer dans les vues de la nature : trop conséquente avec elle-même, celle-ci ne saurait faire de pareils errements; et si tant est que la femme doive éprouver une sensation comme on l'éprouve dans toutes les excrétions, au milieu desquelles on a placé l'accouchement, cette sensation n'aura pour but que d'avertir la femme de la fonction qu'elle va accomplir, et ne devrait jamais prendre l'intensité d'une douleur pathologique.

L'obstétrique, qui est censée être la fidèle interprète de la nature, a-t-elle jamais établi l'indication de parer à la douleur de l'accouchement, aussi intense qu'elle fût ? Tout au contraire, elle veut que l'accoucheur reste impassible devant les douleurs les plus fortes de la femme, et le porte même à exciter cette femme à s'aider par des efforts volontaires, comme pour lui dire que la douleur n'est pas assez intense.

Si nous observons le rôle que l'obstétrique fait jouer ici à l'accoucheur, nous sommes forcé de convenir qu'il est un des plus pénibles de ceux que puisse remplir l'homme de l'art. Le médecin, en effet, est appelé à apaiser les souffrances de l'humanité, et son plus mauvais moment est celui où il se trouve en présence d'un malade qui lui demande en vain du soulagement; aussi s'éloigne-t-il ordinairement de cet homme qu'il ne peut pas soulager, ou il en calme au moins le moral par des palliatifs. Le chirurgien lui-même, lorsqu'il soumet son malade à une opération douloureuse, loin de faire preuve de cruauté, comme le croit le vulgaire, agit d'après un beau sentiment peu connu des âmes faibles, et qui, pour obtenir la guérison, le porte à augmenter un instant les souffrances de ce malade. L'accoucheur seul est donc obligé de rester inactif devant les douleurs les plus violentes de la femme en couches. La patience, nous disent les auteurs, *est la première vertu de l'accoucheur;* mais l'aurait-il pour lui, il la prêche en vain à la malade: il a beau dire que l'accouchement arrivera bientôt, tous les instants viennent le démentir, et la femme, les assistants et l'accoucheur lui-même sont obligés de souffrir longtemps. Les opérations les plus longues de la chirurgie ne durent guère que des minutes, et l'accouchement dure bien des heures. Les douleurs se suspendent pour quelques instants, il est vrai, mais pour reprendre de plus fort en plus fort, jusqu'à ce qu'elles se rendent subcontinues, et la somme des douleurs d'un accouchement soi-disant naturel est plus grande que toutes celles de l'opération la plus douloureuse de la chirurgie.

Peut-on appeler, après cela, l'accouchement naturel décrit par les auteurs une fonction physiologique? La douleur seule qui l'accompagne suffit pour le rendre pathologique.

Ne soyons pas cependant trop absolu; disons que, dès la

découverte de l'inhalation, on l'a employée pour apaiser les douleurs que causent les opérations obstétricales; quelques accoucheurs s'en sont même servis pour apaiser les douleurs de l'accouchement spontané.

Nous aurons occasion d'apprécier les avantages et les inconvénients de ce moyen; mais n'aurait-on eu que l'idée d'établir l'indication, ce serait toujours un pas de fait. Ce n'est cependant pas en paralysant la sensibilité nerveuse qu'on doit soulager la femme. Outre les accidents que peut entraîner le chloroforme, l'anesthésie n'est pas un état physiologique. C'est en évitant les causes de la douleur, comme nous le verrons plus loin, qu'il faut chercher à la combattre.

§ 3. — Le caractère pathologique que nous venons de reconnaître aux douleurs de l'accouchement qu'on appelle naturel est encore plus nettement dessiné dans la longueur du travail et dans les efforts de la femme, ou, en d'autres termes, dans les difficultés de l'accouchement.

Le premier travail est fait par les seules contractions de la matrice, c'est la dilatation du col. Si cette dilatation se prolonge cependant, ou que les contractions douloureuses deviennent fortes, la femme finit par les aider avec des efforts volontaires.

Nous verrons, en temps et lieu, tous les efforts que l'utérus est obligé de faire pendant ses contractions, et qu'il est difficile de comprendre de prime abord; mais il est évident, pour nous, que plusieurs maladies de cet organe, si communes aujourd'hui dans les villes surtout et dans la classe aisée, ont pour principale cause les efforts utérins de la parturition.

Cette période de la dilatation est ordinairement la plus longue; aussi inquiète-t-elle beaucoup les primipares, qui, malgré leurs souffrances, ne voient pas le travail faire des progrès. Cette période est ordinairement de dix, douze, quinze heures; mais durerait-elle des journées entières, durerait-elle plusieurs jours, l'obstétrique dit de la respecter. Il n'est permis d'agir, pendant cette période, que si toutes les eaux se sont écoulées ou si un accident menace de mort immédiate la mère ou l'enfant. La douleur et les efforts utérins ne sont pas ici les plus forts, il est vrai, mais seraient-ils excessifs, qu'ils n'offriraient aucune indication aux yeux des accoucheurs.

Les choses deviennent plus sérieuses depuis le moment de l'engagement jusqu'à l'expulsion complète du fœtus. Ce n'est plus l'utérus seul qui se contracte alors avec violence, mais ce sont les efforts volontaires qui prennent une intensité dont on ne saurait guère se faire une idée, quand on ne les a pas vus. Si la femme est couchée, on la voit prendre à chaque douleur un point d'appui avec les pieds ; elle se crampônne des mains à tout ce qui l'entoure, et après avoir suspendu sa respiration, elle met dans le plus grand état de tension tous les muscles qui dépendent de la volonté. Le cou se gonfle, les carotides battent avec force, le visage s'anime et se couvre souvent de sueurs, les yeux deviennent saillants, et tout en elle montre la plus grande anxiété. Ces efforts considérables cessent pendant quelques minutes pour reprendre après avec plus de force jusqu'à la fin de l'accouchement. Cette période n'a pas de durée fixe, mais l'obstétrique n'autorise l'intervention de l'accoucheur qu'après huit à dix heures d'attente. Un accident qui menacerait immédiatement la vie de la mère ou de l'enfant peut encore ici permettre seul une intervention active.

Si nous ajoutons la durée de la dilatation à celle de l'expulsion, nous avons une vingtaine d'heures de travail, et, comme les contractions se répètent environ toutes les cinq, huit ou dix minutes, il y aura 250 contractions douloureuses. Admettons qu'au lieu de vingt heures, ce ne soit que dix, et que le nombre des contractions s'arrête à 120 ; mais chaque contraction est accompagnée d'une douleur proportionnelle. Ces douleurs se rapprochent ensuite et deviennent presque permanentes. Qu'on juge maintenant ce que doit être l'état de la femme à la fin de l'accouchement.

La limite que nous venons d'indiquer est celle des présentations du sommet; dans les autres présentations dites naturelles (siége, face), les divers temps de l'accouchement sont ordinairement plus longs, et conséquemment plus pénibles : aussi faut-il attendre plus longtemps avant d'intervenir.

La limite que nous avons indiquée est aussi celle à laquelle s'arrêtent les accoucheurs les plus prudents ; mais combien y en a-t-il qui, ayant vu des femmes et des enfants survivre après un travail de plusieurs jours, attendent les derniers efforts de la nature avant d'intervenir, et alors souvent ils le font lorsqu'il n'en est plus temps.

On ne doit pas être étonné si, après des contractions aussi violentes et aussi répétées, il y a quelquefois des ruptures prématurées de la poche des eaux avec toutes leurs conséquences, s'il y a des ruptures du col, et même du corps de la matrice, s'il y a des lacérations du vagin, des ruptures de la fourchette et du périnée.

On ne doit pas être étonné qu'un travail aussi pénible pour l'utérus et pour les parties contenues dans le bassin amène quelquefois des métro-péritonites, des *phlegmatia alba dolens*, des métrites chroniques, des relâchements dans les ligaments et toutes les conséquences des engorgements et des déviations utérines.

Il ne faut pas non plus s'étonner si, après des efforts si violents, il y a quelquefois des congestions cérébrales, des apoplexies, des ruptures de gros vaisseaux, des formations de hernies.

Il ne faut pas s'étonner, enfin, qu'à la suite d'un ébranlement aussi fort du système nerveux, il y ait quelquefois des spasmes et de l'éclampsie ; on a vu même la raison se perdre pour toujours. L'épuisement des forces qu'éprouve la malade après l'accouchement est tel que, quoique étant la protectrice naturelle de son enfant, elle serait souvent incapable de lui porter du secours. Nous ne parlerons pas des eschares, des fistules vésico et recto-vaginales, etc.

Ces divers accidents sont loin de se présenter dans tous les accouchements pénibles, il est vrai ; mais seraient-ils très rares, que lorsqu'ils existent, ils ne reconnaissent pas moins pour principale cause la longueur et la difficulté du travail.

Nous venons de voir ce qu'est la mère pendant la scène violente de l'accouchement; que deviendra le fœtus? On peut se l'imaginer en le voyant ramassé, pelotonné entre la matrice, qui le pousse avec violence, et le bassin, qui lui résiste. C'est entre cette force et cette résistance qu'il est obligé de se tordre dans plusieurs sens pour s'accommoder à la filière qu'il doit traverser, et si, par une cause mécanique ou vitale, il est empêché dans ces mouvements, les efforts d'expulsion s'épuisent en vain sur lui ; chaque contraction est pour lui une nouvelle souffrance : aussi ses mouvements actifs se suspendent, son cœur même bat avec moins de force ou avec irrégularité et intermittence. La tête est poussée et enclavée contre les os du bassin; et c'est pourtant dans cette attitude que, d'après les auteurs, il doit rester sept ou huit heures. A-t-on besoin de chercher loin, comme on l'a fait jusqu'ici, la raison pour laquelle pleure un enfant à l'instant même de sa naissance ; il nous semble qu'elle se trouve naturellement dans les souffrances qu'il a endurées, et qu'il exprime par la vivacité de ses mouvements dès qu'il arrive à la liberté. C'est par des mouvements violents qu'il manifeste aussi sa souffrance dans le sein de sa mère, lorsqu'il n'est pas soumis à une trop forte compression.

On ne doit donc pas être surpris d'observer souvent des bosses sanguines; on ne doit pas s'étonner de voir des morts apparentes par suite d'un décollement du placenta ou d'une diminution très notable dans la circulation utéro-placentaire, ou par la constriction du cordon, etc. Si le cerveau jouait dans la vie intra-utérine le rôle qu'il remplit après, il y aurait peu d'enfants qui naîtraient vivants, tellement cet organe est comprimé et congestionné pendant l'accouchement.

On pourrait nous dire ici qu'on ne doit pas reprocher à l'accouchement spontané les imprudences des accoucheurs ni les accidents, et que la saine obstétrique veut qu'on agisse dès qu'un danger menace la vie de la mère ou celle de l'enfant. Lorsque le danger est imminent, nous en convenons : une hémorrhagie ou l'éclampsie, par exemple, sont de ce nombre, et encore y a-t-il des praticiens qui conseillent d'attendre dans le dernier de ces cas. Mais peut-on calculer aussi bien les lacérations de l'utérus, du col, du vagin, de la vessie, du rectum, du péritoine et du tissu cellulaire sous-jacent, etc.? ces lésions ne se manifesteront qu'après l'accouchement, et nous pourrions en dire autant d'autres lésions qu'il est difficile de calculer d'avance.

On dit d'agir lorsque la vie du fœtus est menacée, ce que l'on reconnaîtrait par l'auscultation; mais outre les irrégularités qu'offrent les pulsations du cœur du fœtus pendant le travail, on a trouvé déjà avant nous que les pulsations du cœur pouvaient bien se faire et le fœtus mourir après les premières inspirations ou quelques heures après la naissance. Ne savons-nous pas, en effet, que le cerveau n'étant pas indispensable à la vie intra-utérine, comme le prouvent les anencéphales, cet organe, pendant la parturition, peut être comprimé assez fortement sans arrêter les pulsations du cœur, tandis que son influence devenant nécessaire à l'entretien de la respiration, le fœtus meurt asphyxié, même après avoir fait les premières inspirations?

Admettons que l'on reste dans les bornes les plus étroites de l'accouchement spontané, peut-on l'appeler, comme on l'a fait, une excrétion physiologique?

Nous ne voulons pas parler des excrétions qui se font à l'état normal, mais quelle est l'excrétion pathologique qui peut être comparée à l'accouchement? Sera-ce le vomissement, la défécation pénible, l'expulsion d'un calcul? Aucune de ces fonctions n'est aussi longue, aussi pénible ni aussi dangereuse que l'accouchement, et pendant qu'après toute excrétion il y a un sentiment de bien-être, l'accouchement est suivi d'une nouvelle phase non moins pathologique que tout ce que nous avons vu jusqu'ici.

§ 4. — La femme en couches, nous disent les auteurs, doit rester au lit huit, dix ou quinze jours; elle doit se bien garder de prendre de l'air, ni de faire des écarts de régime ou autres imprudences; elle aura souvent enfin la fièvre de lait. Ce sont là, ce nous semble, les caractères les plus tranchés des symptômes et de la cure d'un état pathologique. Il y a peu d'accoucheurs, en effet, qui ne regardent comme malade la femme après ses couches, comme il y a peu de femmes, dans les villes surtout, qui ne se considèrent comme telles; et ne le croiraient-elles pas, que la fatigue de leurs yeux, la pâleur de leur visage, la faiblesse générale, la fièvre et bien d'autres phénomènes, viendraient démontrer le contraire. Il y a même peu de maladies qui enlèvent tant de forces et qui laissent des marques aussi longues que l'accouchement; aussi les femmes le redoutent-elles : chaque grossesse est pour elles, à juste titre, une nouvelle cause d'appréhensions.

Déjà, d'après ce qui précède, et d'autres preuves viendront à l'appui dans la suite, on peut dire que l'accouchement naturel des auteurs, loin d'être une fonction physiologique, est au contraire une des fonctions les plus pathologiques de l'économie; mais ce qu'il y a de plus accablant pour cet accouchement, c'est que, d'après les statistiques données par les auteurs eux-mêmes, nous avons dans les présentations du sommet, qui sont les plus naturelles, 1 enfant mort sur 50, dans les présentations du siége 1 enfant mort sur 15, et dans celles de la face, 1 enfant mort sur 7. Dans presque tous les hôpitaux, il y a, parmi les femmes en couches, 1 cas de mort sur 30. De sorte que la nature, au moment même où elle fait tant de tours de force pour l'accomplissement de la reproduction de l'espèce humaine, sacrifierait au moins la cinquantième partie des enfants qui naissent et la trentième partie des femmes qui accouchent, c'est-à-dire que l'accouchement serait plus fatal à l'humanité que la plus grande des épidémies.

Ce raisonnement ne pourra jamais se trouver dans la bouche de celui qui a tant soit peu approfondi les lois de la nature; et si des conditions indépendantes de ces lois parviennent à en modifier les résultats, l'art, qui est son auxiliaire, doit intervenir pour éloigner ou modifier ces conditions.

Devra-t-on dire maintenant, avec quelques auteurs, qu'il y a accouchement spontané lorsque la nature seule l'effectue par ses propres forces et quelle que soit l'issue pour la mère et pour l'enfant, et qu'il y a accouchement naturel lorsque le résultat est heureux pour tous les deux? Si cette division avait été rendue pratique, nous l'aurions acceptée; mais c'est que ces auteurs décrivent sous le même nom l'accouchement spontané et l'accouchement naturel, c'est-à-dire qu'ils laissent faire spontanément à la nature des accouchements qui ne sont pas heureux pour la mère et pour l'enfant, et qui, d'après leur division même, ne seraient pas naturels. Une division semblable, avec des résultats aussi contradictoires, prouverait que l'accoucheur, chargé de la conservation de l'espèce humaine dans l'accouchement, laisserait la mère ou l'enfant souffrir et périr même plutôt que de venir à leur aide; c'est-à-dire que cette division, avec les limites qu'on a données à l'accouchement spontané, ferait de l'accoucheur un homme coupable, au moins par imprudence.

Cette conclusion, cependant, ne peut pas se trouver dans la bouche d'un homme de bonne foi, et nous aimons mieux dire que l'accouchement naturel et l'accouchement spontané se trouvent confondus dans les descriptions des livres comme dans la pratique, et le meilleur moyen d'éviter cette confusion si nuisible à la science et à l'humanité, est de considérer l'accouchement dans sa véritable nature de fonction physiologique.

L'obstétrique se trouve donc dans ce dilemme : ou il faut qu'elle sépare l'accouchement des fonctions physiologiques, ou il faut qu'elle lui ôte le caractère pathologique qu'elle lui a laissé jusqu'ici. Elle ne peut pas dire qu'il n'est pas une fonction physiologique, parce que la raison, l'observation, la physiologie comparée, tout viendrait la démentir, comme nous le verrons ; il faut donc qu'elle tâche d'ôter à l'accouchement le caractère pathologique qu'il a toujours porté, et comme la marche qu'on a suivie jusqu'ici tend à l'engager dans la même voie plutôt qu'à l'en détourner, il faut chercher une autre voie qui donne des résultats plus conformes aux vues de la nature.

ARTICLE III.

DE L'ACCOUCHEMENT PHYSIOLOGIQUE.

§ 1. — Nous venons de faire la critique de la marche qu'on a suivie jusqu'ici dans l'obstétrique, mais cela ne suffit pas ; il s'agit maintenant de trouver une marche meilleure, ce qui est bien plus difficile. Quand ce ne serait cependant que pour donner aux autres l'envie de mieux faire, nous allons en tenter l'essai.

Commençons par limiter nettement notre terrain avec la définition de l'accouchement physiologique, qui est donnée du reste par le nom lui-même. Cet accouchement est celui qui se fait dans les conditions de la santé pour la mère et pour l'enfant.

Cette définition serait on ne peut plus nette si la santé était une chose absolue, tandis que, comme nous l'avons vu, elle est relative, c'est-à-dire qu'on peut la confondre quelquefois avec une légère indisposition, mais jamais avec une véritable maladie. Il n'y aurait pas à cela grand mal pour l'obstétrique, car toute femme consentirait volontiers à accoucher pour n'être que légèrement indisposée. Cela nous prouve même déjà qu'il y a dans l'accouchement physiologique des degrés qui, de l'état de santé, descendent successivement jusqu'à la limite de l'accouchement pathologique.

Si les lois de la nature étaient tout à fait libres dans leur action, l'accouchement serait sans doute constamment physiologique, mais de nombreuses conditions modifient ces lois dans leurs résultats : de sorte que le plus souvent, dans l'espèce humaine, et surtout chez les peuples civilisés, le but ne peut guère être atteint sans passer par des états pathologiques, et voilà précisément où commence l'art obstétrical. Ainsi il y a accouchement physiologique naturel lorsque la nature l'effectue par ses propres forces, et il y a accouchement physiologique artificiel lorsque l'art vient en aide à la nature pour effectuer cet accouchement sans passer par l'état pathologique. Quand on dira accouchement physiologique artificiel, on croira dire un barbarisme, et cependant, comme on vient de le voir, c'est une locution très rationnelle ; et de même qu'il y a divers degrés d'accouchements physiologiques naturels, il y aura aussi divers degrés d'accouchements physiologiques artificiels.

Les moyens que l'art mettra en usage pourront ne pas être toujours ceux qu'emploie la nature, mais le but des deux est le même, et même doit être le résultat, ou tout au moins il doit se rapprocher le plus possible de l'accouchement physiologique naturel, qui devient nécessairement le but de l'obstétrique.

L'accouchement naturel des auteurs semble bien se rapprocher du but de la nature et de l'art, car tout accoucheur consciencieux désire l'accouchement dans les meilleures conditions possibles pour la mère et pour l'enfant, mais la voie qu'on a suivie jusqu'ici pour l'atteindre laisse à désirer, puisque le résultat, le plus souvent, est un état pathologique. Livrant la nature à ses propres forces dans les accouchements qu'elle peut accomplir ; ils ne la secourent que lorsqu'elle est déjà dans le champ pathologique; souvent même ils ne viennent à son aide que lorsqu'elle est dans l'impossibilité de se délivrer ou qu'on est dans l'impossibilité de lui être utile : aussi l'accouchement arrive-t-il alors au prix de grandes souffrances, au prix de maladies, et quelquefois même au prix de la vie de la mère et de l'enfant.

Agissant tout au contraire, nous restons spectateur de la nature tant qu'elle cherche à obtenir l'accouchement par les voies physiologiques. Nous étudions même les procédés qu'elle suit pour l'atteindre, afin de les favoriser dans leur accomplissement ; mais dès qu'elle s'écarte de cette voie, nous venons à son aide avant qu'elle entre dans le champ pathologique. De cette manière nous obtenons l'accouchement en prévenant non-seulement la mort, mais en épargnant bien des souffrances et bien des maladies.

§ 2. — Déjà nous entendons dire de toutes parts que l'accouchement physiologique tel que nous l'indiquons est le beau idéal, qui, en obstétrique, comme en bien d'autres cas, est irréalisable, et que depuis Ève jusqu'à nos jours, les femmes ayant toujours accouché avec beaucoup de souffrances, il en sera de même jusqu'à la consommation des siècles.

Si nous considérons dans leur ensemble la grossesse, l'accouchement et l'allaitement, il y a certes toujours plus qu'il ne faut de douleurs physiques et de peines morales pour expliquer la condamnation qui est en tête du premier et du plus grand des livres. Ce serait trop beau d'obtenir par les moyens de l'art que tous les accouchements soient exempts de souffrance et de tout accident. Mais il n'en est pas moins vrai que l'accouchement facile et peu douloureux, comme nous venons de l'indiquer, est on ne peut plus conforme aux vues de l'auteur de la nature. L'Écriture sainte, dans tous les cas, ne dit pas que ces souffrances doivent aller jusqu'à faire perdre la santé, et même la vie, comme cela arrive souvent dans l'accouchement spontané. Laisser l'espèce humaine sous ce coup, ce serait donc porter sur elle une condamnation encore plus terrible que celle de l'Écriture sainte.

Nous avons donné une petite esquisse de l'accouchement physiologique en parlant du but de la nature, et tout ce travail est destiné à la compléter. Mais déjà nous avons prouvé que cet accouchement est très rationnel. Tous les arguments que nous avons opposés à l'accouchement spontané des auteurs sont autant de moyens de conviction en sa faveur. Il ne nous reste plus qu'à prouver maintenant son existence par des faits qui le rendent irrécusable.

L'accouchement est une fonction qui nous est commune avec les mammifères : si l'on jette même un coup d'œil sur l'échelle animale, on voit que la nature a fait, pour ainsi dire, des essais avant d'arriver à la perfection de la génération humaine. Cependant, si nous devions en croire l'accouchement naturel des auteurs, notre espèce serait, pour l'accouchement, la plus mal partagée de toutes les autres.

Chez les mammifères, la mise bas est prompte et facile ; dans l'espèce humaine elle-même, l'accouchement est plus facile dans la race nègre et la race mongole que dans la race blanche, et dans cette dernière il est plus facile chez les femmes de la campagne que chez celles des villes. Combien la nature aurait-elle été inconséquente d'avoir plus favorisé les bêtes que l'homme, lorsqu'elle-même a fait ce dernier roi de la création ? Combien aurait-elle été inconséquente de rendre l'accouchement d'autant plus difficile que l'espèce humaine s'abandonne à cette perfectibilité qui est innée en elle? La nature donnerait vraiment alors droit à cette idée, que l'esprit de l'homme ne se perfectionne qu'au détriment de son corps; de sorte qu'un temps viendrait où l'esprit approcherait de la perfection, et le corps serait une machine tellement imparfaite, qu'elle ne pourrait plus fonctionner. La perfectibilité que Dieu a donnée à l'homme conduirait ainsi à la destruction de l'espèce humaine.

Ce langage, qui mettrait le Créateur en contradiction avec lui-même, est trop inconséquent pour qu'on puisse y croire.

Il ne prouverait pas plus, du reste, en faveur de l'homme, car on est d'accord pour dire que ce dernier acquiert par son intelligence ce que les animaux paraissent avoir de plus que lui, et si nous devons nous arrêter à l'accouchement naturel des auteurs, notre intelligence ne nous servirait à rien, comme en effet elle nous a été inutile jusqu'ici pour avoir un accouchement physiologique comme le reste des animaux.

L'étude des véritables lois de la nature prouve au contraire que l'on peut développer l'esprit de l'homme tout en favorisant aussi le développement de ses organes, et nous allons voir que, même pour l'accouchement, il nous est possible de ne rester guère au-dessous des animaux.

Ce n'est pas seulement la mère de Raphaël qui accouche à l'église, pendant qu'elle fait sa prière; ce n'est pas seulement la mère de Napoléon Ier qui, rentrant de l'église, se délivre sans même avoir le temps de se coucher, une foule de cas semblables ont été enregistrés dans les ouvrages et dans la presse périodique. Nous ne sommes pas vieux dans la pratique, et il nous a été donné d'en observer à Paris, et surtout en Corse. Les médecins légistes, dans leurs recherches, ont pu les noter par centaines, et ils ont été forcés d'admettre qu'il y a des femmes dont l'accouchement est si facile et si prompt, qu'il arrive sans qu'elles s'y attendent, on a même voulu dire pendant le sommeil et sans qu'elles s'en aperçoivent. Sans aller bien loin, quel est l'accoucheur, quelle est la sage-femme qui, habitant une ville un peu peuplée, n'ont pas été appelés quelquefois pour assister une femme en couches, et, bien qu'ils s'y soient rendus en toute hâte, ne sont arrivés que lorsque l'accouchement était déjà terminé ? Que de fois on n'a pas le temps de chercher un homme de l'art, et que la voisine, le mari, ou toute autre personne, sont obligés d'assister la femme en couches.

Une femme qui rentre du travail sent qu'elle va accoucher pendant qu'elle approche des portes de la ville de Bastia ; elle s'écarte un peu de la route, elle accouche, et comme le placenta ne sortait pas, elle prend son fils dans le pan de sa robe, et arrive à l'hôpital pour se faire délivrer. La délivrance opérée, elle quitte l'établissement pour rentrer chez elle, à peu près comme si elle y était venue pour prendre une consultation.

Les accouchements laborieux sont si rares dans les campagnes, qu'on n'a presque jamais besoin d'accoucheur ; tout au plus si l'on appelle la matrone du village, qui sait à peine lier le cordon et emmaillotter l'enfant. Rarement ces femmes prennent des précautions ; on les voit souvent, le troisième ou quatrième jour, aller à la rivière pour laver le linge qui leur a servi pendant leurs couches. Loin de se mettre au régime, elles mangent avant l'accouchement pour avoir plus de force, disent-elles, lorsqu'il faut aider le travail, et elles mangent encore plus après, pour réparer les forces perdues pendant ce temps. L'usage de se lever le troisième ou le quatrième jour est tellement passé dans les habitudes, chez nos habitants de la campagne surtout, qu'à l'hôpital de Bastia il nous est impossible, malgré toutes nos recommandations, de faire rester les accouchées au lit plus longtemps.

L'accouchement et les suites des couches, malgré cela, sont on ne peut plus heureux ; il y a beaucoup de lait sans fièvre et sans aucun accident. Les enfants naissent très vivaces, et la mère a tout au plus les fatigues d'une simple indisposition. Dira-t-on maintenant que si cet accouchement a lieu chez les personnes robustes qui habitent la campagne, ou qui, pour le dire en propres termes, se rapprochent un peu des animaux, il n'a pas lieu et ne peut avoir lieu chez les femmes de la ville, qui sont grêles et délicates, comme nous voyons l'accouchement devenir d'autant plus difficile chez les animaux à mesure qu'ils sont soumis à la domesticité ?

Le fait est déjà venu le démentir ; car si dans les campagnes l'accouchement facile est bien plus fréquent, nous l'avons observé aussi cependant chez des dames de la ville, à la vie la plus oisive et à la constitution la plus grêle. Ne sait-on pas, du reste, que, quoique à l'état pathologique, l'accouchement se fait quelquefois très facilement chez des femmes moribondes ?

Cet argument, au lieu d'infirmer notre thèse, vient déposer en sa faveur. Les femmes des villes, par la structure de leur squelette, la faiblesse de leur constitution et la sensibilité de leur système nerveux, quoique pouvant avoir des accouchements physiologiques naturels, sont, il est vrai, les plus exposées à en avoir de pathologiques, et pourtant l'obstétrique les abandonne à la nature et les expose davantage aux accidents des couches. Elle abandonne à la nature les accouchements que celle-ci ne peut pas faire à elle seule d'une manière physiologique. C'est donc pour ces dernières que doit surtout agir le médecin accoucheur, soit en modifiant la grossesse quand il le faut, soit en aidant l'accouchement.

La civilisation les a éloignées des conditions naturelles, il ne faut plus espérer que l'accouchement abandonné à la nature soit tout à fait physiologique. C'est l'art qui doit amener le plus souvent alors cet accouchement, et si on le laisse à la nature, il sera presque toujours pathologique.

Dans les grands hôpitaux où, malgré les soins médicaux les

plus éclairés, on a à la suite des couches plus d'accidents qu'ailleurs, on exposera d'autant plus les femmes qu'on les abandonnera aux efforts de la nature, affaiblie ici par leur constitution et par les conditions du milieu dans lequel elles se trouvent. Là où la nature est le plus atteinte dans ses ressources, là aussi l'art doit venir le plus à son aide ; faire autrement, c'est vouloir la charger de surmonter, outre ses propres obstacles, les entraves que lui met la civilisation. L'accouchement nécessitera ici l'intervention de l'art, mais il n'en sera pas moins pour cela physiologique.

Si nous appelons accouchement physiologique celui qui se fait d'une manière facile, prompte et peu douloureuse, nous ne voulons pas parler cependant de ces accouchements précipités où les contractions violentes ouvrent le travail pour se suivre de près ou pour devenir tétaniques. Ces accouchements peuvent s'accompagner de déchirures du col ou du corps de la matrice, de déchirures du vagin ou du périnée, de renversement de matrice, d'inertie de l'utérus, d'hémorrhagies, et d'autres accidents pour la mère et pour l'enfant.

Ces accouchements sont aussi pathologiques que ceux qui sont trop longs. Nous traiterons par la suite, avec plus de détails, des caractères de l'accouchement physiologique naturel ; mais déjà nous pouvons établir que cet accouchement n'existe pas seulement pour les animaux, pour la race nègre et la race mongole ; il existe aussi pour la race caucasique, et même chez cette dernière il est plus fréquent qu'on ne pense. Serait-il très rare, du reste, qu'il nous suffit de l'avoir signalé pour qu'on doive le prendre pour le modèle de l'obstétrique. Sa rareté même le rend de plus en plus intéressant pour l'accoucheur, qui doit activer les recherches pour le rendre plus fréquent ; de là, la nécessité de l'accouchement physiologique artificiel.

§.3. — L'accouchement physiologique artificiel est-il possible ? et puisque la nature avec toutes ses ressources ne peut le faire que rarement chez les femmes de la société actuelle, l'art pourra-t-il être plus heureux?

Voilà des questions que nous avons dû nous adresser avant de songer à faire des recherches. Pour tâcher de mieux arriver à la solution du problème, nous avons fait une étude des procédés que suit la nature pour effectuer l'accouchement dans les conditions physiologiques. Et c'est après cette étude que nous avons pu seconder ceux qui étaient favorables, combattre ceux qui étaient contraires, et mettre ainsi la nature plus à l'aise; enfin, lorsque celle-ci ne nous offrait aucune ressource, nous avons employé les moyens tout à fait artificiels. Ce sont les résultats, comme nous l'avons déjà dit, qui justifient l'accouchement physiologique encore plus que ne le justifient les moyens dont on se sert pour l'obtenir.

Les travaux de nos devanciers nous ont rendu quelques services, mais, on le comprend bien, nous n'avons pas pu les accepter exclusivement; nous avons dû souvent modifier ce qui avait été déjà fait, quelquefois même il nous a fallu innover pour atteindre notre but.

Ce n'est pas ici le lieu de faire connaître tous ces moyens, car ils font précisément la matière de ce travail; mais quoique nous ne soyons qu'au début de nos recherches, qu'on juge par les résultats si nous pouvons espérer d'obtenir l'accouchement physiologique artificiel.

§ 4. — Lorsque la nature produit par ses propres forces l'accouchement physiologique, elle ouvre largement le col utérin avant le commencement des douleurs, ou elle le rend si souple, qu'il est promptement dilaté par les premières contractions douloureuses ou mouches. Pour nous rapprocher de ce résultat, nous favorisons pendant la grossesse le ramollissement du col en même temps que son effacement et son ouverture. De cette manière, nous abrégeons le temps de la dilatation, qui est ordinairement le plus long.

Dans l'accouchement physiologique naturel, il y a toujours présentation du sommet, et pourvu qu'on nous fasse examiner la femme dans le cours du huitième mois ou au commencement du neuvième, et au début du travail, nous ramenons à cette présentation les présentations du siége, du tronc et de la face.

Dans l'accouchement physiologique naturel, l'occiput est toujours tourné en avant, et, lorsque la rotation de la tête ne se fait pas facilement, nous aidons à cette rotation de manière que toutes les positions soient ramenées à des occipito-antérieures.

Dans l'accouchement physiologique naturel, la sortie du fœtus à travers les détroits et la vulve est assez facile, prompte et sans accidents, et nous nous sommes encore rapproché de ce résultat en ne laissant la tête de l'enfant dans l'excavation que deux heures environ après la dilatation suffisante du col.

La nature, dans cet accouchement, produit peu de douleurs, et nous avons tâché de l'imiter en abrégeant la durée du travail, en évitant le tiraillement des tissus, et enfin en émoussant au besoin la sensibilité de la femme.

La nature fait toutes ces choses dans l'accouchement physiologique qu'elle opère, et donne un lait abondant sans la fièvre de ce nom et sans aucun autre accident pour la mère ni pour l'enfant, et nous sommes encore parvenu à obtenir presque toujours ces résultats.

Le climat de la Corse et la constitution des femmes que nous avions à traiter étaient sans doute favorables, mais les résultats ont été trop décisifs pour que nous ne devions en accorder une très large part à l'influence de la méthode obstétricale.

La nature, enfin, fait cet accouchement sans compromettre la vie de la mère ni celle de l'enfant, et depuis que nous avons mis en pratique nos procédés, nous comptons déjà des centaines de cas sans avoir vu succomber une seule femme ni un seul enfant.

Depuis avril 1852, époque à laquelle nous avons pris le service d'accouchements à l'hôpital de Bastia, jusqu'en mars 1855, comme les registres de cet établissement peuvent le prouver, nous n'avons perdu qu'une seule femme à la suite d'une hémorrhagie qui a eu lieu plusieurs heures après l'accouchement, comme on le verra dans l'observation. Pendant ce temps, nous n'avons eu qu'un enfant mort, dans un cas de rétrécissement du bassin, où ayant attendu, pour faire l'application du forceps, comme on le conseille dans ce cas, l'affaiblissement des pulsations du cœur de l'enfant, il était déjà trop tard. Cet accident ne nous arriverait plus aujourd'hui.

Mais avant d'atteindre les résultats auxquels nous sommes parvenu, il fallait trouver les moyens de reconnaître avec certitude, avant le travail, les présentations et les positions que prend le fœtus dans le sein de la mère, et nous y sommes arrivé d'une manière très simple. Ce travail fait, nous sommes passé à la rectification des présentations et des positions mauvaises du fœtus, et nous avons encore pu le faire avant le commencement du travail et de la manière la plus inoffensive pour la mère et pour l'enfant.

Allant ensuite aux classifications, aux procédés, aux instruments, nous avons pu apporter des modifications utiles. Les instruments nécessaires à l'accouchement physiologique pourront désormais être portés dans une trousse, et le forceps lui-même, qui est si volumineux et si incommode, pourra au besoin y trouver place.

§ 5. — Voilà les résultats que nous avons obtenus et que nous allons faire connaître dans ce volume. Tout cela, certainement, ne vaut pas l'accouchement physiologique naturel, mais déjà nous pouvons dire que nous ne donnons pas seulement des espérances en faveur de l'accouchement physiologique artificiel, nous commençons à présenter des réalités ; et comme la science ne se fait pas en un jour, nous espérons pouvoir dire plus tard, que, dans tous les cas où la mère et l'enfant offriront dans leurs organes les conditions nécessaires à un accouchement ordinaire, celui-ci, par les ressources de la nature et de l'art, pourra être presque toujours physiologique.

Maintenant, nous dira-t-on, l'accouchement que vous appelez physiologique, lorsqu'il est artificiel surtout, sort trop des idées reçues depuis des siècles et qu'on ne peut renverser que par des milliers de faits contraires, pour qu'on l'accepte. Certainement, nous n'avons pas encore obtenu ce nombre de faits, nous n'avons pas osé cependant faire connaître notre opinion avant d'en avoir recueilli un nombre suffisant pour établir notre conviction personnelle. Mais n'aurions-nous pas de faits, que nous n'en émettrions pas moins pour cela nos idées sans crainte d'en infirmer la valeur.

On ne peut pas nier que l'accouchement, dans les villes surtout, laisse souvent beaucoup à désirer quand on l'abandonne complétement à la nature : n'est-il pas du devoir de tous les accoucheurs de combler autant que possible cette lacune? et proposerait-on une méthode qui n'a pas encore l'autorité des faits, que cette méthode doit être tentée toutes les fois qu'elle est reconnue rationnelle. Nous prions donc nos confrères d'écarter de notre travail ce qui pourrait être irrationnel ; mais tout ce qui n'est pas dans ces conditions mérite, ce nous semble, d'être tenté, et s'ils le font sans idée préconçue, nous croyons qu'ils seront bientôt de notre avis.

Ceux qui indiquent un moyen nouveau en médecine comme en chirurgie ne sont pas toujours les premiers à le mettre en pratique, mais il n'a pas pour cela perdu de sa valeur. Nous ne proposons, au contraire, que ce que nous avons déjà obtenu, et, par conséquent, nous offrons une garantie de plus pour la réussite. Si parmi nos confrères il y en avait qui voulussent s'assurer de la réalité et de l'utilité de ce que nous leur soumettons, ils n'auraient qu'à nous permettre de répéter ces expériences sous leurs yeux, et nous espérons être assez heureux pour avoir les faits en notre faveur.

DEUXIÈME PARTIE.

DES CONDITIONS QUI PRÉCÈDENT ET ACCOMPAGNENT LA GROSSESSE.

§ 1. — Étudier maintenant l'accouchement physiologique naturel, épier tous les procédés que suit la nature pour parvenir à ce résultat, chercher les conditions qui favorisent ou contrarient les lois qui président à cet accouchement pour seconder les unes et éloigner les autres, employer pour cela, enfin, les moyens naturels, et à défaut, les moyens artificiels, voilà autant de chefs qu'il nous faudrait traiter à part; mais, tout bien calculé, nous avons préféré les faire marcher de front pour les faire s'entr'aider sans cependant se confondre. Nous observerons de préférence l'ordre même suivi par la nature dans la production des phénomènes de la grossesse et de l'accouchement. Notre point de mire sera toujours l'accouchement physiologique, et là où les forces de la nature seront insuffisantes, nous tâcherons d'y substituer l'art.

La nature commence, dès l'âge le plus tendre de la jeune fille, à préparer les conditions les plus favorables à la grossesse, comme elle prépare pendant ce temps celles qui sont le plus propices à l'accouchement et à l'allaitement. C'est donc par l'exposé des conditions qui précèdent la grossesse que nous commencerons; nous passerons ensuite à l'examen de celles qui favorisent la grossesse et l'accouchement physiologique.

PREMIÈRE SECTION.

DES CONDITIONS ANTÉRIEURES A LA GROSSESSE QUI PEUVENT AVOIR DE L'INFLUENCE SUR L'ACCOUCHEMENT PHYSIOLOGIQUE.

§ 1. — Les conditions antérieures à la grossesse qui favorisent ou contrarient l'accouchement sont nombreuses. Les unes sont générales, les autres locales; d'autres sont constitutionnelles ou acquises; les unes sont conciliables avec la santé, les autres sont la conséquence d'une maladie. Nous pourrions indiquer encore d'autres conditions, mais comme il n'est pas dans notre intention de développer toutes les causes qui, de près ou de loin, peuvent influer sur l'accouchement, nous nous contenterons de traiter des principales, et surtout de celles qui ne nous paraissent pas avoir été suffisamment approfondies jusqu'ici. Le titre seul de notre travail indique les limites auxquelles nous devons nous arrêter. Nous ne traiterons donc que de quelques conditions générales et locales de l'accouchement physiologique. Nous verrons, parmi les premières, l'influence qu'exercent l'hygiène et l'éducation de la femme ; parmi les secondes, nous nous occuperons du développement du bassin et de la structure de la cavité abdominale.

CHAPITRE PREMIER.

DE L'INFLUENCE QU'EXERCENT SUR L'ACCOUCHEMENT PHYSIOLOGIQUE L'HYGIÈNE ET L'ÉDUCATION DE LA FEMME.

§ 1. — Ce sujet n'a pas trouvé de place jusqu'ici dans les traités d'obstétrique. Il nous paraît avoir cependant assez d'intérêt pour devoir nous arrêter quelques instants. Nous sentons même le besoin de prouver combien les soins hygiéniques et l'éducation physique, morale et intellectuelle, ont de l'influence sur les fonctions que nous étudions. Si les traités d'éducation et d'hygiène ont touché plusieurs des points que nous allons examiner, il est positif qu'ils ne l'ont pas fait au point de vue de l'accouchement physiologique. Notre travail, il est vrai, n'est pas destiné aux institutrices ni aux mères de famille, mais il prouvera à l'accoucheur que sa tâche n'est pas seulement celle de recevoir un enfant au moment où il franchit les organes externes de la génération. Il doit faciliter le développement du produit et la conservation de la mère, et tout ce qui, de près ou de loin, peut contribuer à ce résultat, rentre dans le champ de l'obstétrique. C'est-à-dire que l'obstétrique a son domaine propre et d'autres encore dans lesquels elle a le droit de faire des excursions.

L'éducation et l'hygiène, comme on le pense, étant tout à fait diverses suivant les classes de la société, divers doit être le résultat. Aussi avons-nous établi deux divisions : une des classes aisées, et l'autre des classes pauvres. Nous n'avons pas besoin de dire cependant que ces divisions sont conventionnelles ; car, ici comme dans une infinité de choses, il y a des degrés intermédiaires qui tiennent à la fois de l'une et de l'autre.

ARTICLE PREMIER.

DE L'HYGIÈNE ET DE L'ÉDUCATION DE LA FEMME DANS LA CLASSE AISÉE, CONSIDÉRÉES AU POINT DE VUE DE L'ACCOUCHEMENT PHYSIOLOGIQUE.

Nous avons remarqué que l'accouchement physiologique n'est pas le résultat d'une seule condition, mais de plusieurs, et c'est le plus ou moins de ces conditions favorables qui fait que la fonction est plus ou moins naturelle. Pour l'état général, elles dépendent principalement du développement du corps, de la constitution, de la santé, de l'âge, de la manière de vivre, du caractère et d'autres points sur lesquels l'accoucheur n'a guère de prise, car il n'est ordinairement appelé qu'au moment du travail. Ces résultats, cependant, ne sont pas irréalisables, quand surtout on s'y prend de longue main, comme le fait la nature elle-même. L'éducation de la jeune fille nous en fournit le moyen ; malheureusement, dans les villes surtout, cette éducation est peu favorable aux conditions de la maternité et surtout à celles de l'accouchement physiologique.

§ 2. — Soit que l'enfant reste à la maison, soit qu'on la place dans une pension, elle se trouve enfermée dans des appartements privés de la lumière directe du soleil ; presque toujours assise ou occupée aux travaux de l'esprit ou à ceux de l'aiguille, elle met son cerveau à la torture pour s'acquitter des devoirs qu'on lui impose ou pour ne pas rester en arrière de ses compagnes. L'étude du piano, quelques pas de danse et une ou deux promenades dans le courant du mois, sont les seuls exercices qu'on lui accorde pour favoriser le développement de son corps. A peine si, dans le jour, elle va quelquefois respirer le grand air dans une cour encaissée ou dans une localité semblable, et par-dessus tout cela, sa poitrine est serrée par un corset qui est aussi funeste aux fonctions des organes du thorax qu'à ceux de l'abdomen.

Si quelquefois on fait prendre de l'exercice aux jeunes filles des pensionnats, ce sont des promenades ou des jeux obligés et égaux pour chacune d'elles, de sorte qu'il arrive souvent que ce qui est distraction pour l'une est fatigue pour l'autre. De là quelques accidents.

Nous aurions pu faire ce tableau encore plus sombre ; mais c'est assez pour expliquer l'état dans lequel sont les jeunes personnes lorsqu'elles sortent du pensionnat pour recevoir l'éducation domestique de la mère. Souvent même elles quittent la pension pour se marier aussitôt.

Parmi ces jeunes filles, il peut y en avoir de robustes ;

mais le plus souvent vous voyez chez elles une peau blanche et transparente, c'est à peine si une teinte rosée se peint sur leurs joues et sur leurs lèvres ; souvent elles ont les chairs molles, pâles et à demi bouffies ; elles sont chloro-anémiques, ou bien elles ont les membres grêles, et les traits effilés d'une femme bien plus avancée que leur âge.

Leur menstruation, quoique établie de bonne heure, languit, ou elle est accompagnée de douleurs et d'autres phénomènes nerveux, et a souvent besoin des secours de la médecine.

Elles ont déjà les goûts difficiles d'une grande dame. Comme elles font peu de pertes, elles mangent peu pour leur âge ; elles ne peuvent prendre que des choses de facile digestion, et déjà leur tube digestif est malade ou paresseux.

Si l'on examine le système osseux de ces jeunes personnes, qui sont âgées de quinze à dix-sept ans, on le trouvera grêle ; la poitrine est étroite et le bassin peu développé.

Il est vrai qu'elles seront fort instruites, elles auront des talents d'agrément, elles se tiendront avec honneur dans un salon ; leur présence d'esprit, la régularité de leurs traits, la finesse de leur taille, le goût de leur mise, tout sera fait pour charmer les spectateurs : mais ces jeunes femmes n'ont pas toutes les qualités pour devenir mères, et surtout pour avoir un accouchement physiologique naturel.

§ 3. — Si, avec cette lenteur dans le développement du corps, on observait une lenteur proportionnelle dans la vie de l'utérus, on pourrait attendre de l'âge un développement suffisant ; mais la conversation des compagnes, la lecture des petits romans, la fréquentation des spectacles et des bals, tout cela porte tellement à l'imagination, que la vie utérine semble se développer d'autant plus que les forces générales de la vie languissent. La puberté est pour la jeune fille d'autant plus précoce, que celle-ci est plus civilisée, comme on le dit.

Passe encore si elle devait renoncer à être mère ; mais à

qui est-il donné d'imposer silence à la voix de la nature! Aussi, cette jeune femme se marie-t-elle sans avoir la force de supporter les charges du mariage. Elle est assez souvent stérile, ou elle avorte avec facilité; et si elle porte la grossesse à terme, elle est presque dans l'impossibilité d'avoir un accouchement physiologique naturel. L'utérus, prenant part ici à la sensibilité générale, se contracte souvent prématurément, et chasse le produit avant terme; ou bien, fatiguée par des troubles nerveux dans les premiers temps de la grossesse, la femme s'affaiblit, et écoutant ensuite l'inertie à laquelle elle est naturellement portée, elle finit souvent par passer sur un fauteuil les derniers temps de sa grossesse.

Les douleurs commencent, et son excessive sensibilité la met bientôt dans un état de crainte et de spasme qui peut aller quelquefois jusqu'à occasionner des troubles nerveux assez prononcés.

Le col utérin, restant surtout resserré par suite de la vie oisive de la femme pendant la grossesse, ne cède guère aux premières contractions utérines et prolonge le travail. L'étroitesse assez fréquente du bassin et bien d'autres causes viennent ajouter à la difficulté; de sorte qu'ici où le travail aurait besoin d'être plus court et plus facile, il est au contraire plus long et plus douloureux. De là, si on l'abandonne à la nature, comme on le fait, les conséquences fâcheuses des couches et un ébranlement général qui prend presque toujours le caractère d'une maladie.

Cette femme aura peu de lait, quoiqu'elle ait la fièvre qui accompagne la sécrétion de ce liquide. Si, ouvrant son cœur aux sentiments de la maternité, cette femme veut allaiter, elle est bientôt amaigrie, a des tiraillements de poitrine ou d'estomac, et d'autres indispositions; alors si elle ne veut pas détériorer complétement sa santé et celle de son enfant, elle est obligée de renoncer à l'allaitement. Si ses forces lui permettent de le continuer, elle aura souvent des qualités qu'on ne voudrait pas trouver dans une nourrice mercenaire. Bon nombre de ces qualités, il est vrai, peuvent être indépendantes de sa volonté, d'autres peuvent être même de sa part un trait de vertu ; mais, doit-on le dire à la honte de l'humanité, il y a des femmes qui ne voudraient pas allaiter dans la crainte d'altérer trop tôt leur fraîcheur, pour ne pas se priver d'aller dans le monde, ou pour ne pas avoir leur sommeil dérangé ! Elles renoncent ainsi volontairement, et quelquefois par pur esprit de vanité, à un sentiment qui est si doux, même aux animaux les plus sauvages !

Un simple accouchement ébranle plus cette frêle machine que cinq parturitions n'agissent sur une femme de la campagne chez laquelle l'accouchement sera physiologique. Heureusement pour la femme de la ville, elle perd ordinairement bientôt la faculté de concevoir : la fécondité va en raison inverse de notre civilisation. Mais tout ne s'arrête pas à l'accouchement. Les efforts qu'a dû faire la femme, et surtout ceux de l'utérus, entraînent assez souvent des accidents ; ils causent des maladies de matrice aiguës ou chroniques, et laissent surtout le système nerveux dans une susceptibilité qui se réveillera ensuite à la moindre occasion.

Si, quittant la mère, nous nous arrêtons sur l'enfant, nous le voyons bien grêle, et qui sait si la mère, avec son tempérament lymphatico-nerveux, ne lui a pas communiqué le germe de la scrofule, du tubercule ou des maladies convulsives !

§ 4. — On ne doit pas s'étonner si, avec de pareilles conditions, l'accouchement devient redoutable, et si les générations nouvelles se ressentent de la faiblesse de leurs parents.

Ces femmes et ces enfants, il est vrai, peuvent vivre et vieillir même à force de soins, mais leur vie est presque une continuelle indisposition. Ils seraient incapables de supporter la moindre fatigue : ils sont comme ces beaux vases très fragiles qu'il faut garder sous verre, car le moindre usage peut les mettre en pièces.

Est-ce là le but de la nature, elle qui, comme nous l'avons vu, a fait la femme apte à concevoir de seize à quarante-cinq ans, elle qui lui permet de faire cinq, dix, quinze accouchements physiologiques, et qui lui laisse encore plus de vingt ans d'existence ?

Cette grande diversité entre les résultats de notre civilisation mal dirigée et le véritable but de la nature tient au défaut surtout de l'éducation qu'on donne aux jeunes filles, et qui est presque exclusivement destinée à stimuler leur système nerveux, déjà naturellement si développé chez elles, au détriment des autres systèmes de l'organisme.

Voyons ce qui se passe dans le sexe masculin, et ceci n'est pas perdu pour la fonction de la reproduction qui nous occupe.

Lorsque l'homme, par la naissance ou par l'éducation, a le système nerveux très développé au détriment des autres systèmes, il se fait remarquer par l'activité et l'étendue de son intelligence. S'il reste dans le vrai, il devient souvent un génie ; s'il s'en écarte, il est exagéré et va quelquefois jusqu'à la folie.

Tandis que l'homme est apte à la reproduction de seize à soixante-dix ans, celui chez lequel il y a un développement exclusif du système nerveux perd ordinairement de bonne heure la faculté de la reproduction, et s'il peut procréer, il ne donne le jour qu'à des êtres grêles, souvent malades, ou même bornés pour les facultés intellectuelles.

On dirait que la force de la vie chez ces hommes s'est épuisée dans le développement de leur système nerveux. La génération est un puits où se noient les facultés intellectuelles de l'homme, et où l'on ne voit surnager que les forces de la santé et de la vie; nous transmettons à nos enfants plusieurs de nos maladies, notre santé, et une activité vitale qui va leur donner souvent jusqu'aux traits de notre corps ; nous ne leur transmettons pas nos connaissances ni même notre aptitude intellectuelle, et, comme nous venons de le dire, on voit même souvent un effet contraire. Ainsi, les génies sont dignes de notre admiration;

mais s'ils devaient se multiplier au prix de la détérioration de la génération, l'espèce humaine serait bientôt détruite. La nature a donc bien fait de leur ôter de bonne heure les désirs de la reproduction, comme elle les ôte le plus souvent aux malades, aux invalides, aux estropiés, aux vieillards, et à la plupart de ceux qui feraient dégénérer bientôt l'espèce humaine, tandis qu'elle a accru ce désir chez les personnes jeunes et robustes pour qu'elles puissent entretenir ou améliorer notre espèce. Cette amélioration est même tellement dans les vues de la nature, qu'elle a placé dans l'homme et la femme la sympathie pour la beauté des formes, et l'un et l'autre aiment de préférence les belles personnes.

Si les génies sont moins fréquents dans le sexe féminin que dans le nôtre, il n'est pas moins vrai que le développement exclusif du système nerveux pour la reproduction conduit chez ces femmes aux mêmes résultats que chez nous. Elles n'ont pas alors au même degré que les autres les qualités nécessaires pour devenir mères. Chez l'homme comme chez la femme, il vaut donc mieux que le système nerveux et l'intelligence ne se développent pas exclusivement et au détriment des autres systèmes de l'organisme.

§ 5. — Quel est maintenant le meilleur moyen d'éviter le défaut que nous signalons ? C'est, comme nous venons de le faire entrevoir, de développer le système musculaire et le système sanguin, qui sont le véritable contre-poids du système nerveux, et par le développement de ces deux systèmes on favorise celui du squelette, qui est si nécessaire à l'accouchement physiologique.

Le grand problème de l'hygiène n'est pas celui de faire vivre le plus longtemps possible l'homme isolé, fût-il même un génie ; mais c'est celui de veiller à la meilleure conservation de l'espèce humaine sans nous priver des avantages de la civilisation.

Les divers systèmes d'organes du corps de l'homme ont une

valeur absolue et une valeur relative. La première ne peut s'accroître dans de trop grandes proportions sans diminuer la valeur des autres et déranger l'équilibre de la santé et de la vie. Le vrai but de l'hygiène est de favoriser le développement de tous les systèmes d'organes et de veiller à l'harmonie de leurs fonctions. Lorsque cet équilibre est maintenu, la reproduction est véritablement ce puits où la vie des générations nouvelles se retrempe, tandis que, dans le cas contraire, elle est une nouvelle cause d'affaiblissement et de maladies.

§ 6. — Qu'on ne croie pas cependant que nous voulions faire des demoiselles de la ville autant de grossières paysannes ; nous aimons, au contraire, à leur voir de la grâce et de la régularité dans les traits du visage, qui est le plus souvent le miroir de l'âme. Nous aimons à les voir assez instruites pour bien diriger les affaires du ménage, et faire les délices d'un salon ; mais nous leur désirons surtout les proportions et la santé de la belle femme, fussent-elles même celles d'une paysanne.

Les lois de la vie, il est vrai, ne sont pas les mêmes que les lois mécaniques, mais il n'est pas moins certain que les forces mécaniques, employées surtout pendant le développement du jeune âge et d'une manière permanente, peuvent imprimer au corps des formes qui ne sont pas celles de la nature. Nous voyons, dans certaines localités de la France, la constriction circulaire pratiquée sur la tête des enfants donner à leur crâne la forme d'un pain de sucre.

La constriction habituelle de la poitrine, refoulant en bas les viscères abdominaux, favorise les déplacements si fréquents de l'utérus, et, loin de fortifier la taille, l'affaiblit, car elle diminue l'énergie des muscles postérieurs du dos. Aussi une femme habituée au corset ne peut-elle se tenir longtemps droite lorsqu'elle en est privée, tandis que celle qui n'y est pas habituée se tient très bien dans cette position. Cette constriction diminue évidemment la base de la poitrine : comment alors la respiration ne serait-elle pas incomplète, lorsqu'elle est courte par l'étroitesse du thorax, courte par le repos, et incomplète le plus souvent par l'air vicié que respire la jeune fille. Or, on sait ce que peut la respiration sur la crase du sang, comme on sait ce que vaut la qualité de ce liquide pour la nutrition, les sécrétions, les excrétions, la calorification, et surtout pour la grossesse.

Nous verrons ailleurs ce que peut l'action mécanique sur le développement du bassin, si nécessaire à l'accouchement physiologique; mais, déjà nous pouvons dire que, autant l'inertie du corps contrarie le développement de la charpente osseuse et fait tomber les muscles dans une espèce d'atrophie, autant l'activité favorise l'un et l'autre. Autant le petit jour des appartements donne à la peau cette blancheur presque transparente et la rend impressionnable aux vicissitudes atmosphériques, autant la lumière du soleil lui donne la couleur et le ton qui sont l'emblème d'une bonne santé et facilitent ses fonctions.

Pendant que la vie molle et oisive développe le système lymphatique et en favorise les affections, ainsi que les maladies de la charpente osseuse, la vie active donne de la prédominance au système sanguin et au système osseux lui-même.

La vie active appelle le sang à la périphérie et en opère l'égale distribution dans les diverses parties du corps, tandis que la vie oisive le fait rester de préférence dans les viscères splanchniques ; et comme l'utérus est naturellement disposé aux congestions, il est alors l'organe sur lequel se porte la plus grande quantité de ce liquide. De là les hyperémies de ce viscère, les engorgements, les déplacements, les douleurs utéro-lombaires, les pertes blanches, etc.

Autant la vie oisive et intellectuelle, enfin, favorise le développement des maladies nombreuses et bizarres du système nerveux, autant la vie active éloigne ces maladies.

§ 7. — Qu'on laisse donc pendant le jour la jeune fille, qui est toute activité, à ses jeux, à ses sauts, à ses courses ; qu'on la laisse pendant la nuit prendre tout le sommeil qu'elle veut, car c'est pendant ce repos que se font surtout la véritable réparation et le véritable accroissement ; qu'on ne se hâte pas d'occuper son esprit, ou qu'on l'occupe, du moins, d'une manière très légère. Ce sont les méthodes d'enseignement qu'il faut perfectionner, et qui, bien imaginées et bien appliquées, feraient faire plus de progrès en un an à une fille de huit à dix ans, qui est capable de bien saisir ce qu'on lui a dit, que les méthodes ordinaires n'en font faire en deux ans avant cet âge. Il est vraiment extraordinaire de voir des maîtresses de pension et des parents exiger des pauvres enfants le bon sens et le raisonnement d'une personne adulte. La plus petite étourderie, si naturelle à cet âge, est suivie de réprimandes et de punitions ; on veut que cette enfant soit vieille avant d'être jeune. La vivacité, qui, à cet âge, profite autant au corps qu'à l'esprit, est ainsi étouffée pour l'un et pour l'autre.

Les autorités devraient veiller, autant que possible, à ce que les maisons d'éducation eussent des appartements bien aérés et largement éclairés, mais surtout un vaste jardin où, à diverses heures du jour, les jeunes filles pussent faire des exercices choisis avec intelligence pour leur développer la poitrine et le bassin. Quoique moins bien partagée que l'homme quant à l'ampliation de la poitrine, la femme doit cependant tirer de là la force de sa santé et de sa constitution. Le cœur et le poumon sont les principaux instruments de la santé et de la vie. Qu'on laisse donc le corset aux femmes mal conformées ou chargées de trop d'embonpoint. La beauté de la taille ne consiste pas dans sa finesse, mais dans ses justes proportions avec le reste du corps. Le perfectionnement des corsets ne sera pas poussé assez loin, tant qu'ils renfermeront des ressorts et des baleines, et si tant est qu'on veuille des corsets, ils seront toujours nuisibles s'ils ne sont pas assez élastiques pour permettre la libre expansion de la poitrine. On développera, au contraire, le thorax de la jeune fille par le chant, par la déclamation à haute voix et par les exercices qui exigent des efforts successifs. On développera son bassin par l'activité des membres inférieurs, comme nous le verrons plus loin. Il faudra la nourrir, non avec des friandises, qui plaisent, il est vrai, à cet âge, mais avec des aliments toniques, et surtout des viandes rôties; on lui donnera aussi à boire un peu de vin. On l'habituera de bonne heure à l'ordre et à la propreté, autant que le permet son âge. Pendant l'hiver, elle portera de la flanelle sur la peau, et surtout on ne lui fera jamais quitter ses caleçons.

L'année scolaire ne devra pas être de onze mois, mais de huit ou neuf, et pendant les chaleurs énervantes de l'été les jeunes filles demeureront autant que possible à la campagne. C'est là surtout que, jouissant d'une pleine liberté, elles se retrempent à l'air, à la lumière et à l'électricité atmosphérique; et si, pour la rentrée des classes, elles ont oublié quelques leçons, en revanche elles auront gagné cent fois plus de forces et de santé. Les bains de mer, qui affermissent si bien la constitution, remplissent doublement l'indication que nous venons de signaler.

§ 8. — Lorsque les demoiselles ont achevé leur éducation et qu'elles rentrent pour quelques années dans la maison paternelle, il ne faut pas que les parents les mènent aux théâtres, aux bals, où tout parle à leur imagination. Rien ne forme les jeunes filles comme les visites d'étiquette et la fréquentation des personnes honnêtes et polies. Ces visites sont même préférables aux visites fréquentes d'intimité : faites sous les yeux des parents, elles apprennent aux jeunes personnes à se présenter en société avec aisance et avec grâce. Ce n'est pas l'illusion qui les éblouit alors, c'est la réalité qui parle à leur esprit; ce ne sont pas les penchants qu'elles écoutent, mais les devoirs.

On ne conduira pas les jeunes filles exclusivement dans les

lieux fréquentés par le public; mais, quand le temps sera beau, on les mènera au moins deux fois par semaine à la promenade, soit à pied, soit à cheval ou en voiture, dans des lieux élevés ou bien aérés; là elles pourront se distraire par des exercices ou par la contemplation des beautés qu'offrent l'art et la nature.

La mère, loin de conserver un air impérieux et sévère devant ses filles, devra captiver leur amitié en même temps que leur estime. C'est là un des plus beaux rôles de la mère de famille, et par ce moyen elle pourra également bien diriger le physique et le moral de ses filles.

Obtenant d'abord d'elles toute sorte de renseignements, elle veillera plus facilement à la régularité de leurs fonctions naturelles, et surtout à celle de la menstruation, pour y apporter remède, s'il le faut, en temps opportun. Mais, de plus, cette confiance la rendra maîtresse du caractère de ses filles; caractère qui, bien ou mal dirigé, influe non-seulement sur la vie intime et les rapports sociaux, mais encore sur la santé, et plus tard sur la grossesse, l'accouchement et l'éducation de la famille.

On a trop souvent confondu, en effet, l'éducation intellectuelle avec l'éducation morale. La première développe les connaissances et marche en raison directe du système nerveux; l'éducation morale, au contraire, nous rend maître de notre volonté pour la soumettre au devoir, et pour qu'elle soit bonne, il n'est pas toujours nécessaire de posséder un grand savoir; la politesse elle-même n'est qu'une extension de la morale à des devoirs sociaux du meilleur goût. Une demoiselle qui n'aurait reçu qu'une éducation intellectuelle, malgré son instruction et son esprit, serait souvent capricieuse, irritable, orgueilleuse, souvent même volontaire, ou exagérée dans ses idées; et si parfois elle plaisait, ce ne serait que par boutades, souvent même elle indisposerait contre elle les personnes qui l'entourent. Elle se rendrait malheureuse même par les contrariétés qu'elle éprouverait à la moindre occasion, et si son caractère n'était pas modifié par l'éducation morale, elle verrait bientôt sa santé s'altérer par les maladies aussi nombreuses que bizarres du système nerveux.

Or, nous l'avons déjà dit, et nous aurons souvent occasion de le répéter, le développement outré de ce système est peu propre à favoriser les qualités physiques et morales de la maternité.

Autant l'éducation intellectuelle augmente souvent les inconvénients dont nous venons de parler, autant l'éducation morale les soumet et les efface. Esclave de ses devoirs, docile sans bassesse, la femme trouve alors de la patience là où la force lui fait défaut. Toujours modeste, elle est d'un caractère uniforme, et le calme de son esprit se traduit dans son corps par la régularité de toutes les fonctions. Cette femme, qui peut n'avoir ni beaucoup d'instruction ni beaucoup d'esprit, rend néanmoins agréables tous les rapports qu'elle a avec sa famille et toutes les personnes qui la fréquentent. Cela, sans doute, ne constitue pas toutes les qualités de la maternité, mais c'est par l'éducation morale que les demoiselles des villes et des classes aisées peuvent corriger, jusqu'à un certain point, l'excessif développement de leur système nerveux.

C'est précisément après s'être rendue maîtresse de l'esprit de sa fille, que la mère pourra achever l'éducation morale que celle-ci a déjà dû recevoir dans les pensionnats. Elle trouvera alors par le seul moyen de la douceur assez de docilité dans sa fille pour n'en appeler jamais en vain à ses devoirs et à sa raison. Elle fera plus facilement le choix de ses lectures; elle la formera sans peine à la simplicité et au bon goût de la toilette, ce qui est bien différent du luxe. Elle lui apprendra à plaire plutôt par ses qualités que par les formes extérieures; elle l'initiera aussi à la surveillance et à la direction de l'intérieur de la maison, ce qui n'est pas seulement utile à l'entretien de la santé, mais ce qui convient même à des princesses; enfin, elle lui fera faire plus aisément un bon choix pour le mariage.

§ 9. — C'est seulement lorsque la demoiselle a acquis le développement qu'elle doit à peu près conserver pour toujours, qu'on peut lui permettre de se marier. Si le développement n'est pas complet, il est ordinairement arrêté par une grossesse, et les exceptions à cette règle sont bien rares. Il est bien plus fréquent, au contraire, de voir la femme mariée trop jeune, après la première grossesse, perdre même de la force qu'elle avait déjà acquise, et s'en ressentir pour tout le reste de sa vie.

Dans nos climats tempérés, c'est ordinairement à vingt ans que le développement est achevé. Le squelette peut être bien formé avant cet âge, mais la constitution n'est pas encore affermie, et il y a des jeunes filles chez qui elle ne l'est entièrement qu'à vingt-cinq ans. La connaissance de ces limites est de la plus grande utilité, non-seulement pour le physique, mais même pour le moral. La jeune femme a passé alors l'âge des premières impressions où souvent tout est illusion ou exagération, elle est capable de mieux sentir ses devoirs ; elle a, en un mot, les qualités physiques et morales pour devenir une bonne mère de famille, pour mettre au monde des êtres robustes et pour faire un accouchement physiologique naturel.

Sans les qualités dont nous venons de parler, le mariage est pour elle une charge pénible et même dangereuse.

Qu'on ne sacrifie donc plus l'éducation physique de la demoiselle de la ville à son éducation intellectuelle. Quand on s'y prend avec intelligence, on peut suffisamment développer à la fois l'une et l'autre ; mais s'il fallait quelques sacrifices, nous conseillerions de les imposer de préférence à l'éducation intellectuelle.

La femme, sans doute, est un des moyens les plus civilisateurs de notre société, mais ne posséderait-elle pas beaucoup d'instruction, qu'elle aurait toujours de la finesse naturelle dans la manière de sentir et une grande délicatesse dans l'expression de ses sentiments. N'aurait-elle, du reste, que le langage de bonne épouse et de bonne mère qui parle si naturellement au fond de son cœur, que ce serait toujours assez pour mériter l'estime et l'attachement dont l'homme est capable.

Nous ne couvrirons pas d'opprobre ni de blâme la femme stérile, comme le font certains peuples, car elle n'a, pour cela, rien à se reprocher. Mais nous dirons qu'une femme, quelque instruite qu'elle soit, ne sera jamais plus accomplie que lorsqu'elle remplira le mieux les conditions de la maternité, qui est sa principale mission, comme le disait le grand homme à madame de Staël.

ARTICLE II.

DE L'INFLUENCE QU'EXERCENT SUR L'ACCOUCHEMENT PHYSIOLOGIQUE L'HYGIÈNE ET L'ÉDUCATION DANS LES CLASSES PAUVRES.

§ 1. — La classe pauvre mérite une attention spéciale, selon qu'elle habite la campagne ou la ville.

Les habitants de la campagne peuvent avoir à désirer l'éducation intellectuelle que reçoivent ceux de la ville, mais, en revanche, ils ont ordinairement des mœurs plus sévères, une alimentation presque entièrement végétale, mais saine, et ils ont surtout pour eux la santé.

Les secours médicaux qu'on trouve à la campagne sont le plus souvent incomplets et tardifs; aussi, dès l'enfance, on commence à se ressentir de ce vide.

Il arrive, pour les gens de la campagne, ce qu'on faisait autrefois chez les Spartiates : les enfants nés chétifs périssent ordinairement de bonne heure, de sorte que ceux qui restent se fortifient par la suite et deviennent robustes. Les filles mènent jusqu'à l'âge de la puberté la vie active des garçons, et le bain de lumière et d'électricité qu'elles prennent tous les jours, l'air pur qu'elles respirent par tous les pores, leur permettent d'arriver à l'âge de se marier sans avoir été exposées aux accidents qui peuvent survenir aux jeunes personnes de la classe aisée. On n'a pas à craindre ordinairement chez elles l'excès de sensibilité, ni l'appauvrissement du sang. Leur charpente osseuse, d'ordinaire, est bien conformée, de sorte que la grossesse et l'accouchement arrivent sans beaucoup de fatigue pour elles. C'est chez ces femmes que l'accouchement est le plus souvent physiologique pour la mère et pour l'enfant.

§ 2. — Les pauvres qui habitent les villes sont moins bien partagés que ceux des campagnes. Malgré les soins médicaux qu'ils peuvent recevoir, ils trouvent ordinairement des conditions nombreuses d'affaiblissement. Ce sont des enfants nés souvent de parents entachés de maladies vénériennes mal soignées. Ces enfants respirent dès leur naissance l'air humide et vicié d'un magasin ou l'air d'une étroite mansarde, froide pendant l'hiver, excessivement chaude pendant l'été. Soit que les filles restent tout le jour dans la maison paternelle, soit qu'elles aillent dans une salle d'asile pour recevoir un peu d'instruction, elles y trouvent le plus communément les mêmes inconvénients qui affectent la santé des filles aisées ; de plus, elles sont moins bien vêtues et moins bien nourries : dans un but d'économie, on leur donne même quelquefois des aliments qui ne sont pas tout à fait sains.

La jeune fille grandit, devient pubère, et ne jouit d'aucun des avantages des filles de la campagne ; elle fait peu ou point d'exercice corporel ; elle embrasse tout au plus un état qui la retient toute la journée assise ou enfermée dans un magasin. Aussi a-t-elle ordinairement le teint peu coloré, les chairs molles ; elle est souvent chloro-anémique et arrive presque toujours à avoir des pertes blanches. Sa charpente osseuse est grêle et son bassin peu développé. Il arrive même quelquefois qu'elle aura eu le rachitisme dans son enfance, ou l'ostéomalacie depuis qu'elle a grandi ; elle a un tempérament lymphatique ou elle est scrofuleuse. Mais ce n'est pas tout, cette fille, jeune encore, est initiée à bien des secrets, et ne reste pas toujours passive à ce qui l'entoure. Quand elle deviendra enceinte, elle rencontrera tous les inconvénients des femmes riches et avec des conditions plus mauvaises ; aussi quand on abandonne à la nature la grossesse et l'accouchement comme on le fait, les voit-on prendre le plus souvent un caractère pathologique pour la mère et pour l'enfant.

§ 3. — Quelles améliorations est-il possible d'apporter dans les conditions des classes pauvres au point de vue de l'accouchement physiologique? On l'a déjà pressenti, il y a peu à faire pour les femmes de la campagne, à moins qu'elles ne manquent absolument du nécessaire : la nature les seconde parfaitement; et s'il y a un défaut de soins qu'on puisse leur reprocher, c'est celui de ne pas avoir la région du bassin assez couverte et de ne prendre aucune précaution pendant la durée de l'écoulement menstruel. Il n'en est pas de même chez les filles de la ville : ici tout, pour ainsi dire, est à faire. Mais doit-on espérer que ces conditions pourront être modifiées par les parents eux-mêmes? Certainement non : ces parents ont des moyens bien insuffisants pour cela. Aussi les pauvres des villes, sous ce rapport, sont dans des conditions plus fâcheuses que ceux des campagnes, et s'ils possèdent une intelligence plus développée, ils ont en revanche beaucoup moins de santé, et souvent même moins d'éducation morale. Les conditions des classes pauvres des villes, sous le point de vue de l'éducation et de l'hygiène surtout, ne pourront être améliorées que par les gouvernements ou par la formation de compagnies ou autres corporations qui se chargeront de les diriger avec zèle et intelligence. Mais quelle que soit cette direction, elle devra porter encore plus sur l'éducation physique et morale que sur l'éducation intellectuelle, ou plutôt il faut faire marcher de front ces trois éducations quand on le peut; car, bien dirigées, elles ne s'excluent pas. C'est le moins qu'on puisse faire pour le pauvre que de favoriser son développement physique et moral, lorsque lui use ses forces et sa vie pour les besoins de la société; et là où l'hygiène et l'éducation ne pourront arriver à donner un accouchement physiologique, on y suppléera par une bonne obstétrique.

CHAPITRE II.

DES CONDITIONS LOCALES ANTÉRIEURES A LA GROSSESSE, ET QUI ONT DE L'INFLUENCE SUR L'ACCOUCHEMENT PHYSIOLOGIQUE.

§ 1. — Les conditions locales antérieures à la grossesse qui peuvent avoir de l'influence sur l'accouchement physiologique portent principalement sur le bassin et sur la cavité abdominale. Elles peuvent porter encore sur d'autres organes qui, directement ou indirectement, agissent sur l'appareil gestateur; mais alors elles n'entrent pas aussi franchement dans notre cadre. Enfin, ces conditions portent sur l'utérus et ses annexes, et comme ces parties sont encore plus modifiées pendant la grossesse, nous en parlerons ailleurs d'une manière explicite.

La description anatomique du bassin a été donnée par les auteurs avec tant de détails, que nous n'avons pas besoin de nous arrêter sur ce sujet. Nous préférons présenter quelques considérations nouvelles sur le développement de cette enceinte osseuse. Cet article, du reste, sera le complément des précédents.

La cavité abdominale a été bien décrite par les anatomistes, auxquels les accoucheurs ont emprunté ce qu'ils en ont dit. Cependant elle mérite beaucoup d'attention, et comme on le verra, c'est de sa forme que dépendent souvent les présentations du fœtus, et conséquemment l'accouchement physiologique.

ARTICLE PREMIER.

CONSIDÉRATIONS GÉNÉRALES SUR LE DÉVELOPPEMENT ET SUR LA FORMATION DU BASSIN.

§ 1. — Nous ne parlerons pas ici des phases que parcourt le bassin pendant son ossification, ni des maladies qui peuvent en vicier la forme, telles que le rachitisme, l'ostéomalacie, etc.

Nous allons essayer de nous rendre compte des forces, ou plutôt des lois qui président à son développement, et qui lui donnent naturellement telle forme plutôt que telle autre.

On pourrait dire que le bassin offre cette conformation, parce que les lois de l'organisation le veulent ainsi, et parce qu'elle convient le mieux à l'accomplissement de ses fonctions. Ceci constitue le fait, et nous pourrions nous en contenter si nous n'étions pas intéressés à en connaître l'explication; mais c'est que nous sommes appelés à réparer les défauts de sa conformation, et pour cela, il faut que nous connaissions, si c'est possible, les lois qui président à sa formation et les conditions qui peuvent influer sur ces lois. Cette connaissance, loin d'avoir peu d'intérêt, est au contraire de la plus grande importance. Il y a dans les forces primordiales de la vie des lois générales qui président à la formation de tout le corps, et des lois spéciales qui président à la formation de chacune de ces parties; et selon que ces lois sont plus ou moins favorisées par les conditions qui les entourent, elles peuvent donner aux parties plus ou moins de développement.

La nature, dans la formation des êtres organisés, met à contribution les forces physiques, chimiques, et d'autres, plus compliquées, que nous appelons vitales, mais dont le résultat est toujours un but déterminé d'utilité. Ce sont ces forces ou lois qu'il faut tâcher de deviner.

Celles qui concourent à donner au bassin la forme qu'il possède nous paraissent être les trois forces principales suivantes :

1° La force de développement allant du centre à la circonférence, et qui lui est commune avec le reste du corps;

2° Le développement proportionnel de ses os et des muscles qui s'y implantent;

3° Les pressions.

Nous allons étudier successivement l'influence de chacune de ces forces.

§ 2. — 1° Le corps humain peut être considéré comme le résultat d'une force de développement qui agit bien plus dans le sens vertical que dans le sens horizontal. La première direction détermine la hauteur de la taille et le développement du squelette dans le sens vertical ; la seconde détermine l'ampleur des cavités, et surtout le développement horizontal du squelette. Ces deux expansions, quoique le plus souvent solidaires, peuvent cependant prendre séparément un accroissement insolite, et cet accroissement se fait alors le plus souvent au détriment de l'expansion opposée.

Ainsi la jeune fille, pendant la première enfance, prend de l'accroissement dans le sens vertical surtout, et elle est alors à peu près comme les garçons. Chez ces derniers, cet accroissement se continue même après la puberté, ce qui fait que la taille de l'homme est ordinairement plus élevée que celle de la femme. Chez l'homme, cependant, on voit aussi vers la dix-huitième ou vingtième année le squelette se développer horizontalement, et c'est alors que sa poitrine s'élargit pour donner plus de capacité à ses poumons, et pour laisser plus de liberté aux mouvements du cœur, deux organes qui sont les principaux instruments de la force et de la santé. Aussi l'homme se fait-il remarquer par sa taille et la solidité de sa constitution : c'est la force musculaire qui doit prédominer chez lui, parce que c'est lui, surtout, qui est destiné aux travaux les plus rudes dans notre société. Le crâne prend part aussi à cette expansion, mais l'avantage reste ici toujours à l'accroissement vertical ; le bassin lui-même est plus long et moins large chez l'homme que chez la femme.

Chez cette dernière, au contraire, l'accroissement vertical est moindre, et en revanche l'accroissement horizontal est plus précoce et plus actif; et tandis que, chez l'homme, cet accroissement avait montré son summum d'intensité vers la partie supérieure du tronc, ici il se fait sentir vers la partie inférieure. Ainsi, c'est vers la cavité abdominale, et surtout vers le bassin, qu'il se montre, parce que l'utérus et les ovaires qui y sont contenus, et qui participent à cet accroissement, deviennent désormais pour la femme un de ses principaux centres de vitalité.

§ 3. — La différence que nous venons d'observer sur des sujets de sexe différent se remarque sur des sujets du même sexe, et sans qu'on puisse le plus souvent en indiquer la cause.

Ainsi, il y a dans les deux sexes des individus dont la charpente osseuse a, dans toutes ses parties, des dimensions moindres que celles d'un squelette de moyenne taille, et le bassin, par conséquent, participe à cette diminution. Ici, que la cause soit congénitale ou acquise, elle paralyse l'accroissement général.

Il y a des jeunes filles dont le système osseux s'accroît très promptement avant même que la menstruation soit établie, et comme c'est alors la période de l'accroissement vertical, la force générale s'épuise en quelque sorte, et lorsque le temps viendra d'agir horizontalement, elle n'aura plus d'énergie. Souvent même, elle continue à agir verticalement après la puberté. Ces jeunes filles sont alors fluettes, comme on les appelle; elles ont les os longs, grêles, et le bassin allongé et étroit, de manière à ressembler à celui d'un homme.

Dans ce cas comme dans l'autre, l'étroitesse peut aller jusqu'à empêcher l'accouchement physiologique. Ce sont les bassins qu'on appelle difformes par étroitesse absolue.

Il y a des femmes, au contraire, chez lesquelles l'accroissement horizontal prend une grande prédominance, et malgré leur petite taille, elles ont les épaules larges et le bassin développé. Aussi ces femmes, que le vulgaire quelquefois regarde comme mal conformées, accouchent-elles avec facilité.

Il y a enfin des femmes chez lesquelles tout le squelette acquiert des proportions supérieures au squelette de moyenne grandeur, et chez elles le bassin est déformé par excès d'amplitude.

Il ne nous a pas encore été donné de constater des cas où l'excès d'amplitude du bassin ait coïncidé avec une petite taille.

§ 4. — Pourrait-on remonter jusqu'aux causes de ces anomalies de la force de développement ? L'observation ne nous a pas encore suffisamment éclairé sur ce sujet, mais il nous semble que les vices héréditaires paraissent y contribuer le plus. Ainsi, on avait déjà remarqué que le squelette des enfants qui naissent de parents tuberculeux se développe ordinairement de bonne heure, c'est-à-dire pendant la période de l'accroissement vertical. Quelquefois, au contraire, les enfants des tuberculeux, comme ceux des scrofuleux, ont un squelette qui manque d'accroissement général. Le rhumatisme et la goutte invétérés, ainsi que les maladies syphilitiques constitutionnelles mal soignées chez les parents, conduisent probablement aux mêmes résultats. Maintenant on comprend que si l'enfant, après la naissance, et surtout pendant l'accroissement horizontal, est soumis à des causes débilitantes assez prononcées, son squelette, et conséquemment son bassin, doivent s'en ressentir ; de même, toutes les causes qui tendent à augmenter l'action de l'accroissement tendront à augmenter le développement du squelette, et surtout du bassin.

§ 5. — 2° L'autre loi que suit la nature pour l'accroissement du bassin, est le développement proportionnel des points osseux du squelette et des muscles qui s'implantent sur ces os. Cette loi, vraie surtout lorsque l'insertion musculaire est fibreuse, l'est un peu moins lorsque cette insertion se fait directement par la fibre musculaire. Ce sont les crêtes iliaques et les tubérosités ischiatiques qui sont les parties les plus saillantes du bassin, et c'est, en effet, sur ces parties que s'implante la plus grande masse de muscles à insertion fibreuse.

Les muscles à insertion charnue, comme nous venons de le dire, sans avoir une action aussi marquée, n'en sont pas cependant tout à fait dépourvus. Nous voyons tout l'avantage qu'ont les muscles fessiers sur l'os des îles qui leur sert d'insertion commune avec le muscle iliaque.

§ 6. — 3° La loi des pressions fait voir, ici comme ailleurs, que les os sont développés en raison directe des pressions qu'ils supportent, et que la forme qu'ils affectent est en partie dépendante de l'action mécanique de ces pressions. Cette loi est vraie, surtout dans la solidité et la direction du sacrum, ainsi que sur la partie de l'os des îles qui sert de support à la tête du fémur.

Ces trois éléments, qui sont vrais pour l'ensemble, seront encore mieux appréciés dans les détails.

§ 7. — Nous commencerons notre examen par le grand bassin.

L'aileron qui forme la partie large de l'os des îles est plus développé et plus incliné chez la femme que chez l'homme, sans doute pour que le bassin puisse mieux supporter l'utérus gravide. Chez elle, la partie solide de la cavité abdominale est, en effet, proportionnellement plus développée que chez l'homme. Ainsi, outre les fosses iliaques, il y a une côte de plus. Les muscles mêmes qui vont des crêtes iliaques aux côtes sont, à cause de cela, plus courts, et proportionnellement d'une résistance majeure.

La nature a placé l'insertion supérieure de ces muscles dans une direction presque verticale, sans doute pour que leur action fût plus directe, et qu'elle tendît ainsi, par leur traction, à agrandir les fosses iliaques internes.

La pression que tous les viscères exercent sur leurs parois, et auxquelles ils donnent la forme, explique la concavité de la fosse iliaque interne, et cette pression constante est encore augmentée par les efforts successifs que font les parois abdominales dans la marche et dans presque tous les exercices du corps. Le muscle psoas lui-même, en appuyant un peu sur cette fosse, en favorise l'incurvation, et si à cela nous ajoutons la prédominance de traction des muscles fessiers sur les muscles iliaques, et l'action de la force de l'accroissement horizontal, nous avons de quoi expliquer presque mathématiquement la direction et le développement de l'aileron iliaque.

Arrivons maintenant à la formation du détroit supérieur. Nous trouvons ici que le mouvement d'accroissement horizontal, se faisant également dans tous les sens, devrait lui donner la forme circulaire. La pression viscérale, qui agit aussi de la même manière, devrait aider à produire ce résultat. Cependant, au lieu d'un cercle, nous avons un triangle avec des côtés et des angles plus ou moins arrondis. La forme semi-triangulaire, en effet, est plus favorable à l'accouchement que la forme circulaire. La tête de l'enfant, au lieu d'être ronde, est ovale, et elle est ainsi forcée de s'engager suivant des directions arrêtées, et qui la mettent plus facilement en rapport avec le petit bassin et la vulve qu'elle doit franchir, tout en respectant l'intestin rectum, qui occupe l'un des angles du triangle. La forme circulaire aurait offert partout des diamètres égaux, mais moindres que ceux que peut présenter la forme triangulaire, et, par conséquent, moins favorables à l'accouchement.

Le détroit supérieur est affaissé sur trois points, et ces trois points se conforment précisément aux lois des pressions auxquelles ils sont soumis. Les deux côtés latéraux du détroit correspondent à la surface quadrilatère dans laquelle est creusée la cavité cotyloïde et où les fémurs exercent leur action. Ces deux pressions étant égales, l'aplatissement du détroit est aussi égal des deux côtés. Cela est si vrai, que, lorsque dans les luxations congénitales ou autres causes de claudication, la pression fémorale est changée pendant le jeune âge, la conformation du bassin change aussi en raison de cette pression. Le côté postérieur correspond à la pression de la colonne vertébrale, et comme cette pression est le double de la pression des côtés latéraux, deux fois plus solide aussi est le côté postérieur du triangle. Si ce côté, malgré son épaisseur, est plus rentrant que les deux autres, cela s'explique par la transmission angulaire de la force de la colonne lombaire sur le sacrum, et qui tend à imprimer à cet os un mouvement de bascule par lequel il y a abaissement de sa base et élévation de son sommet.

Les angles du détroit supérieur ne restent pas étrangers aux forces dont nous parlons. Ainsi, tous les trois correspondent à la partie la plus faible de l'anneau, c'est-à-dire aux trois articulations. L'action des forces étant égale dans les deux moitiés du bassin, les angles postérieurs sont égaux ; il n'en est pas de même pour l'angle antérieur.

Cet angle, qui est le plus aigu, aurait-il cette forme parce qu'il se trouve entre les deux pressions latérales ? Évidemment non ; car, si les simples pressions déterminaient l'acuité des angles, les articulations postérieures qui reçoivent une pression égale des côtés qui concourent à leur formation, si elle n'est plus forte, produiraient des angles plus aigus, et cependant ils sont plus arrondis que l'angle antérieur. L'acuité de ce dernier reconnaît donc d'autres causes que nous retrouvons dans les muscles qui s'implantent sur le devant de la symphyse du pubis et sur le bord supérieur, et qui, par leur traction, tendent à agrandir cet angle. Voilà donc la forme du détroit expliquée par l'action de forces dont nous pouvons calculer le résultat, et qui, bien ou mal dirigées, peuvent influer sur la conformation du bassin.

L'excavation, ou petit bassin, n'a guère d'importance pour l'accouchement physiologique, et là où les deux détroits sont normaux pour le développement que nous étudions, ordinairement l'excavation l'est aussi. C'est donc du détroit inférieur que nous parlerons de préférence.

Ce détroit est formé par trois saillies osseuses qui correspondent aux trois pressions dont nous avons parlé; mais ici nous devons faire une distinction. Les saillies ischiatiques seront expliquées par les insertions musculaires, tandis que la saillie sacro-coccygienne échappe à cette traction. Les muscles qui, de cette dernière, se dirigent en bas, sont, en effet, peu nombreux et peu actifs. Nous trouverions même dans les muscles des gouttières vertébrales du dos une action opposée aux premiers; mais il ne faut pas oublier que la colonne vertébrale est l'axe sur lequel l'accroissement vertical conserve toujours une certaine prédominance. C'est à cela seul, sans doute, qu'on doit le prolongement de l'appendice sacro-coccygien au-dessous du détroit, quoique l'action de l'accroissement horizontal ait son summum d'action au niveau et au-dessus de ce détroit.

Les tubérosités ischiatiques se trouvent parfaitement expliquées par l'action des muscles qui s'y implantent, et qui vont s'attacher, d'autre part, à la partie postérieure du fémur et de l'articulation du genou. L'action directe de ces muscles de haut en bas, et un peu de dedans en dehors, indique très bien la direction de ces tubérosités.

Si l'on veut examiner de plus près l'action des muscles sur le point de leur implantation, on n'a qu'à voir l'épaisseur et la direction des lèvres de chaque crête iliaque et de chaque tubérosité ischiatique. Ces lèvres correspondent toutes à l'action des muscles qui y prennent attache. Mais un résultat des plus apparents est le renversement en avant de l'arcade du pubis. Cette arcade offre, en effet, un renversement, comme si un corps, en sortant du petit bassin, l'eût poussée devant lui, et puisque ce corps n'a pas existé, ce mouvement n'est, à coup sûr, que le résultat de la traction des muscles adducteurs de la cuisse qui s'implantent dans le voisinage de l'arcade, et dont l'attache inférieure, étant plus en dehors que cette arcade, tend, par conséquent, à produire le renversement dont nous parlons. L'action des tractions musculaires, du reste, celle de l'accroissement et des pressions sur les divers points du bassin, seront mieux comprises en les étudiant pendant le repos et pendant l'activité de la femme.

§ 8. — Il ne faudrait pas confondre le repos avec le sommeil.

Le sommeil est le temps pendant lequel se fait la principale réparation de nos tissus ; aussi est-il nécessaire à l'entretien de nos forces. Le repos peut être l'immobilité pendant la veille, et c'est de ce dernier que nous entendons parler. Nous l'examinerons dans la position assise et dans la station sur les pieds.

Lorsque la femme est assise et qu'elle a en même temps le tronc appuyé contre le dossier d'un siège, le poids du corps porte sur les tubérosités ischiatiques et sur le sacrum. Cette position favorise nécessairement l'incurvation de ce dernier os ; or, cette incurvation est, comme on sait, en raison directe de la difficulté de l'accouchement. La position assise tend aussi, par la pression du corps sur les ischions, à rapprocher ces os et à diminuer le diamètre transverse du détroit inférieur; de plus, elle met dans l'inertie les muscles qui s'insèrent sur chaque tubérosité, et qui, comme nous l'avons vu, tendent à les écarter. Tout donc porte, dans la position assise, à rétrécir le détroit inférieur, et à donner au bassin ce qu'on peut appeler la forme d'entonnoir à sommet inférieur.

Cette même position n'est pas moins défavorable au détroit supérieur. En effet, les deux côtés latéraux du triangle s'arrondiront par le manque des pressions fémorales devenues moindres; l'action des muscles qui s'implantent sur la face antérieure et sur le bord supérieur de la symphyse des pubis manque aussi, et diminuant l'acuité de l'angle antérieur, elle diminue le diamètre antéro-postérieur; le relâchement des muscles adducteurs de la cuisse doit faire manquer enfin le renversement en avant du rebord de l'arcade pubienne.

La position assise, qui n'est ni favorable au détroit supérieur ni au détroit inférieur, ne l'est pas non plus au grand bassin.

En effet, les muscles fessiers et les muscles qui s'implantent sur la crête iliaque sont relâchés, et la pression viscérale n'est plus aidée de la compression qu'exercent les muscles abdominaux dans les divers efforts. Le grand bassin doit être donc, lui aussi, rétréci dans la position assise.

La station ne donne pas encore les avantages que nous trouverons dans le mouvement; mais comme elle est active, elle offre en quelque sorte le milieu entre l'inertie de la position assise et le mouvement de la déambulation.

Dans la station, le bassin est incliné en avant, et il ne conserve cette position que grâce à l'action simultanée des muscles antagonistes qui se font contre-poids. Or, ces muscles sont tous des auxiliaires de la force d'expansion, et tendent à agrandir le bassin. Ce sont les muscles qui s'insèrent dans les fosses iliaques externes et sur les crêtes iliaques, ceux qui s'implantent sur les tubérosités ischiatiques et sur la face antérieure du bassin.

L'action des muscles qui s'insèrent sur le bord antérieur du bassin n'est pas étrangère à la station, et comme la contraction de ces muscles ne se fait pas sans une compression viscérale, il s'ensuit que la station tend à agrandir le bassin d'une manière générale, comme elle tend à élargir le détroit supérieur et l'espace sacro-pubien. Cette action, cependant, est peu marquée si on la compare à celle qui a lieu pendant le mouvement; mais soit que le repos ait lieu dans la position assise ou debout, il est toujours un état peu favorable au développement du bassin.

§ 9. — La scène change tout à fait dans le mouvement, et ici tout favorise le développement dont nous parlons.

Nous avons un mouvement d'expansion dans l'action des nerfs qui vont de l'axe cérébro-spinal aux muscles et à la périphérie, où tous les organes des sens sont en action.

Nous avons une action expansive dans la circulation artérielle qui, poussant le sang avec plus de violence, en fait pénétrer plus loin les globules et la substance la plus ténue. Nous voyons dans le mouvement s'activer la circulation veineuse et la respiration, qui sont le complément l'une de l'autre, et, quoique contraires en apparence au mouvement d'expansion, elles ont pour résultat de le favoriser. Par le mouvement, en effet, nous brûlons plus de carbone, les sécrétions en général, et surtout celles de la peau, sont plus actives, et par conséquent nous faisons bien plus de pertes que dans le repos. Mais pourvu que ces pertes ne soient pas excessives, et que l'alimentation soit saine et en proportion suffisante, ces pertes se réparent avec facilité, et l'on peut dire, sous ce rapport, que l'assimilation est secondée par le mouvement beaucoup plus que ne l'est la déperdition.

Ces impulsions ne sont pas étrangères au développement de tout squelette, et en particulier à celui de l'enceinte osseuse que nous étudions.

Si nous considérons de plus près l'influence du mouvement sur le développement du bassin, nous trouverons que l'action favorable des pressions et celle des tractions musculaires sont immensément supérieures à celle du repos. La pression des fémurs et celle de la colonne vertébrale semblent être ici augmentées; mais, outre qu'elles favorisent le développement des os sur lesquels elles s'exercent, ces pressions bornent leur action à donner au détroit supérieur la forme triangulaire, qui est, comme nous l'avons vu, plus avantageuse que la forme circulaire. La pression triangulaire dont nous parlons ne devient nuisible au développement et à la forme du bassin que lorsqu'il y a altération des forces d'accroissement, ou altération dans la nutrition de ces os, comme dans l'ostéomalacie et le rachitisme. Nous voyons, au contraire, l'action des pressions viscérales être beaucoup plus grande dans l'activité que dans le repos. La marche, la course, le saut, la danse, etc., exigent des efforts successifs qui font vivement contracter le diaphragme et les autres parois abdominales sur les viscères sous-jacents, et dont la pression réagit favorablement sur le développement du bassin. Mais l'action la plus marquée du mouvement est celle de l'augmentation dans l'action musculaire.

Les muscles trouvent dans l'exercice modéré une cause de développement qui les rend beaucoup plus énergiques, et plus capables, par conséquent, d'exercer des tractions sur leur point d'attache.

La marche, par exemple, est une suite de mouvements de transport et de rotations du bassin sur les fémurs. Dans tous ces mouvements, il y a action successive et souvent simultanée des muscles adducteurs et abducteurs, fléchisseurs et extenseurs. Tous ces mouvements peuvent être ramenés à l'action d'un levier du premier genre dont le point d'appui est le fémur, et la puissance est tantôt d'un côté et tantôt de l'autre : ainsi, elle est tantôt du côté des crêtes iliaques, et tantôt du côté des tubérosités ischiatiques. C'est-à-dire qu'elle est toujours sur un point qui tend à s'écarter de la ligne médiane, et par conséquent, à agrandir le bassin. Nous avons cité la crête iliaque et les tubérosités ischiatiques comme nous aurions pu citer d'autres points sans changer le résultat ; mais si l'on veut s'assurer de la vérité de ce que nous disons, que l'on place la crête iliaque et la tubérosité ischiatique sur un plan horizontal, et l'on verra que la cavité cotyloïde est plus élevée, c'est-à-dire que la tige du levier est recourbée par l'action continue des forces qui ont agi sur elle. Nous avons passé en revue les principales forces qui nous paraissent concourir au développement du bassin, et nous avons trouvé que toutes étaient favorisées par le mouvement, tandis que toutes étaient contrariées par le repos.

Que dirons-nous maintenant de l'éducation physique qu'on donne aux jeunes filles ? Cette éducation, tout intellectuelle et sédentaire, qui est, comme nous l'avons vu, si peu propice à la santé et au développement en général, nuit également beaucoup au développement du bassin, dont la bonne conformation, cependant, est une condition *sine quâ non* pour obtenir un accouchement physiologique. Il serait pourtant facile d'obtenir ce résultat en établissant dans les pensionnats des jeux choisis avec intelligence. Ainsi, tout exercice qui exige des efforts ou des mouvements un peu énergiques des membres supérieurs aide à développer la poitrine. On favorise, au contraire, le développement du bassin par l'activité des membres inférieurs, surtout lorsqu'au poids du corps on ajoute pendant ces exercices des poids artificiels qu'on place dans les mains de la jeune fille ou sur un autre point du tronc.

Avec ces deux données, on peut établir des jeux aussi nombreux que variés, et qui, tout en servant de distraction, contribuent puissamment au développement physique des jeunes filles.

ARTICLE II.

DE LA CAVITÉ ABDOMINALE.

§ 1. — Si l'on fait abstraction des viscères abdominaux, on trouve ici une cavité en partie musculeuse, en partie osseuse, limitée en haut par le diaphragme, et en bas par le plancher du petit bassin. Cette cavité est subdivisée par le détroit supérieur du petit bassin en deux autres cavités, dont l'inférieure, ou petite, semble surajoutée à la grande, ou supérieure. Chacune de ces cavités mérite une attention spéciale.

La grande cavité, dans l'état de vacuité de l'utérus, offre la forme d'un cône tronqué, aplati d'avant en arrière, ou, pour mieux dire, convexe en arrière, concave en avant et plus concave encore sur les côtés. Ce cône, dont la base est en haut et le sommet en bas, est comme divisé en deux compartiments inégaux par la saillie vertébrale, et dont le droit est plus grand que le gauche.

La paroi postérieure de la cavité abdominale, comme nous venons de le voir, est formée par la colonne vertébrale qui offre une résistance rigide. Cette colonne sera d'autant plus saillante que la femme sera courbée en arrière, comme nous le verrons en parlant de la grossesse.

Les parties latérales de la paroi postérieure offrent deux gouttières profondes formées par l'articulation des côtes avec les vertèbres; c'est-à-dire que cette paroi commence déjà à perdre un peu de sa rigidité; et quoiqu'il y ait une côte de plus chez la femme, cette résistance n'est plus représentée que par de légers tubercules à la partie inférieure de la région lombaire.

Les parois latérales, qui ne sont que la continuation des gouttières dont nous avons parlé, offrent en bas une partie osseuse (la fosse iliaque), et en haut les fausses côtes; c'est-à-dire une partie moitié osseuse, moitié musculeuse, et enfin une partie entièrement musculeuse qui sépare les deux autres. S'il n'y a dans cette dernière que des muscles, cependant il faut observer qu'ils sont nombreux et bien développés.

La paroi antérieure de l'abdomen continue la concavité prononcée des gouttières latérales dont nous avons parlé. Mais cette concavité s'amoindrit de plus en plus dans l'état de vacuité, tandis qu'elle augmente, comme nous le verrons, pendant la grossesse.

Nous avons vu la résistance osseuse, qui est au summum à la paroi postérieure, diminuer sur les parois latérales, et diminuer ncore plus à la paroi antérieure. Nous voyons même ici une échancrure à la base de l'abdomen formée par le défaut des fausses côtes, et une échancrure à la partie antérieure du grand bassin. La paroi antérieure de l'abdomen est donc complétement fibreuse et musculeuse; de plus, elle est la plus mince et la plus étendue des trois autres parois.

La longueur des parois de l'abdomen est, comme on voit, en raison inverse de la résistance; c'est-à-dire que la paroi postérieure, qui est la plus rigide, est aussi la plus courte, et ces qualités vont en augmentant sur les parois latérales pour arriver à la paroi antérieure, où elles sont les plus manifestes.

La base de la cavité abdominale est exactement délimitée par le diaphragme, c'est-à-dire par une toile charnue concave, plus élevée à droite qu'à gauche, et dont la partie postérieure descend beaucoup plus bas que l'antérieure. Cette base est donc inclinée de haut en bas et d'avant en arrière.

Le sommet de la grande cavité abdominale n'est autre chose que la base de la petite : c'est le détroit supérieur du petit bassin. Lorsque la femme est debout, ce détroit suit un plan incliné dirigé de haut en bas et d'arrière en avant. Ce sommet, comme nous le dirons, peut être agrandi par l'abaissement très prononcé de la paroi antérieure de l'abdomen. Il est ici dirigé dans un sens inverse de celui de la base, et deux plans dirigés d'après la direction de chacun d'eux iraient se rencontrer en arrière de la portion lombaire du tronc.

Nous reviendrons sur les résultats de la disposition des parois abdominales lorsque nous parlerons de la grossesse. Passons maintenant aux axes et aux diamètres de cette cavité. Les diamètres seront les lignes droites qu'on peut mener d'un point quelconque à un autre en passant par le centre de cette cavité, et l'axe sera une ligne située à égale distance des points diamétralement opposés. Cet axe sera, par conséquent, courbe, soit qu'on le mène verticalement, soit qu'on le mène transversalement. Il sera concentrique aux parois antérieure et latérale, et excentrique à la paroi postérieure, qu'il soit dirigé verticalement ou horizontalement. Nous ne saurions mieux comparer une coupe horizontale de l'abdomen qu'à la forme d'un rein. La coupe verticale a la même forme à peu près, mais plus grande et plus allongée. Nous admettons, d'après cela, un diamètre vertical qui suit la ligne médiane, un diamètre horizontal qui passe par l'ombilic, et deux obliques qui, en passant par ce dernier point, aboutissent au milieu de l'aine.

Nous admettons de même quatre axes, c'est-à-dire, un vertical, un horizontal, et deux obliques. Ces axes, nous le répétons, sont courbes, à concavité postérieure, tandis que les diamètres sont droits.

Ces axes et ces diamètres sont modifiés, il est vrai, par la présence des organes abdominaux, mais ce n'est que pour le plus ou moins de longueur, la courbure à concavité postérieure reste toujours aux axes. Les diamètres varient peu aussi ; il n'y a que le diamètre antéro-postérieur qui, durant la grossesse, acquiert un développement considérable.

§ 2. — Parlons maintenant des viscères qui sont contenus dans la cavité que nous avons décrite. Déjà nous pouvons établir que si les viscères abdominaux sont destinés chacun à la fonction qui leur est propre, ils contribuent tous au meilleur développement de la grossesse.

D'abord, toutes les saillies osseuses sont recouvertes de tissus ou d'organes qui en masquent les aspérités.

La saillie osseuse la plus développée qu'on observe dans la cavité abdominale est celle que fait la colonne vertébrale. Cette saillie est masquée par des organes qui remplissent les gouttières latérales : ainsi, en bas, ce sont les muscles psoas ; plus haut, ce sont les reins, et plus haut encore, c'est le foie à droite et la rate à gauche. Nous avons sur la ligne médiane les piliers du diaphragme, le pancréas, le mésentère, l'estomac, et plus bas l'aorte ventrale et la veine cave inférieure. C'est cependant à la partie inférieure que la colonne est le plus à nu, et nous verrons que cette circonstance est favorable aux présentations de l'enfant. Les parois costales sont recouvertes par le diaphragme, par le foie et par la rate ; les fosses iliaques sont recouvertes par les muscles de même nom, par le cœcum à droite et par l'S iliaque à gauche. La partie centrale de la cavité que nous étudions est occupée par la masse intestinale.

Si nous considérons tous ces organes au point de vue de leur réductibilité, nous voyons que les organes les moins réductibles sont situés en haut et en arrière, c'est-à-dire qu'ils sont placés en raison directe de la résistance des parois, et ces viscères sont d'autant plus réductibles qu'on approche du centre, de la partie antérieure et de la partie inférieure de la cavité abdominale. Tous ces organes sont disposés de manière à occuper le moins de place possible, et à laisser libre le développement de l'utérus gravide, comme nous le verrons plus loin. Nous avons vu jusqu'ici le rôle en quelque sorte passif de la cavité abdominale ; mais elle en a un autre non moins important, et dont nous parlerons en traitant de l'accouchement : c'est le rôle actif de ses parois. Passons maintenant au petit bassin.

§ 3. — Nous ne parlerons pas du squelette de cette cavité ni des parties molles dont il est recouvert : cette tâche a été déjà remplie par les auteurs, comme nous l'avons dit ; il ne sera question ici de la petite cavité que pour comparer les traits de dissemblance qu'elle a avec la grande. Nous verrons que par sa forme, sa structure, ses fonctions, les organes qu'elle contient, par tout, en un mot, elle offre un contraste frappant avec la grande, et cependant, quand on considère ces cavités dans leur ensemble, elles sont le complément l'une de l'autre, et sont toutes les deux admirablement disposées pour conduire la grossesse à un accouchement physiologique. La grande cavité, composée en très grande partie de parois molles et contractiles, possède la faculté de se laisser distendre par les organes qu'elle contient, comme celle de se resserrer et de réagir sur ces organes. La petite cavité, au contraire, a des parois fixes que les organes contenus ne peuvent dilater, et sur lesquels elle ne peut non plus revenir. La paroi postérieure de la grande est convexe, tandis que la paroi postérieure de la petite est concave. Cette paroi est la plus courte dans la première, tandis qu'elle est la plus longue dans la seconde ; et *vice versâ*, la paroi antérieure de la grande est la plus longue, tandis que celle de la petite est la plus courte ; et si dans les parois latérales des deux cavités, il y a des parties charnues et des parties osseuses, celles-ci sont en arrière dans la première (côtes, fosses iliaques), tandis qu'elles sont en avant (surfaces quadrilatères) dans la seconde.

Le diaphragme forme une base très mobile à la grande, tandis que le détroit supérieur n'en forme qu'une très rigide à la petite. Ce même détroit est un sommet rigide pour la première, tandis que le sommet de la seconde, constitué par le plancher du petit bassin, est assez mobile ; enfin, l'axe de la grande cavité fait une courbe à concavité postérieure, et celui de la petite une courbe à concavité antérieure.

Si nous considérons maintenant ces deux cavités par rapport aux organes qu'elles contiennent, nous voyons que, dans la grande, ils sont placés presque tous sur les côtés, tandis qu'ils le sont sur la ligne médiane dans la petite. La première est surtout destinée au tube digestif et à ses appendices, et la seconde à l'utérus et à ses annexes. De même que l'utérus, en se développant, pénètre dans la grande cavité, le tube digestif pénètre aussi dans la petite par le moyen du rectum, qui peut s'y remplir de matières fécales. L'appareil urinaire a des droits dans les deux cavités, mais c'est dans la grande que sont placés les reins, qui sont le moins réductibles et peuvent servir à masquer la saillie vertébrale, tandis que c'est dans la petite que se trouve la vessie. Sous le point de vue de la réductibilité, tout peut se distendre dans le petit bassin, lorsqu'il est nécessaire de soutenir sur son axe l'utérus à l'état de vacuité, ou peu de temps après la fécondation, tandis que tout peut se vider au moment de l'accouchement. Dans la grande cavité, au contraire, ce sont les parties inférieures qui sont les plus réductibles; c'est surtout le paquet intestinal, parce qu'il devra céder la place à l'utérus gravide.

Tout ce que nous venons de dire sera encore mieux démontré lorsque nous parlerons du développement de l'utérus dans la grossesse, des présentations du fœtus et de l'accouchement ; car c'est dans la grande cavité que se développe l'utérus et que se décident les présentations et les positions. Aussi, c'est au dedans de cette cavité que doivent porter nos investigations. C'est dans cette cavité que se trouvent les agents d'expulsion pour l'accouchement, tandis que c'est dans la petite que se passent les temps les plus difficiles de l'accouchement. Pendant que tout est activité et expulsion pour l'une, tout est, au contraire, pour l'autre, inertie et résistance; et déjà nous pouvons dire que l'excavation est la cavité de la fécondation, l'abdomen est celle de la grossesse, et que toutes les deux contribuent à l'accouchement.

DEUXIÈME SECTION.

DES CONDITIONS DE LA GROSSESSE AU POINT DE VUE DE L'ACCOUCHEMENT PHYSIOLOGIQUE.

§ 1. — Nous avons vu dans la section précédente la nature prendre, dès la plus tendre enfance, les mesures générales et locales les plus favorables au développement de la grossesse et de l'accouchement ; nous allons nous rapprocher encore plus de notre sujet, et nous verrons que ces mesures sont encore plus marquées et plus prévoyantes dans la grossesse elle-même. Nous avons principalement à examiner ici le rôle que joue l'utérus, et celui que joue le produit fœtal.

Nous ne parlerons pas de l'anatomie de l'utérus à l'état de vacuité et à l'état de grossesse, ni de l'anatomie du fœtus ; nous ne dirons rien non plus des signes de la grossesse, ni des phénomènes physiologiques ou pathologiques qui l'accompagnent : ces questions ont été suffisamment développées par les auteurs. Nous ne nous occuperons de l'utérus et du produit que tant qu'ils peuvent avoir de l'influence sur l'accouchement physiologique. Ainsi, nous traiterons du développement de l'utérus et de ses modifications jusqu'à l'accouchement; nous parlerons de la forme et des attitudes que prend le fœtus pendant la grossesse.

CHAPITRE PREMIER.

DÉVELOPPEMENT DE L'UTÉRUS.

§ 1. — L'utérus, dans l'état même de vacuité, est, pour la forme, une miniature de la cavité abdominale dans laquelle il doit se développer. Le corps utérin, aplati d'avant en arrière, plus large en haut qu'en bas, ressemble à la grande cavité dans laquelle il doit se placer pendant presque tout le temps de la grossesse. L'étranglement de l'utérus qui sépare le corps du col représente le détroit supérieur du bassin, et c'est, en effet, au niveau de ce détroit que cet étranglement doit se maintenir pendant la gestation; enfin, le col utérin représente l'excavation, et c'est dans l'excavation qu'il doit rester pendant ce temps. La forme de l'utérus, dans l'état même de vacuité, est donc la forme de la cavité abdominale qu'il doit occuper pendant la grossesse. L'utérus est véritablement ainsi fait pour être gravide, et non pour rester à l'état de vacuité. Devant étudier l'utérus sous le point de vue de son développement pendant la gestation, nous avons à considérer sa forme, l'augmentation du volume de sa cavité, et enfin son obliquité. Ces sujets étant si intimement rapprochés, nous ne les séparerons pas dans notre étude.

L'utérus, à l'état de vacuité, est très mobile dans une enceinte osseuse irréductible. Cette mobilité n'a guère d'avantages pendant cet état, elle a même souvent des inconvénients, tandis qu'elle a des avantages immenses pour l'utérus gravide.

Cette enceinte osseuse, opposant ordinairement le plus de résistance à l'accouchement, aurait été, sous le point de vue de l'obstétrique, plus nuisible qu'utile si elle n'eût pas servi à abriter l'utérus du choc des agents extérieurs et des organes eux-mêmes pendant la fonction la plus délicate de cet organe, c'est-à-dire pendant la fécondation et les premiers temps de la grossesse. Quoique au centre des mouvements du squelette les plus fréquents et les plus considérables, comme est le bassin, l'utérus, par une admirable disposition, est abrité au fond de la cavité la plus sûre. Mollement appuyé sur le plancher du bassin, il balance entre la vessie et le rectum qui lui servent de coussins, et entre les divers ligaments qui limitent ses mouvements de latéralité sans les empêcher complétement.

C'est dans cette enceinte que l'utérus gravide passe les premiers temps de la grossesse. Perdant sa forme naturelle, le corps utérin s'arrondit alors comme la cavité qui l'abrite, et se renverse ordinairement un peu en arrière. L'inclinaison légère qu'il avait à droite dans l'état de vacuité se prononce davantage. Le rectum, rempli de matières fécales, trouve moins d'espace pour se développer, et agit avec plus de force sur l'utérus, et, comme cet intestin s'éloigne d'autant plus de la ligne médiane qu'il monte vers le détroit, la déviation de l'utérus à droite est d'autant plus favorisée que la grossesse est plus avancée. La vessie elle-même, qui, pour céder à ces déplacements, se dirige d'abord vers le segment gauche du bassin, devient, en se distendant, une nouvelle cause de déviation de l'utérus à droite. C'est l'action réciproque de ces divers organes qui, dans les premiers temps de la grossesse, donne les envies fréquentes d'uriner et la constipation. Nous sommes même porté à croire que les symptômes nerveux très bizarres des premiers temps de la grossesse peuvent tenir à la compression du grand sympathique dans le petit bassin, plutôt qu'aux sympathies de l'utérus, qui, sans cela, devraient être constantes pendant la grossesse, ou même augmenter avec elle.

L'utérus prend dans cette cavité tout le développement qu'elle lui permet d'atteindre, mais déjà l'état successif de plénitude et de vacuité du rectum et de la vessie, et l'action même des muscles releveurs du plancher, exercent l'utérus à exécuter des mouvements de bas en haut; et comme c'est le détroit supérieur qui lui offre le moins de résistance, c'est vers ce point que l'utérus est obligé de se diriger ; c'est alors surtout qu'il commence à prendre la forme ovalaire.

§ 2. — L'utérus, tout en se développant, fait insensiblement son ascension dans le grand bassin. Là rien ne s'oppose à son agrandissement; le paquet intestinal ayant son point d'attache très haut, et, du reste, étant lui-même très mobile, se laisse facilement déplacer. Tous les organes résistants, comme nous l'avons vu, sont placés très haut, et bientôt le fond de l'utérus commence à pousser en avant la paroi antérieure de l'abdomen, qui est la partie la plus extensible des parois abdominaux.

Jusqu'ici l'utérus n'avait guère été soumis qu'à des pressions passives de la part du petit bassin. Son segment inférieur et son col sont les moins distendus et les mieux soutenus. Ceci fait que, dès les premiers temps de la grossesse, le col offre plus de résistance à l'œuf, s'il avait des tendances à s'échapper.

L'utérus augmente de volume, et c'est alors que commencent les pressions de la part des organes et des parois dont il est entouré.

Nous avons vu que la partie la plus saillante qui restait à nu de la colonne vertébrale, était l'angle sacro-vertébral et la suite de la colonne lombaire. Aussi cette pression est-elle une des premières à se faire sentir sur la paroi postérieure de l'utérus, elle sera permanente et rigide. Comme la femme, à mesure que la grossesse avance, est obligée de porter le corps plus en avant pour placer le centre de gravité sur la base de sustentation, la partie supérieure du tronc est obligée de se pencher en arrière pour faire le contre-poids, et la saillie vertébrale sera plus prononcée. Ce renversement en arrière, comme il est facile de le comprendre, sera même d'autant plus grand que la femme sera plus petite. La pression passive que la colonne exerce sur l'utérus sera en raison directe des pressions actives qui agiront sur cet organe, comme nous le verrons, et qui augmenteront avec la grossesse : d'où il suit que la paroi postérieure de l'utérus qui appuie sur cette saillie sera de plus en plus concave à mesure qu'on avance dans la grossesse. Cette pression externe rendra convexe la paroi interne de l'utérus qui lui correspond, et d'autant plus convexe, que le placenta s'y insérant assez souvent, l'augmente de sa masse et de l'épaisseur qu'il apporte dans la paroi utérine qui lui sert d'attache. Ce fait est très important ; nous y reviendrons, du reste, en parlant des présentations du fœtus. Mais, déjà, nous pouvons dire : 1° que l'axe transverse de l'utérus, son axe vertical et ses axes obliques, décrivent une ligne courbe à concavité postérieure, d'autant plus prononcée, que la grossesse est plus avancée ; 2° que ces axes sont les mêmes que ceux que nous avons reconnus à la cavité abdominale.

§ 3. — Lorsque l'utérus est arrivé dans le grand bassin, son obliquité à droite devient ordinairement plus prononcée. La saillie vertébrale le force à aller de côté, et il va nécessairement avec plus de facilité du côté droit. Peut-être l'habitude de se coucher ordinairement sur ce côté aide à faire pencher l'utérus à droite ; mais c'est que les causes mêmes qui ont agi dans le petit bassin agissent ici avec plus de force. Le ligament rond droit, soit comme cause ou comme effet, est plus développé que le gauche, et puisqu'il s'insère sur le plan antérieur de l'utérus, il a une action assez marquée sur cet organe. Le cœcum, qu'on voulait opposer à l'S iliaque, offre ici moins de résistance, parce que les matières se ramassent et se durcissent souvent à la fin du gros intestin, tandis qu'elles sont peu consistantes là où il commence. Le paquet intestinal et l'estomac lui-même sont plus à gauche qu'à droite, et c'est sans doute à toutes ces causes réunies qu'est due la déviation presque générale dont nous parlons. Nous verrons le fœtus se tenir quelquefois tout entier dans le segment gauche de l'utérus, et ce viscère n'en être pas moins dévié à droite.

Cette obliquité de l'utérus fait que son grand diamètre ne correspond plus au grand diamètre de la cavité abdominale ; c'est-à-dire qu'au lieu d'être dirigé suivant le plan de la ligne blanche, il lui est oblique, et souvent il est parallèle au diamètre oblique de l'abdomen. Mais, ici, on voit alors la cavité utérine, quoique oblique, être subdivisée par la saillie vertébrale en deux portions, dont la droite est bien plus espacée que la gauche. L'utérus, comme la cavité abdominale, du reste, offre en haut sa grosse extrémité, et la petite en bas, ce qui est favorable au développement de la grossesse.

Cette obliquité à droite de la part de l'utérus, comme nous le verrons, a une influence avantageuse sur les présentations et les positions du fœtus, et sur l'accouchement physiologique ; mais elle a aussi d'autres avantages : ainsi, la pression que pourra exercer le fond utérin se perdra dans la partie postérieure et inférieure du foie, qui est un organe peu facile à troubler dans ses fonctions, et dont il est séparé, du reste, par le côlon transverse. Le côté gauche de l'abdomen restant plus libre, les pulsations du cœur et la distension de l'estomac seront plus aisées. Cette obliquité fait que la veine cave est plutôt comprimée que l'aorte, ce qui rentre dans les dispostions vasculaires de l'utérus gravide et qui sont toutes favorables à la stagnation du sang veineux dans ce viscère, tandis que la compression de l'aorte aurait diminué la quantité du sang nécessaire à la nutrition du fœtus. Enfin, le poids de l'utérus sera plus léger pour la femme, à cause de la prédominance des muscles du côté droit sur ceux du côté gauche. Cette obliquité utérine est bien moindre lorsque la femme est debout que lorsqu'elle est couchée, par suite de la procidence de l'abdomen en avant, et dont nous allons nous occuper dans un instant.

§ 4. — Malgré les pressions et les obstacles dont nous avons parlé, l'utérus, par sa force d'expansion, continue à se développer, et alors on le voit se modifier selon les obstacles qu'il rencontre, pendant qu'il réagit à son tour sur les parties de l'abdomen qui se prêtent le plus à ces modifications.

L'utérus, malgré son obliquité, continue à se développer en haut et sur les côtés : la cavité abdominale est tout à fait disposée pour cela, le foie et la rate eux-mêmes présentent une excavation pour lui offrir le plus de place ; le paquet intestinal se pelotonne dans les hypochondres et à l'épigastre, de sorte que l'utérus peut monter jusqu'à plusieurs travers de doigt au-dessus de l'ombilic. Ce n'est cependant pas en haut seulement que l'utérus a de la tendance à se développer. La paroi postérieure de cette cavité est, avons-nous vu, on ne peut plus rigide, les parois latérales sont aussi assez résistantes ; le diaphragme est, il est vrai, une cloison musculo-membraneuse, mais qui est doublée d'organes volumineux, dont le poids et les fonctions sont plutôt de nature à refouler l'utérus en bas. Ce développement de l'utérus en haut, du reste, se ferait au détriment de la cavité thoracique où sont les organes de la respiration et de la circulation, et au détriment de l'épigastre où se fait la digestion.

Tout est donc disposé pour que le développement de l'utérus se fasse aux dépens de la paroi abdominale antérieure, qui, comme nous l'avons vu, offre les meilleures conditions pour ce développement.

§ 5. — Nous n'avons pas encore parlé de l'action que peut avoir le détroit supérieur sur le développement de l'utérus, cette action est loin, pourtant, d'être nulle. Les muscles psoas et iliaque forment deux petits coussins latéraux sur lesquels repose le segment inférieur de l'utérus, mais ce détroit n'oppose qu'une résistance circulaire, dans l'aire de laquelle l'utérus n'est soutenu par aucune force. Pendant que nous avons vu le segment inférieur de ce viscère trouver partout des soutiens actifs ou passifs dans les premiers temps de la grossesse, il ne trouve maintenant aucun soutien dans l'aire du détroit. Aussi, ce sera là qu'aboutira la résultante de toutes les forces centripètes de la cavité abdominale, comme nous allons le voir.

La paroi antérieure de l'abdomen, qui est la plus distendue par l'utérus, ne lui cède pas d'une manière passive. Cette paroi est composée de plans fibreux et de muscles à fibres verticales, horizontales et obliques, c'est-à-dire que cette paroi ne cède qu'à une force majeure et réagit constamment contre la force expansive de l'utérus. Nous savons, d'un autre côté, que les parois latérales, dans leur partie musculaire, réagissent encore plus à cause de la force de leurs muscles ; tous les points osseux réagissent par leur inertie. Le diaphragme, par ses mouvements actifs d'abaissement et par le poids des viscères qui le séparent de l'utérus, agit aussi sur ce dernier ; tout effort, quelque petit qu'il soit, les mouvements même de la respiration, sont autant d'impulsions données sur l'utérus, et cet organe n'oppose à tant de forces que la résistance du segment inférieur compris dans l'aire du détroit. Le segment inférieur et le col, qui étaient au début de la grossesse les parties les plus résistantes de l'utérus et les plus délivrées des pressions, sont maintenant obligés de céder à l'action de toutes les parois de l'abdomen et à celle du fœtus, dont ils supportent presque exclusivement le poids. C'est en cédant à l'action simultanée de ces forces que ce segment s'agrandit dans les derniers temps de la grossesse, que s'efface et se dilate en grande partie le col dans l'accouchement physiologique, comme nous le verrons plus loin.

CHAPITRE II.

DU RÔLE QUE JOUE LE FŒTUS DANS LE COURS DE LA GROSSESSE.

Le fœtus joue ici un grand rôle par sa forme, par son volume, par les modifications qu'il imprime aux divers points de la paroi utéro-abdominale, par ses présentations et par ses positions. Cette partie de l'obstétrique, un peu négligée jusqu'ici, est d'un intérêt capital ; car, comme nous le verrons, c'est des attitudes que le fœtus garde pendant la grossesse, et non de celles qu'il prend au moment de l'accouchement, que dépendent les positions et les présentations. C'est des attitudes que garde le fœtus pendant la grossesse que dépend la dilatation facile du segment inférieur et du col ; c'est, enfin, de ces attitudes que dépendent surtout une bonne grossesse et un accouchement physiologique.

Le fœtus et la paroi utéro-abdominale se modifient réciproquement d'une manière active et passive. Les modifications du corps et du col utérin, de même que les présentations et les positions du fœtus, sont autant de résultantes de ces forces.

Pour mieux comprendre cette action réciproque, nous allons étudier le fœtus isolément, comme nous l'avons fait pour la cavité abdominale et pour l'utérus ; ensuite, nous le considérerons par rapport à la cavité dans laquelle il se développe.

ARTICLE PREMIER.

DE LA FORME DU FOETUS ET DE SON DÉVELOPPEMENT.

On a comparé le fœtus à un ovale dont la grosse extrémité en haut serait formée par le bassin et les membres inférieurs fléchis sur le ventre. La petite extrémité en bas serait formée par la tête. Cet ovale aurait deux grands axes, dont l'un serait vertical et l'autre horizontal. Cette comparaison serait vraie si le fœtus restait dans l'utérus ramassé sur lui-même, comme il peut rester pendant le travail, après l'écoulement complet des eaux amniotiques. Il y a même des grossesses dans lesquelles ces eaux sont en petite quantité, et où, par conséquent, la forme qu'offre le fœtus se rapproche de celle-ci ; mais elle n'est jamais telle qu'on pourrait le croire. Nous disons avec intention qu'elle se rapproche ; car, quand même il n'y aurait que quelques cuillerées d'eaux amniotiques, comme nous le verrons, si l'utérus n'est pas contracté, il prend une forme dans laquelle le fœtus est toujours à l'aise, et non ramassé, comme après l'écoulement de ces eaux. La forme ramassée du fœtus n'est pas naturelle, mais forcée, et cela est si vrai, que sa vie, après l'écoulement complet des eaux, est compromise au bout de plusieurs heures.

L'enfant, pendant la grossesse, au contraire, a la tête et le tronc un peu fléchis en avant, le siége n'atteint pas toujours le fond de l'utérus ; les membres inférieurs, demi-fléchis, ne restent pas accolés au ventre, comme on l'a dit, mais un peu écartés du tronc; ils vont porter même au loin des mouvements actifs par leur extension : c'est-à-dire que, vu sur le côté, le fœtus représente un arc irrégulier qui commence à la tête et finit aux membres inférieurs. Cette forme met tous les muscles dans la demi-flexion, qui est la position la plus naturelle. Le fœtus prend cette courbure même dès l'état embryonnaire.

Nous remarquons sur la convexité de l'arc l'occiput, tout le dos, les fesses, et après un petit espace vide, les talons. Nous observons dans la concavité la face, les membres supérieurs demi-fléchis sur la poitrine, le ventre avec le cordon ombilical et les genoux. Une des extrémités de l'arc est formée par le sinciput; l'autre est formée par les pieds. Ces extrémités sont séparées par un vide qui sera plus ou moins grand, selon que l'arc sera plus ou moins ouvert. Mais quelle que soit son ouverture, à moins d'un mouvement d'extension, cet arc sera plus recourbé et plus étendu vers les pieds que vers la tête. Si, par la pensée, on prolonge les deux extrémités de l'arc jusqu'à leur jonction, on voit alors que le fœtus fait les trois cinquièmes d'un ovale dont la grosse extrémité, en effet, serait en haut et du côté du bassin de l'enfant, tandis que la petite serait du côté de la tête. Une ligne qui, en passant par le milieu de la tête et du tronc, irait sortir entre les deux pieds, ou, en d'autres termes, l'axe de l'enfant n'est pas droit, comme on l'a dit jusqu'ici, mais il est courbe. On peut cependant mener des diamètres à l'ovale incomplet que décrit l'arc fœtal, et alors ces diamètres seront droits. Nous considérons donc au fœtus un axe courbe ou les trois cinquièmes d'un ovale, dont la grande courbure est du côté des pieds et la petite du côté de la tête, et nous lui considérons des diamètres dont les principaux seront le vertical, allant des fesses à l'occiput, et le transversal, coupant l'ovale au milieu de l'ombilic.

Si maintenant nous voulons considérer le fœtus vu par sa

partie postérieure seulement, nous trouvons que le diamètre le plus large est celui des épaules, c'est-à-dire qu'alors aussi il décrit un ovale allongé, mais dont la grosse extrémité serait en bas, ce qui est le contraire de ce qu'on a dit jusqu'ici.

Maintenant que nous connaissons la forme du fœtus et celle de la cavité dans laquelle il doit être logé, nous pourrions déjà nous rendre compte des présentations et des positions qu'il doit prendre pendant la grossesse ; mais quelles qu'elles soient, elles se trouveront toujours dans les conditions les plus favorables à la mère et à l'enfant. Ce dernier, du reste, est un être sensible et capable d'exécuter des mouvements dans la cavité qui le contient ; lorsqu'une position mauvaise ou toute autre cause de souffrance vient l'atteindre, il exécutera des mouvements qui ne seront pas dirigés avec intelligence, sans doute, mais qui continueront jusqu'à ce qu'une autre position plus commode ait fait cesser ses souffrances. Si, après ces mouvements violents, la position ne change pas, ou que la cause des douleurs soit de nature à compromettre la vie, l'enfant mourra sans qu'on sache le plus souvent à quoi attribuer cette mort, ou plus souvent encore il provoquera l'accouchement.

Nous n'avons pas à nous occuper du développement du fœtus en lui-même, ni par rapport aux relations vitales qu'il a avec la mère. Fidèle à notre sujet, nous ne devons traiter que de ce qui a de l'influence sur l'accouchement physiologique ; aussi c'est sous ce point de vue seulement que nous devons considérer le développement du fœtus.

Ce développement offre deux phases bien distinctes : l'une est celle des attitudes qu'il prend pendant les premiers mois de la grossesse ; et l'autre est celle qu'il prend après son arrivée dans le grand bassin, et qu'il garde le plus souvent jusqu'à l'accouchement. Nous aurions pu négliger la première comme étant éloignée de l'accouchement, mais elle a trop d'influence sur la seconde pour la mettre de côté. Nous ne nous occuperons même ici que de la première de ces deux phases ; la deuxième fera le sujet d'autres articles.

Nous voyons, dès la tache embryonnaire de l'œuf fécondé, la forme allongée que prendra l'embryon et la courbe qu'il décrira plus tard. C'est l'axe cérébro-spinal et le cœur qui, les premiers, acquerront du développement, parce que c'est de ces deux centres que partiront les mouvements centrifuges qui vont apporter l'accroissement et la vie dans le reste du corps. Déjà l'embryon offre une consistance dont le poids spécifique est plus grand que celui des eaux amniotiques dont il est entouré, et par sa partie convexe, qui deviendra le dos, il repose sur la partie concave des parois de l'œuf, adaptées pour le recevoir. Des vaisseaux partant de la paroi opposée plongent dans la cavité abdominale qui n'est pas encore close ; mais ces vaisseaux et le travail d'occlusion même ont besoin, pour s'effectuer, de tout l'intervalle libre qui sépare l'embryon de la paroi opposée de la matrice. Le développement de la vie embryonnaire, comme celui de la vie extra-utérine, suit d'abord l'axe du tronc ; mais il ne tarde pas non plus à se manifester transversalement par la formation des membres. Cet accroissement dans le sens de deux forces centrifuges se fait sans changer ni la forme ni la position de l'embryon. C'est toujours un arc qui se développe, et qui occupe toujours la partie la plus déclive de la poche amniotique. Le dos et la partie postérieure de la tête sont les parties du corps les plus solides et celles où il y a le moins de travail à faire ; tous les organes internes vont comme par juxtaposition se placer sur eux. C'est sur la partie antérieure du corps que se trouvent tous les organes des sens ; c'est sur la partie antérieure du corps que se fléchiront les muscles dans leurs mouvements ; et toutes ces parties, pour se former et se consolider, ont besoin de toute la liberté de l'espace qui les sépare de la paroi supérieure de l'utérus. Ainsi disposés, les membres peuvent, tout en se formant, s'essayer aux mouvements de flexion et d'extension auxquels ils sont presque exclusivement destinés dans la vie intra-utérine. La colonne vertébrale ainsi fixée, le fœtus peut, même sans fatigue, mettre en mouvement tous les muscles du corps.

La raison et l'observation sont là pour prouver que telle est la position et telle est la forme que prend l'embryon dans les premiers temps de la grossesse; et, en effet, peut-il en être autrement? Supposons, par exemple, que l'embryon dût se développer étant couché sur le ventre, l'arrivée des matériaux par les vaisseaux ombilicaux serait-elle aussi facile? tous les travaux nécessaires à la formation des organes qui sont sur la partie antérieure du corps pourraient-ils se faire? Les membres pourraient-ils se développer? pourraient-ils se mouvoir, puisque ce serait sur eux que pèserait le petit corps? La réponse est négative. Cette position est donc irrationnelle, nous pouvons presque dire impossible; et si, par une cause, n'importe de quelle nature, l'embryon venait à se renverser sur le ventre, l'accroissement de l'arc se faisant surtout par l'extrémité caudale, tendrait à détruire l'équilibre de l'embryon, et les mouvements des membres ne tarderaient pas à le renverser une autre fois sur le dos. Ce que nous disons de l'accroissement sur le ventre, nous le dirions si le fœtus devait se développer la tête en haut.

En effet, si l'extrémité caudale de l'embryon et les membres inférieurs devaient supporter le poids de tout le corps, leur accroissement serait très difficile, tandis que tout nous prouve que l'arc fœtal s'accroît en allant surtout de la tête aux pieds. C'est la tête qui est la racine de l'arbre humain, et, quoique par un mouvement quelconque, l'embryon fût dressé pour un instant sur ses pieds ou sur sa partie caudale, cette position n'est pas de nature à rester longtemps en équilibre, et les mouvements des membres inférieurs tendraient aussitôt à faire tomber le tronc en arrière. C'est donc sur la tête et le dos que repose l'arc fœtal, et c'est ainsi qu'il se développe dans l'utérus.

Mais, déjà, le petit bassin ne peut plus contenir la matrice, qui tend alors, comme nous l'avons vu, à prendre de l'accroissement par son fond ; elle avait gardé jusqu'alors la forme sphérique, maintenant, tout en gagnant le grand bassin, elle devient ovale.

Le fœtus, qui n'est pas resté en arrière pour l'accroissement, se développe dans le sens de la longueur, et déjà son grand diamètre se trouvant un peu à l'étroit dans le diamètre transverse de l'utérus, se place lui aussi suivant le grand diamètre de l'utérus, c'est-à-dire que le tronc et les membres inférieurs se dirigent de plus en plus en haut. L'arc fœtal tend à se recourber alors par son extrémité supérieure, tandis que jusqu'ici il s'était recourbé par son milieu, et même par son extrémité inférieure, et c'est dans cet état qu'il se place avec la matrice dans le grand bassin. Le fœtus, la matrice et la cavité abdominale, se modifient ainsi mutuellement, et donnent pour résultat principal ce que l'on a appelé les présentations et les positions du fœtus.

Cependant, ce que nous venons de dire de la position du fœtus ayant la tête et le dos en bas pendant les premiers temps de la grossesse, ne doit pas être pris à la lettre. Cette position est la plus naturelle, celle qu'il doit garder le plus souvent, et celle qu'il doit chercher à reprendre par des mouvements instinctifs. Ce qui prouve que le fœtus se tourne souvent dans le sens horizontal, c'est que le cordon est tordu plusieurs fois sur lui-même ; et cette torsion n'est pas naturelle, car elle tend à diminuer après qu'on en a fait la section. Les tours que le cordon fait au cou de l'enfant prouvent aussi que la tête a quitté le bas-fond de l'utérus ; les nœuds démontrent que le fœtus fait des mouvements très variés ; enfin, les mouvements actifs que ressent la mère, et que constate l'homme de l'art, prouvent les changements momentanés que peut prendre le fœtus dans la première moitié de la grossesse.

ARTICLE II.

DES PRÉSENTATIONS DU FŒTUS ADMISES PAR LES AUTEURS.

§ 1. — Presque tous les points de la surface du fœtus, nous dit-on, peuvent se présenter au détroit supérieur ; mais il y en a quelques-uns qui, par leur fréquence et par les modifications qu'ils apportent dans le mécanisme de l'accouchement, peuvent être considérés comme les types auxquels on doit rapporter tous les autres, et qu'on appelle pour cela les présentations.

D'abord très nombreuses, ces présentations ont été enfin réduites à cinq. Ce sont celles du sommet, du siége, des deux côtés du tronc et de la face.

Les auteurs admettent-ils ces présentations seulement pour le moment du travail, ou pensent-ils qu'elles aient lieu pendant la grossesse? La plupart d'entre eux admettent que le fœtus, dès le septième mois environ, prend une attitude qu'il gardera presque toujours jusqu'à la fin de la grossesse, et lorsque pendant le travail la présentation est changée, on appelle la dernière une présentation secondaire, une version spontanée, etc.

Nous croyons donc pouvoir dire : « Les auteurs admettent que le sommet, le siége, les deux côtés du tronc, et la face, peuvent se présenter au détroit supérieur pendant la durée de la grossesse, ou, tout au moins, au commencement du travail. »

Cette question, au point de vue de l'accouchement physiologique, est d'un intérêt capital, et l'on en comprendra bientôt le motif. Aussi sommes-nous obligé de nous demander si, en effet, ces présentations sont réelles, et s'il est possible de les constater pendant la grossesse par les moyens que les auteurs ont eus jusqu'ici à leur disposition. Nous verrons ensuite les avantages et les inconvénients qu'elles peuvent offrir pour la mère et pour l'enfant, afin de savoir quelles sont celles que nous devrons excepter et celles que nous devrons éloigner de l'accouchement physiologique.

§ 2. — L'autopsie des femmes mortes avant leur délivrance, et d'autres moyens d'investigation, ont pu donner une idée des présentations et des positions que prend le fœtus dans le sein de la mère ; mais c'est surtout par le toucher et l'auscultation qu'on les a constatées et qu'on les constate encore. Aussi c'est sur ces moyens que nous allons nous arrêter tout d'abord.

L'auscultation est certainement un moyen précieux pour reconnaître les présentations et les positions du fœtus ; mais il s'en faut de beaucoup qu'il puisse être toujours employé avec autant de précision qu'on pourrait le croire quand on n'a pas fait surtout une étude approfondie de ce moyen d'exploration.

Les principaux préceptes de l'auscultation se réduisent à ceci : 1° Cherchez le point de l'abdomen auquel correspond le maximum d'intensité des bruits du cœur de l'enfant, et là est la partie postérieure ou latérale du thorax. 2° Partant de ce point comme centre, suivez la ligne sur laquelle ces bruits se prolongent le plus loin, et cette ligne vous donnera la direction du tronc. Avec ces éléments, on pourrait reconnaître les présentations et les positions de l'enfant.

Nous sommes loin d'ôter à l'auscultation la valeur intrinsèque qu'elle peut avoir, et, comme on le verra plus loin, nous cherchons même à l'accroître ; mais nous devons cependant renfermer ce moyen d'investigation dans ses vraies limites. Ainsi, il n'est pas toujours possible de préciser le siége du summum d'intensité des bruits du cœur du fœtus, lorsqu'il y a beaucoup d'eaux amniotiques ou beaucoup d'embonpoint, lorsque le dos de l'enfant n'est pas franchement en avant ou sur les côtés ; et là où cette détermination est impossible, il est impossible aussi d'indiquer la position et quelquefois la présentation elle-même. N'y a-t-il pas des cas où les plus capables pour l'auscultation n'ont pas pu constater l'existence des bruits cardiaques, malgré la présence d'un enfant vivant? Cela suffit, ce nous semble, pour juger de la valeur de l'auscultation. Aussi ses plus habiles défenseurs conviennent-ils qu'elle est insuffisante pour reconnaître les présentations de la face et celles du tronc, le dos restant en arrière. Il peut se faire que nous n'ayons pas encore acquis une habitude suffisante de l'auscultation, et les praticiens savent qu'elle est difficile à atteindre ; mais il nous est parfois arrivé de constater le summum d'intensité au niveau de l'ombilic, et de n'avoir pas pu préciser si c'était une présentation du siège ou une présentation du sommet dans laquelle la tête était élevée par un défaut de conformation du détroit, ou parce qu'elle était logée dans une des fosses iliaques. Il en serait de même où l'hydropisie de la tête ou toute autre cause élèverait le thorax de l'enfant dans les présentations du sommet ou l'abaisserait dans les présentations du siège, et nous disons avec bon nombre de praticiens fort habiles, que lorsque le tronc de l'enfant n'est pas franchement en avant ou sur les côtés, l'auscultation est assez souvent incapable de donner la présentation.

Les positions peuvent être aussi déterminées par ce moyen de diagnostic ; mais encore ici, d'un aveu presque général, on ne sait où est le cœur que lorsque le dos de l'enfant est en contact presque direct avec les parois utéro-abdominales qu'on explore ; souvent, même dans les présentations du sommet, on ne peut pas dire si ce sont des occipito-antérieures, postérieures ou transverses.

§ 3. — Le toucher est d'un immense secours en obstétrique. Malheureusement, au point de vue des présentations et des positions, il n'acquiert toute sa valeur que lorsque le col est déjà dilaté et les membranes rompues : or, nous sommes intéressés à reconnaître la présentation et la position avant le travail, et dans ce cas il peut nous rendre peu de services. Le toucher, cependant, permet de reconnaître une présentation du sommet même à travers le segment inférieur de l'utérus, et l'absence de la tumeur céphalique fait supposer une tout autre présentation, mais laquelle ? Et n'est-il pas arrivé que la tumeur fœtale étant élevée, on n'a pas pu l'explorer sur une assez large étendue pour dire si c'était le sacrum ou le sommet ? N'a-t-on pas pris quelquefois même, après la rupture des membranes, la face pour le siège, et *vice versâ*, le menton pour les genoux ou les coudes, et ces dernières parties pour la saillie de l'épaule ?

Dans les présentations du sommet, lorsque la poche est rompue, que la dilatation du col est complète, et que la tête est dans l'excavation, n'arrive-t-il pas de trouver une bosse sanguine qui masque les fontanelles et les sutures au point de ne pas permettre la reconnaissance de la position, si on ne l'a pas constatée préalablement ? N'arrive-t-il pas que les sutures, par un manque d'ossification, peuvent simuler une fontanelle ; que la fontanelle antérieure, par une ossification avancée, peut simuler la postérieure, et celle-ci, par un manque d'ossification, peut simuler la précédente ? De pareilles incertitudes nous sont arrivées, et elles ont dû arriver aussi à tous ceux qui n'ont pas fait seulement d'obstétrique dans les livres.

§ 4. — Nous ne voulons pas dire, d'après tout ce qui précède, que le toucher et l'auscultation ne permettent pas de reconnaître les diverses présentations et les diverses positions du fœtus. Chacun de ces moyens, pris isolément, a sa valeur réelle, et pris collectivement, ils permettent de reconnaître le plus souvent ces diverses attitudes du fœtus ; mais cela n'est pas donné au commun des accoucheurs, et les plus habiles eux-mêmes, quelquefois, ne peuvent pas préciser avant le travail quelle est la présentation et quelle est la position de l'enfant. Nous en appelons aux praticiens : combien de fois est-on obligé de rectifier un diagnostic, et de reconnaître une présentation ou une position autres que celles qu'on avait cru trouver tout d'abord, et sans qu'il se soit opéré de changement dans l'attitude du fœtus. S'ils sont de bonne foi, ils doivent même dire que quelquefois c'est le travail avancé ou fini qui, seul, éclaircit les doutes.

Si ces cinq présentations ne sont pas toujours possibles à reconnaître, sont-elles au moins réelles, et peut-on dire qu'elles existent pendant la grossesse ?

§ 5. — Pour mieux résoudre cette question, nous allons passer en revue ces présentations l'une après l'autre, en commençant par celles du tronc.

Le grand diamètre de la matrice, qui est presque toujours plus ou moins oblique au terme de la grossesse, a une longueur de 32 à 38 centimètres. Son plus grand diamètre transverse, qui est au niveau de l'ombilic, a une longueur de 20 à 25 centimètres. Le diamètre transverse au niveau du grand bassin est environ de 15 centimètres.

Si l'on examine le fœtus, on trouve que le diamètre sincipito-fessier offre 28 à 30 centimètres. Voilà des dimensions exactes, il s'agit maintenant de voir avec ces éléments si les présentations du tronc sont rationnellement possibles. Dans ces présentations, le fœtus serait couché plus ou moins horizontalement, c'est-à-dire que son diamètre de 30 centimètres devrait se loger dans un diamètre de 15, ce qui est difficile à admettre. Le fœtus pourrait-il être même suspendu transversalement au niveau de l'ombilic, que là, non plus, il ne trouverait que $0^m,22$, c'est-à-dire un espace insuffisant. Il est donc impossible que le fœtus puisse rester horizontalement et être à l'aise dans l'utérus, ou en d'autres termes, il est impossible qu'il y ait de véritables présentations du tronc pendant la grossesse. Il n'est pas extraordinaire que le toucher ne donne rien ici : c'est qu'en effet, il n'y a rien sur le détroit supérieur, la tête est dans une des fosses iliaques et le siège dans un des hypochondres. Une forte obliquité ou un développement extraordinaire de l'utérus pourraient seuls, tout en rendant le grand diamètre utérin horizontal, favoriser les présentations du tronc ; mais là encore la tête serait plus rapprochée du détroit que le tronc. Et si le détroit supérieur est assez spacieux pour que le sommet puisse s'y loger, on ne comprend guère qu'il glisse de ce détroit pour se porter dans la fosse iliaque. Nous avons même vu des cas où le diamètre transversal de l'utérus était très spacieux, et cependant il y avait une présentation du sommet pendant la grossesse.

En supposant que la présentation du tronc fût possible, on ne comprend pas comment le fœtus pourrait prendre la position dorso-postérieure, c'est-à-dire offrir une partie dure et saillante contre une partie également dure et saillante, comme est la colonne vertébrale, s'il n'était pas forcé à la prendre par les contractions utérines, comme nous le dirons plus loin.

Dans ces présentations, il est vrai, on sent quelquefois par le toucher, au détroit supérieur, une petite tumeur mobile qu'on reconnaît plus tard pendant le travail pour avoir été la main ou le coude ; mais qu'on n'oublie pas que si c'eût été le tronc qui se fût présenté, la main n'eût pas été aussi libre; et l'on aurait senti immédiatement derrière elle une autre partie du tronc. Si l'on sent le membre supérieur flottant, c'est précisément que le bras défléchi descend jusqu'au détroit, et si l'on a senti quelquefois l'épaule pendant la grossesse, elle était très élevée, ou bien l'utérus était fortement dévié ou contracté.

§ 6. — Nous voyons venir une objection formidable en apparence : c'est que les présentations du tronc, cependant, ont lieu pendant le travail, et alors même que les eaux s'étant écoulées, les diamètres de l'utérus ont diminué, tandis que ceux du fœtus sont restés les mêmes.

Nous dirons tout d'abord, ici, que pendant le travail même le tronc conserve une certaine obliquité, comme l'avaient déjà observé quelques praticiens. A plus forte raison, l'obliquité alors sera prononcée pendant la grossesse.

Quand on examine cette présentation à son vrai début, à moins de déprimer fortement le périnée, on ne trouve rien au toucher, ou l'on trouve une petite tumeur difficile à déterminer. La dilatation du col s'avance, les contractions utérines se font de plus en plus fortes, le toucher peut alors constater un peu plus nettement les parties sans pouvoir dire toujours cependant si c'est l'épaule. Le diagnostic entre la main et le pied est souvent même difficile avant la rupture de la poche des eaux. Cette poche rompue, l'utérus diminue de capacité, c'est-à-dire que son fond s'abaisse, et cet abaissement pousse en bas le siège de l'enfant. C'est aussi pendant ce temps que l'épaule ou le tronc se présentent au détroit supérieur et qu'ils sont accessibles au toucher. Mais la force même qui abaisse le siège et le tronc de l'enfant tend à en relever la tête ; aussi l'épaule rarement reste-t-elle au centre du détroit supérieur, c'est-à-dire que les contractions utérines forcent le fœtus à se recourber sur lui-même, à se pelotonner et à s'accommoder en un mot aux petits diamètres de la cavité qui le contient.

Ceci prouve que la présentation du tronc n'est pas mathématiquement impossible, malgré la diversité des dimensions que nous avons constatée ; mais peut-on dire sérieusement que ces présentations sont assez aisées pour que le fœtus puisse les garder? S'il est vrai que ces présentations existent pendant la grossesse, elles ne sont pas naturelles, mais forcées, et, par conséquent, peu favorables à la mère et à l'enfant.

Concluons donc que les véritables présentations du tronc n'existent que par la force du travail; tout au plus si, pendant la grossesse, elles existent avec un déplacement extraordinaire de la matrice, ou avec un grand développement transversal de ce viscère.

Lorsque, par une cause quelconque, comme nous l'avons

dit, la tête est arrêtée au détroit ou sur l'un de ses bords, elle tend d'autant plus à s'en éloigner que la matrice abaisse le siège et le tronc, et comme les présentations du sommet en première position sont les plus fréquentes, elles rendent aussi plus fréquentes celles du côté droit du fœtus, la tête à gauche; c'est-à-dire que les présentations du tronc ne sont que des présentations de la tête, dont le sommet, au lieu de reposer sur l'aire du détroit, repose sur l'un de ses bords, ou franchement dans l'une des fosses iliaques.

§ 7. — Que dirons-nous maintenant des présentations de la face ? Non-seulement on ne les a pas constatées d'une manière franche avant la dilatation du col, mais il faut être habile pour le faire quelquefois avant la rupture des membranes. Ce que l'on trouve le plus souvent dans ces cas, c'est d'abord le front, puis à mesure que les contractions avancent, on sent le nez et le menton, c'est-à-dire qu'on assiste en quelque sorte à l'extension de la tête; on a très rarement constaté le nez ou le menton avant le front. La présentation forcée de la face avait déjà frappé quelques accoucheurs, qui l'avaient considérée comme secondaire. Il suffit de voir, en effet, la fréquence des mento-postérieures droites pour comprendre que la première position de la face n'est qu'une dégénération de la première du sommet.

Peut-on dire cependant qu'elle est naturelle ? Peut-on croire que le fœtus placé tout à l'aise dans la cavité amniotique, pouvant exécuter des mouvements dans plusieurs sens, et surtout des mouvements de flexion qui sont le plus naturels, reste avec le cou étendu pour gêner la circulation de la tête, et fatiguer les muscles de la région antérieure du cou ? Qu'on trouve à l'autopsie un enfant en présentation de la face, cela se conçoit; mais que celui-ci persiste à rester dans cette attitude pendant qu'il est vivant, cela n'est guère conciliable avec les idées que nous avons de son organisation, et la présentation de la face, selon nous, ne peut pas exister pendant la grossesse. Il nous est arrivé très souvent de pousser la tête du fœtus dans le sens de la flexion et de l'extension, comme nous le dirons en parlant du ballottement, et toujours elle est revenue sur elle-même par un mouvement actif; et si la présentation de la face existait, elle ne serait que momentanée, et aussitôt rectifiée par le fœtus lui-même. Lorsqu'elle a lieu, elle est forcée, elle est le résultat des contractions utérines sur le tronc fœtal pendant que le front ou le sinciput appuient sur le pubis ou dans la fosse iliaque. Ces contractions forcent alors le fœtus à faire un mouvement d'extension du cou, et comme ces contractions se suivent, elles empêchent le fœtus de la rectifier par la flexion. Une fois la face engagée dans l'aire du détroit, cette rectification devient difficile, et très souvent même impossible. Nous expliquons la présentation directe du nez et du menton au détroit supérieur par une extension de la tête faite plus loin du bord du détroit, la fosse iliaque, par exemple, ou une autre partie du grand bassin.

§ 8. — Nous venons de voir que les présentations du tronc et de la face doivent être difficilement admises au nombre des présentations de la grossesse. Il n'en est pas de même de celles du siége et du sommet. Nous acceptons ces présentations, non-seulement parce que nous les avons vérifiées un très grand nombre de fois pendant la grossesse, mais parce qu'elles sont rationnelles. Le grand diamètre du fœtus, en effet, est dans chacune d'elles parallèle au grand diamètre de la matrice. L'une et l'autre de ces présentations étant aisées au produit, il s'y maintient. Nous voyons dans les grossesses doubles les pieds d'un fœtus correspondre le plus souvent à la tête de l'autre, parce que, de cette manière, les deux produits sont commodément placés. La présentation du sommet et celle du siège, cependant, n'ont pas pour nous la même importance; car nous reconnaissons que la présentation du sommet est seule normale, parce qu'elle seule conduit à l'accouchement physiologique, tandis que la présentation du siége est anormale, et, comme nous le verrons plus loin, se rapproche beaucoup de celles de la face et du tronc qui sont accidentelles ou secondaires.

Nous venons de voir que les présentations du tronc et de la face, qui, d'ailleurs, ne peuvent pas être bien constatées, ne doivent guère être admises pendant la grossesse ; mais comme ces présentations ont lieu pendant l'accouchement, nous allons voir si elles conduisent, ainsi que celles du siège, à des résultats qui doivent les faire respecter ou bannir, si c'est possible, de la pratique des accouchements.

§ 9. — Quand on examine collectivement les présentations du siége, du tronc et de la face, on voit qu'elles se trouvent souvent dans des grossesses où la mère ou l'enfant offrent quelque chose d'anormal dans la structure des parties. C'est un vice de conformation du bassin, c'est une hydropisie amniotique, c'est une inclinaison exagérée de l'utérus, c'est une hydrocéphale, etc. : c'est-à-dire des cas où le sommet ne peut guère bien reposer sur le détroit; et quand on examine bien chacune de ces présentations, on s'aperçoit, comme nous l'avons dit, qu'elles sont le résultat d'une présentation manquée du sommet.

L'influence que ces présentations ont sur la grossesse et sur l'accouchement est la même à divers degrés. C'est-à-dire que, dans toutes, le terme de la grossesse arrive sans que le segment inférieur de l'utérus et le col soient aussi dilatés que dans les présentations du sommet. Dans toutes, il faut un long travail pour effacer et dilater le col, qui est alors ordinairement très long; dans toutes aussi, les divers temps de l'accouchement sont plus prolongés, et le travail, par conséquent, plus pénible pour la mère et pour l'enfant. Les eaux s'écoulent le plus souvent avant que la partie fœtale puisse boucher l'orifice utérin ; de là, la compression du fœtus, le décollement du placenta ou la gêne de la circulation dans les parois utérines, et conséquemment, dans le placenta lui-même. Dans toutes, on est exposé à une procidence du cordon ; enfin, les résultats sont, à divers degrés, toujours assez graves pour que la santé et même la vie de la mère ou de l'enfant, ou de l'un et de l'autre à la fois, puissent être compromises.

Ce que nous disons d'une manière collective devient encore plus manifeste par les détails.

§ 10. — Dans des cas où le fœtus était mort ou peu développé, on a vu les présentations du tronc s'effectuer par les seuls efforts de la nature. Cependant, on est d'un commun avis pour intervenir dès que ces présentations sont constatées, et l'on conseille pour cela la version pelvienne. On a été même quelquefois assez heureux pour faire la *réduction* céphalique avant la rupture des membranes, et comme celle-ci est toujours inoffensive pour la mère et pour l'enfant, nous nous étonnons qu'on l'ait bien moins vulgarisée que la version pelvienne, qui donne cependant un enfant mort sur sept.

Dans les présentations de la face, quand même on admettrait leur existence pendant la grossesse, on ne peut pas nier que, pendant le travail, l'extension est de plus en plus forcée. Dans le cas le plus favorable, le cou de l'enfant finit par se placer derrière les pubis, où il est comprimé pendant tout le temps de la flexion expulsive ; aussi voit-on souvent la circulation de la tête interrompue, et si les enfants survivent, ils conservent une semi-paralysie des muscles antérieurs du cou qui leur fait porter la tête en arrière pendant plusieurs jours. Lorsque la rotation du menton se fait en arrière, c'est un des cas les plus graves de l'obstétrique, et qui exige, le plus souvent, le sacrifice du fœtus. Les accidents sont bien plus graves ici que dans les présentations du sommet, et cependant les diamètres qu'offre la face au bassin sont un peu moindres que ceux du sommet.

§ 11. — La présentation même du bassin que nous avons vu

pouvoir exister pendant la grossesse, est accompagnée de beaucoup d'accidents.

Ici, les membres se présentent fléchis au détroit supérieur ou défléchis. Dans le premier cas, le siége appuie sur la partie du segment inférieur de l'utérus qui répond à l'aire du détroit, et les pieds sont ordinairement logés dans une fosse iliaque. Dans le second, les membres, au contraire, appuient sur ce segment, et le siége correspond le plus souvent à une des fosses iliaques, ou bien il repose sur le bord des pubis. Dans ces cas la femme éprouve souvent à chaque mouvement actif de l'enfant des douleurs qui correspondent au sacrum ou dans le bas-ventre, et qui lui font croire quelquefois qu'elle va accoucher bientôt. Nous sommes même porté à croire que, si dans les accouchements avant terme et dans les avortements spontanés, la présentation des pieds est relativement plus fréquente que celle de la tête, c'est que ces accouchements ont été précisément provoqués par les mouvements actifs du fœtus qui ont réveillé les contractions utérines. Cela est si vrai, que dans les relevés d'accouchements prématurés, lorsque l'enfant était mort avant le travail, la proportion des présentations de la tête se rapproche de celle où elle est lorsque l'enfant est vivant.

Quand les pieds se présentent les premiers, on voit s'engager successivement le siége, l'abdomen, et comme le fœtus ressemble alors à un cône de plus en plus grand, les parties sont d'autant plus comprimées qu'elles se présentent les dernières; de là, la compression du cordon, le redressement fréquent des membres supérieurs, et enfin la difficulté de la sortie de la tête ; de là, un travail long et pénible pour la mère et pour l'enfant. Si, dans ces cas surtout, on abandonne le travail à la nature, comme on le conseille, on a souvent à déplorer la perte de l'enfant. Aussi a-t-on un cas de mort sur quinze, ce qui est énorme.

ARTICLE III.

DE LA PRÉSENTATION DU SOMMET.

§ 1. — Si, à côté des quatre présentations dont nous avons parlé, nous plaçons celle du sommet, nous trouvons, d'après les auteurs mêmes, une différence immense. Cette présentation est la plus fréquente, et l'on pourrait dire déjà la plus naturelle ; mais ce n'est pas sa fréquence qui doit la faire considérer comme telle ; elle a sa raison d'être dans des causes manifestes que nous devons faire valoir.

La présentation du sommet n'est d'abord que la continuation de l'attitude naturelle dans laquelle nous avons laissé le fœtus lors de son ascension dans le grand bassin, et par conséquent c'est celle qui est la plus favorable à son développement. Cette attitude est à la fois instinctive et forcée pour le fœtus. Sa tête ne gagne pas le bas-fond, parce qu'elle est la partie la plus lourde, ou pour d'autres motifs encore moins concluants, mais parce que l'attitude de tout le corps est alors la plus naturelle. Aussi le fœtus la prend-il de préférence même chez les femmes qui sont restées horizontalement pendant toute leur grossesse.

La tête, qui est la partie la plus résistante du fœtus et celle où la pression est la moins dangereuse, occupe la partie inférieure. Un anneau circulaire, rembourré de parties molles et élastiques, lui sert de support, et en cas de léger déplacement, les parois utéro-pelviennes, disposées en entonnoir, sont placées de manière à l'y ramener et à en empêcher le glissement. Le reste du corps, libre dans la cavité de la matrice, peut se développer tout à l'aise ; aucune partie n'est comprimée, les membres peuvent exécuter leurs mouvements avec aisance ou rester dans la demi-flexion, qui est la plus naturelle. Le cou et le tronc conservent aisément leur incurvation. La plus grande courbure de l'arc fœtal se dirigeant du côté le plus large de l'ovale utérin, le fœtus est plus à l'aise, et les membres peuvent exécuter plus facilement quelques mouvements d'extension. Lorsque l'époque de l'accouchement arrivera, c'est la tête qui, sans se déranger, fera faire le chemin au reste du tronc; son volume et sa forme s'adaptant le mieux à la conformation de la filière que le fœtus doit traverser, le col utérin sera dilaté plus promptement. Les os dont le cerveau est recouvert mettent ce viscère à l'abri des pressions auxquelles il pourrait être sujet. Lorsque le passage exige, cependant, une légère diminution dans le volume de la tête, les pièces osseuses qui forment la voûte crânienne pourront chevaucher les unes sur les autres et obtenir cette diminution sans rien altérer dans la forme, et sans nuire sensiblement à l'enfant. Les sutures et les fontanelles seront les meilleurs guides pour l'accoucheur. Le mouvement de flexion, lorsqu'il sera nécessaire, rendra l'engagement plus facile. La figure qu'offre la tête se conformant à celle du bassin, la rotation sera facile et les efforts utérins pousseront cette tête jusqu'au périnée sans avoir dérangé la flexion du fœtus, qui est la plus compatible avec l'accomplissement de toutes ses fonctions. Enfin, par un mouvement d'extension, la tête franchira la première l'orifice vulvaire pour aller au-devant de l'air qu'elle doit permettre de respirer le plus tôt possible à l'enfant. Tout ce travail se fait sans accidents, les membranes sont rompues pour livrer passage au fœtus, et cependant la tête, bouchant la cavité amniotique, conserve l'utérus assez plein d'eau pour que le fœtus n'ait pas à supporter les étreintes des contractions utérines. Le cordon n'est nullement comprimé, le placenta ne se ressent presque pas du retrait de l'utérus et reste adhérent jusqu'à la sortie complète du fœtus, c'est-à-dire après que celui-ci aura respiré.

§ 2. — Si, au lieu de voir ce que la présentation du sommet

a d'avantageux pour le fœtus, nous voulons voir ce qu'elle a de favorable pour la mère, les avantages ne sont pas moins marqués.

La grossesse est ici moins pénible, la tête en bas produit pour la femme un simple poids qui ne va presque jamais jusqu'à la douleur. La masse fœtale, offrant en bas une partie arrondie, favorise la dilatation du segment inférieur et l'effacement du col. Lorsque le travail commence, la tête est la partie fœtale la plus favorable pour dilater le col et pour s'accommoder aux formes de l'enceinte osseuse; la matrice, restée à moitié pleine, malgré la déchirure de la poche, peut se contracter avec plus de fruit et rend plus efficaces les efforts volontaires de la femme. Cette tête, séjournant moins de temps dans les détroits et dans l'excavation, expose moins à l'inflammation et à une foule d'accidents. La tête est la partie fœtale dont la forme et la consistance sont le plus capables pour dilater et pour franchir le vagin, le périnée et la vulve. La présentation du sommet enfin est celle qui, permettant le travail le plus prompt, fait le moins souffrir la femme et l'enfant.

On voit, d'après ce qui précède, la différence immense qu'il y a entre la présentation du sommet et les trois autres; aussi les résultats sont des plus décisifs. Ici il ne meurt qu'un enfant sur cinquante, même en suivant les préceptes ordinaires de l'obstétrique; tandis que dans la présentation du siège, qui est la meilleure des trois autres, il en meurt un sur quinze. La présentation du sommet, enfin, est la seule qui conduise à l'accouchement physiologique.

Peut-on balancer entre ces présentations si l'on avait le choix? Doit-on hésiter à réduire à la présentation du sommet toutes les autres, si on le peut? La réponse ne peut pas être douteuse; aussi ce sera la présentation du sommet que nous tâcherons toujours d'obtenir dans les accouchements.

ARTICLE IV.

DES POSITIONS DU SOMMET ADMISES PAR LES AUTEURS.

§ 1. — Si nous acceptons la présentation du sommet des auteurs, devons-nous accepter les positions de cette *présentation*? Les positions que chaque présentation peut prendre au détroit supérieur ont excité à bon droit la curiosité des accoucheurs, et si nous n'en avons presque pas parlé jusqu'ici, c'est que nous voulions les réunir toutes sous le même coup d'œil.

Les positions de la tête ayant servi de base à toutes les autres, c'est aussi de ces positions que nous parlerons surtout. La fréquence des unes et la rareté des autres a fait demander quelle est la cause de ces positions, et l'on en a trouvé presque exclusivement la raison dans la conformation relative du détroit supérieur et de la tête de l'enfant.

Pour nous, au contraire, c'est la disposition que prend le tronc de l'enfant dans la cavité utéro-abdominale, plutôt que les rapports relatifs de la tête avec le détroit supérieur, qui décide des positions du sommet, comme c'est la disposition du corps de l'enfant qui décide des positions de toutes les autres présentations.

La conformation relative de la tête du fœtus et celle du détroit supérieur ne décident pas de la position, d'abord parce que la tête n'est pas assez arrêtée sur ce détroit, ensuite parce que les résultats viennent démontrer le contraire de ce qu'on voudrait prouver. En effet, le détroit supérieur est un anneau capable de recevoir en partie le segment inférieur de l'utérus avec le sommet de la tête qui y repose; mais la forme de ce détroit chez la femme vivante n'est pas telle qu'elle puisse pincer la tête pour en arrêter la direction; c'est tout au plus si cela arrive dans les bassins larges où elle peut même plonger tout entière dans l'excavation. Bien au contraire, les muscles dont est garni le détroit et les mouvements constants de leurs fibres pendant la déambulation tendent à faire déplacer la tête à chaque pas; de plus, la position déclive du détroit pendant la station fait que cette tête tendrait toujours à échapper à leur action. L'épaisseur même des parois utérines, les vaisseaux iliaques, le rectum et la vessie, serviraient à masquer les parties anguleuses de ce détroit et à empêcher la tête de s'y maintenir dans une direction tout à fait fixe. Que de fois, au toucher et au palper abdominal, on trouve que, malgré une présentation du sommet, la tête ne repose même pas sur le détroit ou bien y est excessivement mobile. Si cette fixité existait, le fœtus serait obligé de rester immobile pendant tout le temps de la grossesse, ou, pour soulager les muscles du cou, il lui faudrait imprimer un mouvement à tout le tronc; ce qui est difficile à concevoir.

Si c'était la tête qui décidât de la position, elle serait passive, et en changeant sa direction, on changerait celle de tout le corps; tandis que nous verrons à plusieurs reprises que l'on peut imprimer des mouvements à la tête, et qu'elle revient aussitôt à la position où elle était, à coup sûr par l'action musculaire, tandis qu'elle change de position quand on change la position du tronc. Il nous est arrivé d'avoir les doigts sur la tête du fœtus pendant qu'elle a exécuté dans l'excavation même des mouvements actifs de flexion et de rotation, et il est désormais certain pour nous que sa mobilité ne lui permet pas de décider de la position pendant la grossesse ni au début du travail.

Comparant avec une exactitude mathématique le squelette de la tête avec le squelette du détroit supérieur, on est arrivé à conclure que les positions les plus fréquentes correspondaient aux diamètres les plus longs; ainsi les diamètres obliques seraient ceux que choisit le plus souvent le grand diamètre de la tête. Mais s'il ne s'agit que de la longueur des diamètres, le transverse l'emporte sur les obliques ; les muscles psoas et iliaques empiètent moins sur le premier que sur les seconds. Ces muscles sont plus facilement écartés à leur partie moyenne qu'en arrière pendant l'accouchement, surtout au moment où ils sont relâchés par la flexion des cuisses, et s'il est vrai qu'ils doivent occuper l'aire du détroit, ils en occupent une plus grande partie en arrière que sur les côtés. La divergence de ces muscles et celle des vaisseaux et des nerfs qui suivent la même direction font de l'aire du détroit un losange dont le grand diamètre est transverse et non oblique. Les positions transverses du sommet seraient cependant rares comparativement aux obliques.

La position occipito-iliaque gauche antérieure est la plus fréquente, et l'on a voulu en trouver la cause dans la longueur et la liberté du diamètre oblique gauche; mais si la tête doit rester dans la position qui lui est la plus aisée, l'occiput, qui est une partie plus large que le front, devrait être tourné en arrière et non en avant, où il est gêné par la présence du rectum et même par celle de la vessie, qui, dans la grossesse, est presque toujours dirigée un peu plus à gauche qu'à droite.

Il nous serait possible de trouver d'autres preuves; mais celles qui précèdent nous paraissent suffisantes pour démontrer que la tête a une conformation qui ne favorise pas tout à fait ces positions, et qu'elle est trop mobile sur le détroit supérieur pour les garder pendant un seul jour, tandis qu'elle les garde, souvent, pendant toute la dernière moitié de la grossesse.

Maintenant, que dirons-nous des positions des autres présentations? Pourquoi, par exemple, dans une première position du siége, le diamètre bis-iliaque, qui est le plus long, correspond-il le plus souvent au diamètre oblique droit, qui est plus court que le gauche? pourquoi, dans les présentations de la face aussi, le menton, qui est la partie la plus étroite, se trouve-t-il le plus souvent à droite et en arrière, où est la partie la plus libre du détroit? Ces inconséquences nous paraissent inexplicables, nous le répétons, si l'on veut faire dépendre les positions de la tête de la conformation du détroit supérieur. C'est tout au plus si, au moment de l'engagement et pendant le travail, la partie qui se présente est forcée par les contractions utérines de s'accommoder à la conformation des filières qu'elle doit traverser. Pendant la grossesse et au commencement du travail, au contraire, c'est le corps du fœtus qui décide des positions de la tête ainsi que de toute autre partie qui se présente au détroit supérieur; et quelle qu'elle soit, cette position devra être toujours assez aisée au fœtus pour qu'il puisse la garder pendant longtemps. Ces positions seront des positions primitives ou attitudes naturelles de la grossesse, et les dérangements accidentels qu'elles peuvent éprouver pendant l'accouchement seront des positions secondaires.

ARTICLE V.

DES ATTITUDES NATURELLES DU FŒTUS PENDANT LA GROSSESSE.

§ 1. — Les présentations primitives, ou attitudes naturelles du fœtus, avons-nous dit, devront être aisées pour la mère et pour l'enfant. En effet, toute présentation qui ne remplira pas ces conditions, on peut le dire à l'avance, est une attitude forcée, et que le fœtus ne pourra, le plus souvent, supporter longtemps sans souffrir, sans faire souffrir la mère, ou sans préparer de mauvaises suites. De ce nombre seraient les présentations du tronc et de la face si elles étaient possibles pendant la grossesse. Les présentations mêmes du siège rentrent un peu dans cette catégorie. C'est ici que nous devons nous rappeler ce que nous avons dit des axes et des diamètres; et déjà nous pouvons établir comme fait, que la position du fœtus sera d'autant plus aisée pour lui et pour la mère, et l'accouchement d'autant plus physiologique que les axes et les diamètres seront plus en harmonie à la fois avec la cavité abdominale, la cavité utérine et le fœtus lui-même. Quelques exemples vont nous rendre la chose très claire.

§ 2. — Nous devons nous rappeler que nous avons laissé le développement du fœtus au moment où il était arrivé dans le grand bassin. Il avait alors, avons-nous dit, le dos et la tête en bas, les pieds en haut, et, par conséquent, il gardera la présentation du sommet ; mais quelle sera la position qu'il prendra ? Cette position sera, le plus souvent, une occipito-iliaque gauche antérieure, non parce que le fait démontre qu'elle est la plus fréquente, mais parce qu'elle remplit le mieux les conditions que nous venons d'établir.

La cavité abdominale a son plus grand diamètre dirigé de bas en haut, et quoiqu'elle soit destinée à contenir d'autres organes que l'utérus gravide, elle conserve ce diamètre plus long que ceux de la matrice. Le diamètre transverse de l'abdomen étant cependant plus court que le grand diamètre de l'utérus, cet organe est obligé de se placer plus ou moins verticalement dans la cavité abdominale. Ce que nous disons de l'utérus, nous le dirons du fœtus lui-même, qui, quoique plus petit que ce viscère, a cependant son grand diamètre plus long que le diamètre transverse de la cavité qui le renferme, et est obligé, par conséquent, de diriger aussi son grand diamètre, plus ou moins, dans le sens du grand diamètre de cette cavité. La cavité abdominale, la matrice et le fœtus, auront donc leurs grands diamètres dirigés de haut en bas. Que deviendront maintenant les axes ? Ils doivent se confondre. L'utérus, par la compression qu'exerce sur lui la saillie vertébrale, aura l'axe de sa cavité recourbé en arrière, et le fœtus, pour s'accommoder à la forme de la cavité qui le renferme, portera en arrière la cavité du sien, c'est-à-dire qu'il aura le dos en avant et le ventre en arrière ; l'axe de la cavité abdominale, celui de l'utérus et du fœtus seront ainsi confondus en un seul, ou, pour mieux dire, ils seront concentriques les uns aux autres. Mais nous n'avons pas oublié que l'utérus est dévié à droite d'une manière presque constante, et l'extrémité supérieure de l'axe fœtal devra aussi prendre cette direction. Nous avons donc un fœtus qui est forcément maintenu la tête en bas, le dos en avant et les pieds à droite, c'est-à-dire dans la première position du sommet. Cette position, comme on le comprend, n'est pas brusque, parce que la modification de la cavité utérine est aussi très lente, mais elle n'en est pas moins réelle. A ces raisons toutes mécaniques se joignent des raisons physiologiques par lesquelles il est démontré que si la nature force le fœtus à garder cette position, le fœtus aussi a instinctivement la tendance à la choisir et à la garder, parce qu'elle lui est plus commode que toutes les autres et parce qu'elle est la plus favorable à la mère et à l'enfant pendant la grossesse et l'accouchement.

Cette position réunit tout ce que nous avons pu trouver d'avantageux jusqu'ici. Ainsi, nous avons vu que la direction de l'utérus à droite n'est pas sans avantages pour la mère; la circulation, la respiration et la digestion sont moins gênées que si l'utérus était à gauche, et l'obliquité du fœtus rend cette déviation encore plus stable.

Nous avons vu tout ce qu'a d'avantageux la présentation du sommet pour la mère et pour l'enfant, et là ne s'arrêtent pas ces avantages. Le tronc de l'enfant, ainsi que les membres, sont plus commodément placés que dans toutes les autres. Dans cette attitude, le dos reste appuyé sur la paroi antérieure de l'utérus; la poitrine, le ventre et le cordon, protégés par les bras demi-fléchis, sont dirigés en arrière; l'aorte et la veine cave sont peu comprimées. C'est à la partie postérieure et supérieure ordinairement que s'insère le placenta, ce qui le met à l'abri de la compression, et cependant l'ombilic n'est pas éloigné du placenta. Ce rapprochement favorise la circulation fœto-placentaire et remédié à une brièveté du cordon lorsqu'elle existe.

La partie la plus développée de l'arc fœtal, où sont les pieds, est située en haut et en arrière; et là, en effet, elle est plus libre que partout ailleurs, car la saillie vertébrale, agissant sur l'utérus incliné, divise sa cavité, comme nous l'avons vu, en deux compartiments dont le droit est plus vaste que le gauche.

Cette obliquité du fœtus et de la matrice fait que la tête ne gêne pas le rectum, et si elle est favorable à la grossesse, elle ne l'est pas moins à l'accouchement. Ainsi, pendant la contraction utérine, la concavité de la paroi postérieure de l'utérus disparaîtra, et l'utérus se redressera sur la ligne médiane; la partie droite du diaphragme, plus vaste et plus bombée que la gauche, en s'abaissant, agira plus sur la partie droite de l'abdomen, et le foie, poussé de haut en bas, agira comme un coin pour refouler aussi l'utérus vers la ligne médiane. L'utérus et la paroi antérieure de l'abdomen, d'un autre côté, étant placés sur le dos de l'enfant, peuvent agir plus directement sur lui, et s'il est vrai que cette force aille directement de la colonne vertébrale à la tête sans comprimer d'autres organes, elle sera ici très efficace. Cette position est de plus très favorable, comme nous l'avons vu, à la dilatation du segment inférieur et du col qui est dirigé à gauche. Une fois engagée, la tête ne peut pas faire sa rotation en arrière, à cause de la présence du rectum; et pendant que le front est libre de se placer dans la concavité du sacrum, l'occiput, au contraire, est près de la ligne médiane, pour faire sa rotation en avant et s'engager sous les pubis. Ces raisons et d'autres font donc, de la position occipito-antérieure gauche, la plus importante, non par sa fréquence, mais par les avantages qu'elle apporte à la mère et à l'enfant.

§ 3. — La position qui mérite le second rang sous le rapport de la fréquence, est l'occipito-postérieure droite, tandis que, comme il est facile de le comprendre, la plus avantageuse serait l'occipito-antérieure du même côté. Le désaccord qu'il y a ici entre la fréquence et l'utilité mérite d'être expliqué.

Pour cela, nous devons nous rappeler la division inégale qu'apporte la saillie de la colonne sur la cavité utérine déviée. Plus la cavité utérine est développée, plus cette division est marquée, et comme la proportion entre les deux compartiments reste toujours à l'avantage du côté droit, et que cet avantage est d'autant plus marqué que l'utérus est incliné à droite, il arrive quelquefois que le segment droit de l'utérus est assez spacieux pour contenir commodément tout le tronc de l'enfant.

Lorsque le fœtus, par ses mouvements actifs, se dérange de la première position dans laquelle nous l'avons laissé tout à l'heure, il passera bien dans une occipito-iliaque droite antérieure ; mais cette position est ordinairement peu commode. Ici, en effet, le tronc du fœtus, dirigé de bas en haut et de droite à gauche, trouve dans l'utérus dévié du côté opposé un espace insuffisant pour y être à l'aise et pour y séjourner ; aussi il a de la tendance à se déplacer. S'il ne revient pas à son point de départ, il ne peut aller se loger que dans le segment droit de l'utérus, dont il est, du reste, très rapproché.

Pour se loger dans ce segment, le fœtus exécute naturellement une légère rotation qui porte le dos en arrière ; mais comme le diamètre antéro-postérieur de l'utérus est plus petit que l'arc fœtal, il faut que cet arc le mette un peu de champ, au lieu d'être directement antéro-postérieur ; ce qui fait que le dos de l'enfant est en arrière et un peu en dehors, et sa partie concave avec les pieds sont dirigés en avant et à gauche. Cette position n'est autre que l'occipito-iliaque droite postérieure qui, pouvant être commodément gardée par le fœtus et par la mère, n'est plus changée. Voilà donc pourquoi les occipito-postérieures droites sont plus fréquentes que les antérieures du même côté.

§ 4. — Si nous regardons de près les conditions qui sont favorables à la position occipito-iliaque droite postérieure, nous voyons que c'est l'amplitude de la matrice, et surtout l'amplitude du segment droit de cet organe; et comme l'obliquité favorise l'ampliation de ce segment, il s'ensuit que plus un utérus sera distendu et dévié à droite, et plus les positions occipito-iliaques droites postérieures seront fréquentes. C'est, en effet, ce que nous voyons tous les jours en comparant les grossesses des femmes de la ville avec celles des femmes de la campagne.

Les femmes de la ville ont les parois abdominales plus amincies, soit par le peu de développement des muscles qui les forment, soit par le refoulement en bas que produit le corset, soit enfin par le volume des eaux amniotiques, ordinairement plus considérable chez elles. Nous avons donc ici amplitude de la cavité utérine, et déviation à droite, c'est-à-dire toutes les conditions qui, comme nous l'avons vu, sont favorables aux positions occipito-droites postérieures, et il arrive, en effet, qu'elles sont plus fréquentes chez elles que chez les femmes de la campagne.

Chez ces dernières, au contraire, il y a ordinairement moins d'eaux amniotiques, et les parois abdominales plus résistantes forcent l'utérus à se diriger en haut où il n'est pas gêné dans son développement; le segment droit de l'utérus étant insuffisant pour loger le tronc fœtal, celui-ci se tient obliquement placé sur la ligne médiane, c'est-à-dire que les femmes offrent ici toutes les conditions favorables pour la position occipito-iliaque gauche antérieure, et peu favorable pour l'occipito-postérieure du côté opposé, comme le fait vient le confirmer.

§ 6. — Les raisons que nous venons de donner pour les deux dernières positions sont facilement appliquées aux positions transversales qui, quoi qu'en aient dit les auteurs, méritent le troisième rang après l'occipito-iliaque droite postérieure. Ces positions sont plus fréquentes qu'on ne pense pendant la grossesse, et la raison en est toute simple. C'est que la déviation de l'utérus à droite, lorsque la femme est levée surtout, n'est pas toujours très marquée. L'utérus offre toujours, cependant, sa cavité plus développée dans le sens transversal que dans le sens antéro-postérieur, de sorte que l'arc fœtal ne pouvant pas se tenir sur la ligne médiane, se tourne souvent à droite ou à gauche, de manière à s'accommoder avec le segment correspondant de l'utérus. Le fœtus offre alors un de ses côtés en avant, et l'ouverture de l'arc est dirigée vers la ligne médiane. Dans ces cas comme dans l'occipito-iliaque droite postérieure, l'axe du fœtus ne correspond plus à celui de l'utérus; mais, pour cela, il faut encore ici que la cavité utérine offre un développement assez considérable dans le sens transversal, et que la déviation utérine ne soit pas très prononcée.

§ 7. — Si nous avons parlé de ces diverses positions de la tête séparément, ce n'a été que pour mieux nous faire comprendre d'après le langage déjà reçu; mais on doit savoir que ces positions ont très souvent des nuances tellement peu marquées, qu'il est difficile de dire mathématiquement si c'est telle position plutôt que telle autre. Ce qu'il y a de plus positif est ceci : l'enfant est le plus souvent disposé de manière que l'occiput soit placé au détroit supérieur sur un arc de cercle limité en avant par l'extrémité antérieure du diamètre oblique gauche, et en dehors, par l'extrémité correspondante du diamètre transverse. Ce sera pour nous l'attitude la plus naturelle du fœtus, la première attitude ou la première position du sommet.

L'attitude naturelle qui mérite de figurer après celle-ci, la deuxième attitude ou la deuxième position, est celle dans laquelle l'occiput peut être placé sur un point de l'arc de cercle qui est limité en arrière par la symphyse sacro-iliaque droite, et en dehors, par l'extrémité correspondante du diamètre transverse.

§ 8. — Voilà les attitudes ou positions dans lesquelles se tient presque exclusivement le fœtus pendant la grossesse. Il peut arriver cependant que le tronc varie un peu malgré la persistance de la tête dans les deux positions dont nous venons de parler. Ainsi, il arrive quelquefois que l'occiput étant en première position, le tronc, au lieu d'être dirigé à droite et en haut, est entièrement logé dans le segment gauche de l'utérus, ou est presque transversalement placé dans la cavité utérine. Ce que nous disons pour l'occipito-iliaque gauche antérieure peut arriver pour l'occipito-droite lorsqu'elle est surtout plus ou moins transverse. Ainsi, lorsque la femme est couchée, il peut arriver que par le toucher on constate une occipito-iliaque droite postérieure, et par le palper, on trouve le tronc dirigé tout à-fait transversalement. Il arrive enfin que la tête est bien dirigée vers le segment inférieur de l'utérus; mais l'occiput est en dehors du détroit supérieur, dans la fosse iliaque, par exemple, ou ailleurs ; c'est-à-dire que le fœtus prend des attitudes difficiles à déterminer d'une manière générale, et qui méritent chacune pour cela une explication spéciale. Ce sont nos *présentations indirectes*.

§ 9. — D'après tout ce qui précède, et d'après les moyens de diagnostic dont nous allons parler bientôt, on pourra se rendre compte des diverses attitudes que garde le fœtus pendant la grossesse, et de celles qu'il prend au moment de l'accouchement. Pour rendre la chose plus claire, nous allons indiquer la classification que nous adoptons et que nous résumerons ensuite dans un tableau.

Il n'y a pour nous que deux véritables présentations : c'est celle du sommet et celle du siège, selon que l'une ou l'autre des extrémités de l'ovale que décrit le fœtus occupe le segment inférieur de l'utérus. Celle du sommet est normale, celle du siège est anormale.

Nous admettrons les présentations du tronc et de la face pendant la grossesse, pour ne pas être trop absolu ; mais nous y avons peu de foi, car nous ne les avons pas encore constatées par le fait, et nous avons prouvé, du reste, qu'elles sont peu rationnelles.

Les présentations du sommet et du siége seront dites *directes* lorsque le centre de la partie qui se présente correspondra au centre du détroit supérieur ; elles seront dites *indirectes* lorsque cette partie sera éloignée de ce centre.

Les présentations directes du sommet sont celles que nous devons rechercher parce qu'elles conduisent à l'accouchement physiologique.

Ces attitudes peuvent rester les mêmes au moment de l'accouchement, ou dégénérer en d'autres présentations. Ainsi, les présentations directes pourront changer quelquefois de position, mais très rarement de présentation. Il n'en sera pas de même des présentations indirectes. Ainsi, une présentation indirecte du sommet dans laquelle la tête est dans la fosse iliaque, pourra dégénérer en une présentation du tronc ou de la face, selon que la tête sera plus ou moins avancée sur le rebord du détroit, ou pour d'autres causes qu'il n'est pas toujours possible de prévoir.

Les divisions que nous adoptons sont, non-seulement naturelles par le fait, mais elles sont très simples et très pratiques pour le diagnostic, pour le mécanisme de l'accouchement, et pour une foule d'avantages qu'on aura occasion de constater avec nous par la suite.

Tableau indiquant les attitudes que garde le fœtus pendant la grossesse et les présentations, et les positions correspondantes qu'il prend au moment de l'accouchement.

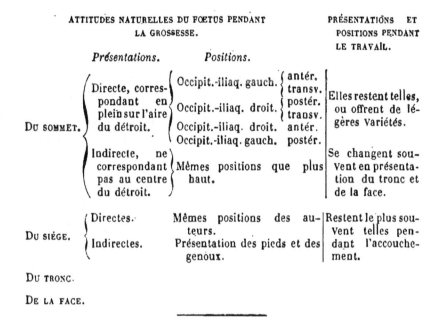

TROISIÈME SECTION.

DES MOYENS D'INVESTIGATION AU POINT DE VUE DE L'ACCOUCHEMENT PHYSIOLOGIQUE.

---

§ 1. — Les moyens d'investigation sont les principales voies par lesquelles nous parvenons à nous faire une idée exacte sur l'état de la femme et de l'enfant, sur la marche qu'aura la grossesse et l'accouchement ; enfin, ces moyens sont les données sur lesquelles nous établissons notre conduite. Plus ces instruments d'analyse sont sûrs, plus notre diagnostic est exact, et plus notre conduite est définie. On peut dire sans crainte d'être démenti que tels seront les moyens d'investigation, telle sera l'obstétrique, et tel sera l'homme qui la pratiquera. Pour arriver commodément à un point donné, il faut d'abord commencer par faire la route qui doit y conduire. Ces moyens ont fait le premier objet de nos recherches.

Nous avons vu jusqu'ici combien la nature prépare de loin les conditions favorables à l'accouchement, pour que le résultat en soit heureux; or pour venir à son aide lorsqu'elle est incapable d'obtenir ce résultat, il nous faut, autant que possible, être toujours à même d'assister à ce qu'elle fait dans la profondeur des organes.

Les phénomènes naturels de la grossesse et de l'accouchement se traduisent par des modifications fonctionnelles qu'on peut connaître à distance ou par les sensations qu'éprouve la femme, et alors on peut les appeler des signes rationnels; ou bien par des phénomènes qui apportent des modifications dans les organes qui sont directement accessibles à nos sens, et on peut les appeler alors des signes sensibles.

Nous comptons parmi les premiers ceux qui sont tirés de la forme du ventre de la mère, des sensations qu'elle éprouve au détroit supérieur, et des mouvements actifs du fœtus.

Nous comptons parmi les seconds ceux qui sont tirés du palper abdominal, de l'auscultation, du toucher et de la mensuration. La palpation et l'auscultation sont plus spécialement destinées à explorer le fœtus, et les deux autres sont destinés à explorer la mère. Mais les signes rationnels comme les signes sensibles, loin de s'exclure, se complètent mutuellement, et peuvent être employés presque tous à tous les temps de la grossesse et de l'accouchement.

Les accoucheurs ont bien fait sentir la nécessité d'examiner la femme pendant la grossesse afin de la mieux surveiller pendant l'accouchement. Mais cela ne suffit pas, il faut examiner la femme pendant la grossesse pour préparer un accouchement physiologique. Il nous sera facile de démontrer par la suite que lorsqu'on attend à agir au commencement même du travail, il est difficile de pouvoir être utile à la femme et à l'enfant, comme si l'on avait agi par anticipation. En examinant la femme dans les derniers temps de la grossesse, on peut non-seulement reconnaître la bonne ou mauvaise conformation du bassin, mais donner à l'utérus une direction favorable ; contribuer à dilater le col, préparer une bonne présentation et une bonne position du fœtus, et ces avantages sont souvent perdus dès que le travail commence. Cet examen préalable arrête ensuite par anticipation la conduite que tiendra l'homme de l'art pendant l'accouchement, et le rassure sur les résultats.

CHAPITRE PREMIER

SIGNES RATIONNELS.

§ 1. — Nous n'avons pas l'intention de faire connaître ici toutes les modifications anatomiques et fonctionnelles que la grossesse et l'accouchement peuvent apporter chez la femme. Il nous faudrait alors passer en revue presque toutes les fonctions de l'économie. Nous n'avons pour but que de chercher ce qui peut favoriser ou contrarier l'accouchement. Ainsi, nous chercherons les signes rationnels d'une bonne conformation de la cavité abdominale et du bassin, et les signes qui sont le présage d'un accouchement physiologique.

Ces signes se tirent de la forme extérieure du ventre, du siège et de la nature des mouvements actifs, des sensations qu'éprouve la femme au détroit supérieur, du côté sur lequel elle se couche pour dormir la nuit, et du gonflement œdémateux ou variqueux des membres inférieurs. Ces signes devant nous être fournis en très grande partie par la femme, il faut que celle-ci puisse nous rendre compte de ce qu'elle éprouve, et qu'elle ait, par conséquent, un certain degré d'intelligence.

Pour que les réponses de la femme aient du poids, on répète la demande ou on la présente de diverses manières. Si le résultat est toujours le même, on peut y compter, autrement il faut le noter comme douteux. Il ne faut pas oublier, du reste, que les signes rationnels sont loin d'être aussi certains que les signes sensibles. Il ne faut même pas s'arrêter aux premiers, lorsqu'il s'agit d'un diagnostic important, avant de les avoir contrôlés par les signes sensibles.

ARTICLE PREMIER.

DE LA FORME EXTÉRIEURE DU VENTRE.

§ 1. — Les causes qui peuvent influer sur la forme extérieure du ventre sont très nombreuses. On comprend bien que nous n'entendons parler que de celles qui accompagnent la fin de la grossesse, quoique cependant il y ait des causes qui altèrent la forme de la cavité abdominale au point de simuler exactement la grossesse elle-même. Ainsi, nous avons observé un cas dans lequel la femme, après avoir vu ses règles disparaître, a cru sentir vers le quatrième mois les mouvements actifs de son enfant. Arrivée au neuvième, elle a été prise de douleurs qu'elle avait déjà éprouvées dans une première grossesse, et croyant être au moment d'accoucher, elle est entrée à l'hôpital de Bastia. Appelé pendant la nuit pour assister cette femme, nous trouvâmes, en effet, un ventre développé comme il l'est chez une femme à terme, et une tumeur volumineuse qu'on aurait pu prendre pour un enfant ; mais nous reconnûmes aussitôt que la tumeur n'était qu'une forte hypertrophie de la rate, et les douleurs que la femme éprouvait n'étaient que des coliques de diarrhée.

Les causes, qui à la fin de la grossesse, peuvent influer sur la forme extérieure de l'abdomen, sont, ou indépendantes de l'utérus, ou dépendantes de cet organe et de son contenu. Celles qui dépendent des modifications apportées par le fœtus sont les plus importantes parce qu'elles aident à déterminer les présentations et les positions. Celles qui dépendent de l'utérus et des autres organes sont plus spécialement utiles pour faire connaître la bonne ou mauvaise conformation de la cavité abdominale et du bassin.

§ 2. — Les causes indépendantes de l'utérus viennent principalement de la taille de la femme, de la hase de sa poitrine, de la largeur de son bassin, de son embonpoint et de l'état de relâchement ou de tension de ses parois abdominales. Nous ne parlerons pas des tumeurs, des épanchements, ni des hypertrophies viscérales qui peuvent coïncider avec la grossesse, et influer, par conséquent, sur la forme du ventre; leur titre seul de maladies les place hors de notre cadre.

La taille peut influer sur la saillie de l'abdomen par son plus ou moins de longueur et par ses déviations. Nous reconnaissons qu'il peut y avoir accouchement physiologique malgré une déviation de la taille; mais si nous parlons de l'incurvation de l'épine par une simple carie vertébrale, pourquoi ne parlerions-nous pas alors des déviations causées par le rachitisme et l'ostéomalacie, qui sont presque toujours accompagnées d'une déformation du bassin? Nous préférons écarter ces déviations de notre travail, et ne parler que de l'influence de la taille par son plus ou moins de longueur.

Nous avons déjà vu que le poids de l'utérus gravide étant le même, la femme d'une petite taille était obligée de se recourber plus en arrière que celle qui est d'une stature élevée, et, par conséquent, chez la première, l'abdomen sera plus saillant que chez la seconde. Mais, avec la taille, nous devons prendre en considération le développement proportionnel du bassin et de la base de la poitrine, comme nous le dirons dans un instant, et la femme fluette dont le squelette n'a pas dans le sens traversal les proportions qu'il a dans le sens vertical, aura un ventre plus saillant que celle qui se trouve dans les conditions contraires. A plus forte raison, le ventre sera saillant chez la femme dont le squelette est à la fois court et étroit.

§ 3. — La base de la poitrine, par son plus ou moins de largeur, contribue beaucoup à la saillie du ventre, et plus cette base sera large, plus les organes qu'elle contient étant écartés de la ligne médiane, augmenteront le diamètre vertical de cette cavité. Les muscles qui vont de cette base au bassin, restant plus droits, ne sont pas aussi affaiblis par la distension de l'utérus. C'est ce que nous voyons chez les femmes de la campagne dont la poitrine n'est pas beaucoup serrée par les corsets; aussi, chez ces femmes, le volume du ventre ne commence à paraître que vers le sixième ou septième mois, et si alors, comme nous l'avons vu, elles le compriment avec des baleines qui se continuent sur la poitrine, elles arrivent presque à terme sans qu'on s'aperçoive de leur grossesse. Nous avons vu une femme de la campagne de la taille de 1 mètre 60, arriver à l'hôpital pour accoucher, et quoiqu'elle ne portât pas de corset, son ventre à neuf mois n'était pas plus apparent que chez une autre à sept. Le contraire arrive chez les femmes de la ville, qui, par parenthèse, ne voudraient pas avoir beaucoup de ventre, tandis qu'elles font à leur insu tout ce qu'il faut pour en avoir un bien saillant. Ainsi, il y en a qui n'ont pas seulement la base de la poitrine serrée par un corset depuis leur enfance, elles continuent à se serrer même pendant le temps de leur grossesse. Elles ignorent sans doute que le nom d'enceinte veut dire femme sans ceinture, comme cela se pratiquait chez les femmes romaines pendant la grossesse, et d'où est venu le nom que nous employons aujourd'hui pour désigner la femme qui porte dans son sein le produit de la conception.

Le développement de l'abdomen chez les femmes de la ville

est ensuite augmenté par les eaux amniotiques ordinairement plus abondantes que chez les femmes de la campagne, comme nous avons dit, de sorte que non-seulement les eaux empêchent alors de dissimuler moins facilement la grossesse, mais encore elles nuisent à l'accouchement et à ses suites. Ainsi, les muscles et les parties fibreuses qui forment les parois abdominales, déjà assez faibles, sont amincis pendant la grossesse, et malgré la force dont on aurait besoin ici au moment de l'accouchement, ils auront une faible action expulsive, et de plus, ces parois auront perdu leur élasticité pour revenir sur elles-mêmes après les couches.

§ 4. — Les dimensions du bassin influent de deux manières sur la saillie de l'abdomen : c'est-à-dire par la conformation du grand bassin et par la conformation de l'excavation. Lorsque le petit bassin et le détroit supérieur sont assez larges pour que le segment inférieur de l'utérus et la tête de l'enfant puissent y séjourner à l'aise pendant tout le temps de la grossesse, la saillie abdominale est le plus souvent diminuée de toute la hauteur que ferait la tête au niveau du détroit supérieur. Le peu de saillie serait encore favorisée ici par l'amplitude du grand bassin qui est en rapport presque constant avec celle de l'excavation.

Le rétrécissement des fosses iliaques, cependant, peut coïncider avec un détroit supérieur normal, et alors l'utérus est renvoyé en avant, et déborde même les crêtes iliaques sur les côtés.

Lorsque, au contraire, les fosses iliaques sont très évasées, et que la poitrine a une base large, on voit l'espace lombaire qui sépare les fausses côtes des crêtes iliaques faire une surface concave, tandis qu'elle est droite ou convexe, lorsque la grossesse coïncide avec un bassin et une poitrine étroits.

Entre les amplitudes du bassin qui permettent le séjour de la tête dans l'excavation, et le rétrécissement des fosses iliaques qui forcent l'utérus à déborder de toute part, il y a des points intermédiaires qui portent surtout sur le plus ou moins de rétrécissement du détroit supérieur, et, comme ce détroit est destiné à contenir le col, le segment inférieur de l'utérus et une partie du sommet, il chassera d'autant plus ces parties qu'il sera plus étroit. Une forte saillie de l'abdomen en avant correspond donc souvent avec plus ou moins de rétrécissement du grand bassin, ou du détroit supérieur.

Le tissu adipeux peut influer sur la forme du ventre en épaississant les parois abdominales plutôt qu'en augmentant le volume des viscères. Les femmes obèses, toutes choses égales d'ailleurs, peuvent garder leur grossesse jusqu'au sixième et septième mois sans que leur ventre grossisse considérablement. On dirait que le tissu cellulo-adipeux du petit bassin et des parois abdominales qui reçoit les premières pressions de la part de l'utérus, se fond ou se tasse ; le ventre est toujours régulièrement arrondi, mais dès la fin du sixième mois, il prend tout à coup un tel accroissement que les femmes finissent par devenir quelquefois énormes.

§ 5. — La tension et le relâchement des parois abdominales ont une grande influence sur la forme de l'abdomen, et l'une et l'autre, comme nous le verrons plus loin, peuvent influer puissamment sur l'accouchement physiologique.

Nous avons vu deux fois le ventre prendre une forme assez remarquable pendant les contractions spasmodiques des muscles de ses parois. Dans un de ces cas, la femme était à terme, l'autre (syphilitique) n'était qu'à son septième mois.

Chez les deux, la douleur, quoique marquant des exacerbations, était constante ; les femmes agitées et anxieuses, se roulaient sur leur lit. Elles étaient toutes deux jeunes et primipares. A notre arrivée, nous trouvons le ventre formé en cône dont le sommet légèrement oblong et dirigé d'avant en arrière, correspond à l'ombilic ; la base de ce cône se confond avec le bord des pubis et des crêtes iliaques. Toutes ces parties sont très tendues et douloureuses au toucher. C'est à peine si dans l'intervalle des exacerbations, le sommet du cône seul devient un peu plus souple, ce qui nous fait voir que l'utérus ne fait pas partie de ce sommet. Tout au contraire, nous reconnaissons en observant bien, que ce sommet est constitué par la paroi abdominale circonscrite entre les muscles droits antérieurs contractés tétaniquement. Les bains dans un cas, et le chloroforme dans l'autre, ont bientôt fait cesser le spasme, et la forme du ventre a repris son état normal. Le travail de la dilatation du col qui restait stationnaire à cause de la tension qu'il éprouvait, a dès lors repris, les contractions utérines se sont régularisées, et l'accouchement s'est terminé d'une manière assez heureuse dans les deux cas.

Si maintenant nous considérons les modifications que le relâchement des parois abdominales apporte à la forme de cette cavité, nous verrons qu'elles sont très importantes par elles-mêmes et par rapport aux rétrécissements du bassin qui en sont souvent la cause. Dans l'un comme dans l'autre cas, le ventre est saillant sur le devant, mais il déborde le plus souvent sur les côtés dans les rétrécissements du grand bassin, ce qui n'arrive pas pour le simple relâchement des parois abdominales. Dans ce dernier cas, au contraire, le ventre tombe de manière à faire une surface qui est de niveau avec le bord supérieur du pubis, et descend même au-devant de ces os. Ici, la partie la plus saillante est en bas, et dans les simples rétrécissements du détroit supérieur, elle est au niveau de l'ombilic, et quelquefois au-dessous. Le relâchement du ventre ne se trouve presque jamais chez les primipares, tandis que le rétrécissement peut se trouver chez elles comme chez les autres. Chez celles qui ont eu plusieurs accouchements, ou qui en ont eu un seul, mais très laborieux, et où il a fallu déployer beaucoup de force dans les efforts expulsifs, la paroi antérieure s'est amincie, et au second accouchement, elles auront un ventre plus relâché que celles qui en ont fait un grand nombre avec peu d'efforts. Malheureusement, les rétrécissements nécessitant presque toujours ces efforts, s'accompagnent de relâchement aux accouchements subséquents, et les parois qui auraient besoin d'avoir ici plus de force, sont faibles pour soutenir l'utérus, et faibles pour en chasser le produit.

Quand on regarde bien quelle est la partie de l'abdomen qui cède le plus, on remarque que c'est toujours cet espace qui sépare les bords internes des muscles droits et l'anneau ombilical. Ces parties toutes fibreuses, une fois qu'elles sont fortement et longuement distendues, ne peuvent guère reprendre leur premier état, et, si dans l'état même de vacuité, on fait faire des efforts à ces femmes, on voit devenir saillant tout l'espace qui sépare ces muscles. Pendant que nous étions chef interne à l'Hôtel-Dieu de Nimes, nous avons vu à l'hôpital général de cette ville une femme en travail dont l'utérus était saisi à sa partie moyenne par les muscles droits, de sorte que lorsque la femme voulait aider la douleur par des efforts volontaires, ces deux muscles, en se rapprochant, divisaient la matrice en deux poches, et contrariaient la sortie du fœtus. M. Pleindoux, chirurgien en chef, dut délivrer la femme par une application de forceps. La saillie du ventre, lorsqu'elle se fait surtout en bas, a beaucoup d'influence, comme nous le verrons, sur la grossesse et sur l'accouchement.

§ 6. — Les modifications que l'utérus apporte à la forme extérieure du ventre, sont presque les mêmes que celles que nous venons de voir dans les rétrécissements du bassin et le relâchement des parois. Car c'est l'utérus qui donne la forme à l'abdomen; c'est lui qui, par sa force expansive, le pousse en haut et en avant lorsque le bassin ne peut pas le recevoir; c'est l'utérus qui, par son propre poids, donne la forme saillante à la partie inférieure de l'abdomen lorsque les parois de celui-ci ne peuvent pas le soutenir. Mais les modifications les plus importantes qu'apporte l'utérus sont celles de son obliquité, de son plus ou moins de développement en raison des eaux qu'il contient, et de la forme qu'affecte surtout le fond de sa cavité.

L'obliquité utérine à droite est, comme nous avons vu, naturelle et assez utile ; elle est plus apparente lorsque la femme est couchée sur le dos que lorsqu'elle est debout ; mais il ne faut pas que cette obliquité, et surtout les obliquités antérieures soient exagérées, comme cela a ordinairement lieu avec le ventre très proéminent des rétrécissements du bassin, et surtout dans les relâchements de la paroi abdominale ; ce n'est presque plus alors une obliquité, mais un renversement. Cette obliquité est défavorable à la dilatation du segment inférieur et à celle du col. Elle nuit à la présentation du sommet et favorise les présentations et les positions mauvaises. Le poids du fœtus ne portant pas directement sur le segment inférieur, l'accouchement sera retardé souvent, et le fœtus pourra parfois acquérir de trop fortes dimensions, là où, au contraire, il les faudrait petites. Enfin, elle est défavorable à tous les temps de l'accouchement.

On voit ici ce que nous avons vu plusieurs fois déjà, que là où l'on aurait besoin qu'une condition favorable vînt suppléer aux conditions mauvaises, les conditions défavorables, au contraire, se multiplient et s'aggravent dans la même proportion. De là, le double avantage de parer à plusieurs d'entre elles en parant à un petit nombre.

§ 7. — La quantité des eaux amniotiques a une moyenne qu'on peut dire normale, et alors la forme extérieure de l'abdomen est régulièrement arrondie dans tous les sens, quoique cependant, lorsque la femme est debout, elle le soit un peu plus en bas qu'en haut à cause du poids de l'utérus. La saillie utérine est dessinée partout et se détache du reste de la saillie abdominale, comme le serait un verre de montre très convexe. Lorsque les eaux sont en quantité moindre, et que l'utérus est développé, surtout suivant son axe vertical, il fait alors moins de saillie en avant, et le point culminant tend à remonter au-dessus de l'ombilic. C'est la forme la plus favorable que l'on puisse désirer pour l'accouchement physiologique et pour la première position du sommet. Cette saillie arrive surtout lorsque la femme est couchée sur le dos.

On serait tenté de croire que le peu d'eau amniotique devrait nuire à la grossesse, et cependant, c'est le contraire. Les parois utéro-abdominales, comme nous le verrons, sont constamment lubrifiées par de la sérosité, et sont très flasques avant le commencement du travail. Ce serait assez pour l'issue heureuse de la grossesse. Lorsque le travail commence, les parois utérines, peu fatiguées par la distension, et par conséquent, plus épaisses, se contractent avec plus de fruit. Ainsi, les accouchements secs, comme on les a appelés à tort, car il n'est pas prouvé qu'il n'y ait pas toujours de l'eau amniotique, ou de la sérosité et des mucosités pour lubrifier les tissus; ces accouchements ne sont pas aussi nuisibles qu'on a voulu le faire croire. Une raison on ne peut plus concluante est celle que les eaux ordinairement sont plus abondantes chez les femmes de la ville que chez celles de la campagne; elles sont plus abondantes chez les personnes faibles ou maladives que chez les personnes saines et robustes; plus abondantes chez les personnes oisives que chez les personnes laborieuses; plus abondantes, enfin, chez celles qui ont la matrice malade que chez celles qui l'ont tout à fait dans l'état normal.

Les modifications que l'abondance des eaux amniotiques imprime à l'abdomen dépendent aussi des résistances qu'éprouve l'utérus dans son développement. Ainsi, l'abdomen sera on ne peut plus saillant en avant et en haut si les parois sont résistantes; il sera très saillant en avant et bas si elles sont relâchées; il sera saillant et débordera sur les côtés si le grand bassin est rétréci. Le peu d'eau qui gênerait la *réduction*, et surtout la version artificielle du fœtus, favorise les attitudes naturelles, et, par conséquent, dispense des secours de l'art. La quantité de ces eaux, qui favorise toutes les présentations et les positions mauvaises du fœtus, favorise aussi les versions et les rotations artificielles. Ce qui cause le mal, en quelque sorte, permet de le réparer ; mais, pour cela, il ne faut pas abandonner l'accouchement à la nature, comme on l'a fait jusqu'ici.

La distension de l'utérus, lorsqu'elle est trop grande, ne nuit pas seulement à la grossesse, elle a une très grande influence sur l'accouchement : ainsi, les contractions utérines sont moins énergiques, et après un travail long ou difficile, on est exposé à avoir des inerties utérines avec toutes leurs conséquences.

L'utérus, enfin, peut influer sur l'accouchement physiologique par ses formes. Ainsi, il est très favorable à la présentation du sommet en première position, lorsqu'il est surtout développé suivant son diamètre vertical ; tandis que lorsqu'il l'est suivant son diamètre transverse, il favorise les positions que nous avons vu être plus ou moins contraires à l'accouchement physiologique.

La forme du fond de l'utérus et l'étendue de son grand diamètre, que nous faisons dépendre en grande partie des résistances de l'abdomen et de l'abondance des eaux, dépendent aussi quelquefois de sa forme primordiale. Ainsi, il y a des utérus qui ont naturellement leur grand diamètre transverse au lieu de l'avoir vertical ; nous avons vu des utérus offrant même à travers la peau deux lobes latéraux très apparents, surtout pendant la contraction. Cette disposition qui portait naturellement à croire à une grossesse double, n'était que le résultat de la conformation de l'utérus qui simulait ici les deux cornes qu'on rencontre dans la matrice des animaux, et qui ont été trouvées, du reste, chez quelques femmes à l'état même de vacuité.

§ 8. — Chez une femme qui est au terme de la grossesse, lorsqu'elle est couchée sur le dos surtout, et que l'utérus n'est pas en contraction, le fœtus imprime à la forme du ventre des modifications souvent faciles à déterminer. Ces modifications changent suivant les dimensions de la cavité utérine. Ainsi, lorsque cette cavité est fortement distendue par des eaux, le fœtus peut varier ses présentations et ses positions, sans qu'on puisse arrêter définitivement cette forme. Lorsque, au contraire, les eaux sont en quantité petite ou moyenne, alors le fœtus donne à l'abdomen des formes arrêtées qu'il est presque toujours facile de déterminer. Par exemple, dans la position occipito-iliaque gauche antérieure, lorsque la femme est levée, on remarque ordinairement vers l'ombilic, peu au-dessus ou peu au-dessous, une saillie arrondie, quelquefois assez apparente, sans mouvements actifs, d'autres fois avec ces mouvements, et qui est le point occupé par le siège de l'enfant. Lorsque la femme est couchée sur le dos, comme nous l'avons dit, cette saillie monte un peu plus haut et se dirige à droite pour se continuer en descendant à gauche, et se perdre insensiblement ou brusquement au niveau du détroit supérieur. Elle se termine d'une manière brusque et assez marquée lorsque la tête du fœtus est fortement fléchie sur la poitrine. Cette tumeur allongée est le dos de l'enfant. La même tumeur apparaît en sens inverse pour l'occipito-iliaque droite antérieure ; mais les choses changent pour les occipito-postérieures et transverses; pour les présentations indirectes, et pour les présentations du siége. Ici une tumeur irrégulière apparaît sur le milieu, lorsque la femme est debout, et alors il est difficile de la reconnaître ; mais dès que la femme est couchée, cette tumeur se porte sur un côté, et la partie centrale de l'abdomen est souvent déprimée. Ces formes du ventre sont alors trop variées pour qu'on s'y arrête, c'est aux signes sensibles qu'il faut avoir recours. Ainsi, la forme qu'offre le ventre dans les présentations directes du sommet en positions occipito-antérieures est assez souvent bien dessinée. Ces signes, cependant, nous l'avons déjà dit, n'ont de valeur que tant qu'ils sont contrôlés par les signes sensibles. Ainsi, dans la forme la plus significative d'une présentation du sommet en première position, on peut y trouver quelquefois une tout autre présentation, selon que l'enfant est disposé de manière à faire un corps allongé dans le sens vertical et peu développé dans le sens transversal.

Nous n'avons pas encore trouvé le tronc de l'enfant horizontalement placé, de manière à nous faire croire à une présentation du dos, et ceci, joint à tous les autres signes, vient prouver que ces présentations sont secondaires.

ARTICLE II.

DU SIÉGE DES MOUVEMENTS ACTIFS, ET DES SENSATIONS QU'ÉPROUVE LA FEMME AU DÉTROIT SUPÉRIEUR.

§ 1. — Les mouvements actifs du fœtus, dans les derniers temps de la grossesse, ont de la valeur pour le diagnostic des présentations et des positions, par leur siége, leur nature et leur intensité.

Les parties du fœtus qui sont susceptibles de donner ces mouvements sont surtout les membres, et les pieds encore plus que les bras ; mais la tête et le tronc peuvent donner de ces mouvements, avec cette seule différence que ces derniers ne les exécutent qu'après les premiers, tandis que les membres peuvent se mouvoir avec une immobilité du tronc.

Les mouvements qu'exécutent la tête et le tronc sont lents ; ils font l'effet d'un poids lorsqu'ils se font en bas, et d'un soulèvement lorsqu'ils se font en haut. Les mouvements des bras sont petits et produisent quelquefois un simple fourmillement ; les mouvements des membres inférieurs, au contraire, sont très marqués. Ces derniers peuvent se faire de deux manières. Ou l'extension a lieu lentement, et alors le membre, appuyant contre la paroi utéro-abdominale, la soulève, et la main de l'accoucheur portée sur ce point peut quelquefois nettement circonscrire la forme du pied. Ou bien, l'extension est brusque, et alors la femme, aussi bien que l'accoucheur, ne ressent qu'un choc. Si c'est une femme intelligente à laquelle on a affaire, elle sait distinguer les gros soulèvements de la tête et du tronc du soulèvement des membres inférieurs. Lorsque le fœtus fait un changement de présentation ou de position, la femme ressent quelquefois un bouleversement total du fœtus. Mais il faut qu'elle soit bien bornée pour ne pas distinguer les chocs brusques des pieds de tout autre mouvement actif. Ces chocs, du reste, sont fréquents, et c'est sur le point où ils se produisent que la femme rapporte presque tous les mouvements de son enfant.

Les soulèvements du tronc ou de la tête, car ici nous devons parler en général, ne se font qu'autant qu'une pression plus ou moins sensible se fait sentir sur le détroit inférieur ou dans une des fosses iliaques, c'est-à-dire sur un point opposé. C'est l'arc fœtal qui se détend et qui appuie par ses deux extrémités. Il ne nous est pas encore prouvé si le soulèvement même des pieds ne produit pas une sensation de pression sur le point opposé. Mais ce qu'il y a de sûr, c'est que le choc des pieds peut se faire sentir seul ; aussi, comme nous le disions, il est ordinairement bien remarqué par la femme.

Ces mouvements varient un peu selon la quantité des eaux amniotiques. Ainsi, il y a beaucoup de soulèvements dans les cas où il y a peu d'eau, et il y a bien des chocs dans les cas où il y a une quantité moyenne de cette eau; lorsqu'au contraire, il y a une hydropisie amniotique, comme on l'avait déjà remarqué, les mouvements actifs sont peu sensibles et changent souvent de siége.

§ 2. — Maintenant, comment doivent se distribuer ces mouvements actifs pour les diverses présentations et les diverses positions? On doit se rappeler que nous n'admettons les présentations de la face et du tronc pendant la grossesse, que tant qu'elles nous auront été démontrées avant le commencement du travail, chose qui ne nous est pas encore arrivée. Il ne reste alors à examiner que les présentations du siége et du sommet : c'est-à-dire les présentations de l'une des extrémités de l'arc fœtal.

Nous avons dit que la partie qui se présente peut rester définitivement sur le détroit, ou accidentellement sur ses bords; et comme ces mouvements actifs, à la fin de la grossesse surtout, ont ordinairement un siège plus ou moins fixe pour chaque présentation et pour chaque position, nous allons les examiner les uns après les autres.

Lorsque le sommet est directement sur le détroit supérieur, la femme éprouve dans cette partie un poids qui va rarement jusqu'à la pression douloureuse ; mais cette pression coïncide le plus souvent avec un soulèvement du siége et des membres en haut. La présence du sommet sur le détroit apporte souvent dans les quinze derniers jours de la grossesse l'envie fréquente d'uriner, et quelquefois la constipation. Lorsque la tête se place sur le bord des pubis ou dans la fosse iliaque, la pression et le poids ne sont plus sur la ligne médiane ; mais ces présentations sont assez rares, à moins d'un rétrécissement du bassin, et surtout du détroit supérieur. Les sensations qu'éprouve la femme au bas-ventre sont intéressantes à noter, quand même elles seraient négatives.

Dans les présentations du sommet que nous étudions, les soulèvements du siége et des membres, ainsi que les chocs, sont en haut. Lorsque la présentation de la tête est indirecte, le tronc est recourbé et les pieds occupent le côté opposé de l'utérus, et sont le plus souvent au-dessus de l'ombilic. Ainsi, la tête étant dans la fosse iliaque gauche, les pieds seront dans l'hypochondre droit, très rarement dans la fosse iliaque opposée.

Le contraire arrive pour les présentations du siège; ici, soit que les membres se trouvent fléchis ou défléchis ; soit qu'ils occupent l'aire du détroit ou un point de ses bords, la femme sentira en bas des pressions et des chocs quelquefois très douloureux, tandis qu'elle ne sentira en haut que les forts soulèvements de la tête. La femme qui a eu plusieurs enfants reconnaît, le plus souvent, la différence qu'il y a entre les mouvements d'une présentation du sommet et ceux d'une présentation du siège. Quand on a affaire à une femme intelligente, on peut lui demander tous ces détails ; mais quand il s'agit d'une femme bornée, on lui demande tout bonnement si c'est en haut ou en bas qu'elle sent mouvoir son enfant, et les pieds sont là où elle rapporte cette sensation. Si elle dit qu'elle le sent partout, et que les eaux ne soient pas abondantes, il faut insister pour savoir où ces mouvements sont le plus fréquents et le plus forts, et l'on ne manque presque jamais de tomber juste. Si, au contraire, les eaux sont abondantes, il peut se faire que le fœtus soit assez mobile, en effet, pour changer souvent de position et même de présentation.

Lorsque la femme rend bien compte de ses sensations, et que les eaux ne sont pas très abondantes, on peut deviner souvent les positions de chaque présentation. C'est ainsi que dans la première du sommet, les pieds frappent en haut lorsque la femme est debout, à droite et en arrière lorsqu'elle est couchée sur le dos. Les soulèvements du siège, dans cette position, sont vers le milieu lorsque la femme est levée, et un peu à droite lorsqu'elle est couchée sur le dos. Dans la position occipito-iliaque droite antérieure, les soulèvements du siége et les chocs sont en haut et à gauche. Dans les positions transverses, les soulèvements du siège sont en haut et du côté du dos de l'enfant ; les soulèvements des pieds et les chocs sont du côté opposé de la ligne médiane, et se font en haut lorsque les eaux sont un peu abondantes ; ils se font au niveau de l'ombilic s'il y a peu d'eau. Dans les occipito-iliaques droites postérieures, les mouvements actifs des pieds sont en avant et en haut, lorsque le fœtus est entièrement situé dans le segment droit de l'utérus ; ils sont dans le segment gauche de l'utérus, si le tronc de l'enfant est recourbé transversalement.

Les mouvements actifs ont moins de valeur pour diagnostiquer les positions des présentations du siége. Tout ce que nous avons remarqué, c'est que dans les présentations indirectes, ces mouvements ont lieu dans la fosse iliaque du côté du tronc de l'enfant ou au milieu du détroit. Dans les présentations directes ils ont lieu aussi quelquefois à la partie moyenne, mais plus souvent dans la fosse iliaque, du côté opposé au dos de l'enfant. Ceux qui se font à la partie moyenne sont les plus incommodes, et réveillant plus facilement les contractions utérines, ils sont très probablement la cause de la fréquence des présentations pelviennes dans les accouchements avant terme.

§ 3. — Deux autres signes rationnels nous avaient paru d'abord offrir de l'intérêt : c'est le côté sur lequel dort la femme pendant la nuit, et le gonflement variqueux ou œdémateux des membres inférieurs ; mais nous n'avons pas encore assez de faits pour nous prononcer. D'après ce que nous avons vu cependant, la femme se coucherait du côté où se trouvent les pieds de l'enfant, ou plutôt du côté vers lequel le paquet fœtal est le plus incliné, et où il pèse le plus. Nous avions remarqué aussi, avec d'autres, que la jambe droite était plus variqueuse et œdématiée que la gauche, lorsque le fœtus était le plus incliné vers ce côté, et qu'il pesait, par conséquent, bien plus sur les vaisseaux iliaques de ce membre, et *vice versâ*. Mais ces signes ont peu de valeur et souffrent de très nombreuses exceptions.

CHAPITRE II.

DES SIGNES SENSIBLES.

§ 1. — Les signes sensibles sont ceux qui doivent nous inspirer le plus de confiance ; aussi nous ne saurions trop nous exercer à leur application. Ce sont : le palper abdominal, le toucher, l'auscultation et la mensuration.

La percussion, quoique pouvant être de quelque secours dans des cas exceptionnels, ne nous a pas offert un intérêt suffisant pour devoir nous arrêter dans notre travail.

ARTICLE PREMIER.

DU PALPER ABDOMINAL.

§ 1. — Le palper, ou la palpation, est l'examen des organes contenus dans la cavité abdominale par la pression méthodique exercée avec la main sur la surface externe de cette cavité.

Malgré les applications qu'on peut avoir faites jusqu'ici de la palpation, nous croyons qu'on peut en tirer un meilleur parti au point de vue de l'obstétrique ; aussi nous sommes-nous appliqué avec une attention scrupuleuse à l'emploi de ce moyen d'exploration.

La palpation a des avantages en elle-même et des avantages relatifs qui la mettent, pour le moins, en parallèle avec le toucher et l'auscultation. Ce n'est pas que ces trois moyens s'excluent. Loin de là, ils se fortifient, au contraire, et se complètent mutuellement.

La palpation est remarquable : 1° par la simplicité et la facilité de son application : ainsi, on n'a pas besoin d'instruments pour y procéder, et elle peut être pratiquée sans qu'on découvre complètement la femme ; ce qui est beaucoup dans la pratique civile, où les femmes se prêtent avec répugnance au toucher vaginal, avant le travail de l'accouchement surtout. 2° Dans un cas de médecine légale, elle est utile en ce qu'elle peut être pratiquée presque malgré la volonté de la femme, ou, du moins, sans qu'elle se doute de ce que l'on peut reconnaître ; 3° dans le cas d'ulcères vénériens sur la vulve et le vagin, et où l'accoucheur n'est pas disposé à pratiquer le toucher vaginal ; 4° dans les cas où une maladie ou une sensibilité excessive des organes génitaux ne permettrait pas le toucher ; 5° lorsque le col n'est pas dilaté et que les membranes ne sont pas rompues, c'est-à-dire lorsque le toucher n'a pas toute sa valeur diagnostique, ou bien que l'auscultation ne peut pas donner des résultats exacts. 6° Elle peut être pratiquée, enfin, avec fruit dans presque toutes les présentations et les positions, aux derniers mois de la grossesse et à presque tous les temps du travail. Ce moyen de diagnostic a maintenant pour nous tant de valeur, que très rarement nous avons besoin du toucher et de l'auscultation pour reconnaître la présentation et la position de l'enfant.

C'est par le palper que nous avons pu nous faire une idée exacte des attitudes naturelles que garde le fœtus dans le sein de la mère, et que nous avons été porté à accepter ou à rejeter telles ou telles présentations, telles ou telles positions.

C'est par ce moyen d'exploration, enfin, que nous avons pu réduire avant le travail toutes les présentations du fœtus à celle du sommet.

L'intérêt qu'a le palper, et le peu de préceptes auxquels on l'a soumis jusqu'ici, nous font un devoir d'en parler ici avec détail : ainsi, nous traiterons d'abord des conditions qui favorisent ou contrarient ce moyen d'investigation, puis nous indiquerons la manière de l'appliquer pour le diagnostic des présentations et des positions.

De ces conditions, une seule regarde l'accoucheur, les autres regardent l'état de l'abdomen, de la matrice et du fœtus.

§ 2. — La condition qui regarde l'accoucheur est l'éducation de l'organe du sens qu'il doit exercer. Il n'est certainement pas nécessaire d'avoir l'adresse d'un prestidigitateur ni la finesse du tact de certains aveugles ; mais faut-il encore avoir fait une éducation tactile que tous les médecins possèdent à un certain degré, et qui nous paraît, du reste, plus facile à acquérir que celle du toucher vaginal. Il y a deux moyens de faire l'éducation du tact pour la palpation : l'un est de chercher à reconnaître la première partie fœtale qui tombe sous la main, n'importe laquelle ; l'autre est celui qui consiste à aller à la recherche de quelque point de repère pour retourner ensuite à la tumeur donnée. Il faut certainement beaucoup de temps, et je dirai même de l'adresse, pour pouvoir toujours reconnaître une saillie fœtale donnée ; à ce prix, la palpation serait trop difficile à apprendre, et peut-être exposerait-elle à l'erreur, tandis que la manière de chercher d'abord des points de repère est à la portée de tous les médecins. Il n'y a plus alors qu'à faire l'étude de ces points de repère, comme nous le dirons, et le reste vient de lui-même. Nous parlerons ici de la première méthode ; nous approfondirons surtout la seconde lorsque nous traiterons de la manière de pratiquer la palpation. En attendant, parlons de quelques éléments qui sont communs à l'une et à l'autre de ces méthodes.

Ces éléments sont la pression et le ballottement. La palpation est faite par *simple pression*, lorsqu'on applique toute la main, ou seulement la surface palmaire des doigts, sur les parois abdominales que l'on déprime jusqu'au contact de la partie fœtale. Si, une fois cette partie atteinte, on arrête la pression sans la cesser, et qu'on imprime à la main des mouvements de latéralité, de manière à explorer une surface plus large que celle qu'on a examinée avec la pression simple, la pression est alors *mobilisée*. Ces deux sortes de pression nous permettent d'examiner la forme, l'étendue, la densité, les saillies et les enfoncements de la surface fœtale que nous explorons.

Le ballottement est un mouvement artificiel que nous imprimons à la partie fœtale. Ce mouvement peut être aussi de deux sortes : ainsi, lorsque nous imprimons un mouvement à une partie fœtale et que nous cessons brusquement la pression, la partie peut revenir d'elle-même à son point de départ. Ce ballottement est alors *simple*, parce qu'il peut être fait avec une seule main, et n'offre qu'un seul mouvement artificiel.

Lorsque nous circonscrivons la partie fœtale en appliquant les deux mains sur deux points opposés, le mouvement qu'imprimera l'une d'elles enverra la tumeur à la main opposée, et *vice versâ*, celle-ci pourra renvoyer la tumeur à la première. De cette manière la partie exécutera un mouvement de navette dans lequel elle sera tout à fait passive. Ce ballottement sera appelé *double*, parce qu'il faut l'emploi de deux mains, à moins que les doigts d'une seule ne puissent embrasser tout à fait la tumeur fœtale, comme cela arrive quelquefois pour les pieds ou autres tumeurs de petites dimensions.

Ces explications nous épargneront des répétitions et rendront la palpation plus méthodique. Lorsque nous dirons : pression simple ou mobilisée, ballottement simple ou double, on saura maintenant ce que signifient ces expressions.

Avec ces éléments, on peut mettre à l'étude tout le fœtus. Ainsi il offre des saillies et des anfractuosités. Ces saillies, ou tumeurs fœtales, sont assez étendues ou elles sont de petites dimensions. Parmi les premières, nous comptons la tête, le tronc et le siège. Parmi les secondes, il y en a de fixes et de mobiles : ainsi, les petites tumeurs mobiles sont formées par les pieds, les genoux, les bras et les coudes ; les petites tumeurs fixes sont la hanche et l'omoplate avec l'épaule.

La tête est la tumeur la mieux dessinée de toutes ; elle se présente sous une forme arrondie, également résistante et lisse sur tous les points. Il arrive assez souvent qu'on peut l'explorer sur tout un hémisphère (voy. fig. 2, A, C). La tête, à cause de sa résistance, semble être la partie la plus superficielle du fœtus. C'est la tumeur qui offre le mieux le ballottement simple et double. Le sacrum pourrait, par sa résistance, être un instant confondu avec la tête; mais outre la forme diverse, il a une résistance qui n'est pas aussi étendue que celles de la tête. Le sacrum n'offre à la pression que de l'inertie, ou il se meut en masse avec le tronc et ne donne pas de ballottement bien marqué. La tumeur qu'il présente offre à peu de distance les unes des autres des parties molles et des parties dures anguleuses qui servent à la distinguer de la tumeur céphalique.

Le dos présente une masse allongée ordinairement convexe et un peu moins résistante que la tête (voy. fig. 2, C, B); mais pour ne pas se tromper, il faut pouvoir le suivre par la pression simple ou mobilisée sur une étendue qui dépasse les dimensions de la tête. Lorsque le dos est franchement dirigé en avant, il peut laisser même sentir la série des apophyses épineuses. Il est moins apparent dans les dorso-postérieures, mais quand on a un peu d'habitude et qu'au besoin on fait coucher la femme sur le côté, on le trouve assez bien, même dans ces positions.

Les petites tumeurs, qu'elles soient fixes ou mobiles, offrent rarement des signes assez distincts pour être reconnues isolément. Il n'y a que le pied qui, pouvant être saisi entre les doigts lorsque le fœtus fait surtout un mouvement d'extension, peut être assez bien distingué de toutes les autres petites tumeurs.

Le diagnostic de ces parties, du reste, sera mieux compris à mesure que nous entrons dans les détails.

§ 3. — La deuxième condition qui influe sur la palpation est la flaccidité et le peu de sensibilité des parois utéro-abdominales.

Nous avons été étonné de la flaccidité et du peu de sensibilité de ces parois pendant la grossesse; elles sont si grandes, qu'on peut exécuter sur l'abdomen toutes sortes de pressions et de ballottements méthodiques avec beaucoup de facilité.

On peut même imprimer le plus souvent des mouvements étendus de rotation à une partie ou à la totalité du fœtus sans que la femme se plaigne de douleurs. Ces conditions de la grossesse méritent que nous nous y arrêtions un instant.

Nous avons vu combien étaient avantageuses les dispositions que la nature a prises pour préserver le fœtus de toute atteinte extérieure ou intérieure; nous allons encore augmenter cette liste sans prétendre cependant la rendre complète. Le sac formé par les membranes est plus grand que son contenu : la preuve en est qu'il fait hernie au moment de l'ouverture du col ; ces membranes sont quelquefois même un peu mobiles les unes sur les autres, et sont constamment lubrifiées par de la sérosité. L'utérus, d'un autre côté, garde bien peu de sa contractilité de tissu, si tant il est vrai qu'elle existe ; de sorte que l'œuf lui-même est tout à l'aise dans la cavité qui le contient. Si maintenant nous jetons les yeux sur la cavité abdominale elle-même, nous voyons qu'elle est bien plus grande que l'utérus : nous y trouvons une séreuse qui tapisse les viscères et les parois abdominales, et des organes mobiles à moitié remplis de liquides et de gaz. Tout cela fait que l'utérus n'est pas à l'étroit dans l'abdomen, et si cette cavité se contracte quelquefois sur ce viscère, comme dans l'effort, dans la toux et même dans la déambulation, ces contractions sont très légères, fugitives, et bientôt amorties par le glissement des organes. Le fœtus se trouve donc entouré d'un liquide et d'enveloppes qui le supportent assez mollement de tous les côtés, et facilitent par conséquent son développement.

Ce que nous venons de dire pour la flaccidité des parois utéro-abdominales, nous le dirons pour la sensibilité de ces parois; l'une est même la conséquence de l'autre. Presque toutes nos parties molles sont insensibles tant qu'elles sont dans un état de flaccidité qui en permet les mouvements ; elles deviennent douloureuses dès qu'elles deviennent tendues d'une manière permanente. Nous voyons même les membres paralysés, qui sont plus flasques qu'à l'ordinaire, devenir douloureux dès qu'ils s'enflamment et se gorgent de sang. On comprend que si les glissements n'étaient pas aussi faciles, si les saillies osseuses n'étaient pas aussi rembourrées de parties molles, et si les parties contenantes n'étaient pas plus grandes que les parties contenues, chaque instant de la grossesse serait accompagné de douleur. Ce ne serait pas seulement dans les mouvements violents qu'il y aurait des frottements douloureux, il y en aurait à chaque petit mouvement ; chaque pas dans la marche, chaque mouvement respiratoire implique une action plus ou moins grande de la paroi abdominale, et chacun de ces mouvements serait par conséquent douloureux. Ce que nous disons pour la mère, nous le dirons pour le fœtus. Celui-ci ne pourrait pas se développer, il ne pourrait pas vivre, s'il devait trouver une douleur dans chacun de ses propres mouvements et une douleur dans chaque mouvement de la mère. Le peu de sensibilité et la flaccidité des parois utéro-abdominales ne sont donc pas seulement reconnus par le fait, mais ils pouvaient être admis *à priori*, et ces conditions, qui sont si utiles à la nature pour favoriser la mère et l'enfant, sont aussi très utiles à l'art.

La flaccidité des parois va presque toujours avec le peu de sensibilité. Ainsi il est très rare, à moins d'une péritonite diffuse ou d'une entérite très étendue et à marche lente, que la cavité abdominale soit généralement sensible ; si elle est flasque, et encore, dans ces cas, comme on le sait, la souplesse est loin d'être bien marquée. Lorsqu'au contraire les parois utéro-abdominales sont tendues, elles sont aussi douloureuses au toucher et à l'auscultation, quelquefois même elles le sont par elles-mêmes sans le contact de la main.

La flaccidité et le peu de sensibilité des parois utéro-abdominales font prévoir l'innocuité de la palpation; aussi, malgré les mille femmes que nous avons explorées, nous n'avons jamais vu arriver d'accidents, ni pour la mère, ni pour l'enfant.

Ceci fait voir, à *priori*, que la flaccidité et le peu de sensibilité des parois utéro-abdominales sont indispensables pour pratiquer la palpation. C'est en effet avant le commencement du travail qu'on peut la pratiquer avec le plus de succès. On est alors étonné de voir, comme nous le disons plus loin, l'utérus et son contenu se laisser explorer dans tous les sens sans que la femme se plaigne de douleurs, et à coup sûr sans que le fœtus souffre.

Il arrive quelquefois de trouver l'utérus contracté, même avant le travail, mais cette tension est momentanée : elle est à l'utérus ce que la contraction est à la paroi abdominale. C'est une contraction qui est souvent le résultat de l'impression que produit ordinairement la présence du médecin sur le moral de la femme, ou le résultat d'une autre cause passagère, ou une de ces contractions qui arrivent dans le cours de la grossesse, et qui sont presque toujours indolores. Dès que cette impression sera passée, l'utérus et les parois abdominales se relâcheront. Une chose à laquelle on doit réfléchir, c'est que quand on veut obtenir le relâchement d'un muscle quelconque, on n'a qu'à faire une résistance soutenue à son action. La contraction musculaire ne pouvant pas durer longtemps, à moins qu'elle ne soit tétanique ou cataleptique, le muscle alors est obligé de se relâcher : ainsi il arrive que pour réduire une luxation où la contraction musculaire est le seul empêchement, on n'a qu'à maintenir l'extension et la contre-extension dans une tension constante de quelques minutes, et l'on est tout étonné de voir peu à peu la luxation se réduire d'elle-même. De même pour la cavité abdominale, lorsque la paroi musculaire est tendue et que la volonté de la femme semble n'y contribuer en rien, on laisse d'abord passer quelques minutes d'impression morale, puis on appuie les mains sur les parois, et on les y maintient dans une pression constante; on ne tarde pas alors à sentir la paroi se déprimer par le relâchement des muscles. Et si la contraction reprend avant qu'on ait lâché prise, on voit les mains s'arrêter pour replonger par saccades jusqu'à la paroi postérieure de l'abdomen : dans l'état de vacuité, il est possible de plonger ainsi profondément, non-seulement dans les fosses iliaques, mais encore assez loin dans le petit bassin.

Les muscles de la vie animale, à dire vrai, ne se comportent pas tout à fait comme ceux de la vie organique; on voit même souvent ces derniers se contracter de plus en plus sous l'impression du stimulus qui agit sur eux, s'il est anormal; mais le principe est aussi vrai pour eux, et le cœur, les intestins et l'utérus lui-même, nous prouvent que leurs contractions, à moins d'être maladives, ne sont pas permanentes. Lorsqu'en explorant l'utérus nous le trouvons contracté avant le travail, nous pouvons donc espérer de le voir se relâcher dans peu de minutes, et quelquefois dans peu de secondes.

Cela n'arrive cependant pas tout à fait après le commencement du travail, lorsque les contractions ont été fortes et répétées, et surtout après l'écoulement des eaux amniotiques. Nous devons revenir avec détail sur cette question, lorsque nous parlerons des contractions utérines; mais qu'on admette pour le moment que, dès que le travail commence, l'utérus a une contraction légère assez prolongée et indolore, et une autre contraction moins prolongée qui s'accompagne le plus souvent de douleurs.

La palpation est un peu gênée par la première de ces contractions, quoique cependant elle soit encore possible; mais elle est impossible pendant la seconde, soit alors parce qu'elle devient douloureuse, soit parce que cette contraction cache les saillies fœtales.

Nous avons insisté pour dire qu'il fallait examiner la femme avant le travail, soit pour éviter précisément ces deux contractions, soit parce que le diagnostic des présentations et des positions, ainsi que l'opération des réductions et des versions, sont alors faciles et deviennent au contraire difficiles ou impossibles pendant la contraction. Si l'on est appelé à pratiquer la palpation chez une femme en travail, on ne pourra donc pas tirer de ce moyen d'exploration le parti qu'on en aurait tiré antérieurement; mais le moment le plus favorable pour la pratiquer alors, comme on le pense, est l'intervalle que laissent entre elles les contractions douloureuses. A plus forte raison, la palpation sera impraticable dans le cas où les parois de l'utérus ou de l'abdomen sont dans un état de tension permanente. L'hydropisie de l'amnios, en distendant l'utérus outre mesure, pourrait produire ce résultat; mais on éprouve alors des sensations sur lesquelles nous parlerons en traitant des causes qui empêchent de pratiquer la palpation.

§ 4. — La troisième condition qui est nécessaire à la palpation, sans lui être cependant indispensable, c'est que le fœtus garde une certaine fixité au sein de la matrice. Lorsque le fœtus est trop mobile, il échappe à la pression et au ballottement simple, il est même quelquefois difficile alors de produire le ballottement double. C'est aussi dans ce cas qu'on est le plus exposé à confondre le tronc avec la tête. Ceci arrive lorsqu'il y a une hydropisie de l'amnios, ou lorsque le fœtus n'a pas encore acquis un degré suffisant de développement. C'est donc du sixième au neuvième mois que la palpation est le mieux praticable, et lorsqu'il y a trop de mobilité, malgré la grossesse avancée, on est quelquefois dans la nécessité de faire fixer le fœtus par un aide qui applique les mains sur sa partie opposée, pendant qu'on explore un point de sa surface.

Nous n'avons pas encore trouvé que l'épaisseur des parois utéro-abdominales ait opposé une grande difficulté au palper.

La distension de la vessie par l'urine et celle des intestins par des gaz peuvent quelquefois offrir des difficultés ; mais ces obstacles peuvent être le plus souvent surmontés.

La sensibilité qui est le résultat d'une maladie de l'utérus, du péritoine, des intestins ou d'une autre partie quelconque de l'abdomen, peut seule offrir des cas dans lesquels le palper devient impossible. Malheureusement, cette sensibilité est alors aussi contraire à l'auscultation, et souvent au toucher lui-même.

§ 5. — La palpation peut être pratiquée pendant que la femme est debout, mais c'est surtout lorsqu'elle est couchée qu'on l'emploie avec le plus de succès. Dans l'une comme dans l'autre position, on n'a pas besoin de découvrir complétement l'abdomen ; la chemise, et même la robe, si elle est d'une étoffe légère, n'empêchent pas le palper. Il faut seulement que la taille soit desserrée de tout lien, car l'abaissement de la poitrine diminue la cavité abdominale dans son axe vertical et la met dans un léger état de tension.

Lorsque la femme est debout, c'est seulement la partie du fœtus située en haut et en avant que l'on peut explorer ; et lorsque le premier point de repère, qui est la tête, est en haut, la palpation est préférable quelquefois à la même exploration, la femme étant couchée. Dans un cas de présentation indirecte du siége en position sacro-iliaque gauche antérieure, nous cherchions en vain la tête sur les divers points de l'abdomen, lorsqu'ayant fait lever la femme, la tumeur céphalique devint aussitôt apparente dans l'hypochondre droit, délogée sans doute, par le poids du fœtus et des viscères, de la profondeur où elle se tenait cachée.

La palpation pendant que la femme est debout peut servir aussi à diagnostiquer le bassin de l'enfant, lorsqu'il est haut. Mais il ne faut pas oublier que lorsqu'on tombe sur le sacrum, on peut croire que c'est la tête, et il faut se rappeler alors les caractères au moyen desquels on peut les distinguer l'un de l'autre.

La palpation debout facilite l'exploration des pieds et de leurs mouvements lorsqu'ils sont en haut, ainsi que le degré de procidence de l'abdomen. Cependant la palpation, dans cette position, est souvent difficile et incomplète. L'état de tension dans lequel se trouve alors le ventre empêche l'exploration, et surtout il cache le détroit supérieur, où nous verrons que la palpation est très profitable.

Lorsque par la palpation debout on reconnaît le sacrum et les pieds en haut, on peut déjà présumer une présentation du sommet au détroit supérieur ; mais, comme nous l'avons déjà dit, la matrice et le fœtus lui-même, qui restent presque toujours au milieu pendant la station, se dévient sur les côtés lorsque la femme est couchée sur le dos, de sorte que la déviation devant décider souvent de la position, on ne peut guère reconnaître celle-ci par la seule palpation debout.

La palpation, quand on la pratique dans cette attitude, exige, pour être faite avec fruit, que la femme ait le dos appuyé contre un meuble, le tronc légèrement fléchi en avant. Elle aura les membres supérieurs pendants sur les côtés ou appuyés sur les épaules de l'accoucheur, sans cependant faire d'effort pour se maintenir dans cette position. L'opérateur, assis ou à genoux devant la femme, porte alors ses mains sur le ventre pour exercer la pression simple et mobilisée, le ballottement simple et double. Il parcourt la saillie utérine, et dès qu'il trouve une partie fœtale, il cherche à la déterminer de la manière dont nous avons déjà parlé. Que la femme soit debout ou qu'elle soit couchée, la palpation doit toujours être faite avec délicatesse et graduellement. Si les mains vont brusquement ou en pétrissant le ventre, jusqu'à atteindre la partie fœtale, on peut causer des douleurs, ou tout au moins des sensations pénibles ; il faut donc que les mains dépriment insensiblement les parois utéro-abdominales avant d'atteindre les parties fœtales qui peuvent occuper les régions qu'on explore. Il est difficile d'indiquer par millimètres quelle est la profondeur à laquelle on doit pénétrer, l'habitude vient bientôt indiquer cette limite. Il faut savoir cependant que l'exploration du détroit supérieur exige une dépression plus forte que les autres points de l'abdomen.

§ 6. — C'est lorsque la femme est couchée surtout, que la palpation doit être pratiquée. Pour cela, il faut qu'elle soit étendue horizontalement sur un lit ou sur un canapé, la tête relevée par un coussin, les membres inférieurs allongés ou demi-fléchis, et les membres supérieurs placés sur les côtés du tronc.

L'accoucheur se place vis-à-vis de la partie thoracique de la femme ; et le visage tourné vers le bassin de celle-ci, il commence la palpation. Comme les déviations de l'utérus et de son contenu se font plus souvent à la droite de la femme qu'à sa gauche, c'est aussi du côté droit que l'accoucheur doit se placer de préférence, sauf à aller à gauche si la déviation de ce côté ou d'autres raisons l'y appellent.

La tête du fœtus est ordinairement le premier point de repère qu'il faut chercher, et, comme c'est au détroit supérieur qu'elle se tient le plus souvent, c'est là qu'il faut diriger ses investigations. Pour cela, l'accoucheur place les deux mains étendues l'une à côté de l'autre sur le milieu du ventre, et arrivé en bas, il s'assure premièrement du rebord supérieur des pubis, puis appuyant sur la paroi abdominale qui lui fait suite, il la déprime insensiblement pour pénétrer jusque dans le petit bassin. Cette recherche donne ordinairement la sensation d'un globe qui occupe le détroit, et qui est alors la tête, reconnaissable au ballottement simple, mais surtout au ballottement double.

Lorsque la tête est placée sur le milieu du détroit supérieur, on la sent ordinairement très bien avec les deux mains placées sur les côtés et même sur la ligne médiane. C'est alors une véritable présentation directe du sommet. Il arrive quelquefois que la tête n'est accessible au palper que sur un point latéral, et dans ce cas c'est l'occiput, lorsqu'il est du même côté que le tronc (voy. C, fig. 1). C'est, au contraire, le front que l'on touche, quand on la sent seulement du côté opposé au tronc (voy. même fig., D). Dans ce dernier cas, le cou est fortement fléchi, et l'on peut dire qu'on aura au toucher vaginal la fontanelle postérieure près du centre du détroit (1).

Dans ces cas, comme dans presque toutes les présentations indirectes du sommet, la tête ne pourra pas être saisie avec les deux mains et produire, par conséquent, le ballottement double.

Lorsque la tumeur céphalique repose sur les pubis ou dans une fosse iliaque, elle est ordinairement assez sensible. Quand il y a des proportions convenables du côté de la cavité abdominale et du côté du fœtus, celui-ci pourra se placer un instant en dehors de l'aire du détroit; mais un petit mouvement actif de sa part ou un mouvement imprimé par la mère, et par l'accoucheur lui-même, suffisent pour ramener la tête sur le détroit où elle se tient de préférence. C'est même ainsi qu'on peut prévenir bien des présentations de la face et du tronc, tandis que si le détroit est mal conformé et que le sommet n'y repose pas commodément, le glissement se renouvellera. La persistance ou le retour fréquent du déplacement céphalique que nous constatons indiquent donc une de ces causes ou une forte déviation de l'utérus et du produit.

Nous venons de voir que lorsque la tête est en bas, elle peut être au niveau du détroit supérieur, au-dessus ou sur les côtés; nous avons même déjà dit qu'une partie du sommet pouvait s'engager, il nous reste maintenant à chercher la tête lorsqu'elle est plongée dans l'excavation.

(1) La figure n'est pas très exacte. La tête marquée aux petits points doit se trouver sur la ligne médiane, et la lettre D doit correspondre au front de cette tête, comme la lettre C doit correspondre à l'occiput de l'autre.

Il nous est arrivé, au début de nos recherches, de n'avoir pas trouvé la tête au détroit supérieur ni en aucune autre partie de l'abdomen, et elle nous était alors dévoilée par le toucher vaginal : elle était entièrement plongée dans l'excavation. Aujourd'hui que nous avons acquis assez d'habitude pour nous prononcer sur le seul examen du tronc, nous pouvons diagnostiquer les présentations du sommet, quoique la tête soit tout à fait cachée dans le petit bassin. Nous devons dire cependant que, lorsque par le palper on plonge bien l'extrémité des doigts en dedans du détroit supérieur, on finit presque toujours par la trouver. La tête, du reste, ne se loge dans l'excavation que lorsque le petit bassin est très large ou que le travail est bien avancé. Il faut remarquer ici qu'à mesure que la tête s'engage avant ou pendant le travail, elle perd le plus souvent la mobilité qui est nécessaire pour produire le ballottement simple et double, et alors il faut se contenter d'une résistance d'inertie. La dureté et la forme arrondie de la tumeur, cependant, ne laissent pas de doute sur sa présence.

Lorsque cette partie n'occupe pas les régions inférieures de la cavité abdominale, elle occupe un des hypochondres, et c'est là qu'il faut la chercher. C'est dans l'hypochondre droit qu'elle se loge de préférence, et nous avons dit plus haut qu'outre la pression simple et mobilisée, outre le ballottement simple et double, il fallait, en cas de besoin, faire lever la femme. On peut obtenir à peu près le même résultat en la faisant coucher momentanément sur le côté, pour que la tête se déloge de la profondeur de l'hypochondre où elle est cachée. Dans les cas où la palpation était obscure, il nous a même fallu imprimer des mouvements de déplacement au fœtus pour le mieux examiner. Lorsque la tête occupe la partie supérieure et latérale gauche, elle offre alors, outre les caractères que nous lui connaissons, celui d'être soulevée à chaque pulsation de l'aorte sur laquelle elle repose, chose que nous avons très rarement rencontrée, lorsqu'une autre partie reposait sur ce vaisseau, ou si ce soulèvement pulsatile existait dans ces cas, il était à peine sensible. Cela se comprend, aucune partie du fœtus n'est capable par sa densité de transmettre le mouvement comme la tête.

Pour nous résumer, la tête est le premier point de repère qu'on doive chercher, surtout quand on n'a pas beaucoup l'habitude du palper, non parce qu'elle est la plus facile à trouver, mais parce qu'elle est la plus facile à reconnaître quand on l'a trouvée. Son siège, sa consistance, son étendue et ses caractères au ballottement, permettent de la distinguer du tronc et du siége avec lesquels on pourrait la confondre.

Le premier point de repère une fois trouvé, on connaît déjà la présentation. Ainsi, toutes les fois que la tête occupe le segment inférieur de l'utérus, c'est une présentation directe ou indirecte du sommet; toutes les fois qu'elle occupe le segment supérieur, c'est une présentation directe ou indirecte du siège, selon que ces parties sont ou non au centre du détroit. Tout en déterminant la présentation, on sait si la tête est mobile, si elle est engagée, et même souvent si elle est volumineuse ou de petites dimensions.

§ 7. — Le deuxième point de repère est celui du tronc ; mais si l'on doit se contenter d'avoir constaté la présence de la tête sur un point de l'abdomen, on ne peut pas en faire autant pour le tronc. Ici il faut indiquer la position, la direction et le côté vers lequel est tourné le dos, c'est-à-dire que c'est sur le tronc principalement qu'on se guide pour déterminer la position de l'enfant, tandis que la tête sert seulement à déterminer la présentation.

Tous ces renseignements peuvent s'obtenir à la fois ou par des examens successifs. Soit, par exemple, qu'après avoir exploré le détroit supérieur où l'on a trouvé la tête, on veuille explorer le tronc, on tirera un peu les mains à soi, sans les lever, on écartera légèrement les doigts les uns des autres, et par une douce pression sur la plus grande partie de la paroi antérieure de la matrice, on trouvera le tronc sur les côtés ou obliquement dirigé, mais jamais tout à fait parallèle, ni tout à fait perpendiculaire à la ligne blanche. Cette exploration donnera en même temps une idée de la déviation de l'utérus.

Si la petitesse du fœtus, comparativement à la cavité qui le contient, fait que l'accoucheur ne perçoive pas la sensation que produit le tronc, il n'a qu'à presser un peu plus les deux mains sur les côtés de l'abdomen, et le fœtus est poussé alors en avant ou est rendu plus accessible à l'exploration. Cet examen donne aussitôt la direction que suit le grand diamètre du tronc; il ne reste plus qu'à constater le côté vers lequel est dirigé le dos de l'enfant, pour déterminer la direction de l'axe fœtal, et de là la position. La sensation de la partie convexe et de la partie concave du fœtus peut suffire pour déterminer le côté vers lequel est tourné le dos; mais cette sensation n'est pas toujours nette, et il faut souvent, dans ces cas, un examen spécial fait par la pression simple et mobilisée.

Cet examen pratiqué sur tout le tronc ne tarde pas à faire voir de quel côté est le dos. S'il est en avant, on sent une tumeur convexe plus étendue que la tête, et offrant quelquefois, comme nous l'avons dit, la série des apophyses épineuses ou les gouttières vertébrales. En suivant le dos, on arrive à une partie dure qui lui fait suite et qui est le sacrum.

Lorsqu'on a affaire à l'un des côtés du fœtus, on trouve à une extrémité du tronc la saillie de la hanche, et à l'autre celle de l'omoplate; de plus, la concavité du tronc indique que le dos est du côté opposé.

Dans les cas douteux, on peut même aller à la recherche des pieds; mais la connaissance du siège, de la tête et de la direction du dos suffit pour indiquer la présentation et la position de l'enfant. L'occiput sera toujours du côté de la convexité du dos.

§ 8. — La méthode d'aller chercher la tête avant le siège est certainement la plus sûre ; c'est celle qui nous a servi pour faire notre éducation tactile, et qui pourra servir à ceux qui veulent commencer l'exercice du palper ; mais aujourd'hui elle est trop longue pour nous, et ce n'est que dans des cas exceptionnels que nous y avons recours.

Maintenant nous ne faisons qu'appliquer les deux mains sur la paroi antérieure et supérieure du ventre. Après une légère pression, nous sentons une partie fœtale quelconque, et nous distinguons le plus souvent si c'est la tête, le tronc ou les pieds. Nous suivons cette tumeur avec la pression mobilisée, et si nous lui trouvons une étendue bien plus grande que celle de la tête, nous concluons aussitôt que c'est le tronc ; sa direction nous indique en même temps la présentation et la position.

Si ce sont les pieds, nous les quittons pour aller à la recherche du tronc situé alors sur les côtés, et que nous suivons pour connaître le rapport qu'il a avec les pieds. Ce rapport nous donne la courbure de l'axe fœtal, et de là la présentation et la position.

Si c'est la tête sur laquelle nous tombons, nous allons à la recherche du tronc, qui est encore sur les côtés de l'abdomen ; mais, comme il s'agit alors d'une présentation du siège, nous avons besoin d'un examen plus détaillé, et qui peut offrir, aux commençants surtout, quelque embarras pour le diagnostic. Ainsi il peut arriver que l'on trouve deux tumeurs dont les caractères ne sont pas assez tranchés pour savoir laquelle des deux est la tête ou le tronc. Cela arrive quelquefois lorsque, dans la présentation du siège, le fœtus est fortement recourbé en bas, et qu'on ne peut pas suivre le tronc sur une assez large étendue. On tombe alors sur une tumeur supérieure qui est la tête, mais qui, à cause de son étendue, pourrait faire croire au tronc recourbé, de manière à offrir le dos dirigé transversalement en haut.

Cette tumeur est sensible au ballottement simple et double, et ne communique pas ces mouvements au reste du fœtus, quand on les produit horizontalement, tandis que souvent le contraire arrive quand on les produit de haut en bas. Le ballottement, en effet, peut être causé sur toute une tumeur sans se communiquer manifestement aux autres parties, si un point mobile et rétréci, comme le cou, sépare cette tumeur du reste du corps ; c'est même par ce moyen qu'on peut connaître la continuité d'une tumeur fœtale, quand même on ne pourrait pas la suivre partout avec la pression simple ou mobilisée ; mais, si cette tumeur est en contact avec une autre, le ballottement sera directement communiqué à toutes les deux, comme si elles ne formaient qu'un seul et même corps. Ainsi on peut produire le ballottement simple et double sur toute l'étendue de la tête (A C, fig. 2), sans le communiquer au tronc, de même que le ballottement de toute l'étendue C B, quoique un peu obscur, sera senti d'une extrémité à l'autre du dos, sans être communiqué à la tête. Mais si, au lieu d'être sur la fosse iliaque, le siége de l'enfant était engagé dans le détroit inférieur et que le menton fût appuyé sur le sternum, le ballottement serait communiqué directement du point A au point B, comme si la mobilité du cou n'existait pas.

Un autre caractère douteux, c'est que la tumeur inférieure est trop peu accessible sur les côtés de l'abdomen pour qu'on la suive sur une large étendue. On n'a pas alors au palper du détroit supérieur la sensation nette d'une tumeur céphalique, et si avec une main on trouve une partie assez résistante, elle se trouve du même côté des autres tumeurs. Ces signes, qui ont jeté quelquefois du doute sur notre diagnostic, ont par eux-mêmes un caractère négatif sur lequel nous nous appuyons aujourd'hui.

Ainsi, lorsque nous trouvons deux tumeurs douteuses, nous opérons d'abord dans plusieurs sens le ballottement simple et double sur chacune d'elles, et, s'il est possible, dans un sens seulement, sans qu'il soit communiqué à l'autre tumeur ; nous sommes sûr, alors, que l'une de ces tumeurs est le tronc et l'autre est la tête.

Nous admettons que la tumeur supérieure n'offre pas de caractères assez tranchés pour dire si c'est la tête ou le tronc, ce qui est rare ; nous allons alors à la tumeur inférieure. Si la tumeur repose en plein sur le détroit, et qu'elle offre là le ballottement simple et double, nous sommes certain que cette dernière est la tête et non le tronc. Si l'examen du détroit supérieur nous offre une partie étendue résistante, et accessible seulement du côté opposé aux deux autres tumeurs, c'est encore la tête qui est en bas ; mais si au contraire elle n'est accessible que du côté même des deux autres tumeurs, nous pouvons dire que c'est le siège. (Voyez fig. 2, B.)

On trouve bien quelquefois, au palper du détroit supérieur, les bras sur les côtés de la tête ; mais, en y faisant bien attention, ils peuvent être toujours déplacés de manière à sentir la tumeur céphalique du côté opposé au tronc, ce qui n'arrive jamais pour le siège.

Ces caractères ne servent pas seulement à diagnostiquer la présentation du siége, mais à donner la position. Le sacrum, en effet, est toujours situé du même côté de la courbure que font les deux tumeurs réunies.

§ 9. — Une autre cause d'erreur contre laquelle il faut être en garde, c'est la mobilité du fœtus. Ainsi, lorsque la quantité des eaux est trop grande comparativement au volume du produit, il peut se faire qu'on sente en haut une tumeur dure répondant au ballottement simple et double ; mais comme on ne peut pas la suivre sur une large étendue, on est tenté de la prendre pour la tête, tandis que ce n'est que le siége.

Dans ces cas, il ne faut pas se prononcer avant d'avoir bien exploré le détroit supérieur ; et, si encore ici on trouve une tumeur qui présente les caractères de la tête, on peut dire à coup sûr que c'est une présentation du sommet.

On peut hésiter à se prononcer sur le diagnostic de la tumeur supérieure, mais quand on a l'habitude du palper, on ne se méprend jamais sur la présence ou l'absence de la tête, lorsqu'elle repose sur le détroit ; le siége, quand il occupe cette région, a des caractères assez marqués pour faire éviter la méprise. Il offre, ou un corps volumineux qui n'a pas la consistance et la rondeur du crâne, ou des tumeurs inégales souvent mobiles sous la pression, ou bien on ne trouve rien. Si l'on rencontre une tumeur dure, elle est, comme nous l'avons dit, du côté des autres tumeurs ; c'est le sacrum.

Tous ces préceptes, qui sont applicables quand l'enfant est vivant, seraient-ils applicables lorsqu'il est mort? Ou, en d'autres termes, le palper est-il dans ce cas de la même utilité que lorsque l'enfant est en vie? Il ne nous est pas encore arrivé de faire des recherches sur ce sujet. Une fois seulement nous avons pu pratiquer le palper dans des conditions semblables ; mais comme la grossesse n'était pas à terme, nous ne savons pas si le défaut des signes tenait à un fœtus trop petit ou à ce qu'étant mort, il était peut-être ramassé au fond de l'utérus, et se déplaçait comme un corps inerte sous la pression des doigts.

§ 10. — Le palper est autrement utile pour le diagnostic des grossesses doubles.

N'ayant pas encore eu à examiner beaucoup de grossesses doubles, nous nous réservons de revenir sur leur diagnostic dans d'autres occasions. Voici cependant ce que l'observation nous a démontré jusqu'ici.

Les deux fœtus ont chacun leur grand diamètre dirigé plus ou moins suivant le grand diamètre de l'utérus, et sont placés par conséquent plus ou moins verticalement pendant la grossesse. Chaque fœtus occupe le plus souvent le segment latéral de l'utérus duquel il est le plus rapproché.

Lorsque la grossesse est simple, le palper trouve toujours un des segments latéraux de la matrice plus ou moins vide, et quand ils sont tous les deux occupés par des parties fœtales, c'est déjà une présomption pour croire qu'il s'agit d'une grossesse double. Cependant il ne faut pas s'arrêter là, et l'on doit explorer soigneusement toutes les tumeurs qu'on peut atteindre.

Lorsque la tête d'un des fœtus est en haut, elle est très apparente et reconnaissable aux signes que nous avons déjà indiqués ; mais peut-on croire alors à une grossesse simple offrant une présentation du siège? C'est ce que va démontrer le reste de l'examen. On explore alors soigneusement les parties latérales de l'utérus, et l'on trouve deux tumeurs allongées qui offrent tous les caractères de deux troncs ; de plus, en examinant le détroit supérieur, on a la sensation d'une tumeur céphalique, reconnaissable à la pression simple et mobilisée, mais surtout reconnaissable au ballottement simple. Il est rare qu'on puisse la circonscrire avec les deux mains et produire le ballottement double. La partie opposée à la tête étant occupée alors par le siège de l'autre enfant, on rencontre ici une masse qui n'est pas moins significative pour le diagnostic.

Si les fœtus ont tous les deux la tête en bas, on trouvera alors les deux troncs sur les côtés et l'une des têtes. Il arrive souvent que l'autre est engagée dans le détroit ou est masquée par la première. Il peut se faire cependant que les deux têtes soient accessibles au palper et qu'on saisisse même le point de leur séparation.

Ce moyen d'investigation, comme on le voit, ne donne pas seulement le diagnostic des grossesses doubles, il donne la présentation de chaque fœtus. Ainsi, dans le premier cas, on aurait une présentation des pieds et une présentation de la tête ; dans le second, les deux fœtus se présenteraient par le sommet. Dans le dernier cas, il n'y a rien à faire, tandis que dans le premier il peut y avoir à opérer une version ou une réduction de la tête avant ou pendant le travail.

ARTICLE II.
DU TOUCHER VAGINAL.

§ 1. — Le toucher est le moyen d'exploration par excellence, quand il s'agit surtout de connaître l'état du petit bassin et des organes qui y sont contenus, quand il faut s'assurer des phases que suit le col pendant la grossesse et l'accouchement. Mais il n'acquiert toute sa valeur diagnostique pour les positions, comme nous l'avons dit, que lorsque le col est dilaté, et surtout que la poche des eaux est rompue.

Nous n'avons rien à ajouter à ce qu'on a dit des renseignements qu'il peut fournir après cette rupture. Alors le toucher met les yeux de l'accoucheur au bout de ses doigts. Mais on y voit plus ou moins clair, selon l'éducation qu'on a donnée à ces appendices.

Un côté important du toucher pour nous, est celui de le pratiquer avec deux doigts au lieu d'un seul, comme on le fait généralement.

§ 2. — Il est clair que, pour un homme habile, le toucher avec l'index seul fera connaître plus de choses que n'en connaîtrait un autre peu habile en se servant même de toute la main ; mais cela n'empêche pas qu'en faisant l'éducation de deux doigts plutôt que d'un seul, l'homme exercé ajoute beaucoup à son habileté. Quand on a contracté l'habitude de toucher avec l'index, on peut être embarrassé les premières fois pour toucher avec deux doigts ; mais l'habitude prise, on y trouve beaucoup d'avantages.

Si le médius est incapable d'acquérir la finesse tactile de l'index, ce qui est un peu contestable, il sera, du moins, son auxiliaire, et si l'habileté de l'accoucheur en exerçant ce doigt n'est pas doublée, elle sera au moins de beaucoup augmentée. Suivant le précepte de nos maîtres, qui est, du reste, dans tous les traités d'obstétrique les plus recommandables, nous avions fait l'éducation d'un seul doigt; mais ayant essayé plus tard cette exploration avec deux, nous y avons trouvé d'immenses avantages que nous allons tâcher de faire connaître.

On ne peut pas dire que l'entrée vulvo-vaginale soit plus difficile ou plus douloureuse à deux doigts qu'à un seul.

Une femme qui arrive au terme de sa grossesse a ordinairement les parties assez dilatées et assez relâchées pour ne pas s'apercevoir si l'on introduit un ou deux doigts, et lorsqu'on a franchi l'entrée du vagin, on sent que chaque doigt a sa place, pour ainsi dire, préparée de chaque côté de la ligne médiane. On pourrait croire que lorsqu'on doit placer les deux doigts sur une ligne antéro-postérieure, ils gênent plus la femme que lorsque l'index est seul; mais qu'on y fasse bien attention, les femmes ne se plaignent pas ordinairement de ce mouvement ni de tout autre semblable, mais elles se plaignent de l'effort que fait l'accoucheur, lorsque pour atteindre un point éloigné, il déprime la fourchette ou le reste des organes externes. Or, on est plus souvent obligé de déprimer le périnée avec un seul doigt qu'avec deux.

On a dit que le doigt s'allonge à mesure qu'on fait de la pratique; c'est dire qu'il acquiert plus d'aptitude: et comme les plus habiles accoucheurs n'ont pas eu toujours les doigts les plus longs, on pourrait croire que la longueur des doigts est insignifiante, c'est l'habileté qui serait seule nécessaire. Nous ne nions pas l'habileté, sur laquelle nous insistons au contraire plus que jamais; mais il est positif qu'avec deux doigts on arrive plus loin et plus aisément qu'avec un seul.

Ce qui arrête l'index comme le médius dans l'exploration, c'est la commissure des doigts. Or, la commissure qui sépare l'index du médius est toujours de quelques millimètres plus bas que celle qui sépare celui-ci de l'annulaire. Lorsque la femme est debout, on peut glisser dans les commissures fessières les doigts qui restent en dehors, et l'écartement des doigts fait baisser encore plus la deuxième commissure que la première. Si l'on explore, au contraire, la femme couchée, on fléchit le plus souvent les doigts restés en dehors, et, quand on se sert de l'index seul, la main forme au-devant de la vulve un corps plus volumineux, et, par conséquent, moins apte à écarter les grandes et les petites lèvres que quand on se sert de deux doigts. Le médius, enfin, est toujours plus long que l'index par son extrémité libre, et l'exploration avec deux doigts offre un avantage d'un centimètre environ sur celle qui est faite avec un seul. Mais un centimètre de longueur est immense dans le toucher. Là où, avec un seul doigt, il faudra déprimer le périnée pour atteindre un objet, et causer, par conséquent, de la douleur, on l'atteindra avec deux sans dépression et sans cet inconvénient. Là où l'on ne peut pas arriver avec un seul, même en déprimant le périnée, on y arrivera avec deux en opérant la dépression. Ainsi, il nous est arrivé de voir des personnes qui se servaient d'un seul doigt, ne pouvoir pas atteindre un point donné, et sur notre invitation, ayant exploré avec deux, elles l'ont atteint. Un autre avantage, enfin, c'est celui de faire avec les deux doigts un examen plus prompt que quand on le fait avec un seul, sans être moins complet, ce qui est très avantageux pour la femme et pour l'accoucheur lui-même.

On pourrait nous dire peut-être ici, que, lorsque pendant le toucher on tourne bien la face palmaire de l'index en avant, et qu'on abaisse le coude, lorsqu'on fait relever le siége à la femme et qu'on s'aide avec la main libre pour redresser la matrice, déprimer le ventre, déplacer le fœtus, etc., on peut aller très loin ; mais tous ces avantages sont communs aux deux doigts comme à l'indicateur isolé.

Ce que nous venons de dire, du reste, d'une manière générale, deviendra encore plus évident en entrant dans les détails.

Le col utérin est quelquefois si fortement dévié, qu'il est difficile de l'atteindre avant le travail, même en redressant le fond de l'utérus. On comprend que, dans ces cas, on est bien aise de pouvoir allonger en quelque sorte ses doigts, ou pour accrocher ce col et le ramener, ou pour y pénétrer, ou enfin pour l'examiner sur place.

La longueur, le volume et la densité du col peuvent être appréciés avec un seul doigt en contournant ce col ; mais on n'oubliera pas que de quelque manière qu'on s'y prenne, on sera privé du toucher dans la partie qui est en contact avec l'ongle, c'est-à-dire qu'on ne pourra guère explorer que les deux tiers du col. Cet inconvénient disparaît avec les deux doigts, parce qu'en exécutant la rotation du col entre les deux doigts, on a successivement, et sur le même point, tantôt la pulpe d'un doigt, tantôt l'ongle de l'autre. Cette rotation donne une idée bien plus exacte du volume et de la régularité du col que la rotation avec un seul ; et la densité qui peut induire en erreur avec un seul doigt, parce que le col n'a pas de point d'appui, est très bien constatée quand on le pince entre les deux.

La dilatabilité, quand on explore avec un doigt, peut paraître considérable lorsque le col est mou et qu'il se laisse entraîner facilement de tous côtés ; mais on est tout étonné de le trouver peu dilatable lorsqu'après y avoir introduit les deux doigts, on veut les écarter l'un de l'autre.

Nous verrons, en parlant de la dilatation artificielle du col pendant le travail, que cette dilatation est peu efficace, souvent même impossible avec un doigt, tandis qu'elle est efficace avec deux. Il arrive, pendant le travail, qu'on a besoin de soutenir ou de refouler la lèvre antérieure du col qui est poussée par la

11

tête contre les pubis; il faut quelquefois aller saisir le bord du col fortement dévié pour que l'axe de cet orifice corresponde à l'axe du bassin, et ces manœuvres, qui sont difficiles avec un doigt, parce qu'il est trop glissant, deviennent faciles avec deux. L'espèce de pince ou de reprise que font les deux doigts accolés l'un à l'autre ne facilitent pas seulement le refoulement du rebord du col, ils facilitent le refoulement du cordon prolabé, ou d'un membre qu'on a intérêt à faire rentrer dans la cavité utérine.

Quand il est question de reconnaître la présentation et la position par le toucher, on ira bien plus loin avec deux doigts qu'avec un seul, et l'on sait combien il est utile de pouvoir explorer un terrain large. Tantôt c'est une variété pariétale du sommet, et l'on ne trouve pas de sutures; tantôt c'est une suture, et l'on ne trouve pas de fontanelles; tantôt, enfin, c'est une fontanelle, mais avec des caractères incertains, et pour être sûr, il faut la comparer à la fontanelle qui est à l'autre bout de la suture.

L'étendue de l'exploration n'est pas moins utile, quand on a pour but l'examen de l'excavation, de la vessie, du rectum, et de tout ce qui pourrait survenir accidentellement dans le petit bassin.

On peut avec deux doigts atteindre plus facilement le promontoire qu'avec un seul, et, par conséquent, on peut plus facilement déterminer la longueur du diamètre antéro-postérieur. Nous croyons cependant qu'il n'est guère possible de reconnaître ce diamètre par l'écartement des deux doigts, comme on l'a proposé. Pour opérer la mensuration du détroit supérieur avec l'écartement des doigts, il faudrait avec l'un d'eux prendre d'abord un point d'appui; or, si l'on place l'extrémité de l'index contre les pubis, le médius, en s'écartant, va correspondre à la concavité du sacrum, et non au promontoire. Si, au contraire, on prend son point d'appui sur le promontoire avec le médius, on ne sait pas quel est le point de l'index auquel correspond le pubis; mais toujours est-il que ce ne peut pas être son extrémité libre; et quand même il en serait ainsi, on ne pourrait pas conserver d'une manière précise l'écartement déjà obtenu en plaçant un doigt de la main opposée entre les doigts explorateurs.

L'écartement des doigts, cependant, n'est pas à dédaigner, quand il est question d'examiner le détroit inférieur. Pour cela, on doit porter ses doigts écartés sur un mètre pour voir combien de centimètres on peut embrasser avec le plus grand écartement, et si l'on peut produire cet écartement entre les deux ischions, ou entre le coxyx et le pubis, sans arriver à ces os, on saura que ces diamètres sont plus longs que l'étendue qu'on est capable d'atteindre.

Nous allons voir, en parlant de la pelvimétrie interne avec la sonde, que si l'on devait se servir d'un seul doigt, il glisserait à chaque instant et induirait en erreur, tandis qu'en se servant de deux, on est plus sûr de ne pas se tromper.

Les deux doigts ne sont pas moins utiles lorsqu'il est question d'introduire n'importe quoi dans le vagin. S'agit-il d'un liniment à porter sur le col, par exemple; si l'on se sert d'un doigt, le liniment est emporté par le frottement avant d'arriver à sa destination, ce qui n'a pas lieu quand on place ce liniment entre les doigts accolés. S'agit-il de conduire une sonde, un dilatateur, une plume, ou tout autre instrument, on trouve, dans la gouttière qui sépare les doigts un conducteur bien plus sûr que le bord de l'index isolé. Enfin, dans l'application du forceps où l'on introduit les quatre doigts pour conduire chacune de ses cuillers, on n'a besoin d'introduire que les deux doigts explorateurs.

ARTICLE III.

DE LA MENSURATION.

§ 1. — La pelvimétrie, ou détermination des dimensions du bassin, nous a paru être insuffisante pour notre sujet, et, comme les dimensions exactes sont celles sur lesquelles on peut compter le plus, nous avons étendu la mensuration à la cavité abdominale, à l'utérus, à la taille de la femme, etc.; toutes parties qui influent considérablement sur l'accouchement physiologique.

La mensuration implique en elle-même l'idée d'un instrument; mais malgré toute l'extension que nous avons donnée à ce moyen d'exploration, nous n'employons qu'un ruban de la longueur de 2 mètres, gradué par centimètres, et une sonde d'homme qui se trouve dans la trousse de presque tous les médecins. Toutes ces mensurations sont faites sans complétement découvrir la femme.

Nous mesurons la hauteur du corps et celle des trochanters pour avoir une idée exacte de la hauteur du squelette et de la longueur des membres inférieurs. La hauteur des trochanters est mieux déterminée pendant que la femme est couchée que lorsqu'elle est debout, à cause des muscles qui s'insèrent sur la saillie trochantérienne, et qui, se contractant pendant la station, empêchent de déterminer avec exactitude la saillie de l'os.

Nous prenons de la manière suivante les dimensions que peuvent offrir l'utérus et le bassin à l'extérieur. Nous portons une extrémité de ce ruban exactement sur le bord supérieur de la symphyse pubienne, et continuant à l'appliquer sur l'abdomen, nous notons la hauteur à laquelle se trouvent l'ombilic et le niveau du fond de l'utérus. Cette mensuration, quoique faite sur une ligne courbe, donne une idée assez exacte du terme de la grossesse et du développement vertical de la matrice. Nous déterminons aussi la saillie que fait ce viscère au devant du tronc, et son diamètre transverse, de la manière la plus simple.

§ 2. — La femme est debout, le dos appuyé contre un meuble; nous suspendons un corps pesant au petit anneau qui se trouve à l'une des extrémités du ruban, et nous appliquons ce fil à plomb contre la partie la plus saillante de l'abdomen. Un aide ou la femme elle-même se charge de ce soin. L'accoucheur porte alors la main sur le ventre, contre lequel il applique la chemise de la femme, et il arrête le doigt sur le bord supérieur de la symphyse pubienne. Ce mouvement de la main donne d'abord une idée de la saillie plus ou moins oblique que fait le ventre ; ensuite il permet de porter sur le pubis la tige de la sonde, ou tout autre corps semblable, qu'on dirige en avant (voy. la fig. 3), de manière à faire un angle droit avec le fil à plomb. La longueur de la tige B qui sépare le pubis du fil à plomb est la saillie de l'utérus. La longueur du fil AB qui sépare la tige du point culminant auquel il est suspendu, donne la hauteur à laquelle se fait la plus grande procidence de l'abdomen. Si l'on voulait connaître la saillie abdominale pendant que la femme est couchée sur le dos, on n'aurait qu'à avoir deux tiges droites dont une serait verticalement appliquée sur l'articulation pubienne, et l'autre irait horizontalement à sa rencontre jusqu'à la partie la plus culminante du ventre. La longueur des deux côtés libres du triangle rectangle donnerait encore ici les dimensions désirées.

§ 3. — Le même ruban nous sert à mesurer le diamètre transverse de l'utérus, et l'espace qui sépare les deux épines antéro-supérieures. Pour cela, nous portons le doigt médius des deux mains, un de chaque côté, sur les extrémités du plus grand diamètre de l'utérus (voy. fig. 4). Le pouce et l'index de chaque main saisissent le ruban tendu devant l'abdomen ; le ruban, devenu ainsi parallèle au diamètre utérin, donne sa longueur en centimètres.

On mesure aussi de la même manière l'espace qui sépare les épines antérieures et supérieures du bassin. Cet espace est encore mieux déterminé lorsque la femme est couchée sur le dos que lorsqu'elle est debout, parce que dans le premier cas, le ventre est plus saillant que dans le second. Mais si la saillie de l'abdomen pouvait gêner la mensuration, on n'aurait qu'à appliquer les deux mains, tous les doigts étant parallèlement éten-

-dus, et à garder le ruban dans la commissure qui sépare le médius de l'index de chaque main, au lieu d'avoir ces deux doigts fléchis, comme l'indique la figure 4.

Les dimensions qu'on peut acquérir de cette manière sont nécessaires quand il s'agit de faire des observations exactes. Dans la pratique ordinaire, elles deviennent superflues, c'est-à-dire qu'alors la simple application de la main sert à donner une idée approximative de ces diverses dimensions ; mais avant de pouvoir juger ainsi avec la main, il faut avoir pratiqué bien des fois la mensuration, comme il faut avoir compté bien des fois les battements artériels pour deviner de prime abord le nombre de pulsations qu'indique par minute un pouls donné.

Par la détermination de l'espace interépineux et l'application simultanée des deux mains sur les crêtes iliaques, comme on l'a déjà conseillé, on peut avoir une idée de la bonne conformation du grand bassin ; mais le plus important, c'est de connaître l'étendue du diamètre antéro-postérieur du détroit supérieur : ce qu'il faut obtenir par la pelvimétrie proprement dite.

§ 4. — Le moyen le plus simple dont on se sert généralement pour cela est le doigt explorateur. Ainsi, quand on n'atteint pas le promontoire en pratiquant le toucher, et surtout quand on déprime le périnée sans pouvoir atteindre un point de la partie postérieure du détroit supérieur, on est alors d'avis que ce détroit est assez bien conformé.

Malgré l'habitude que nous pouvons avoir acquise dans ces sortes d'explorations, et bien que le toucher avec deux doigts nous permette d'aller un peu plus loin qu'à l'ordinaire, nous n'avons pas été satisfait de la pelvimétrie avec le doigt, quand il a été question de l'accouchement physiologique. Ainsi, il nous est arrivé souvent de n'avoir pas pu atteindre le promontoire, et de voir cependant le travail se prolonger plus que nous ne l'aurions cru, par un manque d'amplitude du détroit supérieur.

L'étendue exacte du diamètre qu'on peut atteindre avec le

doigt varie ordinairement de 9 centimètres à 8 centimètres 1/2; souvent, au contraire, on n'atteint que 8 centimètres. Or, ces dimensions ne sont pas celles de l'accouchement physiologique. Le seul cas où l'on puisse atteindre le promontoire avec les doigts à 9 centimètres 1/2 et même 10, c'est lorsqu'on pratique la mensuration immédiatement après la sortie du fœtus, c'est-à-dire lorsque le vagin, la vulve et le périnée sont relâchés et paralysés en quelque sorte par le travail qui vient de se passer. Mais à quoi sert alors la connaissance des diamètres pour l'accouchement qui a déjà eu lieu; tout au plus sert-elle pour les accouchements subséquents.

Nous convenons que dans les cas où le diamètre antéro-postérieur a 8 ou 9 centimètres, l'accouchement est possible par les seules forces de la nature, mais il n'est pas facile; la tête, pour s'engager, est obligée de se fléchir, et l'engagement exige beaucoup d'énergie de la part des contractions utérines, toutes conditions qui rendent le travail long, pénible, et quelquefois impossible à effectuer l'accouchement.

Pour que l'accouchement puisse être physiologique, il faut que le diamètre antéro-postérieur ait au moins de 9 centimètres 1/2 à 10. Or ces dimensions peuvent être rarement déterminées avec le simple doigt, même en déprimant le périnée, ce qui est très douloureux.

Pour arriver au résultat que nous cherchions sans surcharger l'obstétrique d'instruments, nous avons imaginé de nous servir de la sonde d'homme ordinaire comme d'une allonge de notre doigt.

§ 5. — Les instruments nombreux et compliqués qui ont servi à la pelvimétrie ont toujours laissé à désirer, et si le moyen très simple que nous proposons n'est pas plus exact, il n'a pas du moins les inconvénients de la difficulté dans l'application et ceux de la complication dans le mécanisme.

Au reste, l'exactitude mathématique dans la détermination

du diamètre sacro-pubien est loin d'être toujours obtenue par n'importe quel moyen. Plusieurs causes d'erreurs viennent de la mère ou de l'enfant lui-même ; elles proviennent des parties dures ou des parties molles, de l'épaisseur, de la réductibilité ou de la sensibilité de ces parties. Le changement dans les rapports des parties dures et des parties molles, pour les bassins mal conformés surtout, ajoutent à la difficulté ; cependant la mensuration interne du détroit nous paraît être encore ce qu'il y a de plus sûr, et nous nous y tenons.

La détermination du détroit supérieur est pratiquée en même temps que le toucher, et le plus souvent sans que la femme s'en aperçoive. La sonde urétrale d'homme est, comme nous avons dit, notre pelvimètre. Ainsi, avant de retirer les doigts explorateurs, nous saisissons le pavillon de cette sonde avec la main gauche (nous supposons que la femme est couchée et que nous pratiquons le toucher avec la main droite) ; nous dirigeons le bec de l'instrument à droite de la femme, de manière que la courbure glisse à plat sur les doitgs explorateurs. Une fois que la sonde est portée jusqu'à la rencontre du sacrum, alors la main gauche tourne l'instrument de manière que le bec passe derrière la saillie du col, et glissant dans le cul-de-sac vaginal, il soit tout à fait dirigé en haut. Les doigts explorateurs relèvent alors la sonde, et l'instrument, ainsi saisi avec les deux mains, est poussé sur le promontoire sans blesser la femme.

Une fois que l'instrument a pris un point d'appui sur l'os, alors les doigts explorateurs glissent en avant en soutenant la partie moyenne de l'instrument, pendant que la main gauche en relève le pavillon jusqu'au contact de l'arcade pubienne. Lorsque l'instrument touche à la fois le promontoire et l'arcade, les doigts explorateurs viennent embrasser la tige de la sonde immédiatement derrière la symphyse, pendant que la main gauche la saisit en dehors, et ainsi retenue par les deux mains, elle est retirée en dehors sans que les doigts explorateurs aient quitté le point arrêté.

En portant sur 1 mètre la distance qui sépare le bec de la sonde du point arrêté, on a le diamètre qui va du promontoire à l'arcade pubienne, duquel, comme on sait, on n'a qu'à déduire 1 centimètre pour avoir le diamètre antéro-postérieur du détroit.

Pour faciliter ce temps de la pelvimétrie, nous avons fait diviser la tige de notre sonde par centimètres, de sorte qu'en retirant cet instrument, nous savons aussitôt quelle est l'étendue du détroit. Ce même instrument (voy. fig. 6, A, B, C, D), du reste, nous sert à d'autres usages, comme nous le dirons plus loin.

Si dans ces explorations on croyait n'être pas assez sûr de ses doigts pour arrêter le point qui correspond à l'arcade pubienne, on n'aurait qu'à ajouter un curseur qu'on pourrait fixer plus facilement au point désiré.

§ 6. — Nous ne devons pas cacher cependant la difficulté que la mensuration interne offre dans quelques circonstances. Ainsi, bien que la pointe mousse de la sonde glisse dans le cul-de-sac postérieur du vagin, elle n'arrivera pas jusqu'au promontoire sans causer quelquefois des douleurs à la femme, si déjà ce cul-de-sac n'est pas maintenu à une certaine hauteur. Cela a lieu cependant presque toujours dans les derniers mois de la grossesse. Quelquefois, malgré la hauteur de ce cul-de-sac, celui-ci n'est pas assez rapproché du promontoire pour que le bec de la sonde sente immédiatement derrière lui une résistance osseuse. Dans ce cas, quelquefois, on peut pousser le bec de la sonde en haut et en arrière, on produirait de la douleur avant d'atteindre le promontoire; mais cela prouve que le détroit a des dimensions plus que suffisantes pour l'accouchement physiologique.

Ces raisons et d'autres semblables indiquent déjà que la mensuration interne ne donne pas des résultats aussi satisfaisants lorsque l'utérus est à l'état de vacuité ou qu'il occupe encore une partie du petit bassin, comme elle n'est guère praticable lorsque le travail est avancé et qu'une partie fœtale est plus ou moins descendue dans l'excavation.

Dans ces sortes de mensurations, nous poussons le bec de la sonde, comme nous l'avons dit, aussi haut et aussi en arrière que nous pouvons sans faire souffrir la femme. Dès qu'elle commence à ressentir quelque souffrance, soit parce que le vagin est pincé entre l'instrument et le promontoire, soit parce que le bec pousse à vide le vagin, nous nous arrêtons et nous mesurons l'espace qui sépare le bec de l'arcade. Cette longueur est brute ; mais si elle nous donne plus de 10 centimètres sans que nous soyons arrivé directement sur le promontoire, nous sommes sûr que le squelette du détroit, malgré les déductions, en a au moins 10, c'est-à-dire qu'il permettra un engagement facile de la tête. Dans le cas contraire, le travail pourra être assez long et douloureux, et cette connaissance nous mettra en mesure d'y obvier, s'il y a lieu.

ARTICLE IV.

DE L'AUSCULTATION.

§ 1. — Nous répéterons ici ce que nous avons dit pour le toucher. L'auscultation a été poussée très loin par quelques accoucheurs, et il reste vraiment peu de chose à faire sur ce sujet. Son application aux bruits du souffle utérin, du souffle fœtal, des mouvements actifs du fœtus et du décollement du placenta, offre partout de l'intérêt ; mais c'est surtout comme moyen de constater la grossesse, les présentations et les positions, qu'elle a le plus d'importance. Il est fâcheux que le vulgaire des médecins ne s'y exerce pas assez pour en tirer tout le parti possible.

Si à propos du diagnostic des présentations et des positions, nous avons tenu envers nous-même le langage de la modération et de la prudence, il ne faudrait pas croire cependant que nous ne nous soyons pas occupé très sérieusement de l'auscultation. C'est, au contraire, en l'employant avec l'attention la plus consciencieuse que nous avons reconnu ses difficultés et que nous avons essayé de les simplifier.

Le maximum d'intensité des bruits du cœur est le pivot du diagnostic ; or, il nous est arrivé quelquefois, même en plaçant la femme sur le côté, en déprimant les parois abdominales avec le stéthoscope, et en prenant toute sorte de précautions, il nous est arrivé, disons-nous, de ne pas pouvoir déterminer ce maximum ou de le trouver également sur une trop large étendue pour qu'il pût nous servir au diagnostic des présentations et des positions. Mais quand même on trouve ce maximum, a-t-il toujours la même valeur? Si nous en croyons quelques auteurs, ce point correspond toujours à la région thoracique du fœtus. Cela cependant n'est pas toujours vrai ; mais pour mieux prouver notre assertion, nous avons besoin d'entrer dans quelques détails.

§ 2. — Le cœur de l'enfant produit à chaque pulsation deux bruits inverses, à quelque chose près, de ceux de l'adulte. Ici il y a un premier bruit fort et assez prolongé, puis un petit silence, puis un second bruit plus court que le premier et un peu plus clair, puis enfin un grand silence. Chez le fœtus, au contraire, il y a d'abord un petit bruit, puis un petit silence, puis un bruit plus fort, et puis un grand silence.

Le premier ou le petit bruit est, dans le fœtus, très clair, quand on explore la région thoracique, et surtout le dos ; mais en s'éloignant de ce point, il perd aussitôt de sa clarté, et déjà, en arrivant à la tête ou au siège, il est à peine sensible. Le second bruit, aussi clair que le premier à la région thoracique, conserve, au contraire, beaucoup de son intensité en s'éloignant du cœur, de sorte qu'il est entendu sur presque tous les points du fœtus, et souvent même à travers la couche d'eau qui le sépare de la paroi utérine. Cette intensité est toujours plus grande pour toute l'étendue du tronc que pour la tête, ce qui a servi de base au diagnostic des présentations, comme nous l'avons déjà dit dans un autre article.

Maintenant que nous nous sommes expliqué sur les bruits et sur leur propagation, nous allons parler du maximum d'intensité.

§ 3. — Pour les auteurs, le maximum se trouve au point où l'on entend le plus clairement les bruits du cœur, et comme ils ne s'expliquent pas sur chacun des bruits, il peut se faire que ce maximum ne corresponde pas à la région thoracique.

Si le thorax de l'enfant, par exemple, est en arrière, et que le reste du tronc se dirige en avant ou sur les côtés, il arrivera que le stéthoscope trouvera bien un maximum, mais il correspondra à un autre point du tronc que la région cardiaque ; ce peut être la région lombaire ou même le siége. En effet, si dans ces cas on écoute bien les deux bruits, on n'entendra guère que le plus fort ; le plus faible, au contraire, sera obscur et lointain. Il y a donc ici un maximum d'intensité des bruits du cœur, mais il ne correspond pas à la véritable région cardiaque ; c'est ce que nous appelons le *maximum relatif*, c'est-à-dire qu'il offre un maximum relativement au reste de la surface fœtale, mais ce maximum ne correspond pas exactement à la région thoracique.

Le véritable maximum, que nous appelons *absolu* pour le différencier du précédent, est le point où l'on entend les deux bruits du cœur avec la même clarté. Le premier est plus court que le second, mais ils sont aussi clairs l'un que l'autre. Ce maximum correspond précisément au thorax de l'enfant et surtout à la partie postérieure, mais dès qu'on s'éloigne du thorax, nous le répétons, il devient aussitôt relatif.

Une fois le maximum constaté, on n'a qu'à le suivre sur les divers points qui l'environnent pour déterminer la direction du tronc, comme cela a été déjà dit.

Une chose importante qui doit nous arrêter pour l'auscultation est celle du stéthoscope.

§ 4. — Lorsqu'il n'est besoin que de constater la présence ou l'absence des bruits fœtaux, et même de dire s'ils sont à droite ou à gauche de l'abdomen, l'oreille seule suffit le plus souvent ; mais quand on veut bien préciser le siége du maximum absolu ou du maximum relatif, et qu'on veut suivre leurs décroissances sur les divers rayons, alors il faut absolument un stéthoscope.

Si beaucoup d'accoucheurs ne se servent pas de cet instrument, c'est qu'il est vraiment incommode à porter ; aussi nous avons essayé de parer à cet inconvénient.

Notre stéthoscope n'est pas plus grand que cinq pièces de cinq francs réunies. C'est une lunette métallique formée par divers tubes qui s'emboîtent, et dont le plus petit supporte la plaque auriculaire (A, B, fig. 7).

M. Matthieu, fabricant très intelligent d'instruments de chirurgie, a exécuté le modèle que nous lui avons donné, et notre stéthoscope, ainsi que notre sonde et notre forceps, figureront parmi les instruments qu'il exposera cette année au Palais de l'industrie.

Ce premier essai, fait en trop grandes dimensions, remplit cependant le but pour le mécanisme. Ainsi, lorsque l'instrument est fermé, on n'a qu'à tirer d'une main sur le bord de la plaque, et de l'autre sur le tube le plus externe (C, D, même figure), et l'instrument s'ouvre. On lui imprime alors un mouvement de rotation sur son axe, par lequel tous les tubes sont fixés les uns sur les autres, et de manière à ne plus se fermer quand on appuiera avec la tête sur l'instrument.

Ce stéthoscope sert très bien à tous les usages obstétricaux, et n'a pas l'inconvénient d'être incommode.

§ 5. — Maintenant que nous avons jeté un coup d'œil sur les divers moyens d'investigation, si nous prenons en considération le degré de perfection que chacun d'eux a atteint dans l'état actuel de la science, voici quelles sont les conclusions que nous pouvons poser avec toute l'impartialité dont nous sommes capable :

1° Les signes rationnels sont quelquefois suffisants pour reconnaître l'état de l'utérus et de l'abdomen, la présentation et même la position du fœtus ; mais on ne doit pas s'y arrêter exclusivement quand il faut porter un diagnostic certain.

2° L'auscultation est le meilleur moyen qui puisse servir à constater la grossesse, ainsi que l'état de vie ou de mort de l'enfant.

3° L'auscultation est très utile pour constater la présentation et la position de l'enfant dans les derniers mois de la grossesse et à tous les moments de l'accouchement ; mais elle laisse quelquefois des doutes qu'on peut éclaircir cependant par les autres moyens d'investigation.

4° Le palper a de la valeur pour reconnaître la bonne ou la mauvaise disposition de l'utérus et de l'abdomen, la bonne ou la mauvaise conformation du bassin.

5° Le palper, depuis le sixième mois jusqu'au travail de l'accouchement même un peu avancé, est le moyen le plus facile et le plus sûr pour reconnaître la présentation et la position du fœtus. Cependant, quand il s'agira de faire une *réduction* ou une *version* encéphaliques, il devra être confirmé par le toucher et par l'auscultation.

6° Le palper donne une idée assez exacte du terme de la grossesse, du volume du fœtus et des différentes parties de son corps. Il donne une idée exacte de sa mobilité, et des points où est la partie fœtale qui occupe le segment inférieur de l'utérus.

7° La mensuration est le seul moyen qui puisse donner les

dimensions exactes du bassin, de l'utérus, de l'abdomen, du tronc et des membres de la femme.

8° Le toucher peut fournir des idées exactes sur les dimensions du bassin et sur l'état des organes qui sont contenus dans l'excavation.

9° Le toucher seul permet de constater les changements que la grossesse et le travail apportent dans le segment inférieur de l'utérus et dans le col.

10° Le toucher peut être utile pour reconnaître la présentation du sommet pendant la grossesse, mais non les autres. L'auscultation, et surtout le palper, offrent alors plus de certitude.

11° Le toucher commence à prendre de la valeur après l'ouverture du col. Lorsque la poche est rompue, et que la partie fœtale est accessible, il vaut autant que le palper et l'auscultation pour reconnaître la présentation et la position ; et lorsque la partie est engagée dans le détroit supérieur, il vaut plus que tous les autres.

12° Lui seul permet de connaitre une foule de complications et de suivre les diverses phases du travail jusqu'à la sortie du fœtus.

13° Aucun de ces moyens d'investigation n'exclut un ou plusieurs d'entre eux : ils se contrôlent tous et se complètent mutuellement. Dans les cas douteux, il faut les réunir tous pour s'arrêter aux plus concluants.

14° On ne saurait jamais trop s'exercer à les mettre tous en pratique ; mais quand on sait les employer, on peut être moralement sûr de son diagnostic depuis le sixième mois de la grossesse jusqu'aux derniers moments de l'accouchement.

QUATRIÈME SECTION.

DE L'INFLUENCE DE LA GROSSESSE SUR L'ACCOUCHEMENT PHYSIOLOGIQUE, ET DES SOINS QU'ELLE RÉCLAME.

§ 1. — Le développement du produit et la conservation de la mère sont les vues de la nature et de l'art, comme nous l'avons dit. Ce double but, quand on s'y prend avec intelligence, est plus facilement atteint qu'on ne croit ; car ce qui favorise l'un favorise l'autre, ce qui est utile à la santé en général est utile à la grossesse, et ce qui conduit à une bonne grossesse conduit aussi à un accouchement physiologique pour la mère et pour l'enfant.

De même que toutes ces modifications se lient et sont la conséquence les unes des autres, les conditions contraires vont en sens inverse et conduisent à l'accouchement pathologique.

Nous avons déjà parlé des soins qu'il faudrait apporter à l'éducation des jeunes filles ; mais cette éducation se fait loin de nos yeux, et comme nous l'avons vu, elle offre pour les classes pauvres des villes surtout, de grands désavantages. Si l'obstétrique ne peut être responsable des suites de la mauvaise éducation des jeunes filles, elle est au moins chargée de corriger ce qu'il peut y avoir d'anormal dans le cours de la grossesse. Nous allons essayer d'arriver à ce résultat en apportant notre contingent à tout ce qui a été fait jusqu'ici, sans cependant prétendre remplir cette tâche d'une manière complète.

Nous aurons à étudier ici de plus près les procédés que suit la nature pendant la grossesse, afin de les faciliter dans leur accomplissement, ou d'y suppléer par l'art lorsqu'ils manquent. Pour cela, nous considérerons séparément ce qui concerne le fœtus et ce qui concerne la mère ; nous verrons quels sont les phénomènes qui accompagnent les derniers temps de la grossesse, et de cette manière nous serons insensiblement conduit jusqu'au moment même de l'accouchement.

CHAPITRE PREMIER.

DES SOINS QUI REGARDENT LE FOETUS.

§ 1. — Le fœtus exige d'abord des soins pour sa propre existence et même pour celle de la mère ; ensuite il exige des soins qui facilitent la grossesse et l'accouchement physiologiques.

Pour ce qui concerne le développement et la santé de la vie intra-utérine, il nous faudrait passer en revue toute la pathologie du fœtus ; mais cette pathologie est à faire, et nous n'avons pas encore assez de pratique pour prétendre même à en présenter ici une ébauche.

Peut-être serons-nous plus heureux pour ce qui regarde les soins à donner au fœtus afin de préparer un bon accouchement; et nous aurons à traiter ici de la *réduction* de la tête sur le détroit, et de la version céphalique.

ARTICLE PREMIER.

DES CONDITIONS GÉNÉRALES DU FOETUS PENDANT LA VIE INTRA-UTÉRINE.

§ 1. — On cherchera peut-être toujours en vain comment il se fait qu'une partie microscopique de la substance de l'homme portée sur une simple vésicule de la femme suffise pour y jeter une force si active dans ses mouvements, si sûre dans ses résultats, et si surprenante dans ses combinaisons. Mais ce qui nous étonne encore plus, c'est que cet atome, tout en donnant la vie à l'œuf, y dépose souvent des maladies qu'il a sans doute en puissance, et qui peuvent influer énergiquement sur le nouvel être.

La mère, elle-même, peut lui communiquer ces affections, de sorte que l'œuf fécondé peut porter en lui le germe de maladies sur lesquelles on ne peut agir qu'avant la fécondation.

Nous n'avions donc pas tort d'insister sur l'hygiène et l'éducation de la jeunesse, et, à ce titre, celle des garçons rentrerait aussi, quoique indirectement, dans le domaine de l'obstétrique.

Ce n'est pas cependant sur ces causes morbides que nous pouvons espérer avoir le plus d'accès.

Les causes sur lesquelles nous avons le plus d'action sont en dehors de la génération elle-même; elles se trouvent dans les conditions où est l'œuf après la fécondation.

Sans chercher quels sont les rapports d'existence qui unissent l'embryon à la mère, nous ne pouvons nous empêcher de constater que ces conditions ont une puissance immense sur le développement du nouvel être, et tout ce qui portera atteinte à l'état général de la mère, portera atteinte le plus souvent à celui du produit. S'ils ont chacun une force vitale à part, ces forces ont bien des liens qui les unissent; mais ce qu'il y a de commun surtout, ce sont les conditions matérielles, c'est le sang et les autres produits qui sont préparés par les organes de la mère et de l'enfant.

Nous savons, il est vrai, qu'on a trouvé des fœtus bien conformés et robustes chez des femmes grêles et même malades; mais ces cas sont exceptionnels, et rien ne prouve que, après la naissance, on ne verra pas se manifester chez ces enfants des affections qu'ils ont contractées pendant la vie intra-utérine, et qui sont la conséquence de l'état où se trouvait la mère pendant la grossesse.

N'ayant pas ici d'action directe sur le fœtus pour parer à ces inconvénients, nous n'avons qu'à modifier l'état de la mère pendant la grossesse, et de cette manière nous aurons rempli les deux buts à la fois. L'état général du fœtus sera donc traité implicitement avec l'état général de la femme pendant la grossesse.

Ce que nous venons de dire des conditions générales, nous le dirons des conditions morbides locales du fœtus et de ses annexes. Ces dernières maladies, du reste, ont commencé à attirer l'attention des praticiens. Quant à nous, nous considérons désormais le fœtus comme bien constitué et ne pouvant influer sur la santé de la mère et sur l'accouchement que par ses présentations, ses positions, et par son volume normal.

ARTICLE II.

DE LA RÉDUCTION CÉPHALIQUE.

§ 1. — Nous appelons en obstétrique *réduction* céphalique une opération par laquelle nous amenons sur le détroit supérieur le sommet de la tête de l'enfant qui serait placé sur une autre partie du grand bassin. C'est le changement d'une présentation indirecte du sommet en une présentation directe. Cette opération n'est que la version céphalique des auteurs. C'est pour eux le changement d'une présentation de la face ou de l'épaule en une présentation du sommet.

Le nom de version nous paraît être ici mal appliqué. En effet, ce nom venant de *vertere*, tourner sens dessus dessous, ne peut être donné à cette opération. Le tronc de l'enfant, en effet, reste à peu près au même point, la tête seule se fléchit ou se rapproche de la ligne médiane. Pour ceux qui, comme nous, considèrent les présentations du tronc et de la face comme le résultat d'une présentation manquée du sommet, cette opération est une véritable réduction de ces présentations à celle dans laquelle la tête était très probablement tout d'abord, ou du moins dans laquelle elle aurait dû se trouver.

Quel qu'ait été cependant le nom donné à cette opération, nous nous étonnons qu'elle n'ait pas été plus vulgarisée. Tous les accoucheurs pourtant conviennent à peu près que lorsqu'elle est possible, elle est préférable à la présentation de la face et à la version pelvienne.

Le peu d'applications qu'on a fait de cette opération vient de la difficulté de la pratiquer, ou plutôt de ce qu'il est trop difficile de reconnaître les présentations qui la réclament en temps opportun.

Lorsque, pour la pratiquer, on attend la rupture de la poche des eaux, et surtout l'engagement d'une partie fœtale dans le détroit supérieur, il est clair que la chose devient difficile et souvent impossible. La contraction de l'utérus, la sortie plus ou moins complète des eaux, ou l'engagement de la partie fœtale, ne laissent guère la possibilité de refouler ce qui se présente pour ramener le sommet sur le détroit.

Les cas où l'on a fait cette opération avant la rupture de la poche des eaux sont très rares. Il a fallu, pour cela, trouver la réunion de plusieurs circonstances, des parois abdominales très minces, peu d'eaux amniotiques, beaucoup de mobilité du côté du fœtus, etc., c'est-à-dire des conditions qui ont permis de trouver facilement la tête dans une des fosses iliaques. La forme et la consistance de cette tumeur, jointes au résultat à peu près négatif du toucher et aux signes fournis par l'auscultation, ont pu permettre d'établir le diagnostic. Ces conditions, cependant, sont rares, malgré les présentations bien moins rares du tronc et de la face, et la réduction céphalique faite avant la rupture de la poche, nous le répétons, a été pratiquée par un très petit nombre d'accoucheurs.

§ 2. — A quoi peut-on attribuer cette rareté? Les auteurs eux-mêmes en conviennent, c'est à la difficulté de reconnaître les présentations qui la réclament avant la rupture de la poche; et c'est cette difficulté que nous avons dû vaincre tout d'abord. Le palper abdominal, qui nous a permis de reconnaître toutes les présentations et les positions du fœtus pendant la grossesse et au moment du travail, rend le diagnostic si facile et la réduction si aisée avant la rupture des membranes, qu'il nous est arrivé de sentir la tête sur le pubis ou dans la fosse iliaque, et les seules explorations du palper qui servaient à la reconnaître la faisaient rentrer sur le détroit. C'est aussi par la simple pression de la tête, de dehors en dedans, qu'on la réduira. Si le travail n'est pas commencé, l'opération sera très facile. Si la dilatation du col a eu lieu, ou qu'une partie fœtale se soit engagée dans le détroit, malgré l'intégrité des membranes, il est possible que les manœuvres externes ne suffisent pas; avec les doigts explorateurs à travers l'utérus ou à travers les membranes, on refoule alors la partie qui se présente sur le détroit, pendant qu'avec l'autre main on opère la réduction à l'extérieur. Ces manœuvres, comme on l'a conseillé, sont encore plus nécessaires après la rupture de la poche; mais malheureusement alors, elles sont le plus souvent infructueuses.

La tête, malgré la réduction, peut se déplacer encore une ou plusieurs fois, par suite de causes passagères (distension de la vessie, du rectum, etc.), ou de causes permanentes sur lesquelles on n'a pas de prise. Dans ce dernier cas, on peut essayer de maintenir la réduction par des moyens mécaniques, comme nous le dirons plus loin, mais il faut surtout surveiller la femme pour que le travail n'avance pas trop et que la poche ne se rompe pas avant que la tête soit réduite. Quand on a à craindre cet accident, on fixe le fœtus par l'application des mains sur les parois abdominales, comme on l'a déjà fait, et dès que la tête est sur le détroit, on perce les membranes.

C'est donc par la *réduction de la tête* que nous empêchons les présentations indirectes de se changer en présentations du tronc et de la face. C'est, au contraire, par la version céphalique que nous ramènerons la présentation du siége à celle du sommet.

ARTICLE III.

DE LA VERSION CÉPHALIQUE.

§ 1. — La version céphalique est pour nous le changement d'une présentation du siége en une présentation de la tête. On a pu voir cette version s'opérer spontanément ; mais elle est surtout rare à la fin de la grossesse, à moins qu'elle ne coïncide avec une réunion de circonstances toutes spéciales, dont nous aurons occasion de parler.

Ce que la nature avait fait, les accoucheurs ont tenté de le répéter, et l'idée de la version céphalique dans les présentations du siège a souri à quelqu'un d'entre eux, mais elle a trouvé beaucoup d'adversaires. La difficulté d'un diagnostic exact, la difficulté de l'opération, le peu d'avantages qu'elle offrirait en écartant la présentation du siége qu'on disait naturelle, les dangers même qu'on lui attribuait en la préférant à la version pelvienne dans les cas de rétrécissement du bassin ; tous ces motifs et d'autres semblables ont tellement affaibli sa valeur, qu'à peine si, dans les présentations du siége, elle a été conseillée par quelque accoucheur. Il n'est même pas encore prouvé pour nous qu'on l'ait pratiquée avant la rupture des membranes, surtout à cause de la difficulté où l'on était pour le diagnostic. C'est aux présentations du tronc et de la face qu'on l'a plutôt appliquée, et où, comme nous l'avons vu, elle ne mérite pas le nom de version ; c'est surtout après la rupture des membranes dans ces cas mêmes qu'on l'a mise en pratique.

Nous ne connaissions pas encore l'historique de la version de la tête, lorsqu'une occasion favorable de présentation pelvienne, avant la rupture des membranes, nous permit de la pratiquer avec le plus grand succès ; et comme cette opération entrait pleinement dans nos vues, nous l'avons adoptée depuis comme méthode générale. Aujourd'hui nous pouvons joindre les faits aux principes, et nous ne craignons pas de dire que la version céphalique ne tardera pas à revendiquer largement ses droits sur la version pelvienne.

Déjà nous avons répondu à quelques objections qu'on a faites à l'opération que nous étudions. Ainsi nous avons assez prouvé que l'accouchement par le siège n'est pas physiologique.

Nous n'avons pas besoin de nous prononcer pour le moment sur le choix qu'on doit faire dans les cas de rétrécissement du bassin, car ces cas ne rentrent pas dans notre cadre ; il resterait à prouver la possibilité d'un diagnostic certain avant la rupture des membranes. Or ce diagnostic, nous l'avons par le palper, en y joignant au besoin le toucher et l'auscultation. Nous ne devons donc plus nous occuper que de la manière de rendre cette opération facile.

La question est ainsi ramenée à la simple difficulté de l'opération. Quant à son utilité dans les cas de bonne conformation du bassin surtout, elle est trop évidente pour que nous ayons besoin de la démontrer, et déjà nous pouvons dire que, dans tous les cas où elle est possible, elle doit être pratiquée ; or ces cas forment une règle générale qui souffre peu d'exceptions quand on examine surtout la femme en temps opportun, et nous espérons voir, avec le temps, les accouchements par le siège à peu près aussi rares dans la pratique des bons accoucheurs que les évolutions spontanées sont rares aujourd'hui dans les présentations du tronc.

Nous ne reviendrons pas sur les causes qui ont amené une présentation du siège, mais nous ferons remarquer encore une fois que ce qui a facilité le fœtus pour changer la présentation du sommet en présentation pelvienne facilite aussi l'opérateur pour faire la version. Comme ces conditions ont une grande influence sur le succès de l'opération, nous allons nous en occuper tout d'abord.

§ 2. — Une condition que nous avons reconnue nécessaire à la palpation est aussi nécessaire à la version : c'est la souplesse et le peu de sensibilité des parois utéro-abdominales. Ceci fait voir déjà que la version n'est guère possible pendant les contractions du travail, ni dans le cas de tension anormale des parois utéro-abdominales, et prouve la nécessité d'examiner la femme dans le cours de la grossesse. Une autre condition est que le fœtus conserve dans la cavité amniotique une suffisante liberté pour pouvoir effectuer la version sans exercer de violence sur lui ni sur la mère, et cette condition indique à priori le temps pendant lequel la version doit être pratiquée : c'est celui qui sépare le sixième mois du milieu du neuvième. Dans le dernier mois, en effet, le fœtus acquiert surtout du tissu adipeux, et les eaux amniotiques, si elles ne diminuent pas alors de volume, n'augmentent pas en proportion des autres temps de la grossesse.

Une autre condition, qui est la conséquence de la précédente, c'est que le siège de l'enfant ne soit pas déjà engagé dans l'excavation. Lorsque la présentation du siège est indirecte et que les pieds correspondent à n'importe quel point du grand bassin, la version est possible même au moment du travail, mais elle ne l'est plus lorsque la présentation est directe, et que le siège lui-même s'engage dans le segment évasé de la matrice.

Les quinze derniers jours de la grossesse sont précisément le temps le plus favorable à cet évasement, et lorsque le siège s'y est commodément placé, il est difficile de le déloger. Ainsi il nous est arrivé de tenter en vain la version une fois huit jours après que des contractions douloureuses avaient commencé à paraître, et lorsque la poche cependant n'était pas percée. Une autre fois, il a été impossible de la pratiquer peu de jours avant le travail. Voilà pourquoi l'on doit examiner la femme et faire la version quand il le faut, pendant les septième et huitième mois ou au commencement du neuvième. Plus on se hâte de faire la version, plus elle est facile ; plus on est utile à la femme en soulageant les incommodités ordinaires d'une grossesse où il y a présentation du siège, plus on est utile au fœtus en conjurant l'accouchement prématuré, qui est quelquefois la conséquence de ces présentations. Un seul cas pourrait permettre d'attendre, c'est celui où une hydropisie amniotique laisserait le fœtus très mobile dans tous les sens, et permettrait d'espérer ou une version spontanée, ou de déloger du détr it supérieur ce qui était engagé.

Une dernière condition nécessaire à la version est qu'aucun obstacle (tumeurs, brièveté du cordon, etc.) ne s'oppose aux manœuvres ou aux mouvements qu'on fait exécuter au fœtus.

§ 3. — Il est presque inutile de dire qu'il faut avant tout constater que la présentation du siége est réelle. On comprend, en effet, combien il serait regrettable d'imprimer au fœtus des mouvements de version dans une présentation du sommet. Heureusement qu'avec les signes rationnels, le palper, le toucher et l'auscultation bien employés, il est, on peut le dire, impossible de se tromper, et si l'on n'était pas sûr de la présentation du siége, il est clair qu'on s'abstiendrait de faire la version.

Nous ne pouvons pas entrer ici dans des détails que nous avons déjà donnés en grande partie, mais nous indiquerons en peu de mots quels sont les principaux signes de cette présentation.

La femme ne sent pas les mouvements actifs du fœtus en haut, mais dans le bas-ventre ou dans les fosses iliaques, et très souvent ces mouvements sont douloureux. Elle a rarement des envies fréquentes d'uriner, ou elle les a pendant toute la dernière moitié de la grossesse. Elle n'est guère constipée.

Le palper donne, à la partie supérieure et un peu latérale de la matrice, tous les signes de la tumeur céphalique ; plus bas et sur les côtés, une autre tumeur qui offre les caractères du tronc. Le palper au niveau du détroit supérieur trouve, ou un corps volumineux qui n'offre pas les caractères de la tête, ou des parties mobiles de petites dimensions, et quelquefois même aucune tumeur fœtale.

Le toucher vaginal ne sent rien au détroit supérieur, si ce n'est des tumeurs petites et mobiles, ou un corps peu résistant si ce sont les parties molles du bassin, ou un corps dur si c'est le sacrum ; mais il n'y a pas, dans ce dernier cas, l'étendue ni la régularité de la tête.

L'auscultation, enfin, donne dans les deux derniers mois le maximum absolu au niveau de l'ombilic, peu au-dessus ou peu au-dessous, et le maximum relatif se continue avec intensité, suivant une ligne qui va le plus souvent en bas et en dedans.

Lorsque des doutes pourront s'élever sur un de ces moyens de diagnostic, les autres signes viendront les faire disparaître ; mais il ne faudra en venir à la version, nous le répétons, que lorsque plusieurs signes se seront réunis pour se contrôler mutuellement.

Une fois la présentation du siège constatée, il faut connaître la position, car la version n'est pas la même dans toutes les positions du siège. Ainsi le mouvement de rotation qu'on imprime au fœtus, pour ramener la tête où sont les pieds, doit être presque toujours fait dans le sens de la courbure de l'arc fœtal, ou, pour mieux dire, dans le sens de la flexion.

Le palper abdominal fera connaître encore ici la position et la direction qu'affectent le tronc et la tête de l'enfant, et l'auscultation peut contribuer à établir ce diagnostic. Ainsi la convexité du dos de l'enfant sera sentie à gauche, dans une sacro-iliaque gauche, et l'auscultation trouvera aussi le maximum absolu de ce côté, tandis que ces signes seront à droite dans une sacro-iliaque droite. Ces renseignements suffisent pour opérer la version.

§ 4. — La manœuvre de la version doit être faite d'une manière méthodique et avec ménagement. Il ne faudrait pas croire cependant que cette manœuvre soit bien sensible à la mère ou à l'enfant. Dans les cas mêmes où nos tentatives, quoique répétées avec insistance, ont été vaines, nous n'avons jamais vu des accidents en résulter ; aussi sommes-nous maintenant très hardi. Si le premier essai ne réussit pas, nous ne perdons pas l'espoir de réussir une seconde et une troisième fois, et à moins d'employer des manœuvres brutales, nous croyons qu'on peut faire toute tentative de version sans nuire à la mère ni à l'enfant. Il faut même que la femme soit bien sensible pour se plaindre pendant son exécution. Quelle que dût être cependant cette douleur, elle n'égalera jamais les souffrances d'une version pelvienne ni les dangers que court l'enfant dans un accouchement par le siège.

Si la sensibilité morale ou physique de la femme faisait contracter l'utérus pendant l'opération, on n'aurait qu'à attendre quelques instants pour que le relâchement arrivât, et alors on recommencerait les manœuvres.

Pour opérer la version, la femme doit être couchée horizontalement, comme pour faire la palpation.

Le bassin est placé sur un coussin, de manière à être relevé un peu plus que la cavité abdominale. Lorsque le fœtus est très mobile, l'accoucheur seul peut opérer la version ; dans le cas contraire, il a besoin d'un aide.

Le premier temps de l'opération consiste à éloigner le bassin de l'enfant du détroit supérieur. Pour cela, le bord cubital d'une ou des deux mains est glissé à travers les parois abdominales, entre le rebord du pubis et le paquet fœtal. Ce mouvement, fait lentement et par petites reprises, est continué jusqu'à ce que le bord de la main soit interposé entre le fœtus et le détroit supérieur. Dans les présentations indirectes du siége, ce premier travail est facile et quelquefois même tout à fait inutile. Mais lorsque le bassin de l'enfant est déjà engagé dans le détroit supérieur, ce temps est difficile, et dans ce cas il faut faire soulever le siége de l'enfant par un aide pendant qu'on glisse le bord de la main entre cette partie et les pubis. Ce soulèvement est fait avec les doigts dans le vagin à travers l'utérus, et, si l'on peut, à travers les membranes.

Une fois le bord cubital de la main engagé entre le siége du fœtus et le bord des pubis, on passe au second temps, pendant lequel il faut entraîner le paquet fœtal en haut et du côté opposé à la tête (voy. fig. 5, DA). Ce temps est ordinairement assez court, et une fois qu'on a ramené l'extrémité inférieure du tronc en haut, il faut l'y maintenir pendant qu'on passe au troisième temps. Lorsqu'on peut supposer que ce dernier temps sera long et difficile, on confie alors le tronc à un aide qui le tient relevé.

Le troisième temps consiste à faire descendre la tête en bas jusqu'à ce qu'elle appuie en plein sur le détroit supérieur. Lorsque le fœtus est très mobile, ce temps seul suffit pour faire la version ; on n'a qu'à appuyer sur la tête dans le sens de la flexion, et cette partie entraîne le tronc en bas et les pieds en haut. A part ces cas exceptionnels, le troisième temps est le plus difficile de tous ; aussi l'opérateur a-t-il besoin de pousser quelquefois la tête avec ses deux mains.

Déjà, dans le soulèvement du bassin et du tronc fœtal, on doit porter le siége en arrière et favoriser la courbure de l'arc qu'il décrit ; mais cette flexion doit être prise surtout en considération pendant le troisième temps, et c'est dans le sens de la flexion qu'il faut toujours presser la tête.

Pour cela, on applique les doigts d'une ou deux mains sur la partie la plus accessible de la tumeur céphalique (voy. fig. 5, BC), et la poussant en bas et en dedans, on l'entraîne vers le détroit supérieur. On fait quelquefois peu de chemin dans le premier essai, qui durera quelques secondes; sans lâcher prise, on revient après une ou deux minutes à un nouveau refoulement, et petit à petit on fait descendre la tête sur le détroit supérieur. La main (A, fig. 3) qui soulevait le tronc, accompagne ce refoulement en relevant de plus en plus le bassin de l'enfant, jusqu'à ce qu'il occupe la partie supérieure de l'utérus, et elle ne le quitte que lorsqu'il est logé où était tout à l'heure la tête. L'opérateur et l'aide doivent maintenir le fœtus réduit pendant quelques minutes, afin que les membres, ainsi que tout le reste du corps, se casent dans la nouvelle place qu'ils occupent.

Si l'on néglige cette précaution, on risque de voir le déplacement se reproduire sous ses yeux, ou au moins de voir la tête rester sur le rebord du détroit, et par conséquent dans une présentation indirecte du sommet.

§ 5. — La méthode de faire la version du fœtus dans le sens de la flexion est la plus facile et la plus rationnelle, aussi doit-elle être préférée ; mais nous croyons qu'on peut l'obtenir aussi en faisant suivre au fœtus une marche opposée.

Dans le cas que nous venons de décrire, en effet, on imprime au fœtus un mouvement de rotation qui fait marcher la tête la première ; on pourra cependant arriver quelquefois au même résultat en faisant aller les pieds en avant. Pour cela, on n'a qu'à imprimer au fœtus un mouvement qui tende à augmenter la flexion. Un exemple va rendre la chose plus claire.

Supposons que le siége du fœtus soit placé devant le détroit sans y être engagé, et que le dos soit tourné du côté gauche de la femme, on aura alors la tête du fœtus aussi à gauche et à la partie supérieure de la matrice. On aura prise, par conséquent, sur la tête et sur une partie du tronc. Pour faire la version, on imprimera à la tête un mouvement de haut en bas, et au tronc un mouvement de dehors en dedans. Si le fœtus peut se mouvoir, alors il tendra à diriger les pieds à droite et en haut, et il peut arriver ainsi à avoir la tête tout à fait en bas. Dès que le tronc du fœtus serait accessible au palper du côté droit de la femme, on lui imprimerait un mouvement de bas en haut qui aiderait la version.

Nous décrivons ce procédé parce que nous le croyons possible dans les cas surtout où il y a beaucoup d'eau amniotique ; mais nous n'avons pas encore eu l'occasion de le mettre à exécution.

Le premier procédé nous ayant bien servi jusqu'ici, nous nous y sommes tenu exclusivement.

Autant les récidives des présentations indirectes du sommet sont fréquentes après la réduction, autant celles d'une présentation du siège après la version céphalique sont rares ; c'est tout au plus si elles restent en présentations indirectes du sommet, et que l'on peut réduire comme si elles étaient primitives. Les récidives, cependant, peuvent arriver quelquefois ; et alors elles ont plusieurs causes, dont les principales sont une grande mobilité du fœtus, le peu d'évasement du segment inférieur de l'utérus, une forte inclinaison de cet organe ; mais surtout un rétrécissement considérable du détroit supérieur.

Lorsque le fœtus est mobile, et qu'il y a récidive après une première version, il faut y revenir une ou plusieurs fois. Dans un cas semblable, c'est seulement après avoir opéré trois fois la version que le fœtus s'est enfin maintenu en présentation directe du sommet. Ici la version était très facile à cause de l'abondance des eaux amniotiques. Dans le cas de nouvelles récidives, il faut maintenir le fœtus par une ceinture adaptée à cet effet, et dont nous parlerons plus loin. Si, malgré ces moyens, la présentation du siège se renouvelait, ce qui est rare, il faudrait profiter de la mobilité du fœtus pour pratiquer la version au commencement du travail, et la maintenir jusqu'à ce que la tête se soit engagée dans le détroit. Si la dilatation est complète ou près de l'être, on perce les membranes pour mieux fixer la présentation.

Lorsque la récidive tient à une forte inclinaison de l'utérus, on comprend bien qu'elle se renouvellera tant qu'on n'aura pas remédié à la déviation de cet organe, ce qui s'obtient encore par la ceinture hypogastrique.

L'évasement du segment inférieur de l'utérus a lieu en partie par le poids que le fœtus exerce sur ce point, et l'on comprend que si la tête ne repose pas sur l'aire du détroit supérieur, son poids ne peut plus favoriser cet évasement. Ce qu'il y a à faire pour le favoriser, c'est donc de le maintenir sur ce détroit à la faveur de la ceinture hypogastrique. Un cas seul peut y mettre obstacle, c'est celui de l'insertion du placenta près du bord de l'orifice. Le paquet placentaire, qui aura été souvent alors cause de la mauvaise présentation, s'opposera aussi à l'évasement, bien que l'orifice interne reste à découvert. Ce sont ces cas qui offrent fréquemment des hémorrhagies pendant le travail, mais où la grossesse n'arrive pas moins assez souvent à terme.

Enfin, les récidives qui tiennent à un rétrécissement du détroit supérieur ne peuvent pas nous donner un accouchement physiologique, et sortent, par conséquent, de notre cadre.

CHAPITRE II.

DE L'INFLUENCE QU'EXERCE LA GROSSESSE SUR LA MÈRE, ET DES SOINS QU'ELLE RÉCLAME.

§ 1. — Nous avons à considérer encore ici l'état général de la femme et l'état local.

Pour ce qui concerne l'état général, le fœtus a une influence considérable, en ce qu'il vit comme parasite aux frais et dépens des matériaux de la mère, ensuite par les modifications qu'il apporte dans le système nerveux, par la vitalité nouvelle qu'il donne à l'utérus ; par les sympathies qu'il réveille, et par d'autres modifications qui ont été très bien étudiées par les auteurs.

Pour ce qui concerne l'état local, on voit la matrice et son contenu agir mécaniquement sur les organes qui l'environnent et en modifier les fonctions, ou les changer même ; et tout cela est plutôt utile que nuisible à la grossesse et à l'accouchement.

ARTICLE PREMIER.

DE L'ÉTAT GÉNÉRAL DE LA FEMME PENDANT LA GROSSESSE, ET DES SOINS QU'ELLE RÉCLAME.

§ 1. — Le produit de la conception, avons-nous dit, a une grande influence sur la mère, parce qu'il vit et se développe aux dépens de ses matériaux, ensuite parce qu'il ajoute à l'état de la grossesse des travaux organiques et vitaux qui n'existaient pas auparavant.

Il nous serait difficile de dire la part de forces vitales que la mère accorde à l'enfant. Mais ce qu'il y a de positif, c'est qu'elle lui fournit les matériaux nécessaires à son développement, et ces matériaux étaient cependant nécessaires à sa propre existence. La disproportion qu'il y a entre le sang des règles que la femme aurait perdu pendant les neuf mois et les produits de la grossesse, est trop grande pour que la femme ne doive y mettre du sien. Aussi, faut-il le dire, la grossesse est tout à l'avantage du fœtus. On ne peut pas conclure à une plus grande aptivité organisatrice chez la femme enceinte, par cela seul qu'on a trouvé chez elle des concrétions osseuses à la voûte crânienne, ou parce qu'on a cru trouver une certaine pléthore. Nous n'avons pas eu occasion d'étudier ces concrétions, mais il est désormais démontré pour nous, ainsi que pour quelques autres, que la pléthore est plutôt fausse que vraie. Tout au contraire, nous voyons les femmes s'affaiblir pendant la grossesse, et il est bien rare qu'elles gagnent alors plus d'embonpoint et de fraîcheur qu'elles n'en avaient auparavant. La surexcitation nerveuse qui arrive souvent pendant ce temps est elle-même une exaltation plutôt qu'une augmentation de forces radicales; mais entrons dans quelques détails, et la chose deviendra bien plus évidente.

§ 2. — Nous ne voulons pas aller scruter comment le fœtus peut s'emparer des matériaux de la mère pour les façonner ensuite à sa guise avant de se les approprier ; ce qui est évident, c'est qu'il se fait, lui aussi, un réservoir de matériaux ; il a une masse sanguine composée de globules, de fibrine, d'albumine, de sérum, et des autres principes qui sont nécessaires à son développement, et avec ces matériaux il fait une masse organique qui, à la fin de la grossesse, pèse 3 kilogrammes et plus. Il entraîne autour de lui une masse de liquide amniotique d'un et même quelquefois de plusieurs litres. Il organise des membranes et un placenta dont le poids va de 60 grammes à 500. La matrice, qui pesait 30 grammes à l'état de vacuité, a tellement grossi, qu'à la fin de la grossesse elle pèse 1 kilogramme.

Des sécrétions qui étaient peu marquées ou nulles avant cette époque sont maintenant très actives. Ainsi, il y a hypersécrétion de mucosités vaginales, il y a hypersécrétion le plus souvent des sucs salivaires, gastrique et pancréatique. Il y a augmentation de la glande mammaire, et préparation de la sécrétion du lait.

Outre ces travaux qu'on peut appeler actifs, il y en a d'autres passifs. Ainsi, la compression des veines du petit bassin et de la veine cave retient le sang dans les membres inférieurs, gorge les vaisseaux hémorrhoïdaux, et infiltre les organes contenus dans le petit bassin et les membres eux-mêmes.

A cette stase mécanique, si nous ajoutons l'énorme quantité de sang que contiennent les vaisseaux utérins, nous pouvons dire *à priori* que tout cela ne peut pas se faire sans influer sur la nutrition et les autres fonctions générales du corps. Quelles sont maintenant les ressources qu'offre la femme pour subvenir à tant de dépenses? Prend-elle plus d'aliments qu'à l'ordinaire? Tout au contraire, les fonctions digestives se font souvent avec désordre ; elle mange peu ou ne mange que des choses peu nutritives, et chez quelques femmes l'alimentation pendant toute la durée de la grossesse est si faible, que le fœtus paraît se développer aux dépens de la propre substance de la mère.

A ces raisons des plus concluantes, il faut ajouter celles de l'hématose. Ainsi, la femme des villes surtout est portée à l'inertie, et fait ordinairement pendant la grossesse moins de mouvement qu'à l'état de vacuité. L'utérus, en se développant, refoule le diaphragme en haut et diminue un peu la cavité thoracique. Le sang, qui déjà n'était pas très riche, perd moins de son carbone et gagne moins d'oxygène. Pour surcroît d'affaiblissement, les reins, pendant la grossesse, ont de la tendance à séparer du sang l'albumine qui est un principe protéique si nécessaire à l'économie, et dont la diminution considérable dispose tant aux infiltrations séreuses et à l'éclampsie.

§ 3. — Nous ne nous étonnerons pas maintenant que les hématologistes aient trouvé que le sang des femmes enceintes est pauvre en globules, et s'il y a assez de fibrine pour que les saignées produisent souvent la couenne, cette couenne n'est pas forte comme elle le serait dans les maladies inflammatoires. Nous avons bien des raisons pour croire que l'excès de fibrine dans le sang et la présence de l'albumine dans les urines sont souvent ici sous la dépendance du peu d'activité de la muqueuse pulmonaire et de la peau, mais cette question incidente nécessiterait beaucoup de développements, et ne peut être traitée dans ce travail. Il nous suffit de constater que la gêne de la respiration dans les derniers temps de la grossesse, et la vie oisive que mène ordinairement la femme, ne favorisent pas la consommation du carbone, tandis qu'elle a à brûler non-seulement son carbone, mais celui que lui renvoie le sang veineux du fœtus. Elle n'a pas seulement besoin d'absorber de l'oxygène pour sa propre consommation, mais pour oxygéner aussi le sang du produit.

Elle aurait donc besoin d'agrandir l'étendue de la respiration, tandis que l'étroitesse du thorax et la vie oisive surtout tendent à la diminuer de plus en plus. Nous nous étonnons qu'on n'ait pas pris en considération cette cause d'affaiblissement; mais ce qui nous étonne le plus, c'est de voir qu'on ait fait un si grand abus de la saignée chez la femme enceinte. On revient aujourd'hui, il est vrai, de cette pratique; mais comme ce point est capital dans l'intérêt de l'accouchement physiologique, nous avons besoin de nous y arrêter quelques instants.

§ 4. — On a bien fait la différence entre la pléthore générale et la pléthore locale, mais il faut bien s'entendre sur cette distinction. Si l'on veut dire qu'il y a chez la femme enceinte une pléthore générale qui cause des accidents, nous répondrons qu'elle est excessivement rare. Ce qui le prouve, c'est que les femmes de la campagne ou celles des villes qui ont tous les signes d'un sang riche en globules et abondant, celles au tempérament sanguin le mieux prononcé, sont celles chez lesquelles la grossesse est la plus normale et l'accouchement le plus physiologique. Ainsi, nous le répétons, ce n'est presque jamais comme pléthore générale que le sang aura des inconvénients pour la femme enceinte; si cette pléthore existe avant la grossesse, elle sera profitable aux dépenses qu'exige cet état, comme nous l'avons vu. La pléthore générale est donc à désirer avant la grossesse.

Mais si elle n'existe pas avant ce temps, peut-on croire qu'elle se fasse après la fécondation? La raison et l'observation prouvent qu'elle doit être bien rare, et il sera plus rare encore qu'elle soit nuisible.

Mais, nous dira-t-on, que signifient la fréquence et la plénitude du pouls, l'oppression, les éblouissements, l'anorexie, les maux de reins, etc., s'ils n'indiquent de la pléthore générale? Et ce qui vient le confirmer, c'est que la saignée calme ces symptômes.

§ 5. — Les congestions vers la tête, vers les poumons, vers l'utérus, et même vers d'autres organes, peuvent se faire sans la pléthore. Ces congestions sont quelquefois passives, d'autres fois actives; mais ce qu'il y a de positif, c'est qu'elles sont plutôt séreuses que cruoriques. Aussi nous voyons le plus souvent ces phénomènes chez des femmes au teint pâle. Dans ces cas, en diminuant la masse du sang, on diminue certainement la sérosité, et surtout on diminue la congestion. Dans l'éclampsie elle-même, on soulage la femme aux premières attaques, ou on les conjure par la saignée, et cependant il y a le plus souvent infiltration générale et exubérance de la partie séreuse du sang.

Ainsi, dans les cas même où il y a des symptômes de pléthore, la saignée peut être utile par la quantité relative de la sérosité qu'elle soustrait; mais s'il était possible de faire une saignée séreuse aussi prompte et aussi abondante, elle serait à coup sûr plus profitable pour la femme. Si la saignée sanguine soulage alors, cela ne prouve pas qu'il y ait pléthore générale proprement dite.

Quant à la pléthore locale des auteurs, lorsqu'elle a lieu surtout sans hydroémie, elle est presque entièrement sous la dépendance du système nerveux; aussi nous allons parler tout d'abord de l'influence de la grossesse sur ce système avant de nous occuper de cette pléthore.

§ 6. — L'influence de la grossesse sur le système nerveux est quelquefois très grande, d'autres fois presque nulle.

Il y a des femmes qui, au moment même de la fécondation, croient éprouver des symptômes qui leur font distinguer le coït fécondant de tous les autres. Ainsi, nous en avons trouvé qui disaient avoir éprouvé un spasme général, accompagné même de frissonnements, d'autres qui ont éprouvé une sorte d'extase voluptueuse qui leur aurait ôté même la parole pour quelques instants; mais ces signes sont loin d'être communs et même d'être sûrs dans leurs résultats. Il est bien plus positif que des femmes s'aperçoivent de leur grossesse dès les premiers jours par quelques sensations spéciales qu'elles ont éprouvées à toutes les grossesses précédentes, et qui sont trop personnelles pour être notées dans ce travail.

Ces symptômes sont évidemment nerveux; mais, comme nous le disions plus haut, les symptômes appelés sympathiques, qui se manifestent le plus souvent du côté du tube digestif, commencent presque toujours vers la fin du premier mois pour se terminer au quatrième, c'est-à-dire qu'ils coïncident avec le séjour de l'utérus dans le petit bassin depuis qu'il a déjà acquis un certain volume. C'est cette coïncidence qui fait penser naturellement à une compression probable du grand sympathique, comme on explique par la compression les envies fréquentes d'uriner, les envies fréquentes d'aller du corps, ou la constipation. Cette complication nerveuse de la grossesse deviendrait ainsi expliquée en ce qu'elle est assez commune et qu'elle se manifeste même assez souvent chez les personnes les plus robustes, tandis que les symptômes nerveux qui précèdent la fin du premier mois, ou qui suivent la fin du cinquième, se manifestent plus spécialement chez les femmes d'un tempérament nerveux, ou qui sont chloro-anémiques. Quelques cas peuvent se présenter aussi chez les autres, tels que les dérangements causés par une mauvaise présentation, par une maladie de l'utérus, etc., mais alors ils sont exceptionnels.

L'état nerveux et l'état chloro-anémique, quoique pouvant exister séparément, se joignent si souvent ensemble et se confondent si bien, qu'il est quelquefois impossible de distinguer les caractères de chacun d'eux.

C'est dans ces cas qu'on observe le plus souvent les affections si variées qui accompagnent quelquefois la grossesse, telles que les vomissements incoercibles qui font souvent le désespoir de l'accoucheur, et qui, pouvant aller jusqu'à compromettre la vie de la femme, ne laissent même pas de traces organiques apparentes après la mort. C'est dans ces cas surtout qu'on observe les envies, le pica, les dyspepsies, le ptyalisme, la toux férine, la dyspnée, les palpitations, les syncopes, les névralgies de toutes sortes, l'altération des sens, et même l'altération des facultés intellectuelles.

§ 7. — Le développement du produit au sein de la matrice réveille les sympathies de cet organe plus que ne le fait aucune de ses affections; mais il y a à cela une limite qu'on peut dire normale, et qui se borne presque exclusivement au développement des mamelles, tandis que chez les femmes chloro-anémiques ou nerveuses, la sensibilité utérine, souvent exaltée, réveille les sympathies pathologiques de l'utérus et produit des symptômes qui tiennent plutôt de l'hystérie.

C'est à la sensibilité nerveuse et à la mobilité de la petite masse de sang qu'il faut attribuer les congestions ou pléthores locales qui se manifestent souvent dans ces cas. De même que chez les femmes nerveuses les règles sont souvent plus abondantes que chez celles qui ont un tempérament sanguin, les congestions utérines pendant la grossesse sont plus fréquentes et plus faciles chez les premières que chez les secondes.

Il y a alors abondance exubérante de sang dans la matrice

et manque de ce liquide dans les autres centres de vie ; de là, outre les troubles généraux, des troubles utérins bien manifestes. Ce sont des maux de reins et de la pesanteur au bas-ventre ; ce sont la suspension des mouvements actifs du fœtus, les hémorrhagies utérines, les apoplexies placentaires, le réveil des contractions de la matrice ; c'est, en un mot, presque toute la symptomatologie de l'avortement. Ce qui a lieu lorsque la grossesse est assez avancée, arrive souvent assurément aux premières époques de la gestation, et l'œuf est entraîné avec le sang menstruel de la première ou deuxième menstruation qui suit la fécondation. Bien des femmes qui sont stériles ou qui n'ont qu'un ou deux enfants ont pu cependant être enceintes bien souvent sans s'en douter.

§ 8. — Tel sera l'état général de la femme dans le cours de la grossesse ; mais comment se trouvera-t-elle à l'approche de l'accouchement ? Si, après avoir perdu de l'albumine, et le tissu cellulaire étant infiltré, elle n'a pas d'éclampsie, elle aura au moins le sang appauvri par la perte des globules dans l'hémorrhagie presque inévitable de l'accouchement, et si elle était chloro-anémique, elle le deviendra encore plus après ces pertes. La surexcitabilité générale sera accrue avant et pendant le travail ; comment pouvoir espérer alors un accouchement physiologique ? Nous reviendrons sur ce sujet en temps et lieu. Voyons, pour le moment, ce qu'il y aurait à faire pour corriger cet état général de la femme pendant la grossesse.

§ 9. — Nous ne pouvons pas dire ici : Donnez-moi la maladie, je vous donnerai le remède. La maladie est assez connue, mais il est bien difficile d'y remédier. Ce qu'il y aurait à faire, la nature nous l'indique par ce qu'elle fait chez les femmes de la campagne et chez les femmes robustes. Ce serait de corriger l'excessive sensibilité du système nerveux et la pauvreté de la masse du sang. Or, nous l'avons déjà dit en commençant, ce n'est pas tout à coup qu'on peut parvenir à ce résultat ; car, pour cela, il faut changer, pour ainsi dire, tout le tempérament de la femme, ce tempérament qu'elle tient en partie de ses parents, et qui dépend de son enfance, de son éducation, de sa manière de vivre, etc. Voilà pourquoi il faut préparer, qu'on nous passe l'expression, l'accouchement de la femme avant sa naissance. Nous aurions gardé le silence, s'il s'agissait de conseiller une chose impossible à réaliser ; mais comme nous l'avons fait pressentir, il est possible de faire aux jeunes filles une bonne constitution en leur donnant une éducation meilleure.

N'y aura-t-il cependant rien à faire pour les femmes qui, pendant leur grossesse, ont le système nerveux et la masse du sang dans les conditions que nous venons d'indiquer? Ici nous arrivons sur un terrain qui a été largement cultivé par les accoucheurs, et où il reste peu de chose à faire. Ce qu'il y a de fâcheux, c'est que les femmes ne mettent guère en pratique ces conseils, et qu'elles appellent surtout l'accoucheur lorsque la complication de la grossesse est déjà devenue une maladie. Nous n'indiquerons pas successivement les moyens thérapeutiques qu'on a opposés à telle ou telle complication de la grossesse. Le point de vue général auquel nous nous sommes placé nous permet seulement de dire que la femme des villes, pendant la durée de la gestation surtout, doit chercher dans sa nourriture, dans sa manière de vivre, dans ses exercices, dans ses vêtements, et partout, en un mot, un correctif à l'état anormal dans lequel elle se trouve le plus souvent.

§ 10. — La femme de la campagne peut avoir quelques nausées dans les premiers mois, voire même des vomissements ; mais elle ne laisse pas pour cela de suivre son régime ordinaire. Les bonnes femmes de village sont si habituées à ces phénomènes, que malgré les vomissements, elles mangent encore, et souvent elles ne vomissent pas les aliments de la seconde ingestion, quoique ayant vomi ceux de la première. Aussi c'est à peine si leurs forces générales sont affaiblies dans les premiers mois. Dans le milieu de la grossesse, elles reprennent presque toujours ce qu'elles pouvaient avoir perdu tout d'abord, et le terme approche sans que leur alimentation ait changé, et surtout sans diminution de leurs forces. La femme de la ville, prenant moins de nourriture que celle de la campagne, se trouve déjà dans des conditions plus difficiles. Ses dégoûts habituels, et ceux qui surviennent pendant la grossesse, font qu'elle mange ordinairement trop peu ou qu'elle prend des aliments d'une nourriture insuffisante.

Nous ne ferons pas la liste des aliments qu'elle doit prendre, mais elle doit choisir de préférence ceux qui nourrissent beaucoup sans exciter, les substances animales surtout. Ces substances, il est vrai, sont celles qui lui répugnent le plus, mais il y a moyen de les mélanger avec des substances végétales et de les préparer de manière à les rendre agréables au palais. Quelques fruits nutritifs et les farineux sont les plus aptes de tous les végétaux. Si l'estomac supporte ces substances, elles doivent être préférées à toutes les autres. Ce n'est pas que la femme enceinte doive manger pour deux, mais dût-elle faire un peu violence à ses dégoûts, il vaudrait mieux qu'elle dépassât légèrement son ordinaire plutôt que de rester au-dessous. Une pléthore générale très manifeste, avec injection de la face et des menaces de congestions viscérales multiples, pourraient seules faire changer ce régime. Les congestions locales existant surtout avec l'état chloro-anémique et une sensibilité excessive, doivent, au contraire, y faire insister davantage. Ce qu'il faut éviter alors surtout, ce sont les aliments préparés avec des épices et des sauces piquantes, ainsi que les boissons stimulantes. Si la femme buvait habituellement du vin, elle ne doit pas cependant s'en priver, et les vins secs peu capiteux sont préférables aux autres. Si cette manière de vivre rendait le tube digestif paresseux, on y remédierait par des lavements et par quelques minoratifs qui chassent les sécrétions surabondantes des premières voies ; et activent les fonctions absorbantes du tube intestinal.

Lorsque, au contraire, il n'y a pas de tolérance du côté des intestins, et qu'il y a des vomissements, des gastralgies, on les corrige par des moyens thérapeutiques. Le sous-nitrate de bismuth uni à l'opium réussit le plus souvent, et si ces dérangements sont accompagnés d'aigreurs, on y associe la magnésie. Ces dérangements du tube digestif, du reste, tiennent le plus souvent à la sensibilité générale, ou bien ils sont légers, et alors ils sont combattus avec efficacité. Les toniques ferrugineux ou amers après les calmants sont très avantageux. Le régime, quelque utile qu'il soit, n'est pourtant pas suffisant pour corriger le système nerveux et le système sanguin d'une femme de la ville pendant qu'elle est enceinte ; un des moyens les plus utiles pour atteindre ce but est l'exercice du corps.

§ 11. — La femme de la campagne, que nous citons toujours, parce qu'elle est le modèle le plus vrai, ne laisse pas de continuer ses travaux. Ceux qui fréquentent les villages ont vu souvent les femmes grosses courir les champs avec des fardeaux sur la tête et sur les épaules, et, à part, un peu de difficulté mécanique apportée par le développement du ventre sur la respiration, elles sont alertes au neuvième mois de la grossesse, à peu près comme si elles n'étaient pas enceintes. Ces femmes ont bien moins de varices aux jambes que celles qui restent dans le repos, comme on observe moins de varices chez les danseurs que chez les cuisiniers. Chez les femmes de la campagne, il y a cet œdème utile des organes du petit bassin ; mais il reste dans des proportions suffisantes, produit moins souvent des hémorrhoïdes, et rarement l'infiltration considérable des membres inférieurs. L'exercice des membres inférieurs met le sang de ces parties en mouvement et fait éviter la stase consécutive de l'utérus lui-même. Le peu d'eau amniotique, si utile aux bonnes présentations, comme nous l'avons vu, est ici très marqué.

Chez la femme de la campagne, non-seulement on voit plus rarement les congestions utérines, qui sont si pénibles et qui entraînent si souvent des avortements, mais on n'observe pas les autres congestions viscérales ; les cas d'éclampsie sont très rares. Ainsi, pendant huit ans d'exercice médical en Corse, nous n'en avons vu que deux seuls cas qu'on peut appeler symptomatiques. Un de ces cas a eu lieu chez une femme de village, primipare, enceinte de deux jumeaux, et où le premier, se présentant par l'épaule, on laissa le travail s'accomplir tout seul pendant deux jours. C'est seulement lorsque les convulsions arrivèrent qu'on eut recours à nous : la version pour le premier enfant et une application de forceps pour le second délivrèrent bientôt la femme, et les convulsions cessèrent aussitôt. La femme reprit connaissance le jour même. On nous a dit cependant que les convulsions avaient recommencé deux jours après, et que la mort s'en était suivie. L'autre cas s'est présenté à nous dans la ville même de Bastia, chez une femme infiltrée et albuminurique. Les convulsions ayant éclaté pendant les efforts du travail et le col étant largement dilaté, nous avons appliqué le forceps ; les convulsions ont cessé immédiatement pour ne plus reparaître. La mère et l'enfant ont survécu.

Nous avons demandé en vain à nos confrères des communes rurales, nous l'avons demandé à nos confrères de Bastia, on ne connaît pas l'éclampsie à la campagne, et elle est excessivement rare en ville. Nous avons eu à l'hôpital quelques femmes ayant de l'albumine dans les urines sans éclampsie.

A quoi peut tenir, dans les grandes villes, la fréquence de cette maladie, comme une foule d'autres qui coïncident avec un état congestif et nerveux, si ce n'est à la vie molle et oisive, au peu d'hématose, à l'hydroémie, aux congestions viscérales du cerveau, de l'utérus, des reins, des poumons, etc., toutes complications qui peuvent être souvent corrigées par la manière de vivre et par un mouvement modéré pendant la grossesse.

Les accoucheurs inscrivent en vain des préceptes dans les livres ; ils n'insistent pas assez pour les faire mettre à exécution, ou les femmes des grandes villes ne les observent pas. Elles qui souvent sont habituées à se faire même habiller et déshabiller, elles qui sont fatiguées après quelques pas de promenade, et que la voiture doit suivre de près pour les recevoir, comment pourraient-elles faire un exercice suffisant pour atteindre le but que nous indiquons ici? C'est donc dans l'éducation, c'est dans la manière de vivre surtout, qu'est le plus grand défaut; et quand on veut le corriger autant que possible pendant la grossesse, il ne faut pas attendre au huitième ni au neuvième mois, il faut faire faire à la femme des promenades presque quotidiennes, à pied autant que possible, et de plus en plus longues, sans cependant les rendre fatigantes. Lorsqu'on habitue les femmes à se livrer ainsi au mouvement, on est étonné de voir que, quoique faibles en apparence, elles peuvent continuer à sortir quelquefois jusqu'à la veille même de l'accouchement. On engage la femme à s'occuper chez elle à des travaux physiques, et quand on veut obtenir d'elle une chose que les prières et les conseils ne peuvent faire avoir, il faut lui dire nettement que telle doit être sa manière de vivre, si elle veut une bonne grossesse et un bon accouchement.

Les lieux qu'elle fréquentera pour faire cet exercice ne seront pas les grandes réunions, où elle trouvera un triple désavantage : d'abord, il faudra faire toilette et se serrer plus ou moins la poitrine ; ensuite, elle y respirera de l'air vicié, qui, plus d'une fois, lui causera des défaillances ou des malaises ; enfin, elle y trouvera le plus souvent des émotions qui mettent trop en jeu sa sensibilité. Lorsque ses moyens permettent à une femme enceinte d'habiter la campagne ou d'avoir un jardin, elle les choisira de préférence à une maison de la ville, et ira là prendre tout à l'aise l'exercice dont elle aura besoin. C'est ici qu'elle apportera le plus grand soin afin d'éviter les changements brusques de température et l'humidité.

§ 12. — Après tout ce que nous avons dit sur la manière de s'habiller, et du reste devant revenir sur ce sujet à propos des influences locales, nous laisserons la toilette de la femme enceinte pour nous arrêter un instant sur les moyens de corriger son excès de sensibilité.

Le système nerveux est un ressort plus ou moins fort, selon le degré auquel on le monte, et cela non-seulement pour les qualités purement sensitives et morales, mais pour la force physique elle-même. Telle femme qui était fatiguée pour monter un escalier dansera toute une nuit sans fatigue : ce sera, si l'on veut, un coup de fouet donné à sa machine, et dont elle se ressentira les jours suivants ; mais cela nous suffit pour voir l'influence de son système nerveux, et cette influence se trouve quelquefois encore plus exaltée par la grossesse. C'est cette sensibilité qui, mise en jeu dans un moment, lui fera faire des prodiges dont elle ne se serait pas crue capable. L'énergie existe donc chez la femme ; le tout est de savoir la ménager à propos.

Le premier remède pour corriger cette sensibilité est d'éviter tout ce qui peut l'exalter : ainsi les mouvements violents du corps, les lectures et les conversations pathétiques, les spectacles, les passions, les émotions, le coït, et autres causes semblables, doivent être éloignés des femmes enceintes. On vient ensuite en aide à la femme par les soins de propreté, les bains généraux, et au besoin avec les antispasmodiques et les opiacés.

Le but de la nature et de l'art, pour l'état général de la femme enceinte, est donc celui de favoriser le développement de l'enfant sans être nuisible à la mère, et cela s'obtient surtout par l'entretien des forces générales, le calme du système nerveux et la bonne qualité de la masse du sang, comme nous venons de le démontrer.

ARTICLE II.

DE L'INFLUENCE LOCALE DE LA GROSSESSE ET DES SOINS QU'ELLE RÉCLAME.

§ 1. — Nous avons déjà parlé longuement ailleurs de l'influence que la grossesse exerce sur l'utérus et sur les organes qui l'environnent, nous n'avons donc plus besoin de nous arrêter que sur les soins qu'elle réclame.

Les conditions les plus favorables dans lesquelles doit se trouver le corps de l'utérus pour que la grossesse soit mieux supportée, pour préparer une bonne présentation et une bonne position, sont les suivantes :

Peu d'eaux amniotiques, développement de l'utérus, surtout suivant son grand diamètre, et légère obliquité à droite de ce diamètre.

Si maintenant nous remontons aux principales causes qui contrarient ces trois conditions, nous trouvons que le resserrement de la base de la poitrine et l'affaiblissement des parois abdominales produisent le développement de l'axe transverse de l'utérus et ses déviations anormales.

Quant aux eaux amniotiques, nous ne connaissons pas encore leur véritable source; mais le fait est que leur abondance favorise, comme nous l'avons vu, les mauvaises présentations et les mauvaises positions, et qu'elle coïncide avec une faiblesse générale ou avec une faiblesse locale de l'utérus et de l'œuf lui-même.

§ 2. — Que faire pour corriger ces vices lorsqu'ils ont de la tendance à se manifester? Il faut faire artificiellement ce que fait la nature chez les femmes de la campagne.

Il faut d'abord éviter toutes les causes mécaniques qui peuvent provoquer des congestions utérines; il faut appeler la circulation à la périphérie par l'exercice corporel, par la température chaude de la peau au moyen des flanelles, et au besoin par des frictions et par quelques bains sulfureux. L'entretien de la masse du sang à la périphérie diminuera la congestion utérine, la congestion des reins et celle des parties inférieures du corps, dont la circulation est gênée par l'utérus. En agissant ainsi, on activera bien plus la digestion, les selles seront moins rares, et l'on n'aura pas toujours besoin d'avoir recours aux lavements ou aux laxatifs; mais on évitera surtout, par ce moyen, les avortements et les accouchements prématurés.

Quand on emploiera habilement les dérivatifs, on se servira même beaucoup moins de la saignée pour détruire les pléthores locales, et l'on trouvera que des ventouses sèches sur le dos, des sinapismes légers promenés sur les membres supérieurs, ou des frictions rubéfiantes avec l'huile de croton ou autres substances, faites loin de l'organe congestionné, suffisent souvent pour détourner l'afflux exagéré des liquides vers l'utérus.

§. 3. — On corrigera les procidences de ce viscère, et l'on favorisera son développement vertical en le soutenant artificiellement avec une large ceinture élastique qui tiendra lieu de parois abdominales. Cette ceinture, qu'on a conseillée depuis longtemps sans y insister suffisamment, rendra des services immenses lorsqu'elle sera appliquée avec intelligence. Ainsi, il ne faudrait pas attendre, pour l'appliquer, qu'une éventration ni une procidence extraordinaire de l'utérus aient lieu, ni jusqu'au dernier mois de la grossesse, car alors le mal est fait; elle pourrait être même nuisible dans ce cas en changeant tout à coup les pressions viscérales. Il faut mettre cette ceinture chez toutes les femmes à tempérament un peu lymphatique, ou chez lesquelles on a des raisons pour croire que l'état de la grossesse ne sera pas physiologique, et il faut la mettre dès le septième mois de la gestation. Pour qu'elle soit utile, il n'est pas nécessaire qu'elle serre au point d'être gênante; elle doit soutenir et non comprimer l'abdomen. Si, lorsque la grossesse avance, on constatait une déviation vicieuse de l'utérus, on pourrait même ajouter à cette ceinture de petits coussinets pour augmenter la pression là où elle est nécessaire ; mais ces coussinets deviennent utiles, surtout lorsqu'il s'agit de maintenir une réduction ou une version céphaliques qui ont de la tendance à la récidive.

Dans ces derniers cas, un bandage de corps pourra tenir lieu de ceinture; mais ce bandage, avec les coussins dont on peut le garnir, devient bientôt incommode, et il ne doit être employé qu'aux derniers jours de la grossesse.

Si la femme est habituée au corset, et qu'elle ne puisse s'en passer, elle le mettra, mais il faut qu'il soit peu serré et élastique, surtout à la partie supérieure et inférieure. Par la même raison, elle n'aura aucun lien qui lui serre la taille, le cou ou les jambes. Elle aura l'attention de tenir les cuisses et le bassin constamment couverts d'un caleçon.

L'influence locale de la grossesse sur la matrice a surtout de l'importance par les modifications qu'elle apporte dans le segment inférieur de l'utérus et dans le col ; mais ce sujet trouvera mieux sa place dans le chapitre suivant.

CHAPITRE III.

DES PHÉNOMÈNES QUI ACCOMPAGNENT LES DERNIERS TEMPS DE LA GROSSESSE, ET DES SOINS QU'ILS RÉCLAMENT.

§ 1. — Les dispositions favorables à l'accouchement physiologique que prend ici la nature sont encore plus marquées que dans tout ce que nous venons de voir, et ces dispositions ont surtout pour siège le segment inférieur de l'utérus.

Ce n'est pas, cependant, que ces travaux soient précipités, ils se préparent au contraire de longue main ; et pour mieux nous en rendre compte, nous allons examiner tout d'abord la durée de la grossesse et l'influence qu'elle peut avoir sur le travail du segment inférieur de l'utérus. Ce travail connu, il nous sera plus aisé de venir en aide à la nature, lorsque ses forces seront insuffisantes pour préparer un accouchement physiologique.

ARTICLE PREMIER.
DURÉE DE LA GROSSESSE.

§ 1. — La durée de la grossesse a dû intéresser de bonne heure la curiosité de l'homme, et, chose étrange, nous trouvons peut-être ici un des plus anciens monuments historiques de la mesure du temps, la tradition.

La mesure du temps par jours est la plus naturelle, c'est celle qui a dû frapper tout d'abord l'intelligence humaine. Mais la rotation journalière de la terre devant le soleil est trop fréquente pour arrêter dans la mémoire l'époque des phénomènes de la vie de l'homme; il fallait un autre moyen plus long pour mesurer le temps, et il était naturellement offert par les diverses phases de la lune : c'est ce qui a donné l'idée du mois. Enfin, le retour des saisons a dû donner bientôt l'idée de l'année. Il y a même des peuples qui comptent encore les années par les douze lunes.

La menstruation chez les femmes ayant lieu aussi presque toujours une fois par mois, et la grossesse durant environ dix mois, cette coïncidence n'a pas manqué d'être considérée dans les rapports de cause à effet. Les femmes ont toujours employé et emploient encore de nos jours cette expression : leurs mois, pour dire leurs règles; les noms scientifiques de menstruation, de ménopause, etc., ne reconnaissent d'autre étymologie que le nom de mois. On croit vulgairement que les diverses phases de la lune ont une grande influence sur le retour de la menstruation, et enfin, c'est par lunes et même par quartiers de lune que le peuple compte encore souvent la durée de la grossesse.

La manière de compter la durée de la grossesse par lunes a dû certainement commencer avec les siècles, et dernièrement encore on s'est demandé sérieusement si elle était exacte; mais on n'a pas tardé à avoir la preuve du contraire. On a alors compté la grossesse par jours, ce qui a donné une moyenne de deux cent soixante-dix jours, c'est-à-dire une durée de neuf mois, non de vingt-huit jours, comme les mois de la lune, mais de neuf mois de trente jours chacun, comme ceux du calendrier rectifié. Enfin, on a compté la durée de la grossesse par le nombre des époques menstruelles.

Nous allons jeter un coup d'œil sur chacune de ces manières de compter.

§ 2. — Pour que la durée par lunes fût exacte, il faudrait que le jour de l'accouchement fût le jour même de la dixième lune après la fécondation. Cette manière de compter ayant été peut-être trouvée trop douteuse, on a alors compté par quartiers, et beaucoup de femmes croient accoucher dans le même quartier de la dixième lune après le moment de la fécondation. Chose qui nous a surpris, une femme fort habile à compter par lunes arrive à l'hôpital de Bastia pour faire ses couches, et bien qu'elle ne se soit exposée qu'une fois à devenir enceinte, elle précise longtemps à l'avance le jour de son accouchement, et elle accoucha en effet le jour indiqué, c'est-à-dire deux cent soixante-quatre jours après la fécondation. Nous en avons trouvé plusieurs qui ont accouché dans le quartier même de la fécondation après neuf mois de grossesse, mais nous en avons trouvé aussi qui ont accouché avant et après.

Le compte par quartiers, du reste, est assez élastique. Nous ne parlerons pas de certaines manières de compter tout à fait vulgaires, et où l'on fait disparaître au besoin les quartiers et les lunes entières; mais nous dirons que si la fécondation avait eu lieu au commencement du quartier, et que l'accouchement dût avoir lieu à la fin de ce même quartier après neuf mois de grossesse, on aurait une latitude en plus ou en moins de quinze jours, ce qui est très considérable, et par conséquent peu précis.

§ 3. — La manière de compter par jours, ayant été reconnue comme la plus sûre, a été adoptée par la loi ; mais comme on a reconnu des cas où l'accouchement s'est fait avant ou après les deux cent soixante-dix jours, on a fixé à trois cents le terme des naissances légales, c'est-à-dire à dix mois de trente jours.

Malgré les bornes de la prudence dans lesquelles ce terme est renfermé, il n'est pas sans exceptions, et il est désormais reconnu qu'il y a eu des grossesses de trois cent deux et trois cent trois jours, et peut-être plus. On peut quelquefois se rendre compte de ces anomalies, mais ces faits prouvent seulement que le terme de deux cent soixante-dix jours est purement approximatif, et c'est dans ce but qu'on a établi des accouchements précoces ou tardifs, prématurés ou retardés.

Nous avons parlé jusqu'ici comme si l'on connaissait le jour même de la fécondation ; mais quelle est la femme qui, cohabitant avec son mari, peut préciser le jour où elle est devenue enceinte ? Pour tout guide du terme de la grossesse, on prend ordinairement les quinze jours qui sont à égale distance des deux époques menstruelles, c'est-à-dire que la fécondation aurait eu lieu huit jours avant ou après les règles, et l'accouchement arriverait au bout de neuf mois dans le cours des quinze jours qui séparent les deux époques cataméniales.

Cette manière de compter cependant n'exclut pas qu'une femme ne puisse rester enceinte peu après les règles et qu'elle ne puisse accoucher peu avant, de sorte que cette manière de compter embrasse environ un mois de latitude pendant lequel, il est vrai, il est difficile de se tromper, mais qui est encore plus élastique qu'en comptant par lunes.

Ces moyens de compter laissant beaucoup à désirer, et une connaissance plus exacte étant nécessaire pour notre sujet, nous avons cherché s'il y avait un autre moyen plus sûr, ou du moins d'une application plus facile, et nous nous sommes demandé si ce moyen ne serait pas indiqué par les époques cataméniales? Cette manière de compter, vaguement indiquée par quelques accoucheurs, est celle qui nous a paru la plus vraie; mais comme elle n'est que l'expression d'une loi très générale, la périodicité, nous saisissons cette occasion pour nous y arrêter un instant : ce sera autant de fait pour l'avenir. Nous nous arrêtons avec plaisir sur les idées d'ensemble, lorsque nous en trouvons l'occasion, parce que, quand elles sont justes, elles sont véritablement scientifiques, et satisfont bien plus l'esprit que les détails.

§ 4. — Il y a entre les forces physiques et la force vitale ce trait caractéristique, que les premières ont une action permanente, et la seconde n'agit que par des oscillations isochrones ou par périodes.

Tout dans le monde organisé n'est que mouvements périodiques, et pour aller droit à l'homme, toutes ses fonctions organiques, le sommeil, la respiration, la circulation, le mouvement péristaltique des intestins, tout est périodique; et, si la nature a étendu la période même à quelques maladies, il n'est pas moins vrai de dire que jamais nos fonctions habituelles ne sont plus normales que lorsqu'elles sont périodiques.

La périodicité n'est nulle part mieux établie que dans l'utérus.

A peine entre-t-il dans la jouissance de la vie qui lui est propre, qu'il est le siège d'une congestion périodique ordinairement très exacte et qui se fait même sans menstrues. Ceux qui rapportent la menstruation à la préparation ou à l'excrétion de l'œuf, n'auraient-ils pas pris l'effet pour la cause? Les ovaires, il est vrai, font partie essentielle des organes de la génération, et la périodicité de leurs fonctions ne ferait que confirmer la règle générale; mais bien des raisons nous portent à croire que, comme une congestion se fait tous les mois sur l'appareil gestateur, l'ovule qui est prêt prend part à cette congestion et brise alors la coque dans laquelle il est renfermé, comme un coït par la congestion et l'orgasme qu'il apporte peut faire briser aussi cette coque : voilà pourquoi une femme qui n'a pas vu d'homme depuis longtemps est plus exposée à être fécondée aux premières approches que celle qui s'expose souvent au coït.

Si c'était le travail de l'œuf ou son arrivée dans l'utérus qui causât l'écoulement menstruel, comment expliquer l'hémorrhagie périodique d'une surface muqueuse, d'une cicatrice, d'une plaie, ou d'autres parties, qui remplace quelquefois les règles d'une manière tout à fait exacte? Comment expliquer la fécondation lorsque les règles manquent un ou plusieurs mois de suite ou manquent tout à fait? Il y aurait bien d'autres arguments à opposer à cette idée; mais, pour le moment, contentons-nous de la régularité de l'écoulement du sang menstruel, et si la femme a deux fois la menstruation dans un mois, elle voit ordinairement tous les quatorze ou quinze jours, c'est-à-dire à la moitié de la période, ce qui constitue une période nouvelle. Si, au contraire, les règles sont anticipées ou retardées d'un certain nombre de jours, elles anticiperont ou retarderont du même nombre de jours, c'est-à-dire qu'il y aura toujours une période. S'il y a des femmes dont les règles ne viennent pas à des époques périodiques, elles sont le plus souvent maladives pour l'état général ou pour l'état local.

L'écoulement cesse ordinairement pendant la grossesse, mais la congestion continue, et elle est surtout marquée dans les premiers et les derniers mois.

La femme enceinte verra rarement du sang dans les premières époques cataméniales, ou cet écoulement aura pour la durée, la quantité et la qualité, quelque chose qui le distinguera des règles ordinaires; mais elle aura très souvent les signes qui lui annonçaient l'arrivée de ses menstrues.

Lorsque nous avons trouvé des femmes assez intelligentes pour noter l'époque des premiers mouvements actifs qu'elles ont senti, elles nous ont presque toujours indiqué une époque cataméniale ou tout au plus le milieu de cette époque. On comprend, en effet, que l'utérus se congestionne et se contracte même pendant ce temps, et c'est sans doute dans un sentiment de douleur que le fœtus fait alors des mouvements insolites qui décèlent sa présence.

La périodicité n'est pas moins marquée à mesure que la grossesse avance, et souvent, dès la septième époque cataméniale après la fécondation, la femme commence à avoir des réminiscences de ce qu'elle éprouvera ou de ce qu'elle a éprouvé dans l'accouchement. L'écoulement des mucosités, les douleurs de reins, le poids dans le bas-ventre, l'envie fréquente d'uriner, tout lui annonce, comme on dit en Corse, l'*entrata del mese*. La huitième époque est encore plus marquée, et bien des femmes croient alors accoucher. Quelques-unes accouchent, en effet ; mais comme elles ne croient guère qu'on puisse accoucher à cette époque, ni dans les mois pairs, sans qu'il y ait du danger pour elles ou pour leurs enfants, il leur est facile d'en trouver l'erreur dans la manière de compter.

C'est à la neuvième époque cataméniale après la fécondation ordinairement qu'a lieu l'accouchement, comme nous le dirons plus tard. Les contractions utérines, et les douleurs qui les accompagnent pendant l'accouchement, sont aussi parfaitement isochrones. Une fois qu'on a découvert la période, comme nous le verrons en parlant de la loi des contractions douloureuses, on peut deviner à quelques secondes près le retour de la contraction.

Maintenant que nous avons parfaitement établi la périodicité dans les fonctions utérines, nous revenons à la durée de la grossesse.

§ 5. — Si toutes les femmes connaissaient le moment de la

fécondation, on pourrait peut-être mieux connaître l'époque de leur délivrance dans toutes les manières de compter; mais tout ce qu'elles nous disent ordinairement, c'est qu'elles n'ont pas eu leurs règles depuis telle époque, c'est-à-dire que cette époque cataméniale est notre seul point de repère. Eh bien, l'accouchement aura lieu le plus souvent dans le cours de la neuvième menstruation qui devait arriver après la fécondation. Comme il y a des femmes dont le retour périodique n'est pas de trente jours ou est variable, on pourrait croire que la durée de la grossesse variera aussi ; cependant elle suit alors même la marche la plus ordinaire de trente jours d'intervalle. Ainsi, une femme dont l'écoulement menstruel dure habituellement cinq jours a eu ses dernières règles du 1er au 5 mai, elle accouchera très probablement du 1er au 5 février suivant. Ce moyen de compter nous a paru d'autant plus juste, que nous avions affaire à des femmes qui se trouvaient dans des conditions physiologiques. Cette manière de compter cependant n'est pas infaillible, il s'en faut de beaucoup; mais nous l'avons toujours trouvée plus exacte que toutes les autres, et c'est de celle-ci que nous nous servons habituellement. Lorsque la neuvième époque cataméniale n'effectue pas l'accouchement, elle le prépare ordinairement, de manière que peu de chose suffit pour qu'il s'accomplisse; rarement il arrive à la dixième, ou du moins il ne la dépasse pas.

Dans le cas où la femme ne savait pas nous dire au juste quelle était l'époque de la dernière menstruation, ni la date d'aucune époque cataméniale, nous avons pu, d'après les signes qui accompagnent ces époques, indiquer les jours de la huitième menstruation, et l'accouchement arrivait, en effet, à pareille époque le mois suivant.

Cette manière de compter est plus commode que les autres, mais elle n'est pas irréprochable, comme nous l'avons dit, et il est clair que la grossesse a une durée relative et non absolue pour toutes les femmes. Nous reconnaîtrons encore mieux ce principe lorsque nous aurons recherché les causes de l'accouchement.

ARTICLE II.

PRÉPARATION GRADUELLE ET INSENSIBLE DU SEGMENT INFÉRIEUR DE L'UTÉRUS ET DU COL PENDANT LES DERNIERS MOIS DE LA GROSSESSE.

§ 1. — Le travail qui se fait sur le segment inférieur de l'utérus, et celui qui se fait sur le col pendant les derniers temps de la grossesse, reconnaissent à peu près les mêmes causes. Voilà pourquoi nous les réunissons dans le même article ; cependant, ils méritent tous les deux une attention spéciale.

Le col, depuis le moment de la fécondation jusqu'à celui de l'accouchement, offre à considérer un état d'étroitesse et de dilatation, un état de longueur et de raccourcissement, un état de mollesse et de rigidité, enfin un état de contraction et de relâchement. Il passe successivement par plusieurs de ces états, ou par tous, selon que la grossesse et l'accouchement sont plus ou moins physiologiques. Nous n'avons pas à nous occuper ici des contractures ni des oblitérations du col ; car ces cas, ainsi que d'autres, sont pathologiques et sortent de notre cadre.

Dès les premiers temps de la grossesse, le col se durcit et devient plus long ou peut-être plus accessible par l'abaissement utérin, et il se ressent légèrement du développement de tout le reste de la matrice.

A mesure que la grossesse s'avance, il se ramollit de son extrémité vaginale à son extrémité opposée, et ici commence la différence entre les primipares et les multipares.

Chez ces dernières, lorsqu'elles ont fait plusieurs accouchements surtout, le col s'entr'ouvre à mesure qu'il se ramollit, il prend la forme d'un entonnoir, et se raccourcit, de sorte qu'au terme de la grossesse, il est presque entièrement effacé et ramolli ; il n'est pas toujours entr'ouvert, mais le plus souvent on peut arriver à toucher l'œuf dans les derniers quinze jours, souvent même on l'atteint dès le huitième mois ou au commencement du neuvième. Voilà la règle générale, mais il y a d'assez nombreuses exceptions. Ainsi, l'orifice interne est quelquefois fermé et rigide jusqu'au moment du travail, bien que le reste du col soit ramolli et presque effacé ; dans d'autres cas, il est ramolli, il est même perméable au doigt jusqu'à son orifice interne, et cependant il conserve presque toute sa longueur.

§ 2. — Chez les primipares, les choses se passent un peu différemment, mais non aussi différemment qu'on a bien voulu le dire. Ainsi, il se ramollit et se raccourcit à mesure que la grossesse s'avance. Son orifice externe, il est vrai, reste fermé par une petite corde circulaire bien sensible au toucher ; mais la cavité du col ne s'évase pas moins et s'efface de manière à ne faire plus qu'une poche excessivement aplatie de haut en bas, et dans laquelle pénètre d'abord le doigt avant d'avoir pu atteindre l'orifice interne.

C'est presque toujours pendant le travail que la bride en question est brisée, et l'orifice externe est alors le dernier à se dilater. Le travail préparateur du col et de l'orifice interne se fait à peu près chez les primipares comme chez les autres.

§ 3. — Le travail qui se fait du côté du col s'opère aussi du côté du segment utérin qui correspond au détroit supérieur. Si, dans le cours de la grossesse, on avait senti la tête à travers une épaisseur donnée de tissus, on s'aperçoit que cette couche s'amincit à mesure que le terme approche, la tête descend mieux sur le détroit, une partie du sommet, et assez souvent même la tête tout entière plonge dans l'excavation avant le travail.

Voilà, en peu de mots, les faits qui se passent sur le segment inférieur de l'utérus et sur le col ; il s'agit maintenant de les considérer au point de vue de l'accouchement physiologique. Cet accouchement aura lieu d'autant plus facilement que le travail préparateur sera avancé : c'est-à-dire que le segment inférieur est évasé et le col ramolli, effacé et largement ouvert. Nous croyons être le premier à avoir constaté par les faits que les accouchements faciles, prompts et très peu douloureux, avaient lieu surtout dans les cas où la dilatation était presque complète avant le commencement du travail. Ce sont là les véritables accouchements physiologiques. Il est facile de reconnaître, du reste, que la préparation du segment inférieur et du col pendant la grossesse est un travail de moins qu'auront à faire les contractions douloureuses ; il s'agit maintenant de savoir par quels moyens la nature parvient à ces résultats, afin de seconder ses moyens, et même d'y suppléer au besoin, si c'est possible.

L'évasement du segment inférieur de l'utérus est-il un développement proprement dit des parois utérines, comme cela a lieu pour les parois du corps de l'utérus dans presque toute la grossesse? S'il en était ainsi, les parois du segment inférieur et le col lui-même, au lieu de s'amincir, conserveraient la même épaisseur jusqu'à la fin de la grossesse, tandis que dans la généralité des cas, comme nous venons de le voir, il n'en est pas ainsi. Lorsque dans les présentations du sommet, on pratique le toucher à diverses époques de la grossesse, on sent que l'épaisseur de la paroi utérine diminue, et lorsque le col ne correspond pas au centre du détroit, cette diminution est encore plus manifeste. Ainsi nous pouvons dire que le travail du segment inférieur, loin d'être un agrandissement de la cavité utérine produit à la faveur du développement des parois de ce viscère, est un agrandissement effectué par l'amincissement de ce segment et du col lui-même. Ce travail est le plus utile à l'accouchement, car les parois du corps utérin, conservant plus d'épaisseur, auront bien mieux la force nécessaire à l'expulsion, et le segment inférieur et le col, en s'amincissant, faciliteront la sortie du fœtus. Pour mieux nous rendre compte de ce travail préparatoire, voyons quelles sont les conditions qui paraissent avoir sur lui la plus grande influence.

§ 4. — Vers le milieu de la grossesse, l'utérus a pu gagner sans gêne une grande partie de la cavité abdominale, mais enfin les viscères et les parois de cette cavité vont bientôt lui opposer une résistance qui augmente en raison de son accroissement.

La paroi supérieure, la paroi antérieure et les parois latérales sont toutes contractiles. Outre l'action constante de leur contractilité de tissu, elles sont mises en jeu à chaque effort, à chaque pas, à chaque respiration, et leur contraction ne peut se faire qu'en imprimant une pression sur les organes abdominaux, et plus directement sur la matrice gravide. Ces pressions successives et très fréquentes ne porteront pas sur la partie postérieure de l'utérus, qui est soutenue par une paroi solide. La partie qui n'est pas contenue sera seule l'aboutissant de toutes les pressions, c'est-à-dire le segment utérin qui correspond au détroit supérieur.

Une autre raison qui contribue à dilater ce segment est le poids du fœtus, des eaux de l'amnios et de la matrice elle-même; et ce qui prouve la force de cet argument, c'est que, comme nous le verrons, tout ce qui empêche le sommet de peser régulièrement sur le détroit supérieur retarde l'évasement du segment inférieur, ainsi que l'ouverture et l'effacement du col.

Pendant que toutes ces causes agissent de près ou de loin à l'évasement du segment inférieur, à l'effacement et à la dilatation du col, un travail favorable à ce résultat s'opère dans la trame même de son tissu : c'est leur ramollissement. Serait-ce une modification purement vitale ou une stase dans la circulation veineuse, causée par le resserrement du segment inférieur entre la partie fœtale et le détroit, et suivie d'une infiltration demi-séreuse? Quelle que soit l'explication, le fait est que le ramollissement de tous les organes du petit bassin et des articulations osseuses elles-mêmes est sensible dans les derniers temps de la grossesse. Ce ramollissement existe même, quoique à un faible degré, pendant l'écoulement des règles, et comme dans le premier cas, il y a un ramollissement qui ordinairement augmente avec l'approche du terme de la grossesse, on peut admettre que dans les deux cas il y a une congestion locale qui cause ou accompagne du moins le ramollissement.

§ 5. — Ce que nous venons de dire à propos de l'évasement du segment inférieur sera encore plus démontré par le mécanisme suivant lequel s'opère l'ouverture du col.

On serait tenté de croire que cette dilatation se fait, parce que l'utérus, ne pouvant pas suivre le développement de l'œuf, est forcé de s'entr'ouvrir comme s'entr'ouvre la coque d'un fruit à mesure que la graine est mûre. Cette raison peut être même invoquée chez certaines femmes qui portent des vices généraux ou qui sont mal conformées, et dont l'utérus lui-même a une force de développement incomplète. Chez ces femmes, en effet, on voit quelquefois le col complétement effacé et réduit à un mamelon presque imperceptible, sans la dépression de son orifice, dès le septième ou huitième mois; quelquefois même il est déjà entr'ouvert à cette époque. Le développement disproportionnel entre l'utérus et son contenu cependant n'est pas le motif principal de l'effacement du col, car on voit des hydropisies amniotiques même avant terme, et où le col est loin d'être complétement effacé ou dilaté.

L'effacement et la dilatation insensible du col nous paraissent reconnaître d'autres causes, dont les unes sont en quelque sorte mécaniques et les autres vitales.

Ainsi la paroi utérine, saisie entre l'œuf et le rebord du

détroit, a sa face externe poussée de bas en haut par le rebord qui la soutient, tandis que la face interne correspondante qui échappe à cette pression est entraînée en bas avec tout le poids de l'œuf; et comme ces deux parois sont séparées par une certaine épaisseur de tissu musculaire, elles tendent à glisser l'une sur l'autre; d'où il suit que la calotte utérine, reçue dans l'aire du détroit, a ses fibres poussées dans deux sens différents. Celles du plan interne descendent en convergeant, celles du plan externe remontent en divergeant. De cette manière, on n'est pas du tout étonné que l'orifice interne de l'utérus reste ordinairement fermé jusqu'à la fin de la grossesse. C'est qu'il n'a pas à supporter le poids qui paraît peser sur lui. Toute la calotte interne de la face utérine qui répond au détroit l'aide à le supporter, et le poids est bien plus senti sur les bords de cette calotte qu'à son centre où est le col.

Ce sera tout le contraire pour la calotte externe du segment utérin que nous étudions. Ici les forces allant en divergeant du centre à la circonférence, ce sera le centre qui s'en ressentira le plus, ce sera le col. Aussi voit-on son bord libre, dès qu'il est ramolli, céder à cette force, et s'effacer en se dilatant pour se confondre avec la paroi utérine. Comme les conditions qui produisent ce phénomène augmentent avec la grossesse, on voit ainsi le col se ramollir successivement, s'entr'ouvrir et s'effacer jusqu'à l'orifice interne.

Si, pour rendre la chose plus claire, nous devions indiquer par des cordes la direction des forces qui effacent et entr'ouvrent insensiblement le col, nous dirions que ces cordes s'attachent toutes à l'orifice interne qui est fermé, descendent presque parallèles jusqu'à l'orifice externe, et de là elles vont en divergeant jusqu'au détroit. Ces cordes, ainsi coudées à l'orifice externe, tendent d'abord à se redresser, ce qui ne peut se faire qu'avec l'effacement du col, et ce n'est que lorsqu'elles seront presque droites qu'elles agiront directement sur l'orifice interne. Le premier travail du col se fait donc de dehors en dedans, comme l'observation, du reste, le démontre tous les jours.

§ 6. — Nous venons de donner à l'évasement du segment inférieur de l'utérus et à la dilatation insensible du col une explication pour ainsi dire toute mécanique. Ne serait-elle pas plutôt le résultat des contractions indolores qui ont lieu dans le cours de la grossesse?

Nous avons déjà constaté ces contractions, et nous sommes convaincu qu'elles sont pour quelque chose dans le travail qui s'opère du côté du segment inférieur et du col; mais ces contractions sont trop fugaces pour pouvoir leur attribuer tous ces résultats. Nous avons palpé le ventre des femmes enceintes plus qu'on ne l'a fait jusqu'ici, et nous avons rencontré assez rarement la contraction indolore, ou, lorsqu'elle s'est manifestée, elle a été de courte durée. Nous avons même manifesté notre étonnement en voyant tant de flaccidité de la part des parois utérines. Il est vrai de dire cependant qu'aux époques cataméniales, et surtout à l'approche de l'accouchement, ces contractions sont plus fréquentes et plus énergiques : c'est ce qui cause les maux de reins dont se plaignent le plus souvent les femmes à ce moment.

Ces contractions, lorsqu'elles se manifestent, aident à l'action mécanique dont nous avons parlé ; mais comme nous le verrons dans le travail, elles n'ont pas une action aussi favorable, et elles se font un peu plus sentir sur l'orifice interne. N'importe la cause qui produit l'évasement du segment inférieur de l'utérus, ainsi que l'ouverture et l'effacement du col, le fait est que ces phénomènes préparateurs ont lieu dans une grossesse régulière, et plus ils seront avancés avant le travail, plus l'accouchement sera physiologique.

§ 7. — Mais, nous dira-t-on d'après ce qui précède, dans tous les cas de grossesse à terme, le travail préparateur devrait être achevé, et de cette manière tous les accouchements seraient physiologiques. Cependant cela n'est pas.

Ainsi, chez les primipares, l'orifice externe s'ouvre après l'interne; chez bien des femmes, l'orifice interne est évasé avant que tout le col soit effacé ; chez d'autres, le col, quoique ramolli dans toute son étendue, conserve une longueur considérable ; chez d'autres, enfin, l'orifice interne, au moment même du travail, est encore rigide et fermé, bien que le col soit presque entièrement effacé.

Toutes ces objections sont dignes d'une réponse, et cette réponse est précisément la raison pour laquelle ces accouchements ne sont pas tout à fait physiologiques.

Chez les primipares, il est vrai, l'orifice externe reste le plus souvent fermé jusqu'au dernier temps de la grossesse; nous avons vu pourtant des primipares avoir l'orifice externe très perméable aux deux doigts explorateurs, qui cependant trouvaient encore l'orifice interne plus ou moins fermé. Ce n'est cependant pas là la règle ; mais que se passe-t-il dans le col des primipares pendant la grossesse? Disons-le par anticipation : on trouve là ce qui arrive chez les multipares, mais sous des apparences diverses. Ainsi, chez les primipares, le col se ramollit aussi bien de son extrémité libre à sa base, et il se raccourcit; seulement, il reste fermé.

La petite corde dont nous avons parlé est assez résistante, le plus souvent, pour ne pas se déchirer pendant le travail insensible, et ne se brisera le plus souvent qu'au moment des contractions douloureuses. Mais à part cette petite corde, le reste du travail s'est fait ici comme chez les multipares. Les fibres dont est composée la tige du col se sont successivement dilatées et sont allées former comme autant de cercles concentriques à la calotte externe du segment inférieur. Ce qu'on a de col sous les doigts n'est guère que la muqueuse vaginale lisse et infiltrée; aussi est-elle mobile sur la paroi utérine proprement dite, comme le serait une mamelle flasque sur la paroi thoracique, qui est son point d'attache.

Tout le col proprement dit a disparu, et l'orifice externe est presque en contact avec l'orifice interne. La cavité du col représente une lentille excessivement plate. Tout ce que l'on sent, nous venons de le dire, n'est probablement que la muqueuse avec du tissu cellulo-fibreux infiltré.

Ici certainement il faut que le travail préparateur soit plus long, et la dilatation de l'orifice interne pourra se faire avant ou plus souvent encore en même temps que celle du museau de tanche. Voilà pourquoi cette partie de l'accouchement physiologique manquera plus souvent chez les primipares que chez les autres. Cet accouchement, cependant, n'est pas impossible avec le secours de l'art surtout, comme nous le verrons plus loin.

§ 8. — Quant aux cas où l'on trouve l'orifice interne dilaté, ou plutôt l'utérus évasé avant l'ouverture de l'orifice externe, nous les avons vus se présenter chez des femmes qui avaient eu des contractions utérines assez répétées avant terme, chez des femmes qui avaient servi souvent au toucher; mais le fait le plus remarquable que nous ayons observé, est celui d'une femme qui portait un allongement hypertrophique du col, et dont nous rapporterons l'observation. Ici le museau de tanche restait au dehors, et nous avons vu, même pendant l'accouchement, la dilatation se faire du dedans au dehors. C'est de cette manière, du reste, qu'ont lieu presque tous les accouchements avant terme. Le col, n'étant pas encore ramolli, ne peut guère s'effacer alors de dehors en dedans, et presque toute la dilatation est faite par l'œuf en agissant de dedans en dehors, comme le ferait un coin. Ce fait n'a pas lieu lorsque la grossesse est normale et qu'elle va à terme sans des contractions trop énergiques.

§ 9. — Nous réunissons les cas où le col, quoique ramolli, ne s'efface et ne se dilate pas, avec ceux où l'orifice interne reste fermé, quoique le reste du col soit ramolli et même effacé en partie ; non que ces faits soient les mêmes, mais parce qu'ils reconnaissent à peu près la même cause. Ainsi, quand on fait bien attention à ces cas, on trouve que le col est long et ramolli souvent dans des présentations autres que celles du sommet, et où le poids du fœtus ainsi que le mécanisme de la dilatation n'ont pas aussi beau jeu. Ce sont des cas où le sommet ne repose pas sur le détroit, parce que l'utérus est fortement incliné, ou pour d'autres causes.

L'orifice interne, fermé malgré l'effacement avancé du col, s'observe surtout chez les femmes des villes, chez lesquelles les forces qui tendent à dilater le segment inférieur de l'utérus et le col n'ont guère de prise. La grande quantité des eaux amniotiques fait que l'utérus avec son contenu, loin de peser perpendiculairement sur le plan du détroit supérieur, est supporté par les autres points du grand bassin. L'amincissement des parois abdominales et la procidence de l'utérus, qui en est la suite, font que le col utérin, loin de se trouver près du centre du détroit, est dévié et échappe aux forces dilatatrices dont nous avons parlé. Les efforts musculaires qu'exige le mouvement, et qui, comme nous avons vu, réagissent sur le segment inférieur de l'utérus, sont ici presque nuls à cause de la vie oisive que mène la femme ; voilà de quelle manière l'observation vient contrôler l'utilité de la vie active, de la ceinture élastique, et d'autres moyens que nous avons proposés, et qui sont tous destinés à corriger, autant que possible, ces états qu'on peut appeler anormaux.

Pour agrandir ce cadre cependant, il nous reste à parler d'un moyen qui peut être très utile, et que nous avons déjà mis en pratique avec succès : ce sont les injections vaginales.

§ 10. — Ces injections peuvent être prescrites à la femme à titre de propreté. Elles préservent, en effet, des démangeaisons incommodes que cause l'écoulement des mucosités, ou les guérissent lorsqu'elles existaient déjà, et corrigent la vaginite granuleuse qui arrive souvent dans les derniers temps de la grossesse.

Nous n'avons pas encore un grand nombre d'observations, et nous ne pouvons pas dire si ces injections agissent en aidant le ramollissement des tissus ou en provoquant les contractions indolores de l'utérus; cependant, jusqu'à présent, nous avons toujours obtenu de bons effets de ce moyen, employé non-seulement par des femmes qui avaient déjà fait des enfants, mais aussi par des primipares, chez lesquelles avant les douleurs le travail préparateur était plus avancé que nous ne l'avons jamais vu en pareil cas.

Nous faisons faire ces injections dans le cours du neuvième mois et d'après l'état du col. Ainsi, si après le commencement ou vers le milieu de ce mois le col est plus ou moins effacé, et s'il est entr'ouvert au point de laisser pénétrer les doigts explorateurs, nous nous contentons de prescrire une injection tous les deux ou trois jours; si, à cette époque, le col, quoique moitié effacé, a encore son orifice interne fermé, une injection tous les jours; si le col est encore long et rigide, deux injections par jour. Nous n'avons pas besoin de dire qu'avant de faire ces injections, il faut être sûr que la femme est dans son neuvième mois. Les renseignements qu'elle fournit et le développement de l'utérus suffisent ordinairement pour cela. Le palper peut aussi, jusqu'à un certain point, indiquer le développement du fœtus.

On comprend que là où le col est assez entr'ouvert et effacé au point de faire espérer un accouchement prompt et facile, les injections sont tout à fait inutiles. Si la femme, après ces injections, avait des douleurs de reins intermittentes, de manière à faire croire qu'elle a des contractions utérines trop prononcées, il faut alors cesser les injections pour les reprendre un ou deux jours après que ces douleurs auront disparu.

Ces injections sont purement d'eau tiède; elles sont faites

PHÉNOMÈNES DES DERNIERS TEMPS DE LA GROSSESSE. 227

par la malade elle-même, et, nous le répétons, à titre de soins de propreté ; si cela ne suffisait pas pour les recommander, on peut faire connaître leur véritable but.

La malade peut les faire le matin en se levant ou le soir en se couchant, avec une seringue dont la canule de gomme élastique est poussée aussi haut que possible, sans cependant causer de douleur. Après avoir fait l'injection et avoir retiré la canule, on met immédiatement entre les cuisses une serviette pliée en plusieurs doubles, et que la femme garde quelque temps, soit pour retenir un peu de liquide dans le vagin soit pour l'absorber, lorsqu'il s'écoule, sans qu'il aille mouiller les vêtements.

Nous arrivons ainsi à la fin de la grossesse, et dans tout ce que nous avons dit touchant les soins à donner pendant ce temps, le lecteur a dû s'apercevoir que, pour avoir plus fréquemment des accouchements prompts et faciles, dans les villes surtout, il ne faut pas abandonner la grossesse à la nature, comme on l'a fait jusqu'ici ; il faut la préparer à l'avance, et par conséquent il faudrait examiner la femme au moins une fois par mois dans la dernière moitié de la grossesse ; mais cet examen est surtout nécessaire pendant les deux derniers mois.

TROISIÈME PARTIE.

DE L'ACCOUCHEMENT PHYSIOLOGIQUE.

---

§ 1. — Après avoir assisté aux préparatifs que fait la nature pour avoir un accouchement physiologique, et l'avoir secondée par les ressources de l'art lorsqu'elle était incapable de se suffire par ses propres forces, nous arrivons à l'accouchement lui-même.

Nous ne savons pas quelle impression nous avons dû produire jusqu'ici sur l'esprit du lecteur ; mais si elle n'est pas favorable au sujet que nous traitons, la faute en est à nous seul. Quant au sujet lui-même, il est, nous osons le dire, trop vrai pour qu'on ne le regarde pas comme tel.

Nous l'avons reconnu vrai au point de vue de la philosophie, de la morale et de l'humanité ; au point de vue de l'économie sociale et domestique. Nous l'avons reconnu vrai en anatomie et en physiologie humaines et comparées, en hygiène comme en pathologie ; au point de vue théorique comme au point de vue clinique, dans l'ensemble comme dans les détails ; et puisque la vérité est toujours identique, nous l'avons reconnu vrai partout : aussi l'accouchement physiologique n'est plus pour nous un vain mot ni même une idée, c'est un fait immense qui, pour avoir un meilleur sort, aurait dû être exposé par une plume plus exercée que la nôtre, et dirigée par un esprit plus pénétrant.

Quant à nous, nous avons seulement la force que donne la conviction, la force que la vérité donne aux faibles eux-mêmes, mais une force qui s'accroît tous les jours par l'étude du sujet.

Ce n'est pas qu'il nous ait fallu un grand travail d'esprit pour réunir les matériaux qui font l'objet de ce volume. L'idée mère une fois établie, nous avons vu apparaître aussitôt une infinité d'autres idées. Les connaissances obstétricales que nous avions acquises, l'observation des faits les plus nombreux et les plus variés, tout est venu, pour ainsi dire, se grouper de lui-même autour de l'accouchement physiologique. Ce qui était disparate et inexplicable dans l'obstétrique ordinaire, vient trouver ici sa place naturelle. Il nous en a coûté de briser avec bien des idées que nous avions reçues de nos maîtres et des principes déjà établis dans la science; mais, entraîné par l'évidence des faits, nous avons dû nous laisser guider par le sujet lui-même. Aujourd'hui l'accouchement physiologique est pour nous si évident, que nous regrettons de n'avoir pas reconnu plus tôt une vérité si facile à découvrir, et nous sommes surpris qu'on ne l'ait pas formulée avant nous.

Si le lecteur, malgré les sympathies que peut lui inspirer ce sujet, ne partage pas encore notre avis, nous n'en sommes pas étonné ; nous nous sommes défié nous-même tout d'abord d'un sujet si étrange en apparence ; mais que le lecteur n'en soit pas découragé, nous croyons pouvoir répondre que s'il cherche la vérité de bonne foi, il adoptera l'accouchement physiologique. S'il n'a pas pu être convaincu jusqu'ici, il le sera peut-être par la suite, et si toute la lecture de ce livre n'était pas capable de le convaincre, il ne renoncera pas encore à cet accouchement. Qu'il lise alors dans le livre de la nature où nous avons puisé notre propre conviction, et ce livre lui en dira plus que nous n'avons pu le faire nous-même.

Voici, en attendant mieux, ce que l'observation nous a permis d'établir jusqu'ici.

§ 2. — Le travail de l'accouchement, comme nous l'avons déjà fait pressentir, offre à considérer plusieurs degrés.

Dans le premier, il se fait de la manière la plus physiologique, c'est-à-dire assez promptement, sans difficulté et sans douleur bien sensible.

Dans le deuxième degré, il se fait avec un peu de difficulté, et avec des douleurs, mais dans des limites qui sont conciliables avec la santé de la mère et de l'enfant. C'est-à-dire que dans le langage vulgaire, on pourrait appeler cet état une indisposition plutôt qu'une maladie.

Dans le troisième degré, le travail devient manifestement un état pathologique par les conditions dans lesquelles il se fait pour la mère et pour l'enfant, ou par celles dans lesquelles il laisse l'un et l'autre.

Cet état est la limite à laquelle intervient l'art pour tâcher de ramener la nature aux voies physiologiques ou pour la remplacer tout à fait, si c'est possible, plutôt que de laisser la mère et l'enfant dans les conditions que nous avons indiquées.

Nous avons donc à étudier de près les phénomènes naturels de l'accouchement et ses suites, pour les mieux seconder dans leur exécution, et pour les remplacer artificiellement au besoin quand il s'agira de le faire dans l'intérêt de la meilleure conservation de la mère et de l'enfant.

Mais l'accouchement, quelque physiologique qu'il soit, est toujours le résultat d'une cause occasionnelle que nous devons tâcher d'apprécier. Tout est prêt pour que cette fonction s'accomplisse, et, à la rigueur, les phénomènes mêmes qui ont présidé à sa préparation suffiraient à la longue pour le déterminer. Le vase est plein, il ne faut plus qu'une goutte pour le faire déborder. Eh bien! il est utile de connaître qu'elle est cette goutte; car, de sa présence seule dépendra le dénoûment qui se prépare depuis neuf mois; à plus forte raison, devons-nous connaître les causes qui peuvent précipiter ce dénoûment, et faire manquer le but de la nature.

Avant de commencer l'étude de l'accouchement le plus physiologique, nous allons donc étudier les causes de l'accouchement en général.

CHAPITRE PREMIER.

DES CAUSES DE L'ACCOUCHEMENT.

§ 1. — Il est désormais puéril de dire qu'arrivé à la maturité, le produit brise les membranes pour se frayer un passage, comme le poussin brise la coque qui n'est plus pour lui qu'une prison. Les mouvements du fœtus ont une influence presque nulle dans les phénomènes du travail, et il y a bien des membranes qui se rompent avant terme, à coup sûr, sans aucune influence de la part des mouvements du fœtus; comme nous voyons, dans les accouchements ordinaires, le travail commencer avant la rupture des membranes.

On ne peut pas croire, avec quelques accoucheurs, que la cause de l'accouchement soit la simple distension de l'utérus, car les hydropisies amniotiques le distendent bien plus sans qu'il y ait accouchement. On ne peut pas dire avec d'autres que ce soit le col qui, en s'effaçant et s'ouvrant, ne laisse plus d'étoffe à la distension utérine, car il y a plusieurs grossesses où le col conserve toute sa longueur jusqu'au commencement du travail.

On ne peut pas dire avec d'autres, non plus, que les contractions du corps sont réveillées par les sympathies qui existent entre le col et le corps utérin, parce que, comme nous venons de le voir, il peut arriver que le col soit encore long jusqu'au moment même du travail, tandis que nous voyons des grossesses où le col est largement ouvert et effacé plusieurs jours avant ce temps.

On ne peut pas dire avec quelques autres, que les contractions douloureuses sont la cause de l'accouchement, ou que ces contractions arrivent précisément lorsque le tissu musculaire de l'utérus a acquis son degré de perfection, car ces contractions douloureuses se réveillent souvent avant neuf mois et accompagnent tous les avortements, sans cependant que le travail préparateur soit achevé ni du côté du fœtus ni du côté de la fibre utérine.

Ces causes et autres semblables qu'on a invoquées, ayant été insuffisantes pour expliquer l'accouchement, on a dit enfin que ce phénomène arrive au terme fixé par la nature, et que c'est assez en connaître la cause.

§ 2. — Nous aurions pu nous contenter du fait, si la nature se suffisait toujours à elle-même; mais devant intervenir souvent dans l'accomplissement de cette fonction, il serait très utile de remonter aussi haut que possible dans les causes de son accomplissement : aussi tenterons-nous à notre tour de l'expliquer, en gardant cependant la plus grande réserve.

Cette cause, pour nous, est complexe. Le travail préparateur qui se fait sur le fœtus et sur la matrice constitue ce qu'on peut appeler la cause prédisposante. Mais il n'est pas sûr que cette cause ait produit plusieurs accouchements physiologiques. Pour l'accomplissement de ce phénomène, il faut une cause déterminante qui est la contraction utérine. Celle-ci, il est vrai, agit directement sur l'utérus, mais à son tour elle a besoin pour agir qu'un stimulus la mette en jeu, et ce stimulus lui-même sera une cause indirecte de l'accouchement.

Nous avons donc, pour causes préparantes ou prédisposantes, le travail qui se fait du côté de la matrice et du fœtus.

Pour causes occasionnelles indirectes ou éloignées, tout ce qui met en jeu les contractions utérines.

Pour cause déterminante, directe, essentielle ou prochaine, la contraction elle-même.

§ 3. — Nous avons assez longuement insisté pour faire con.

naître le travail préparateur qui se fait du côté du segment inférieur pendant les derniers temps de la grossesse, pour n'avoir pas besoin d'y revenir. Nous dirons encore peu de mots sur le travail qui s'opère dans la texture des parois du corps utérin. Ce sujet a été parfaitement étudié dans ces derniers temps par les accoucheurs.

Le travail de la matrice, comme cause prédisposante, est un antagonisme frappant entre ce qui s'opère sur le segment inférieur et ce qui s'opère sur le segment supérieur de ce viscère. Dans l'un, la fibre musculaire s'organise de plus en plus, et se fait par conséquent plus apte aux contractions; dans l'autre, au contraire, la paroi utérine, et surtout le col, s'amincissent et s'effacent pour opposer le moins de résistance possible.

Toutes les causes qui tendront à amincir le segment inférieur de l'utérus et le col, comme toutes celles qui contribueront à organiser plus promptement la fibre du corps utérin, agiront dans le sens d'une cause prédisposante.

Nous avons passé en revue les causes mécaniques et vitales qui contribuent à aider à la préparation du segment inférieur, mais nous ne connaissons guère celles qui aident le plus à l'organisation du corps utérin. Tout ce que nous pouvons dire, c'est que cette organisation sera d'autant plus prompte, que l'utérus jouira de plus de vitalité, et qu'il sera le plus fourni de sucs nourriciers.

Le travail préparateur qui se fait du côté de l'œuf est le développement du fœtus. La vie utérine a ses lois comme la vie extra-utérine. La nature a disposé les choses de manière qu'à l'époque de l'accouchement, le fœtus ait un développement suffisant pour vivre à l'extérieur. C'est ainsi qu'à huit mois, le fœtus a acquis à peu près toutes les dimensions qu'il aura en naissant et que presque tous les systèmes d'organes sont assez développés; le neuvième mois ne sert ordinairement qu'à fortifier son état général et à lui donner de l'embonpoint. nO peut trouver des exemples de fœtus qui, étant restés plus de neuf mois dans le sein de leur mère, s'y sont développés au delà des dimensions ordinaires ; mais si la vie intra-utérine n'avait pas un terme, on ne verrait pas pourquoi dans les grossesses extra-utérines le fœtus ne devrait pas se développer indéfiniment; tandis que lorsque la durée de la vie intra-utérine est passée, il dépérit et se meurt au sein même des organes où il s'était développé.

Il y a donc dans le fœtus un travail croissant jusqu'à neuf mois ; mais dès ce moment il commence à y avoir un mouvement de stase dans le travail de son développement. Cette stase mérite précisément d'être notée.

§ 4. — Maintenant que nous avons vu en passant les causes préparantes ou prédisposantes, nous arrivons à la cause directe, ou la contraction utérine. Cette question devant jouer un grand rôle dans l'accouchement, nous avons besoin de l'analyser dans tous ses éléments. Nous traiterons ici de la contraction indolore, ainsi que de toute contraction qui a lieu pendant la grossesse ; la contraction douloureuse sera mieux placée avec le deuxième degré de l'accouchement physiologique.

La matrice, dans l'état de vacuité, offre bien faiblement les caractères d'un tissu contractile. A-t-elle cependant la faculté de se contracter? On a vu le col se rétracter pendant la cautérisation avec le fer rouge, et sous l'action du galvanisme. On aurait vu la matrice, à moitié prolabée à l'extérieur, se contracter à chaque attouchement; mais les phénomènes physiologiques de cet organe sont bien plus concluants.

Si l'on n'admet pas la sécrétion et le rejet des œufs chaque mois, il faut admettre au moins que quelquefois les œufs nouvellement fécondés peuvent être rejetés au dehors. Nous avons remarqué que les femmes qui souffrent beaucoup pendant la menstruation sont ordinairement stériles ou peu fécondes, et nous avons cru que l'orifice utérin, chez elles, était trop étroit pour permettre le libre écoulement du sang et la montée du sperme. Aujourd'hui, nous sommes sorti de cette erreur, et nous sommes convaincu qu'elles sont peu fécondes surtout parce que l'utérus, chez elles, chasse l'œuf fécondé, ou peut-être parce qu'une contraction spasmodique de la trompe empêche la descente de l'œuf ou la montée du sperme. Ces femmes finissent ordinairement par avoir à la longue des maladies de matrice. Cette question, du reste, sera mieux éclaircie par la suite.

Ce que nous tenons à faire ressortir ici, est la manifestation de la contraction utérine dans le cours de la grossesse, et à plus forte raison, près du terme. Maintenant, cette contraction est-elle douloureuse, ou, en d'autres termes, y a-t-il des contractions dont la femme n'a pas conscience? Cette question est désormais jugée, et la plupart des accoucheurs admettent aujourd'hui que des contractions indolores ont lieu pendant la grossesse ; ces contractions se manifestent par la tension de l'utérus, que l'accoucheur et la femme elle-même peuvent constater.

C'est une de ces contractions indolores qui a lieu le plus souvent lorsqu'une impression morale agit sur la femme. Nous avons eu à l'hôpital de Bastia une femme qui avait une de ces contractions toutes les fois que nous allions l'examiner. Cette femme, qui s'apercevait bien de la tension de l'utérus, nous disait que son enfant avait peur de nous. C'est à ces contractions qu'on a rapporté presque tout le travail préparateur du segment inférieur de l'utérus et du col dans les derniers temps de la grossesse.

Le point sur lequel nous ne sommes pas d'accord avec ces accoucheurs, c'est que, pour eux, ces contractions sont purement préparantes, tandis que, pour nous, elles sont les véritables contractions physiologiques de l'accouchement. Pour eux, l'accouchement arrive lorsque ces contractions deviennent douloureuses; pour nous, l'accouchement peut arriver et devrait même toujours arriver avec elles, pour être le plus naturel. La contraction, comme nous le verrons dans la suite, ne devient douloureuse que lorsqu'un obstacle s'oppose à l'accouchement, ou que la fonction s'opère avant que le travail préparateur soit achevé ; c'est-à-dire que les contractions sont douloureuses lorsque l'accouchement n'est pas tout à fait physiologique.

§ 5. — Maintenant que nous avons établi la présence de quelques contractions pendant la grossesse, nous allons examiner quelles sont les causes qui peuvent réveiller ces contractions, ou, en d'autres termes, quelles sont les causes occasionnelles indirectes de l'accouchement. Elles sont très nombreuses.

L'utérus, au point surtout où sa texture a acquis une organisation complétement musculaire, n'a d'autre manière de correspondre aux agents qui ont de l'action sur lui que par la contraction. On ne doit donc pas être du tout étonné que des causes de nature si variées produisent sur lui le même effet, la contraction.

Ces causes viennent du fœtus ou de la mère. Le stimulus qui peut faire contracter la matrice vient du fœtus par le poids que celui-ci fait porter à la partie inférieure de l'utérus, ordinairement la plus sensible. Il peut provenir du volume et des frottements fœtaux sur les parois utérines, mais surtout des mouvements actifs. Nous verrons plus loin de quelle manière le fœtus peut réveiller les contractions par la stase de sang qu'il apporte à la fin de la grossesse dans les parois de la matrice.

Les stimulus qui peuvent provenir de la mère sont très nombreux : ils sont physiques, vitaux ou moraux ; ils sont locaux ou généraux, etc. Les indiquer ici en détail, ce serait répéter la liste des causes d'avortement qu'on trouve dans tous les auteurs.

Nous préférons nous arrêter sur une cause qui a pu attirer l'attention jusqu'ici par les résultats qui la suivent, mais non comme cause fréquente de contractions. Ce stimulus est la congestion utérine.

§ 6. — La congestion utérine se manifeste physiologiquement aux époques cataméniales, et nous ne pouvons pas dire si alors le sang sort par trop-plein, ou s'il s'écoule par suite des contractions. Nous avons cependant remarqué que lorsqu'un avortement a lieu par cause inconnue, il arrive presque toujours aux époques cataméniales. Si la grossesse est d'un ou deux mois, alors on considère ce sang comme un écoulement abondant qui a remplacé ce qui a pu manquer dans la menstruation précédente.

On a reconnu avant nous que les congestions locales de l'utérus, n'importe leur source, étaient souvent cause d'avortement; or, ce phénomène ne peut avoir lieu sans contractions. Les femmes qui ont les règles les plus abondantes sont ordinairement plus exposées à avorter que celles qui les ont en petite quantité. Nous avons vu que, dans le cours même de la grossesse, il y avait souvent quelques symptômes qui annonçaient les époques cataméniales, et qu'enfin l'accouchement arrivait le plus souvent à ces époques. Pendant que la femme éprouve des maux de reins, du poids dans le bas-ventre, pendant qu'elle a un écoulement vaginal plus prononcé, etc., l'accoucheur et la femme elle-même peuvent constater souvent le durcissement passager de l'utérus. Cette coïncidence de la fluxion et de la contraction est si fréquente, que nous ne craignons pas de les réunir avec les liens de cause et effet. Sera-ce la contraction qui appellera la congestion? Nous ne le pensons pas, car la congestion cataméniale est indépendante des contractions. Une contraction, du reste, n'est pas un phénomène de congestion; elle est, au contraire, un phénomène d'expulsion des liquides qui gorgent les vaisseaux utérins; c'est peut-être même le moyen dont se sert la nature pour se débarrasser du trop-plein. Une dernière preuve en faveur de notre thèse, c'est que, dans les grossesses extra-utérines, l'utérus, qui prend part à l'activité de l'œuf et se développe jusqu'à un certain point, se contracte aux époques cataméniales qui correspondent au terme de la grossesse, il y a des douleurs d'enfantement, et l'on ne peut pas dire qu'il n'y a pas alors congestion, car il y a hypersécrétion de mucosités, et souvent écoulement de sang.

Ce fait, inexplicable par les idées ordinaires, devient ainsi naturellement expliqué par la coïncidence de la contraction et de la congestion. D'où l'on peut conclure que la congestion cause la contraction plutôt que celle-ci n'engendre la congestion.

Les contractions utérines doivent être même plus fréquentes que nous ne le croyons, à cause des congestions actives ou passives, promptes ou prolongées, qui se font sur l'utérus; à cause de la disposition même de la part des vaisseaux veineux, bien plus développés que les artériels, et à cause de la stase causée par la circulation des membres inférieurs, des vaisseaux hémorrhoïdaux et autres. Seulement ces contractions passagères ne décèlent ordinairement leur présence que lorsqu'elles sont douloureuses.

Pour conclure, la cause prochaine de l'accouchement physiologique est pour nous la contraction réveillée le plus souvent par la congestion cataméniale. En dehors de cela, il y a une infinité de causes qui peuvent réveiller ces contractions, et alors l'accouchement sera plus ou moins physiologique, selon que le travail préparateur de l'utérus et de ses annexes sera plus ou moins avancé.

§ 7. — Après tout ce que nous avons dit, on peut se demander pourquoi toutes les grossesses ne vont pas jusqu'au neuvième mois, ou en d'autres termes, pourquoi toutes les grossesses ne sont pas physiologiques ?

Nous ne reviendrons pas sur la part que l'état général de l'enfant, sa présentation et son développement peuvent avoir sur une bonne grossesse. Nous ne reviendrons pas non plus sur

sur l'avantage d'une bonne grossesse qu'on doit attribuer souvent à l'influence de l'état général de la femme, à sa manière de vivre, et à une foule d'autres causes insignifiantes lorsqu'elles sont prises isolément, tandis qu'elles sont puissantes lorsqu'elles sont réunies. Nous nous arrêterons seulement sur les causes de ces accouchements avant terme, et qui ne sont autres que celles de l'accouchement physiologique. Il n'y a de différence que dans les conditions où elles se produisent, et ces conditions découlent précisément de ce que nous avons dit jusqu'ici.

Peut-on admettre qu'il y ait des cas où le travail préparateur soit fini du côté de la mère et du côté de l'enfant avant le neuvième mois? Nous n'en connaissons pas de bien avérés.

Toute la précocité d'un accouchement physiologique peut se borner à quelques jours d'avance, et, nous le répétons, pour que la fonction soit physiologique, elle doit se faire lorsque tout est préparé pour son accomplissement.

§ 8. — Ce que nous disons du travail préparateur n'est pas applicable aux causes occasionnelles de l'accouchement, qui toutes, plus ou moins, peuvent être précisément mises en jeu avant le neuvième mois, c'est-à-dire avant que l'accouchement soit prêt pour la mère et pour l'enfant. C'est la contraction utérine qui est ici mise en jeu prématurément, et quelquefois bien que l'enfant soit dans les meilleures conditions possibles pour une bonne grossesse; d'autres fois elle est mise en jeu par la nécessité d'expulser un produit qui a cessé de vivre ou qui ne jouit pas de toutes les conditions nécessaires à une bonne grossesse.

Ces deux cas, qui semblent être si divergents entre eux et si divergents surtout de l'accouchement à terme, nous paraissent cependant se réunir par des liens très étroits, et nous le répétons, la cause déterminante de l'accouchement, n'importe à quel terme, est toujours la même : c'est la contraction.

Les auteurs, à propos de l'avortement, ont approfondi les

causes diverses qui peuvent mettre en jeu la contractilité utérine avant terme, et il serait inutile de les répéter ici. Nous indiquerons seulement celles qu'ils ont négligées.

Une de ces causes est, pour le fœtus, la présentation des pieds, et nous appelons sur elle toute l'attention des accoucheurs. Quand on aura appris à connaître plus de bonne heure ces présentations et qu'on fera la version céphalique, on aura, nous l'espérons, moins d'accouchements avant terme. Ces présentations sont tolérées quelquefois sans gêne pour la femme, et cela peut s'expliquer suivant que les pieds correspondent ou non au segment utérin qui recouvre le détroit. Mais les mouvements du fœtus se faisant dans le voisinage du col, sont par eux-mêmes cause fréquente des contractions utérines, de gêne et même de douleur ; ensuite ils entretiennent une congestion constante par la surexcitation qu'ils réveillent dans l'utérus, et sont souvent cause d'avortements.

Une autre cause de quelque importance, c'est la mauvaise conformation du bassin, et où la nature en faisant bien des fois l'accouchement avant terme, nous indique clairement la provocation du travail prématuré.

Une autre cause puissante, c'est, comme nous l'avons fait pressentir, la congestion utérine. Cette congestion, outre qu'elle peut produire des hémorrhagies placentaires et autres conséquences, réveille les contractions utérines et provoque l'avortement.

Enfin, la cause la plus fréquente et la plus générale, c'est l'excitabilité générale du système nerveux.

Si nous indiquons seulement ces quelques sources de contractions, il ne faudrait pas en conclure que nous les croyions seules capables de provoquer l'avortement. Elles prouvent seulement que la liste nombreuse des causes de l'avortement est loin d'être complète.

§ 9. — Comment nous expliquer maintenant l'avortement lorsque le fœtus a cessé de vivre ?

Si nous nous en tenons à ce qu'on a dit jusqu'ici, le fœtus ne vivant plus devient pour la matrice un corps étranger que celle-ci cherche à expulser, ce qu'elle ne fait ordinairement qu'à l'époque de la maturité de l'œuf, lorsque l'enfant est vivant.

Nous voyons donc tantôt l'utérus effectuer l'accouchement lorsque le fœtus est mort, et tantôt attendre qu'il ait acquis son développement complet; mais comment se fait-il qu'il produise aussi l'accouchement avant terme, bien que le fœtus soit en vie, fœtus qui, sans les contractions, assurément, continuerait à vivre, tandis que nous voyons souvent le repos et l'opium suspendre les contractions utérines, et avec elles, l'hémorrhagie et l'avortement?

Évidemment l'intention qu'on voudrait prêter en quelque sorte à l'utérus est difficile à comprendre.

Ce n'est pas pour nous le plus ou moins de tolérance qui fait que l'utérus se contracte dans un de ces cas plutôt que dans l'autre, mais c'est que les causes qui ont réveillé les contractions de cet organe ont été les mêmes, ou du moins elles ont été analogues dans les trois cas.

Ce qui se passe dans la matrice lorsque le fœtus est mort, et ce qui se passe lorsqu'il est à neuf mois, malgré la différence apparente, nous paraît être le même. Dans l'un comme dans l'autre cas, la consommation que fait le fœtus du sang qui gorge la matrice va en diminuant ou se suspend tout à fait, de sorte que ce viscère finit par être congestionné, et cette congestion suffit pour le faire entrer en contraction.

Si à cette stase sanguine nous joignons les congestions cataméniales, si nous y joignons la liste infinie de tout ce qui peut réveiller les contractions utérines, nous trouvons que, par un effet admirable, ce qui cause l'accouchement à terme sert à débarrasser promptement la femme d'un enfant mort.

Une preuve en faveur de ce fait, est que tout ce qui augmente la congestion utérine augmente les chances d'un avortement, quoique le fœtus soit dans le meilleur état de vitalité.

Ce que nous venons de dire donne l'explication de la durée relative de la grossesse, ainsi que celle des accouchements anticipés ou retardés; et tout en nous faisant connaître les causes les plus fréquentes de l'avortement, ces notions nous permettent de les éviter.

Pour que l'accouchement soit le plus physiologique possible, il faut donc éloigner, autant que faire se peut, les causes qui réveillent la contraction utérine, et qui appellent surtout la congestion de cet organe. De cette manière, le travail préparateur du côté de la mère et de l'enfant s'achève insensiblement, et cette même masse de sang, qui avait servi à nourrir le fœtus pendant la grossesse, suffit pour réveiller les contractions expultrices de l'utérus lorsqu'il est à terme.

Lorsque ces phénomènes se succèdent avec ordre, ce ne sont pas des contractions précipitées et douloureuses qu'on observe dans cet organe, mais des contractions insensibles qui aident à préparer le segment inférieur et le col utérin, et qui enfin peuvent suffire à effectuer l'accouchement le plus physiologique.

CHAPITRE II.

PREMIER DEGRÉ DE L'ACCOUCHEMENT PHYSIOLOGIQUE.

§ 1. — Le premier degré de l'accouchement physiologique, avons-nous dit, est celui où il se fait d'une manière prompte, facile et presque sans douleur.

On a constaté de tout temps que quelques femmes ont accouché dans ces conditions; mais les uns disaient que ces femmes étaient des êtres privilégiés; d'autres que les douleurs devant toujours accompagner l'accouchement, ces cas étaient contre nature; d'autres enfin, et de ce nombre sont presque tous les auteurs d'obstétrique, ont voulu trouver des accidents dans cet accouchement. Les médecins légistes sont ceux qui se sont le plus préoccupés de ces accouchements. Ce qui est incontestable c'est : 1° qu'on n'a jamais songé à déclarer ces accouchements comme une véritable fonction physiologique; 2° qu'au lieu de les prendre pour les types de l'obstétrique, les auteurs leur trouvaient des inconvénients ; 3° qu'ils n'ont pas cherché les conditions naturelles ou artificielles qui rendent ces accouchements possibles.

Ces trois points nous paraissent avoir été suffisamment prouvés par tout ce qui précède, sans que nous ayons besoin de nous y arrêter ici : ce qui nous reste maintenant à étudier c'est le phénomène de l'accouchement lui-même. Nous ne quitterons pas ce sujet cependant sans répondre aux objections qu'on pourrait faire, d'après les idées admises jusqu'ici dans la science.

§ 2. — L'évasement du segment inférieur de l'utérus et l'ouverture du col se faisant ici d'une manière prononcée dans les derniers temps de la grossesse, la tête du fœtus commence à s'engager de bonne heure à travers le détroit supérieur, et successivement elle descend jusqu'au point de pénétrer quelquefois tout à fait dans l'excavation plusieurs jours avant l'accouchement.

Il ne faudrait pas croire cependant que les femmes, dont l'excès d'amplitude du bassin permet à la tête de l'enfant de rester dans l'excavation pendant tout le temps de la grossesse, accouchent plus promptement que les autres. Nous avons remarqué, au contraire, que le travail préparateur qui se fait sur le segment inférieur de l'utérus est alors retardé, et les contractions douloureuses sont nécessaires pour opérer cette préparation. Nous n'avons qu'à nous rappeler le mécanisme de la dilatation du segment inférieur et du col, pour voir qu'ici elle doit être retardée, parce que ces parties sont soutenues par le plancher du bassin. La tête doit plonger dans l'excavation à mesure que le segment inférieur s'amincit et que le col s'entr'ouvre, de sorte qu'il arrive un moment où les membranes sont le seul obstacle à la progression ultérieure de la tête.

Que la tête soit engagée d'une manière complète ou incomplète, ce travail s'annonce par la gêne qu'elle apporte dans les organes voisins. Ainsi, sensation de poids dans le fondement, envies fréquentes d'uriner, envies d'aller du corps avec de la constipation ; très souvent une sensation pénible des reins, et quelquefois de légères douleurs qui sont la manifestation des contractions utérines. La femme ne peut plus rester assise sans éprouver un sentiment de douleur vers le périnée, et a besoin d'un coussin. Si elle marche, elle simule presque les femmes qui ont une luxation congénitale des deux fémurs. Ces symptômes s'accompagnent d'un écoulement plus prononcé de mucosités vaginales quelquefois teintes de sang.

Les primipares chez lesquelles ce travail est plus prolongé s'en inquiètent un peu, mais voyant précisément qu'il dure longtemps, et que, du reste, on leur a annoncé l'accouchement comme devant être très douloureux, elles ne croient pas accoucher de sitôt. Cela arrive à plus forte raison à celles qui ont fait plusieurs enfants, et qui ont toujours beaucoup souffert pendant le travail ; aussi ces femmes s'exposent-elles quelquefois à sortir ou à faire des travaux pénibles, tandis qu'elles devraient se contenter de se livrer à quelques exercices dans la maison. Lorsque les accouchements antérieurs ont été faciles, et cela n'arrive pas seulement pour la même femme, mais c'est un privilège transmissible par voie de génération, alors la femme est plus réservée. Si l'on pratique le toucher en ce moment, on trouve que ce qui retient la tête de l'enfant, est l'épaisseur des membranes. Le col, complétement ouvert et ramolli, cède facilement ; le périnée lui-même relâché, et quelquefois aminci par la tête qui pèse déjà sur lui, offre aussi peu de résistance, et la rupture des membranes décide alors du moment de l'accouchement.

Cette rupture est causée par les contractions indolores qui ont accompagné le travail préparateur, et peut-être par le poids du fœtus lui-même; mais elle est le plus souvent opérée par les efforts de la femme. On a vu de ces femmes perdre les eaux, et accoucher immédiatement en montant sur le lit, en soulevant un fardeau ou en faisant un effort involontaire capable de rompre les membranes qui retiennent la tête. Cette rupture cependant a lieu le plus souvent par les efforts volontaires de la femme, qui croit sentir le besoin d'uriner ou d'aller à la selle, et qui cherche en vain à satisfaire ces besoins. Elle se présente alors sur le vase de nuit, et quel n'est pas son étonnement lorsque les eaux amniotiques partent et la tête se présente. A peine a-t-elle le temps de se coucher, et l'accouchement se termine aussitôt.

Nous avons assisté des femmes qui avaient un accouchement tout à fait physiologique, et à l'arrivée de la contraction utérine qui poussait la tête contre le périnée, elles aidaient à cette contraction par des efforts volontaires sans souffrir. Nous leur demandions pourquoi elles faisaient ces efforts, et elles nous répondaient qu'ils étaient provoqués par un besoin irrésistible de pousser, comme quand il faut faire sortir des matières fécales indurées. Dans les accouchements même les plus longs et les plus douloureux, où les efforts volontaires ne seraient pas tout à fait inutiles, la femme ne les fait pas quelquefois, quoiqu'on lui en donne le conseil tant que la tête n'est pas appuyée sur le plancher du bassin. La distension extrême de l'orifice vulvaire rend ces derniers moments le plus souvent douloureux chez les primipares surtout, mais cette douleur est de courte durée, et, comme nous l'avons vu, elle peut manquer même complétement.

§ 3. — Nous ne nous arrêterons pas ici aux divers temps de l'accouchement ni aux phénomènes mécaniques qui l'accompagnent. Ce sujet trouvera mieux sa place au deuxième degré de l'accouchement physiologique, où ces phénomènes sont plus marqués.

La tête du fœtus, placée en première position à la faveur de la largeur du détroit supérieur, descend tout à l'aise dans l'excavation. Protégée par les eaux qui l'entourent, assez mobile, elle ne heurte pas contre les os du bassin, et peut exécuter facilement un léger mouvement de flexion ou de rotation, s'ils sont nécessaires. L'engagement se fait lentement dans l'excavation et le détroit inférieur, comme il s'est fait à travers le détroit supérieur. C'est la distension du périnée et celle de la vulve surtout qui exigent un peu de force; mais préalablement relâchés par la présence des mucosités et par la tête elle-même, la résistance de ces parties est bientôt vaincue par les contractions indolores de l'utérus et par les efforts volontaires de la femme. L'extension se fait ainsi d'une manière facile, et la tête et le tronc sont promptement expulsés hors de la vulve.

Les membranes sont ouvertes pour le passage de la tête; mais celle-ci bouchant l'utérus, retient les eaux qui sont destinées à protéger l'enfant contre les contractions utéro-abdominales. Ces contractions, du reste, ont été bien légères, et le fœtus a eu le temps de respirer avant que de nouvelles contractions soient venues décoller le placenta. L'enfant passe ici de la vie utérine à la vie extra-utérine, sans éprouver de violence et sans interruption momentanée des phénomènes vitaux.

Ici la femme sera tout au plus indisposée, comme on dit; mais elle n'a pas été épuisée par la douleur ni par les efforts de la parturition. Aussi peut-elle, au besoin, secourir elle-même son enfant.

Les parties qui ont été mises en jeu pendant l'accouchement ne peuvent pas être violentées ni fatiguées, parce que le travail de l'accouchement proprement dit n'a duré que quelques minutes. Aussi les couches sont des plus heureuses, et le lait arrive le plus souvent sans la fièvre de ce nom.

Ici, certainement, le secours du médecin est inutile. A la rigueur, la femme peut se suffire à elle-même, et nous ne sommes pas étonné maintenant que certaines femmes en aient été si peu dérangées, qu'elles aient retourné même quelquefois aussitôt au travail qui les occupait avant l'accouchement. Quand on voudra bien se donner la peine de rechercher ces sortes d'accouchements, à la campagne surtout, on trouvera qu'ils sont plus fréquents qu'on ne pense.

§ 4. — Peut-on croire maintenant qu'on ait considéré ces accouchements comme étant contre nature, dangereux même? C'est cependant de ce nom et d'autres semblables qu'on les a appelés. Nous croyons avoir assez prouvé que cet accouchement est la véritable fonction physiologique de la nature ; il nous reste à prouver maintenant que les dangers qu'on a voulu lui attribuer sont purement illusoires.

Commençons par dire tout d'abord qu'on a confondu les accouchements précipités et forcés, qui sont ordinairement très douloureux, avec les acccouchements prompts, faciles et peu douloureux, dont nous parlons.

Les premiers sont, comme nous l'avons dit en commençant, aussi pathologiques que ceux qui sont trop longs. Ainsi, on a vu les femmes accoucher instantanément et sans aucun commencement de travail, à la suite d'un coup de foudre ; on les a vues accoucher aussi après une forte violence extérieure qui a porté sur l'utérus ou ailleurs. Et comment comprendre ces accouchements sans une ou plusieurs contractions utérines puissantes, et répétées au point de violenter le col et le périnée? Aussi voit-on le plus souvent, dans ces cas, la déchirure de ces parties ; quelquefois le délivre sort immédiatement après le fœtus, et malgré cela, il y a des inerties utérines et des hémorrhagies consécutives. Ici la douleur a pu être passagère, mais elle a été des plus vives ; aussi laisse-t-elle des traces de sa violence et apporte-t-elle le trouble dans toute l'économie.

Pour peu qu'on se donne la peine d'examiner, on verra qu'aucun de ces accidents n'existe dans l'accouchement physiologique. Dans ce dernier, il n'y a pas de déchirures, et il y a peu de douleurs parce qu'il n'y a pas de violence. Il n'y a pas d'inertie ni d'hémorrhagie, parce que l'utérus revient lentement sur lui-même. Le plus souvent, le décollement du placenta et sa sortie hors de l'utérus se font lentement, mais sans aucun danger pour la femme.

L'état général est excellent pour la position où se trouve la femme ; car elle n'est pas épuisée par les douleurs ni par les effets de la parturition.

Il y a donc une différence immense entre l'accouchement précipité et le premier degré de l'accouchement physiologique.

§ 5. — On peut nous dire cependant que dans ce dernier, la promptitude du phénomène peut prendre la femme à l'improviste et la faire accoucher pendant qu'elle est dehors, pendant qu'elle est occupée à un travail, pendant qu'elle se présente aux lieux d'aisances, etc. Cet inconvénient est le seul qu'on puisse reprocher à l'accouchement physiologique. Mais est-ce à dire par là que la femme accouche sans le savoir, comme on a voulu le faire croire? Quand on aura dit à une femme enceinte que, pour accoucher, il n'est pas nécessaire d'avoir des douleurs atroces pendant des heures et des journées entières ; quand on lui aura dit quels sont les prodromes de l'accouchement physiologique, elle sera toujours avertie assez à temps pour parer à ces inconvénients, et surtout pour se faire examiner par un accoucheur qui pourra lui dire si l'accouchement sera prompt et facile.

Quant à l'inertie utérine et à l'hémorrhagie qui en est la conséquence, elles peuvent arriver dans les accouchements précipités où l'utérus a été obligé de déployer beaucoup de force, comme elles arrivent quelquefois après les accouchements longs et laborieux ; mais nous ne savons pas qu'elles soient arrivées dans les accouchements physiologiques. Tout au contraire, nous avons trouvé que l'utérus revient sur lui-même beaucoup plus facilement dans les accouchements faciles et prompts que dans ceux où il a été fatigué par les efforts de la parturition, et l'on est étonné de trouver le lendemain des couches l'utérus aussi petit que cinq ou six jours après l'accouchement un peu laborieux. D'après ce que nous ont dit nos confrères des communes rurales, les hémorrhagies après les couches sont presque inconnues, tellement elles sont rares. Dans cette crainte, du reste, quelques frictions sur l'utérus, et, au besoin, du seigle ergoté préparé d'avance, sont des choses faciles à mettre en pratique, et que la malade peut faire toute seule quand elle en a reçu l'instruction.

Le premier degré de l'accouchement physiologique, loin d'offrir des inconvénients, est donc l'accouchement par excellence et celui qu'il faudrait avoir constamment, si c'était possible.

DEUXIÈME SECTION.

DEUXIÈME DEGRÉ DE L'ACCOUCHEMENT PHYSIOLOGIQUE.

§ 1. — Dans le premier degré de l'accouchement physiologique, la préparation est complète avant l'accomplissement de l'accouchement; aussi cet accomplissement est prompt et peu ou pas douloureux.

Nous allons nous occuper maintenant d'un degré un peu plus difficile et dans lequel les contractions insensibles ne suffisent pas pour effectuer l'accouchement; ces contractions, trouvant plus d'obstacles à vaincre, deviennent douloureuses. Le travail est, par conséquent, ici un peu plus long et plus douloureux, mais il n'est pas assez pénible pour que l'état de la mère et de l'enfant soit une maladie.

Comme ici tous les temps du travail sont plus marqués que dans le cas précédent, nous allons les analyser les uns après les autres.

CHAPITRE PREMIER.

DE LA DILATATION DU COL EFFECTUÉE PAR LES CONTRACTIONS DOULOUREUSES.

§ 1. — Le travail qui devait se faire d'une manière lente et insensible sur le segment inférieur et le col, comme nous l'avons vu dans le cas précédent, ne s'accomplit pas toujours comme il le faudrait, et dans les villes surtout il se fait rarement, ou d'une manière incomplète, de sorte que l'époque de l'accouchement survient avant que le segment inférieur de l'utérus et le col soient préparés. Ce travail cependant doit avoir lieu pour que l'accouchement puisse arriver, et plus il reste de travail à faire, plus l'accouchement sera long et douloureux.

Nous considérerons à part ici la douleur, les contractions, et la dilatation du col avec les phénomènes qui l'accompagnent.

ARTICLE PREMIER.

DES DOULEURS DANS LE TRAVAIL.

§ 1. — La douleur, confondue tout d'abord avec la contraction utérine, en a été enfin distinguée, mais non séparée, à tel point qu'on dit encore, comme synonymes, douleurs ou contractions.

Les auteurs ne disent douleurs au pluriel que parce qu'elles se manifestent à des intervalles successifs ; la douleur proprement dite est pour eux toujours la même : elle ne fait que varier d'intensité en raison du travail plus ou moins avancé. De là les dénominations de mouches, de douleurs préparantes, de douleurs expultrices et de douleurs conquassantes.

Nous ne partageons cette manière de voir ni pour l'union des contractions aux douleurs, ni pour l'unité de ces douleurs.

La contraction est indépendante de la douleur; elle n'est même pas de sa nature douloureuse, tant qu'elle reste dans les limites physiologiques. La douleur n'est pour nous qu'une conséquence accidentelle de la contraction.

Quant à la douleur elle-même pendant l'accouchement, elle n'est pas unique de sa nature; elle est multiple pour le siège et pour d'autres caractères. Pour parler le langage des femmes, il y a des douleurs qui siègent dans les reins, d'autres qui viennent dans le bas-ventre, quelques-unes vers l'ombilic. A mesure que le travail s'avance, ces douleurs se rapprochent et se confondent en une seule, qui a pour siège principal la profondeur du bas-ventre (l'anus, le périnée et la vulve). Il y a enfin des tranchées après l'accouchement.

Après avoir confronté ces sensations de la femme avec le mécanisme du travail, nous croyons avoir reconnu que les douleurs des reins ont pour siège principal la partie de la matrice qui appuie contre la colonne vertébrale; les douleurs du bas-ventre ont d'abord pour siège principal le col, et puis le plancher du bassin et la vulve; les douleurs de l'ombilic ont pour siège principal un point des intestins ou autres parties accidentellement malades; les tranchées, enfin, ont pour siège tout l'utérus, ou un point de cet organe qu'il est difficile de déterminer.

Si, laissant de côté la cause et le siège de la douleur, on considère celle-ci au point de vue du travail, on trouve qu'il est de la plus grande utilité de connaître sa marche, sa durée, sa fréquence, ses périodes, et une infinité d'autres conditions qui l'accompagnent, et sur lesquelles on ne s'est presque pas arrêté jusqu'ici.

Ces diverses douleurs peuvent venir seules ou l'une après l'autre pour se confondre ensuite, et peuvent cesser aussi l'une après l'autre ou simultanément. Nous appellerons la première de ces douleurs sacro-lombaire, pour la distinguer des douleurs de reins, dont on a accepté la dénomination en obstétrique, et qui dénotent une autre sorte de douleurs accidentelles au travail et même contraires. La seconde portera le nom de douleur du bas-ventre. Les douleurs de l'ombilic et les tranchées ont des dénominations qui ne peuvent pas être confondues avec d'autres, et nous les conservons. Nous allons passer en revue chacune de ces douleurs.

§ 2. — La douleur sacro-lombaire, ou douleur des reins, vulgairement ainsi appelée, est presque constante dans l'accouchement ordinaire. Elle commence par être sourde et plus ou moins continue, puis elle se fait plus aiguë et devient intermittente. C'est par elle que nous avons presque toujours vu commencer le travail de l'enfantement. Cette douleur commence à se manifester deux ou plusieurs jours avant l'accouchement, et c'est alors que commence l'hypersécrétion des mucosités ; c'est alors que le ventre descend le plus bas, c'est-à-dire que l'évasement du segment inférieur se prononce de plus en plus. Si l'on a palpé la femme avant le commencement de ces douleurs sourdes, et qu'on la palpe pendant ces douleurs, on sent que la matrice ne conserve plus ce degré de flaccidité si prononcé.

La douleur sourde, comme les douleurs intermittentes, est accompagnée de contractions utérines ; elle n'a d'abord qu'une durée de quelques secondes, et arrive à des intervalles de plusieurs heures ; ce sont les premières mouches qui peuvent arriver aussi au bas-ventre, mais qui commencent presque toujours par les reins. Ces douleurs intermittentes acquièrent de l'intensité en se rapprochant, et se régularisent.

Nous verrons quelles sont les relations qui existent entre la douleur sacro-lombaire et celle du bas-ventre. Cherchons maintenant à déterminer le siége anatomique de la douleur sacro-lombaire. Le siége que lui assigne la femme est à peu près l'articulation sacro-lombaire de la colonne vertébrale. Quel sera le point anatomique sur lequel se fera cette douleur? Ce ne sera pas la compression des plexus lombaires, comme l'ont cru quelques accoucheurs; car la profondeur des gouttières vertébrales et les muscles psoas protègent ces nerfs. Si c'était à leur compression qu'était due la douleur des reins, elle devrait durer pendant toute la grossesse.

Mais on pourrait dire que cette compression a lieu seulement pendant la contraction. En effet, pendant la douleur sourde, et à plus forte raison pendant la douleur intermittente, il y a une contraction utérine.

Essayons de nous rendre compte des parties qui peuvent être comprimées pendant la contraction, et voyons si cette compression explique la douleur.

L'utérus, pour se contracter, a nécessairement besoin de reprendre autant que possible la forme arrondie. Or nous savons qu'entre autres forces compressives, il a à supporter celle de la saillie vertébrale, qui, comme nous le disions en commençant, forme un enfoncement dans la paroi postérieure. L'utérus ne peut donc se contracter sans avoir redressé, autant que possible, sa paroi postérieure. Bien plus, la saillie vertébrale est la partie osseuse à la fois la plus saillante et la plus dénudée de la cavité abdominale, et celle par conséquent sur laquelle l'utérus est obligé de prendre un point d'appui. L'utérus, en se contractant, augmente son diamètre antéro-postérieur et diminue le transverse ; il se redresse, comme disent les femmes avec justesse, c'est-à-dire qu'il presse fortement sur la courbure de la colonne vertébrale, et cette pression est encore augmentée par les contractions volontaires des parois abdominales.

Cette tendance de l'utérus à s'arrondir exclut les pressions latérales à la colonne vertébrale, et conséquemment celle des plexus lombaires. Elle porte, au contraire, à n'admettre que la pression médiane. Quel serait maintenant le tissu comprimé qui serait le siège de la douleur? La colonne vertébrale sur le point comprimé est recouverte seulement par l'aorte ventrale et la veine cave. Peut-on croire que la douleur doive se faire sur ces vaisseaux? La chose n'est guère probable; nous avons plutôt des raisons puissantes pour croire qu'elle a lieu par suite de la compression des fibres utérines sur la colonne. En effet, si, lorsque la matrice est en contraction, on veut la presser avec un doigt sur un point de sa surface, on produit sur ce point une douleur comparable à celle de la région sacro-lombaire. Cette dernière est quelquefois un peu plus à droite qu'à gauche, à cause sans doute de l'inclinaison ordinaire de l'utérus à droite.

Lorsque la femme est couchée sur le dos, les douleurs sacro-lombaires sont ordinairement plus fortes que lorsqu'elle est couchée sur les côtés, et il nous est arrivé plus d'une fois de voir des douleurs qui étaient aiguës pendant que la femme était couchée sur le dos, diminuer et disparaître même immédiatement après qu'elle s'était couchée sur le côté. La chose est aisée à comprendre : c'est que, lorsque la femme est couchée sur le côté, la matrice échappe en grande partie à la pression de la colonne vertébrale. Ceci justifie la préférence des dames anglaises pour accoucher sur le côté.

Ce qui nous prouve que la partie postérieure de l'utérus est la plus comprimée, c'est que c'est là ou sur les côtés ordinairement que se font les ruptures de ce viscère. La nature, dans sa prévoyance cependant, a paré autant que possible à ces accidents : c'est la partie postérieure qui est la plus vasculaire et la plus épaisse ; c'est là et en haut ordinairement que s'insère le placenta. Les animaux, qui n'ont pas de saillie vertébrale, doivent être exempts de douleurs de reins pendant l'accouchement, et la femme, en cas de besoin, peut les imiter en se plaçant sur les genoux et les coudes, comme on le fait, dit-on, dans quelques campagnes de l'Italie.

On a trouvé, machinalement sans doute, que la serviette passée sous les reins et soulevée aux extrémités pendant la douleur sacro-lombaire la soulageait. Ce fait inexpliqué arrive probablement parce que le soulèvement détache l'utérus de la colonne et le soustrait à la pression, et, dans cette vue, on pourrait essayer d'alléger les maux de reins par une ceinture avec des coussins latéraux qui éloigneraient l'utérus de la colonne vertébrale.

L'explication que nous venons de donner des douleurs sacro-lombaires nous semble préférable à celle qu'on a donnée dernièrement, en disant que les douleurs de l'accouchement étaient une sorte de névrose des plexus sacro-lombaires. Les névroses de l'axe cérébro-spinal ne sont pas intermittentes, et surtout elles ne sont pas périodiques. Ce dernier caractère appartient au système nerveux ganglionnaire ; ensuite ce serait confondre en une seule la douleur et la contraction, c'est-à-dire l'effet avec la cause, comme nous le verrons plus loin.

Si les douleurs de reins, ainsi appelées dans le langage obstétrical, coïncident avec la contraction permanente du col auquel on les a attribuées, c'est que ces douleurs sont alors précisément le résultat de la compression de l'utérus sur la colonne vertébrale.

La contraction permanente du col n'existe que lorsqu'il y a une contraction permanente du corps utérin, et la coïncidence de ces douleurs avec la contraction du col est accidentelle. Quant à la difficulté que ces douleurs apportent au travail, on a pris la cause pour l'effet. Ces douleurs sont le résultat d'un travail qui ne peut pas se faire par suite d'autres obstacles, et l'utérus, se contractant en pure perte, occasionne des douleurs permanentes qui ont pour siége le point le plus comprimé de sa surface.

§ 3. — La douleur du bas-ventre peut débuter avec le travail ou être postérieure à la douleur sacro-lombaire. Elle commence ordinairement avec un simple poids qui peut durer même plusieurs jours ; elle coincide aussi avec l'hypersécrétion de mucosités, et souvent avec des envies fréquentes d'uriner. Ces symptômes sont surtout marqués lorsque la femme a un bassin bien conformé, et qu'il y a une présentation du sommet.

Ces prodromes sont bientôt suivis de petites douleurs de la durée de quelques secondes ; elles sont intermittentes, et reviennent à des époques plus ou moins rapprochées à mesure qu'on avance dans le travail. Ces petites douleurs ou mouches commencent souvent à la région sacro-lombaire, comme nous l'avons dit, avant d'aller au bas-ventre ; mais une fois établies, elles vont toujours ensemble et finissent par se confondre.

Quelle est la nature des douleurs du bas-ventre ? quel est leur siége anatomique ? Ce siége, nous l'avons déjà fait pressentir, nous paraît être le col, et ces douleurs seraient ici le résultat du tiraillement de ses orifices.

Les femmes accusent cette douleur quelquefois plus à gauche qu'à droite, et nous avons pu reconnaître qu'il y avait alors déviation prononcée du col à gauche ; mais nous n'avons jamais trouvé qu'elles l'aient accusée sur le devant des pubis, de manière à faire croire que ce fût un tiraillement des ligaments ronds, cause à laquelle on a voulu quelquefois attribuer la douleur de l'enfantement.

Pour s'assurer que c'est la dilatation forcée du col qui cause la douleur, on n'a qu'à mettre les doigts explorateurs dans son orifice pendant l'intervalle des douleurs. Tout est alors dans le relâchement, mais bientôt on sent l'œuf commencer à descendre et le col se dilate pour lui livrer passage. C'est lorsque ces mouvements se sont bien prononcés que la douleur du bas-ventre commence. La contraction utérine devient de plus en plus forte, et la douleur augmente avec elle. Bientôt la contraction, allant de haut en bas, arrive jusqu'au col, qui se contracte à son tour, et l'on voit alors l'œuf remonter un peu jusqu'à la fin de la douleur.

Il peut y avoir ici douleur dans le premier temps, lorsque la contraction du corps pousse l'œuf et dilate le col d'une manière tout à fait passive, et il peut y avoir douleur lorsque la contraction existe à la fois dans le corps et dans le col. Dans ce cas, les forces agissant en sens inverse, le col est violenté par la contraction du corps, qui est ordinairement plus énergique, et si la dilatation se fait, c'est alors avec antagonisme, comme nous le dirons plus loin. Les plus fortes douleurs correspondent précisément à cet antagonisme, et comme il ne peut guère profiter à la dilatation, on trouve dans ce cas, comme dans bien d'autres, la vérification du proverbe vulgaire, qui dit que *la femme qui souffre le plus n'est pas celle qui accouche le plus tôt.*

Le contrôle le plus sûr pour prouver que les douleurs du bas-ventre ne sont que la distension du col, c'est qu'on peut produire artificiellement ces douleurs. On n'a qu'à faire pénétrer les deux doigts explorateurs dans le col, et puis les écarter avec assez de force pendant l'intervalle des douleurs. La femme dit alors éprouver une douleur analogue à celle du bas-ventre; ainsi, il nous est arrivé de provoquer cette douleur à volonté, même avant le commencement du travail.

§ 4. — On a parlé de douleurs naturelles de l'accouchement allant de l'ombilic au bas-ventre ou aux reins. Nous avons cherché en vain ces douleurs dans les cas ordinaires; nous n'avons vu les femmes accuser ces douleurs ombilicales que dans le cas où il y avait de la diarrhée, ou lorsqu'un organe quelconque de l'abdomen était malade : ce qui nous a porté à penser que ces douleurs sont purement accidentelles à l'accouchement.

Il n'en est pas de même des douleurs du plancher du bassin ; et pour mieux comprendre ces douleurs, disons d'abord quelque chose des rapports qui existent entre les douleurs que nous venons d'étudier.

Les mouches commencent ordinairement dans la région sacro-lombaire, et elles deviennent généralement assez fortes dans cette région, comme nous l'avons dit, avant que la femme les sente au bas-ventre. Ceci est vrai, non-seulement pour les douleurs dans leur ensemble, mais pour chaque douleur en particulier : ainsi, rarement, la contraction utérine commence par provoquer la douleur du bas-ventre, c'est celle des reins qui commence la première, comme dans presque tous les cas, la douleur sacro-lombaire est la dernière à s'arrêter. Ceci arrive même lorsque la douleur du bas-ventre est plus vive que l'autre. La chose est aisée à comprendre. C'est que la douleur causée par la dilatation passive ou par antagonisme du col, cessera dès que l'œuf ne sera plus poussé avec beaucoup de force, tandis que la contraction, et par conséquent la douleur sacro-lombaire, ne sera pas encore entièrement finie.

Quand on a affaire à une femme qui sait exprimer fidèlement ce qu'elle a éprouvé, on peut suivre avec exactitude toutes les phases des douleurs, comparativement au travail, et rendre, comme nous le faisons souvent, toutes ces nuances saisissables d'un seul coup d'œil au moyen d'un tableau.

Dans la première colonne de ce tableau, on indique la position dans laquelle se trouve la femme, debout, marchant, couchée sur le dos ou sur le côté. Dans la seconde colonne, on marque l'heure, la minute, la seconde auxquelles commence la douleur, ainsi que toutes les douleurs suivantes. Cette colonne nous fait connaître bientôt ce que nous avons appelé la période, c'est-à-dire que les douleurs, ou plutôt les contractions qui les causent, viennent à des intervalles de temps semblables, de manière que la période trouvée, on devine, à quelques secondes près, le moment du retour de la nouvelle douleur; rarement elle varie d'une minute. Ce n'est pas par un simple motif de curiosité qu'on cherche à obtenir ces renseignements : ils permettront de s'absenter pendant les intervalles, ou de faire une opération quelconque, sans craindre que la douleur arrive ; on peut profiter de ce moment de répit pour faire des explorations, des rectifications, et plus la période est étendue, plus le relâchement de l'utérus est prononcé.

La période qu'on trouve le plus souvent est celle de cinq ou six minutes pour tout le temps de la dilatation, mais si elle était de dix, elle n'en serait que meilleure. Si elle a moins de cinq six minutes, la nouvelle contraction arrive, pour ainsi dire, avant que l'utérus se soit reposé de la première, de sorte que le travail est douloureux sans en être plus profitable ni pour la dilatation ni pour l'engagement.

Lorsque la période se fait plus petite ou plus grande, elle se divise alors par deux, ou se multiplie par elle-même, comme nous l'avons dit en parlant de la périodicité. Une période de six minutes bien établie, si les contractions doivent se rapprocher, se fera de trois; si elles doivent s'allonger, elle se fera d'un multiple de trois : dans ce dernier cas, les contractions reviendront toutes les neuf, douze, quinze minutes, etc. Cette loi que nous venons de découvrir nous paraît être digne d'attention.

La troisième colonne du tableau indique la durée de chaque douleur en minutes et secondes. Depuis que nous avons commencé nos recherches, nous avons trouvé qu'une douleur normale ne peut durer plus d'une minute pendant la dilatation ; nous allons voir bientôt que pendant l'expulsion les choses changent. Une douleur qui n'a que quelques secondes de durée est une mouche, et rarement elle se fait sentir à la fois à la région sacro-lombaire et au bas-ventre.

La quatrième colonne du tableau indique le point où la douleur commence; la cinquième, les points auxquels elle se propage; la sixième, le point où elle est la plus forte, et la septième le point où elle finit. La huitième colonne du tableau est destinée à l'indication des observations de chaque douleur.

§ 5. — Les choses se passent ainsi régulièrement pendant toute la période de la dilatation et d'engagement. Lorsque la période d'expulsion arrive, les douleurs deviennent plus intenses. Non-seulement elles sont plus vives, mais elles ont plus de durée, et la douleur sourde des reins reste même assez vive entre les douleurs intermittentes. La période dure ordinairement alors deux ou trois minutes. Si une pareille période, au contraire, s'établissait pendant la période de l'engagement, elle serait très fatigante. Dans la période d'extension, la douleur des reins et celle du bas-ventre finissent par se confondre, ou, pour mieux dire, la femme ne sait plus les distinguer, et comme la tête va bientôt appuyer avec force contre le plancher, la douleur de cette distension vient ajouter à la confusion. C'est aussi pendant ce temps que les efforts volontaires aident à l'avancement du travail, et la douleur devient alors le résultat de plusieurs forces simultanées. Ce sont ces douleurs qu'on a nommées *conquassantes*.

Lorsque la matrice est tendue d'une manière énergique et presque permanente, serait-elle encore à la période de dilatation, qu'elle est douloureuse par elle-même, sans avoir besoin des tiraillements de tissu dont nous avons parlé. C'est presque alors un état tétanique; et, dans cet état, tous les muscles sont douloureux. Si dans ces cas, en effet, on demande à la patiente où elle souffre, elle dira qu'elle souffre sur tous les points de la matrice; mais le maximum cependant correspond toujours aux reins.

Les tranchées sont-elles un de ces états douloureux par suite de la contraction d'un muscle fatigué et offrant une surface dénudée, comme l'est l'utérus; ou bien sont-elles le résultat de l'antagonisme entre l'orifice interne du col, bientôt resserré, et les contractions qui voudraient chasser du sang amassé dans la cavité utérine? C'est ce qu'il est difficile de déterminer d'une manière positive.

Quand on aura ainsi indiqué exactement la période de la douleur, sa durée sur tel point plutôt que sur tel autre, son influence sur le travail, etc., on pourra mieux faire l'histoire du travail de l'enfantement. Ainsi nous avons observé que lorsque les douleurs se manifestent modérément aux reins, et qu'elles ne se manifestent pas au bas-ventre, l'accouchement est facile, car le col, alors relâché, cède facilement à la pression de l'œuf. Dans d'autres cas où l'accouchement a été tout à fait physiologique, la femme n'a senti que de légères douleurs au bas-ventre, résultant sans doute de la dilatation passive du col.

ARTICLE II.

DES CONTRACTIONS UTÉRINES PENDANT LE TRAVAIL.

§ 1. — Nous avons vu, il y a quelques instants, les contractions utérines se manifester aux époques cataméniales, ou être réveillées pendant la grossesse par des causes physiques vitales ou morales ; c'est-à-dire que les contractions ne sont pas essentiellement attachées à l'accouchement. Dans tous ces cas, il faut le dire, elles offrent une intensité minime et sont à peine douloureuses. Dans l'accouchement, au contraire, elles causent des douleurs d'autant plus vives, qu'elles augmentent d'intensité et qu'elles ont des obstacles à surmonter ; aussi offrent-elles alors une importance capitale.

On a beaucoup parlé de la contractilité et de la contraction de l'utérus, et comme cette question touche de près à l'accouchement physiologique, nous allons faire connaître nos idées à cet égard.

Nous reconnaissons d'abord à l'utérus une élasticité de tissu en quelque sorte passive, toujours la même, pendant la grossesse comme au moment de l'accouchement et après, mais nous ne lui reconnaissons qu'une seule contraction. Cette contraction seulement offre les trois degrés suivants d'intensité.

Premier degré. — Elle se fait sans douleur ou avec des douleurs sourdes. Cette contraction peut durer plusieurs minutes, mais enfin elle finit par cesser pour reprendre après, si la cause qui l'a provoquée persiste : c'est la contraction indolore dont nous avons parlé plus haut.

Deuxième degré. — La contraction est douloureuse, intermittente et périodique, comme la douleur qu'elle cause. Ce deuxième degré se complique du premier, c'est-à-dire que toute contraction périodique et douloureuse est précédée ou suivie plus ou moins d'une contraction indolore.

Troisième degré. — La contraction se fait continue, rémittente, et le deuxième degré est ordinairement celui qui sépare les exacerbations : l'utérus, comme on dit, reste rétracté. Le premier degré a ici presque entièrement disparu. Il y a une douleur continue avec des exacerbations qui correspondent au troisième degré de la contraction.

Nous allons examiner séparément chacune de ces contractions.

§ 2. — Le premier degré de la contraction de l'utérus est indolore, avons-nous dit ; c'est la véritable contraction physiologique de l'utérus. C'est elle qui, chez les animaux, suffit à opérer l'accouchement ; c'est elle qui, dans le premier degré de l'accouchement physiologique de l'espèce humaine, comme nous l'avons vu, prépare le col et le dilate ; elle suffit même quelquefois à rompre les membranes et à expulser le fœtus. C'est tout au plus si, pour opérer cette expulsion, la femme a besoin de s'aider par des efforts volontaires qui, dans ces cas, ne sont guère plus douloureux que les contractions ; mais on a vu des accouchements s'effectuer sans aucun de ces efforts.

Nous ne comprenons pas qu'on ait exclu ces contractions de l'accouchement naturel, tandis que ce sont ces contractions que nous devrions désirer. S'il était possible de les obtenir à volonté sans porter préjudice à la mère et à l'enfant, on pourrait dire que les accouchements seraient presque tous physiologiques.

Le travail peut être ici aussi long que la nature veut bien le faire ; il ne fatigue ni la femme ni l'enfant ; les tissus se distendent tout à l'aise, des mucosités abondantes favorisent leur ramollissement, et le fœtus arrive insensiblement jusqu'à l'orifice vulvaire, qu'il franchit presque instantanément.

Un autre caractère de cette contraction, est qu'elle est intermittente, comme celle de tous les muscles en général, lorsqu'ils se contractent d'une manière physiologique. Cette contraction peut avoir la durée de quelques secondes, comme la durée de plusieurs minutes. En général, elle est plus longue que la contraction douloureuse dont nous allons parler bientôt.

Un troisième caractère de la contraction physiologique devrait être la périodicité, comme le sont toutes les fonctions de l'utérus et de tous les organes de la vie organique. Nous n'avons pas encore pu constater le retour périodique de ces contractions, mais nous sommes convaincu que la périodicité existe, même pendant l'accouchement physiologique au premier degré.

§ 3. — Le deuxième degré de la contraction, avons-nous dit, a pour caractère d'être douloureux et périodique.

Cette contraction est à l'utérus ce que les coliques sont aux intestins dans la diarrhée, ou ce que les envies d'uriner sont à la vessie dans la dysurie. Le mouvement péristaltique des intestins est la cause des coliques dans la diarrhée, parce qu'il devient ici une contraction pathologique, tandis que cette contraction est insensible à l'état normal.

Les contractions vésicales sont insensibles dans l'émission ordinaire des urines; mais dès qu'une cause vient placer la vessie dans un état pathologique, ces contractions deviennent douloureuses; et ce que nous venons de dire des intestins et de la vessie est si vrai pour l'utérus, que la contraction, dès qu'elle devient douloureuse, n'est plus tout à fait physiologique, et plus grande sera la douleur qui l'accompagne, plus elle sera pathologique.

Nous devons cependant faire ici une remarque, c'est que la douleur n'est pas essentiellement attachée au degré de contraction que nous étudions. Cette douleur tient très probablement, comme nous l'avons dit, au tiraillement du col et à la compression utérine sur la colonne, c'est-à-dire qu'elle est indirecte. Ce qui tendrait à le prouver, c'est que les contractions commencent presque toujours par être indolores avant d'être douloureuses, et cela non-seulement par leur succession, mais pour chaque contraction isolée. Ainsi, on n'a qu'à tenir la main sur le ventre de la femme en travail, et, si l'on fait bien attention, on sent l'utérus commencer à se contracter avant que la femme en soit avertie par la douleur.

Le deuxième degré de la contraction, qui est douloureux, commence donc par le premier, qui est indolore, et devient indirectement douloureux par le tiraillement des tissus qu'il produit, plutôt que par la contraction du tissu même de l'utérus. Cela n'empêche pas cependant que cette contraction ne commence à être pathologique.

La périodicité dans le deuxième degré est bien marquée, parce qu'elle peut être facilement constatée par la douleur. Les contractions, du reste, sont ici bien plus fréquentes que dans le premier degré, et par conséquent plus apparentes pour la femme et pour l'accoucheur.

La fréquence est elle-même un caractère pathologique : car les intestins ne se contractent jamais aussi souvent à l'état normal que pendant la diarrhée; la vessie ne se contracte jamais aussi souvent à l'état normal que dans la strangurie.

§ 4. — Le troisième degré de la contraction, avons-nous dit, a pour caractère d'avoir une durée continue rémittente, et d'être toujours plus ou moins douloureuse.

Cette contraction est manifestement anormale ou pathologique; elle est à l'utérus ce que le ténesme est au rectum, ou ce que le tétanos est à tous les autres muscles. C'est cette contraction que réveille le seigle ergoté encore plus qu'il ne réveille le premier et le deuxième degré : c'est, si l'on veut, la rétraction de quelques auteurs.

Ces trois contractions, qui paraissent avoir des caractères bien tranchés, sont cependant, comme nous l'avons déjà dit, des degrés de la même contraction. Que dirons-nous maintenant de la contractilité organique et de la contractilité du tissu des auteurs?

Ces deux contractilités nous paraissent incompatibles, d'après les caractères mêmes que les auteurs en ont donnés. Ainsi la contractilité du tissu est, comme le dit son nom, une sorte d'élasticité inhérente à la texture même des parois utérines, et cependant cette contractilité attendrait le commencement du travail pour se dévoiler. On ne saurait l'admettre avant ce moment sans qu'elle fût permanente. Or le palper abdominal prouve que les parois utérines, dans les derniers mois de la grossesse surtout, sont bien souples. Si cette contractilité était inhérente au tissu comme le serait l'élasticité, non-seulement elle serait permanente avant et pendant la grossesse, mais elle le serait après, et il n'y aurait jamais d'inertie, ni d'hémorrhagie après l'accouchement. Cette contractilité, si elle était inhérente au tissu, serait plus prononcée dans les parties les plus fibreuses de l'utérus, c'est-à-dire dans le col, tandis que le corps utérin et son orifice interne, qui sont les parties les plus musculaires, sont celles qui se contractent le plus après l'accouchement.

D'après ce qui précède, on ne peut donc pas raisonnablement admettre une contractilité de tissu pendant l'accouchement. Voyons maintenant ce qu'on appelle contractilité organique.

Cette contractilité serait intermittente et douloureuse, tandis que la précédente serait continue et indolore. Nous avons d'abord déjà vu que la contractilité de tissu peut manquer à son tour. Mais quel est le rapport de la douleur entre ces deux contractilités? Ne voyons-nous pas dans celle de tissu tous les attributs que nous avons reconnus au premier degré de la contraction utérine, moins les inconvénients que nous venons de lui reconnaître, si on la désigne par contractilité de tissu ou élasticité? On nous dit qu'un des caractères qui distinguent la contractilité de tissu de la contractilité organique, c'est que l'opium n'arrête pas la première, tandis qu'il arrête la seconde; mais il faut se rappeler que la contractilité organique n'est autre chose que le deuxième degré de la contraction utérine, c'est-à-dire une contraction pathologique, et qui est arrêtée par l'opium comme sont les coliques et le ténesme, tandis que l'opium n'arrête pas les mouvements péristaltiques normaux des intestins.

Pour conclure, la contractilité ou la contraction de tissu n'est pas une contraction inhérente au tissu; mais c'est le premier degré de la contraction utérine, c'est la véritable contraction physiologique, et qui a une durée plus longue sans doute que celle du deuxième degré, mais qui est, elle aussi, intermittente. La contractilité, ou contraction organique, n'est que le deuxième degré de la contraction utérine, c'est-à-dire une contraction presque pathologique. Enfin, il faut ajouter le troisième degré, qu'on pourrait appeler presque tétanique, et qui est complétement pathologique.

Maintenant que nous nous sommes expliqué sur la nature et les espèces de contractions utérines, nous allons essayer de voir quels sont leurs rapports avec la douleur et le travail de l'accouchement.

§ 5. — La contraction est, avons-nous dit, indolore de sa nature lorsqu'elle est à l'état physiologique, et en effet on ne saurait la concevoir autrement. Tous les muscles de l'économie ont leurs contractions physiologiques indolores, et pourquoi l'utérus devrait-il faire exception à cette règle générale, lorsque surtout chez les animaux, et quelquefois dans l'espèce humaine, il peut effectuer l'accouchement, qui est la principale de ces fonctions, avec ces seules contractions indolores?

Les muscles de la vie animale, comme ceux de la vie de relation, ont la faculté de se contracter sans douleur, et personne n'a jamais songé à dire que cette contraction ne fût pas leur contraction physiologique; tout au contraire, on est d'accord pour dire que dès que leurs contractions sont douloureuses, elles ne sont pas normales. Ce serait alors l'inverse pour l'utérus; car ici les contractions seraient indolores durant la grossesse, et pendant l'accouchement, lorsque la nature a surtout besoin de ces contractions, elles seraient douloureuses.

Doit-on dire cependant que toute contraction qui cause de la douleur n'est pas physiologique? Nous avons déjà fait entrevoir cette distinction. Nous pensons d'abord que lorsque le tissu musculaire qui se contracte est à l'état normal, la contraction temporaire peut se faire sans douleur pour le muscle lui-même; mais elle peut être douloureuse pour les parties sur lesquelles réagit cette contraction, soit que ces parties soient malades, ou que l'action même du muscle soit trop violente. Ainsi, dans le deuxième degré des contractions utérines, comme nous l'avons dit, nous ne croyons pas que la douleur ait pour cause essentielle la contraction du tissu utérin, car il n'y aurait pas de raison alors pour qu'elle eût pour siége les reins et le bas-ventre plutôt que toute la surface utérine. Ici la contraction par elle-même serait indolore; mais c'est la compression du tissu utérin sur la colonne vertébrale, c'est le tiraillement du col et du périnée qui la rendent douloureuse. La contraction, par conséquent, n'est ici qu'accidentellement douloureuse; voilà pourquoi elle n'est pas complétement pathologique.

Le tiraillement des tissus autres que le muscle qui se contracte étant la cause de la douleur, ceci nous explique pourquoi le premier degré de la contraction n'est même pas indirectement douloureux; c'est que le tiraillement des tissus est alors très lent, et la contraction peu énergique.

Les choses changent complétement dans le troisième degré, car alors la matrice est dans une contraction permanente. Or nous savons que les muscles qui restent contractés d'une manière soutenue deviennent par eux-mêmes douloureux, ensuite la douleur est en raison directe du degré de la contraction.

Dans le troisième degré, en effet, tout l'utérus est douloureux, et les femmes ne distinguent presque plus les douleurs des reins de celles du bas-ventre.

§ 6. — Nous croyons pouvoir conclure que les rapports de cause à effet qui existent entre la contraction et la douleur sont nuls, lorsqu'il n'y a pas tiraillement forcé de tissu; ces rapports sont indirects, lorsque la contraction est intermittente et que le siége de la douleur a un autre point que les tissus qui se contractent; enfin, ces rapports sont directs, lorsque la contraction est permanente.

Nous venons de voir que la contraction est la cause de la douleur; mais ne peut-on pas dire que la douleur, à son tour, est cause de la contraction?

Nous n'avons qu'à nous rappeler ce que nous avons dit à

diverses reprises sur les causes de la contraction et sur les causes de l'accouchement. La douleur physique et les peines morales font entrer souvent l'utérus en contraction, à plus forte raison la douleur et la contraction s'aiguillonnent mutuellement pendant le travail; ceci nous rendra compte des rapports qui existent entre les douleurs, les contractions et l'accouchement.

§ 7. — Ce que nous dirons ici n'est que pour le travail en général; lorsque nous entrerons dans les détails en parlant des divers temps de l'accouchement, nous compléterons ce que cet article pourrait laisser à désirer.

Demandons-nous d'abord pourquoi l'utérus, dans les cas que nous étudions, entre en contractions si violentes à une époque à peu près fixe, bien que le col soit encore presque fermé, pourquoi ne le ferait-il pas plus tôt, pourquoi plus tard? Nous ne reviendrons pas sur les causes de l'accouchement que nous avons déjà indiquées, nous n'avons à nous occuper ici que de la contraction. Eh bien, nous sommes disposé à admettre que l'utérus, comme tous les autres organes, a reçu de la nature un terme à son développement. Sa structure, qui dans le cours de la grossesse est allée en se convertissant de plus en plus en fibre musculaire, est arrivée à son summum de développement. La nature même de ce tissu le rend de plus en plus apte à l'exécution de sa fonction. Si au commencement et au milieu de la grossesse il fallait une forte cause pour réveiller la sensibilité de l'utérus, à la fin de la grossesse toute petite cause peut la réveiller; et puisque la manière de sentir de l'utérus n'est que la contraction, il n'est pas étonnant que les contractions soient réveillées par des causes très légères. Ce qu'on comprend plus difficilement, c'est que ces contractions, pendant l'accouchement, prennent un caractère si intense et même si violent.

Le fœtus, qui avait été conservé dans la matrice avec tant

de tolérance, devient tout à coup un corps étranger que l'utérus veut chasser à tout prix ; il se contracte, répète ses contractions, et rend celles-ci violentes et continues. Les muscles volontaires viennent ici augmenter la contraction ; les parties molles, qui s'opposent à la sortie du fœtus, n'ont pas le temps de se dilater et sont souvent déchirées. Si les parties dures s'opposent à cette sortie, le fœtus est heurté, tassé, meurtri, jusqu'à ce qu'enfin il y ait une déchirure de l'utérus ou du col, ou qu'il y ait des mortifications des parois de la vessie du vagin, ou de l'utérus lui-même, jusqu'à ce que la vie de l'enfant soit compromise ou tout à fait perdue, jusqu'à ce que les forces générales de la malade soient épuisées et même anéanties, ou enfin jusqu'à ce que l'utérus seul tombe dans un collapsus, duquel il se relèvera au bout d'une ou de plusieurs heures pour recommencer ses contractions.

Nous voyons certainement dans un pareil accouchement les ressources ultimes de la nature pour les cas où des causes s'opposent à ce que le col soit effacé et dilaté d'une manière insensible et lente, pour les cas où les parties dures ou les parties molles s'opposent à la sortie facile du fœtus. On voit que la nature a mis alors à la disposition de l'utérus et de tous les organes qui viennent à son aide un contingent de forces qu'ils peuvent employer au besoin pour surmonter ces obstacles. Quant à la manière de dépenser ces forces, elle est souvent précipitée et aveugle : c'est la douleur qui aiguillonne la contraction, c'est la contraction qui aiguillonne la douleur, et toutes deux excitent le système général, jusqu'à ce que la somme de forces disponibles soit toute dépensée. Alors de deux choses l'une : ou l'accouchement a eu lieu, et tout peut rentrer dans l'ordre ; ou il n'a pas eu lieu, et les efforts recommencent au bout de quelque temps ; mais le désordre ne tarde pas à s'en mêler, et les suites sont funestes pour la mère et l'enfant.

L'accouchement, dans ce cas, peut être comparé à d'autres

excrétions, lorsqu'elles sont devenues difficiles. Ce sont, par exemple, des matières fécales indurées qui séjournent dans le rectum, et qui, après avoir été supportées pendant longtemps sans déceler leur présence, finissent par exciter des contractions intestinales. Celles-ci commencent par peu de chose, et vont en augmentant à mesure que l'obstacle devient insurmontable; bientôt ce n'est pas l'intestin seul qui se contracte, ce sont les parois abdominales, et toutes ces contractions finissent par réveiller une sensation douloureuse à l'anus qui excite encore plus les contractions et les efforts volontaires, jusqu'à ce que ces matières sortent ou que le patient, fatigué, renonce momentanément à l'excrétion. Ce que nous disons des matières fécales, nous le dirions d'un calcul vésical et des urines elles-mêmes, lorsqu'un obstacle en empêche la sortie ; nous le dirions d'un simple crachat. C'est que lorsqu'une excrétion n'est pas facile, l'organe se surexcite, surexcite les organes voisins, avec lesquels il a n'importe quelle synergie, il surexcite tout l'organisme, et l'on voit arriver un grand bouleversement pour parvenir à cette excrétion qui, dans des conditions plus favorables, se serait faite très simplement. Nous trouvons la preuve évidente de ce fait dans l'accouchement physiologique des mammifères eux-mêmes. Ainsi, lorsqu'une mauvaise présentation en arrête la marche, le pauvre animal se débat, il est dans les angoisses, et, s'il a de la voix, il crie. Son accouchement, qui se faisait en très peu de temps et facilement, exige maintenant des heures, des journées, et il est accompagné de douleurs très violentes. Nous avons observé de ces accouchements il y a longtemps, et nous sommes convaincu que chez les animaux aussi la contraction, en se faisant plus forte, devient intermittente et douloureuse.

Qu'on s'imagine ce que doit être la force de la contraction lorsque, ayant la main dans la matrice pour une version pelvienne, on la sent s'engourdir, non-seulement par la constriction du col, mais aussi par celle du corps utérin. Qu'on s'imagine la violence que la contraction doit faire sur le périnée, lorsque la main de l'opérateur trouve souvent de la peine à soutenir ces parties pendant le dégagement de la tête du fœtus.

Les contractions violentes ne sont donc que le résultat des obstacles qu'elles rencontrent.

§ 8. — Si, pour nous résumer, nous indiquons la succession des diverses contractions, nous trouvons :

1° La contraction indolore, qui aide à opérer le travail préparateur du segment inférieur et du col d'une manière lente, lorsque ces parties n'offrent pas d'obstacle. Cette contraction peut effectuer aussi la préparation du périnée, déchirer la poche des eaux et effectuer l'accouchement avec l'aide de la contraction utéro-abdominale ; elle peut durer quelques secondes ou même plusieurs minutes, mais elle est essentiellement intermittente et peut être périodique. Cette contraction est la véritable contraction physiologique.

2° La contraction douloureuse intermittente commence et finit par le degré précédent, et ne devient douloureuse que par la compression qu'elle cause sur les viscères voisins, ou par les tiraillements qu'elle produit sur un ou plusieurs points de l'utérus. Elle est essentiellement périodique et intermittente ; elle n'a pour maximum de durée que deux minutes. Cette contraction, lorsque les parties molles sont le seul obstacle à l'accouchement, se charge de dilater le col, d'opérer la rupture de la poche des eaux, l'engagement de la tête et son cheminement jusqu'au détroit inférieur ; elle dilate le périnée, la vulve, et achève l'accouchement.

Cette contraction s'accroît, se rapproche, et devient douloureuse en raison des obstacles qu'elle a à vaincre et des tiraillements qu'elle produit. Elle est accidentellement pathologique, parce qu'elle est accidentellement violente et douloureuse.

3° La contraction indolore a disparu, la contraction douloureuse est continue avec des exacerbations. C'est la contraction qui correspond aux plus grands obstacles de l'accouchement, causés presque toujours par des parties dures, par une mauvaise présentation ou par un défaut dans les divers temps de l'accouchement.

Cette contraction est essentiellement pathologique.

La contraction utérine est donc toujours la même, mais elle a une durée et un degré d'intensité variables : intermittente et indolore ; périodique et douloureuse, seulement au maximum de son action ; continue et toujours douloureuse avec des exacerbations régulières.

ARTICLE III.

DE LA DILATATION DU COL PENDANT LE TRAVAIL.

§ 1. — La manière dont se dilate le col pendant le travail est une question très importante pour notre sujet, aussi allons-nous nous y arrêter quelques instants.

Nous avons vu que pendant la grossesse le col est d'abord rigide, puis qu'il commence à se ramollir à son extrémité libre, et se raccourcit en s'effaçant chez les multipares ; il se raccourcit en s'affaissant chez les primipares.

Il arrive le plus souvent, surtout chez les multipares, que le col s'entr'ouvre à mesure qu'il se ramollit, et c'est ainsi qu'il s'efface de l'orifice externe à l'orifice interne. Lorsque ce travail est fait, c'est ce dernier orifice lui-même qui s'ouvre à son tour, et la dilatation insensible est achevée au moment de l'accouchement.

Voilà, comme nous l'avons vu, ce qui arrive dans les cas les plus heureux. Il s'en faut de beaucoup cependant qu'il en soit ainsi, et voici les états dans lesquels le col peut se trouver au moment où le travail douloureux commence.

§ 2. — La rigidité peut avoir disparu de tout le col ou d'une partie seulement. Lorsque la rigidité a complètement disparu, le col reste naturellement entr'ouvert, et alors il est plus ou moins effacé ou il reste assez resserré ; mais sa mollesse n'empêche pas ordinairement le doigt de le parcourir dans toute son étendue. On serait même tenté de le croire alors dilatable ; mais on n'a qu'à y pénétrer avec deux doigts et essayer de les écarter pour voir que la distension ne s'opère pas sans causer à la femme des douleurs semblables aux douleurs du bas-ventre qui ont lieu pendant la contraction utérine.

D'autres fois le col est ramolli jusqu'à un certain point, mais une partie, et surtout l'orifice interne, est encore rigide au moment où commence le travail. Cette rigidité, cependant, est presque toujours affaiblie pendant les quinze ou vingt derniers jours de la grossesse, de sorte que rarement l'orifice interne, au commencement du travail, est tout à fait rigide, comme il l'est vers le septième ou huitième mois.

Ce même travail s'opère aussi chez la primipare. Il n'offre de différence que pour la lenteur dans ces transformations, et par la persistance très fréquente de l'occlusion de l'orifice externe jusqu'aux contractions douloureuses.

Maintenant voyons de quelle manière s'opère la dilatation par les contractions douloureuses.

C'est par la résistance que le col oppose aux contractions utérines que la dilatation est plus ou moins retardée. Le segment inférieur de l'utérus et l'extrémité supérieure du vagin ne sont pas étrangers à cette résistance ; mais le mécanisme qui agit sur le col agit sur ces parties, aussi nous ne nous occuperons que du col seulement.

§ 3. — La résistance qu'oppose cette partie aux contractions utérines est active ou passive.

L'oblitération du col, ses contractures et ses indurations, peuvent opposer une résistance passive aux efforts utérins; mais ce sont là des cas pathologiques dont nous n'avons pas à nous occuper, de sorte qu'à l'état physiologique, il n'y a de résistance passive, de la part du col, que la rigidité et la résistance qu'il peut offrir après son ramollissement. Une partie du col ne peut être dilatée que tant qu'elle est passée de l'état de rigidité à l'état de souplesse.

La résistance active que peut offrir le col aux contractions utérines est le résultat de sa propre contraction, et cette contraction est comme celle de l'utérus, ou passagère ou permanente. La contraction du col et celle du corps, comme nous le verrons, se font ici antagonisme lorsqu'elles ont lieu en même temps.

Le col, soit avant, soit pendant le travail, peut donc offrir quatre états successifs : la rigidité, la mollesse, la contraction passagère et la contraction permanente. Aucun de ces états n'arrive sans qu'il ait été précédé par celui qui est avant lui dans l'ordre que nous avons indiqué. Ainsi le col ne passe pas directement de la rigidité à la contraction permanente sans avoir été plus ou moins ramolli, ce qui est important à savoir en pratique.

Après les explications que nous venons de donner, on comprendra plus facilement la dilatation du col qui est purement passive et celle qui se fait avec antagonisme. Nous allons voir chacune de ces dilatations sans avoir besoin d'entrer dans tous les détails que nous avons déjà donnés à propos de la dilatation insensible du col.

§ 4. — Toutes les contractions de l'utérus commencent par le fond de cet organe, et cela devait être, car c'est le fond, comme nous l'avons vu, qui a commencé à se développer le premier, et qui, étant par conséquent le plus avancé en organisation, offre le plus d'aptitude aux contractions et est le mieux en état de les effectuer. Les contractions du fond, en effet, prédominent presque toujours sur celles du reste de l'utérus pendant tout le temps du travail.

Ces contractions ne se font pas comme si le centre du fond de la matrice, se contractant le premier, servait de point d'appui au reste des fibres qui se contracteraient sur lui. Il nous est arrivé, lorsque nous faisions la version pelvienne, d'avoir la main et une partie de l'avant-bras dans la matrice, quand la contraction se manifestant, il nous a fallu nécessairement attendre. Voici alors comment nous avons senti l'utérus se contracter. C'était un ou plusieurs faisceaux qui, comme autant de noyaux séparés, se resserraient les uns après les autres en allant surtout de haut en bas. Ce resserrement n'avait rien de régulier, et allait en divers sens, de manière à former un mouvement vermiforme ou plutôt le mouvement que fait la peau du scrotum sous l'impression du froid. Une fois chaque noyau contracté, celui-ci gardait la contraction jusqu'au relâchement, qui était général et successif pour tout l'utérus en allant de bas en haut. La contraction du fond était plus forte et plus longue, par conséquent, que celle du reste de l'utérus.

Cette contraction dans la dilatation passive du col n'arrive pas tout à fait jusqu'à ses orifices. L'œuf est poussé comme un coin vers le segment inférieur et vers l'évasement interne du col, et la poche des eaux vient, à chaque contraction, faire saillie à travers l'orifice qui s'entr'ouvre.

Les contractions utérines ont ici une double action sur le col comme dans la préparation de cette partie pour le premier degré de l'accouchement physiologique : l'une qui agit de dehors en dedans et qui porte surtout sur l'effacement ; l'autre de dedans en dehors et porte surtout sur l'évasement et la dilatation de l'orifice interne du col. Ces deux actions, agissant sur des parties qui sont lubrifiées par des mucosités et qui n'opposent qu'une résistance d'inertie bien faible, agissent très efficacement. Si l'on porte les doigts sur le col pendant la douleur et qu'on les y maintienne, on le trouve d'abord flasque ; à mesure que la contraction du corps se prononce, on le sent se tendre sous la poche qui s'avance ; mais cette tension n'est jamais bien forte et cède en raison du relâchement du corps utérin. Pendant la contraction le col offre une dilatation plus grande que celle du commencement, ou à peu près égale ; ce qui distingue cette contraction de celle qui se fait avec antagonisme. Lorsque l'effacement et la dilatation du col ne dépendent que de la résistance passive, et que la rigidité surtout a déjà disparu, ils sont ordinairement prompts et n'ont pas besoin de contractions violentes pour s'effectuer.

Le travail est bien plus long, lorsque des obstacles venant du fœtus ou de la mère contrarient cette dilatation, comme nous le dirons plus loin.

Nous trouvons encore ici les mêmes degrés que nous avons trouvés dans les contractions du corps de l'utérus. La dilatation passive peut être considérée comme la continuation de la dilatation insensible, seulement elle est ici moins lente.

Dans d'autres cas, on observe une contraction intermittente de la part du col lui-même, et voici alors comment les choses se passent.

§ 5. — Quand on place les doigts sur le col un moment avant la contraction utérine, on sent bientôt l'œuf descendre et le col se dilater, comme dans le cas précédent où le fond de l'organe seul se contracte. Mais cette contraction se propage insensiblement jusqu'au col, qui, cette fois, se contracte à son tour sous les doigts, se resserre et pousse de bas en haut l'œuf qui, tout à l'heure, était poussé en sens inverse. Si l'on a déterminé avec les deux doigts le diamètre de l'ouverture avant et pendant la contraction du col, on reconnaît que ce diamètre se rétrécit un peu pendant cette contraction. La poche, qui avait été jusqu'alors très saillante, diminue et devient plus plate, et cet état continue jusqu'à la fin de la contraction utérine. Une fois que le relâchement du col arrive, la dilatation est un peu plus prononcée qu'avant la contraction.

Nous devons noter ici une particularité qui est digne d'attention, c'est que, quand on explore bien le col pendant qu'il est contracté, on trouve souvent, chez les primipares surtout, premièrement un bord tranchant qui n'est pas très tendu; derrière ce bord il en existe un autre bien plus tendu et qui se contracte évidemment d'une manière active. Entre ces deux bords, quelquefois accolés l'un à l'autre, se trouve un sillon plus ou moins marqué, selon les sujets. Ces bords sont sans doute les restes des orifices interne et externe; le sillon est le reste de la cavité du col. De tout l'orifice interne, il n'y a quelquefois qu'un petit nombre de fibres qui forment sous le doigt une petite corde circulaire très tendue pendant la contraction, tandis que le reste du col est dans le relâchement.

L'action de l'orifice interne est évidemment contraire à celle du corps de l'utérus : l'un pousse l'œuf de haut en bas, et tend à le chasser; l'autre le pousse de bas en haut, et tend à le retenir. Le premier de ces temps est favorable, l'autre est contraire à l'avancement du travail. Pour que le résultat de ces deux temps soit une dilatation, ou, en d'autres termes, pour que le travail avance, il faut que la contraction du corps l'emporte d'intensité et de durée sur celle du col. Si la contraction du col l'emporte sur celle du corps, la dilatation ne se fera pas, et, par conséquent, le travail ne pourra pas avancer.

C'est dans cette lutte, que nous appellerons désormais antagonisme entre le col et le corps, que les douleurs et les tiraillements sont les plus vifs, et si l'un ou l'autre ne cède pas, il peut y avoir des ruptures. Ces cas cependant sont rares, malgré la fréquence des dilatations avec antagonisme. Voici, au contraire, ce qui arrive le plus souvent.

La dilatation du col produite par le premier temps de la contraction utérine est rarement détruite par la contraction plus tardive du col, de sorte qu'une partie de cette dilatation se maintient, et ainsi, par reprises, la dilatation du col, quoique longue et douloureuse, devient enfin complète.

Il y a, comme on le voit, dans la dilatation avec antagonisme, deux inconvénients : d'abord la douleur qui est le résultat du tiraillement du col, ensuite la perte de la dilatation qui est le résultat de la contraction du col lui-même.

C'est pendant la dilatation avec antagonisme qu'on remarque cette sorte d'anxiété où se trouvent les femmes pendant la période de dilatation, et qui est souvent plus inquiétante pour elles que lorsque la tête est dans l'excavation. Les contractions utérines sont plus longues, et la femme, agacée, cherche en pure perte à les seconder par des efforts volontaires, ou bien elle ne les seconde nullement, quand même on lui en donnerait le conseil. Le col est alors ordinairement bien sensible au toucher.

Le dernier degré de la contraction du col est la contraction permanente, appelée par quelques auteurs contraction spasmodique, et rigidité par d'autres.

§ 6. — On ne peut pas toujours préciser le temps nécessaire au col pour qu'il passe par les quatre états de rigidité, mollesse, contraction passagère et contraction permanente. Dans le cas où le col est long, quoique mou, il est rare que tout l'effacement et la dilatation de l'orifice interne s'opèrent sans que le col finisse par se contracter au moins d'une manière passagère. Il y a même des sujets chez lesquels, dès le début du travail, la contraction va du corps au col, de manière à offrir dans cette dernière partie des contractions passagères, immédiatement après le ramollissement; mais il n'en est pas de même pour la contraction permanente. Ici il faut que l'utérus se soit contracté pendant plusieurs heures de suite, sans que la tête se soit avancée, pour que le col, à force d'éprouver des contractions passagères, finisse par se contracter d'une manière permanente : aussi nous ne craignons pas de dire que, toutes les fois qu'on trouvera un col contracté d'une manière permanente, il y a un obstacle qui vient d'ailleurs que du col. Cette partie, il est vrai, est alors quelquefois plus resserrée que quand on l'a examinée pendant l'intervalle des contractions utérines, et surtout plus resserrée que pendant le relâchement, mais ce n'est pas cette étroitesse qui est l'obstacle au travail. Ce qui le prouve, c'est que si l'obstacle cesse ou qu'on fasse une application du forceps, la contraction du col cède plus promptement qu'on ne l'aurait cru. La contraction passagère du col est encore conciliable avec l'accouchement physiologique au deuxième degré, mais la contraction permanente est manifestement pathologique et demande les secours de l'art.

Si nous avons admis un relâchement complet du col, une contraction permanente et des alternatives de contraction et de relâchement, il ne faudrait pas croire cependant que ces états soient toujours très tranchés. Il y a de ces cas intermédiaires qui se lient les uns aux autres, mais qui, pour la pratique, comme nous le verrons, ne rentrent pas moins dans la règle générale.

Que dirons-nous maintenant de ces accoucheurs qui veulent que toute contraction de la matrice commence par le col? S'il en était ainsi, cette contraction, persistant en même temps que celle du corps, contrarierait ou empêcherait peut-être la dilatation de s'effectuer; l'accouchement serait très douloureux, où serait au moins très long. Pour rectifier cette erreur, on n'a qu'à mettre en même temps une main sur le fond de l'utérus, et deux doigts de l'autre sur le col. On sent alors que lorsque la contraction arrive, elle commence par le fond et rarement en même temps qu'au col. Certainement, si l'on se fie aux sensations de la femme, la douleur est postérieure à la contraction, parce que, comme nous l'avons vu, celle-ci n'est douloureuse que lorsqu'elle est bien prononcée; de même qu'elle peut continuer encore un peu, bien que la douleur soit passée. Les cas où le col se contracte véritablement le premier sont pour le moins exceptionnels.

§ 7. — Quel est maintenant le rôle que joue la poche des eaux dans la dilatation du col? Cette poche, dit-on, fait l'office d'un coin. Mais si son action était la principale cause de la dilatation, elle devrait être d'autant plus efficace que le coin est plus effilé, tandis que, dans les présentations autres que celles du sommet, cette poche est plus aiguë, et cependant la dilatation est plus lente.

Si dans les présentations du sommet la dilatation est plus prompte, on ne peut pas dire que cela tient à la poche, car il arrive souvent de voir que le col est mou et dilatable, et cependant la dilatation ne se complète pas; on perce les membranes et la dilatation s'achève après quelques contractions. L'action de la poche sur la dilatation du col est pour quelque chose, mais elle n'a pas toute l'influence qu'on a cru; la tête nous paraît avoir une action bien plus grande, aussi faut-il en tenir compte dans la pratique.

Nous avons parcouru les divers états du col, cependant nous n'avons pas décrit ce que les auteurs appellent contraction spasmodique, et à laquelle ils font jouer un grand rôle dans les accouchements difficiles. C'est que nous ne croyons pas à l'existence de cette contraction comme véritable obstacle au travail. Lorsqu'on constate une contraction permanente du col, c'est qu'une cause quelconque a arrêté la dilatation dans sa marche, et cette cause a pu provenir de la mère ou de l'enfant; le col s'est resserré sur la tête, qui ne peut plus progresser, et il n'empêche pas la tête d'avancer par son simple resserrement; aussi la cause cessant, comme nous l'avons indiqué, le prétendu spasme disparaît bientôt. Nous verrons, en parlant de l'application du forceps, que cette contraction, loin de la contre-indiquer, l'exige assez souvent, et le col s'assouplit et se dilate sous les tractions de l'opérateur.

La contraction du col, comme nous le dirons plus loin, peut retarder un peu le travail et le rendre pénible, mais elle n'oppose jamais assez de résistance pour qu'il devienne impossible.

CHAPITRE II.

PHÉNOMÈNES MÉCANIQUES DU TRAVAIL.

§ 1. — Les auteurs admettent ici les temps de flexion, d'engagement, de rotation et de dégagement. Nous suivrons cette division afin d'indiquer pour chaque temps les différences qui existent entre leur manière de penser et la nôtre. Mais, pour mieux établir les questions, commençons par dire quelques mots sur les éléments qui entrent en jeu dans ces divers temps.

Ces éléments sont les forces expultrices, les résistances et le corps mis en mouvement. L'accouchement est le résultat de ces trois éléments, et, comme chacun a une part importante dans ces phénomènes, nous allons les étudier l'un après l'autre.

La délivrance ne nous ayant guère offert d'importance sous le point de vue de l'accouchement physiologique, nous l'avons passée sous silence.

ARTICLE PREMIER.

FORCES EXPULTRICES.

§ 1. — Nous avons ici deux sources : l'une vient de la matrice, et l'autre vient des parois abdominales.

Lorsque la matrice entre en contraction, elle se redresse, comme on l'a dit; ce fait n'est pas sans intérêt pour l'obstétrique. Il y a un grand avantage à ce que la matrice se place suivant l'axe du détroit supérieur, car, dans cette direction seule, le col correspond à cet axe, et le travail de la dilatation, de l'engagement et de l'expulsion sera infiniment plus facile.

Il y a dans le redressement de la matrice deux mouvements : celui qu'elle fait pour se porter sur la ligne médiane, de manière à confondre avec celle-ci son grand diamètre, et il y a une espèce de projection en avant qui tend à rendre son axe plus perpendiculaire au détroit supérieur, qui, comme on le sait, est assez incliné. L'utérus, qui est ordinairement incliné à droite, nous paraît se porter sur la ligne médiane par la disposition de la cavité abdominale qui, involontairement ou volontairement alors, entre plus ou moins en contraction. Le diaphragme, qui est plus convexe à droite qu'à gauche, s'abaisse plus du premier côté que du second, et le foie, qui est aussi de ce côté, descend comme un coin volumineux pour séparer le fond de l'utérus de l'hypochondre droit, et le ramener vers la ligne médiane. Le redressement, cependant, n'est presque jamais complet, et le corps de l'utérus est toujours légèrement incliné à droite, comme le col est toujours aussi plus ou moins dirigé vers la gauche.

La projection du corps utérin en avant est bien plus marquée, et les causes qui la déterminent, en effet, sont plus apparentes. C'est que l'utérus, pour se contracter, a nécessairement besoin de s'arrondir. L'enfoncement de sa paroi postérieure s'efface et prend précisément un point d'appui sur la colonne vertébrale. Le diamètre antéro-postérieur de l'utérus s'agrandit, pendant que le transverse diminue, ce qui ne peut pas se faire sans un soulèvement de la paroi antérieure de l'utérus et de la paroi abdominale.

§ 2. — Une autre cause qui paraît aider à ce soulèvement, est la contraction des ligaments ronds. Ces ligaments, étant implantés à la surface antérieure de l'utérus, tendent, en se contractant, à l'entraîner en avant. Cette projection en avant favorise même le transport du corps utérin sur la ligne médiane, parce que l'utérus, plus incliné à droite qu'à gauche, ne peut s'arrondir qu'en allant précisément de droite à gauche.

Le premier effet de la contraction utérine est donc celui du redressement; mais ce redressement, une fois effectué, a-t-il besoin de se répéter à chaque contraction? Nous ne le pensons pas, parce que l'utérus, comme nous l'avons déjà dit, dès qu'il s'est contracté souvent, conserve un peu de tension; une contraction arrive souvent sans que l'autre soit tout à fait terminée. Ce qui arrive au corps de l'utérus, arrive aux ligaments ronds; et, en effet, la palpation, comme nous l'avons dit plus haut, devient difficile dès que les contractions se sont bien déclarées. Maintenant que nous avons suivi l'utérus jusqu'au moment de la contraction expultrice, voyons de quelle manière il effectue cette expulsion.

Nous avons à considérer d'abord l'action isolée de l'utérus, ensuite l'action que viennent y ajouter les parois abdominales.

§ 3. — Quelques auteurs ont comparé l'action de la matrice à un nombre considérable de forces convergentes, dirigées de haut en bas, et dont la résultante irait passer par le grand diamètre de l'utérus et aboutirait au col.

Cette hypothèse n'est pas admissible, car tous les points de la cavité utérine sont contractiles, et tous tendront à se rapprocher de l'axe de l'organe. Supposons une coupe horizontale sur le viscère ainsi contracté, et dirigeons de chaque point de l'utérus des forces perpendiculaires qui indiqueront la direction avec laquelle chaque point se rapproche de l'axe; nous verrons que le segment inférieur dirigera toutes ses forces vers le fond et non vers l'orifice. Ce serait donc le fond seul qui aurait de l'action sur l'œuf, et le segment inférieur, loin d'aider à l'action du segment supérieur, la contrarierait pendant tout le temps qu'il reste contracté. Le segment supérieur ne pourrait donc agir sur le col qu'après avoir détruit les forces contraires du segment inférieur, c'est-à-dire que la matrice déploierait des forces inutiles dans des contractions qui ne lui profiteraient pas. Ce n'est cependant pas ainsi que les choses se passent.

Nous devons examiner l'action expultrice de l'utérus pendant qu'il offre encore des eaux amniotiques, soit que la poche n'ait pas encore été percée, soit que l'orifice utérin reste bouché par les parties fœtales, et nous devons examiner son action expultrice après la sortie des eaux.

§ 4. — Lorsque l'utérus se contracte sur un œuf qui renferme à la fois les eaux et le produit, il exerce son action sur une masse liquide dont la propriété est semblable à celle de tous les autres liquides, qui ne réduisent pas leur volume, mais transmettent exactement dans tous les sens l'impulsion qu'ils reçoivent.

Chaque point de la masse subit donc de la part du point de la matrice qui se contracte sur lui une impulsion que nous admettrons comme 1. Si les autres points de la matrice, loin de se contracter, opposaient une simple inertie, nous aurions toujours sur le col qui est la partie où manque la résistance une impulsion comme 1. Mais loin d'être inerte, la matrice se contracte sur tous les points, c'est-à-dire que sa masse liquide trouve une force nouvelle dans chaque point contractile, et ces forces vont se réunir toutes à son orifice. Le segment inférieur et le segment supérieur, comme on le voit, loin de se contrarier ici, multiplient leur puissance. Le fœtus, à dire vrai, doit diminuer l'action des forces, parce que les diverses parties de son corps, loin de réagir comme les liquides, doivent s'affaisser sous cette pression. Les variations des pulsations cardiaques, en effet, nous disent qu'il souffre pendant la contraction, mais il ne faut pas dire pour cela que, lorsqu'il y a de l'eau dans l'utérus, l'enfant reçoit l'impulsion utérine sur le dos plutôt que sur le siége ou ailleurs. Cette impulsion lui est communiquée de partout et avec la même intensité. Si l'on tient même la main sur une partie fœtale à travers les parois, on voit que cette partie, à chaque contraction, s'éloigne de la paroi, preuve évidente que ce n'est pas directement sur elle que se fait la pression de la paroi utérine, ou si elle se fait, elle est limitée à un point circonscrit ; et comme le fœtus, volontairement ou involontairement, peut faire des mouvements qui lui permettent d'éviter la pression d'un seul point, on ne peut espérer que les contractions utérines aient une grande action sur le fœtus tant qu'il y a de l'eau amniotique. L'action des forces contractiles est transmise au col par le moyen de ces eaux bien plus que par l'intermédiaire du fœtus ; et lorsque le col est occupé par l'engagement de la tête, c'est sur elle qu'agissent toutes les contractions.

§ 5. — Les choses changent lorsque les eaux se sont écoulées. L'utérus se moule sur les diverses saillies que lui offre le fœtus, et alors précisément il se trouve dans le cas dont parlent quelques auteurs, mais dans un sens opposé.

C'est qu'ici chaque impulsion transmise par les parois utérines est détruite par l'affaissement des parties fœtales. Le segment supérieur pousse bien le fœtus en bas, mais l'inférieur le pousse en haut ; aussi ces deux forces produisent pour première action le tassement du pauvre fœtus ; les deux segments tendent à le retenir plutôt qu'à l'expulser ; les inégalités qu'offre le fœtus font que la matrice se moule sur elles, et ce n'est que par l'excédant des forces de haut en bas sur les forces de bas en haut que le produit est mis en mouvement, c'est-à-dire que la force communiquée au col sera infiniment plus faible que lorsqu'elle lui était transmise par les eaux.

On comprend maintenant pourquoi la présentation de la tête, outre les autres avantages, a encore celui de provoquer une dilatation prompte du col et une prompte expulsion : c'est qu'elle conserve la matrice plus ou moins remplie d'eau, et que les points de toute la cavité utérine lui transmettent des forces bien plus efficaces que lorsque la contraction se fait sur le fœtus lui-même. Dans la présentation même de la tête, la différence doit être bien grande lorsque les eaux se sont écoulées, parce que l'impulsion directe est alors détruite dans la courbure de la colonne vertébrale, dans le tassement des membres, dans la compression des cavités, etc., de sorte qu'ici, où le fœtus souffre le plus, le travail est au contraire le plus long. A plus forte raison, cet inconvénient existe-t-il lorsqu'il y a une autre présentation que celle du sommet.

§ 6. — Les ligaments ronds, il est vrai, n'ont pas d'action directe sur le fœtus ; mais comme l'utérus, en se contractant, pousse vivement le produit contre le bassin, les ligaments aident à ce mouvement d'impulsion, soit en soutenant l'utérus, soit en rapprochant son fond de son orifice. Voilà pourquoi, après un accouchement laborieux, ces ligaments épuisés se relâchent et favorisent les déviations utérines.

Nous pourrions ajouter ici la contraction du vagin qu'on a implorée pour chasser le fœtus, mais cette force doit être peu active. Nous croyons plutôt que le vagin offre un peu de résistance passive et ajoute aux difficultés de l'accouchement.

§ 7. — Les forces expulsives qui proviennent des parois abdominales s'expliquent par la théorie de l'effort. La femme commence par faire une inspiration pour prendre ensuite un point d'appui sur la poitrine remplie d'air. Nous avons fait remarquer déjà que l'abaissement du diaphragme et du foie était de quelque utilité. Une fois la poitrine fixée, les muscles des parois abdominales recourbés se redressent, et exercent sur les viscères abdominaux la pression expulsive dont nous parlons. Cette action est ici favorisée par le soulèvement et la tension de la matrice qui précèdent la contraction des parois.

Nous ferons seulement ici une remarque, c'est que l'action des parois abdominales est loin d'être la même sur tous les points de la matrice : ainsi la plus forte se fait en avant et la plus faible se fait en arrière, où elle est limitée à une résistance. Déjà la paroi postérieure de l'utérus, pour se redresser, appuie avec force sur la colonne, et les contractions de la paroi antérieure de l'abdomen augmentent beaucoup cette pression : aussi ne faut-il pas s'étonner, comme nous le disions plus haut, que, malgré l'épaisseur plus considérable de cette paroi, par suite de l'implantation fréquente du placenta, elle soit cependant le siège le plus fréquent des ruptures.

Les contractions abdominales, quoique aidant aux contractions utérines, ne sont pas aussi efficaces; parce qu'elles se perdent en partie sur les viscères dont la densité n'est guère de nature à transmettre les pressions. Cette action est encore moindre lorsque l'utérus est privé de liquides. Les parois abdominales ont ensuite une action passive, c'est celle de soutenir le fond de l'utérus lorsque celui-ci pousse vivement le produit contre le bassin. Ainsi, quelque petite qu'elle soit, la force active ou passive des parois abdominales entre le plus souvent pour quelque chose dans les forces expulsives de l'accouchement, et cette force, d'après ce que nous avons déjà vu, est ordinairement moindre chez les femmes de la ville que chez celles de la campagne.

ARTICLE II.

DES DIVERS TEMPS DU TRAVAIL.

§ 1. — Nous venons de voir le premier élément des phénomènes mécaniques de l'accouchement, les forces expulsives, et nous devrions traiter aussi séparément les deux autres ; mais les résistances et le corps mis en mouvement sont tellement liés dans leur action, que nous les réunirons dans le même article. Cela n'empêche pas cependant qu'on ne puisse en reconnaître exactement la séparation.

Nous ne pouvons pas entrer dans tous les détails que comporte la description du mécanisme de l'accouchement, ces détails appartiennent à un traité complet d'obstétrique ; nous nous contenterons seulement de donner quelques considérations sur les points où nos idées ne sont pas tout à fait conformes à celles qui ont cours dans la science.

Nous aurons à étudier l'engagement, la rotation et l'expulsion.

Presque tous les auteurs nous disent que la tête ordinairement se fléchit pour mieux s'engager dans le détroit supérieur. Ils nous expliquent ce fait en disant que la matrice transmet sa force à la colonne vertébrale en s'appliquant sur le dos de l'enfant, et que cette colonne la transmet à la tête sur le trou occipital. Ce trou étant plus rapproché de l'occiput que du menton, c'est sur le premier que la force porte sa plus grande action, et, par conséquent, il y a abaissement de ce côté et élévation du menton ou mouvement de flexion.

Nous venons de prouver que la force expultrice, lorsqu'il y a de l'eau amniotique surtout, ne se transmet pas par la colonne épinière, mais par toute la masse du liquide, ce qui diminue singulièrement l'explication du levier. Mais ensuite nous devons dire que, dans un bassin bien conformé, la tête n'a pas besoin de se fléchir pour s'engager, elle peut s'engager dans la demi-flexion, où elle reste toujours ; et lorsque, avec la dilatation complète, les forces expultrices n'ont pas fait engager la tête, ou il y a mauvaise présentation, mauvaise position, ou disproportion entre le fœtus et le bassin ; c'est-à-dire qu'il y a une rectification à faire, ou c'est un cas pathologique qui n'entre pas dans notre cadre. La flexion n'a lieu ordinairement que lorsque le front trouve une résistance dans le bassin, et surtout dans le plancher, comme nous le dirons dans un instant.

La demi-flexion est loin d'être aussi défavorable à l'engagement qu'on pourrait le penser. Ainsi, qu'on suppose des lignes parallèles et horizontales qui divisent la tête en plusieurs zones. La ligne qui passe par l'occiput n'aboutit pas au front, mais entre le front et le sinciput; la ligne qui part du front aboutit sous l'occiput; celle qui part du menton aboutit au vide du cou. Voilà les diamètres qu'offre la tête dans la demi-flexion, et tous ces diamètres sont moindres que les diamètres obliques du bassin.

La tête, quoique recevant directement l'impulsion de toute la masse du liquide, conserve cependant une certaine mobilité et cède à une force majeure pour exécuter les divers mouvements dont nous allons parler bientôt. Mais si l'on devait admettre l'explication des leviers, la tête, au lieu de se fléchir avant de s'engager, s'étendrait au contraire le plus souvent.

Lorsque celle-ci reste dans la demi-flexion, la partie la plus saillante est l'occiput. Dans une première présentation du sommet, le fœtus, poussé un peu de droite à gauche, c'est l'occiput qui doit appuyer le premier sur le rebord du détroit; le rachis portant son action plus en dedans du point d'appui, il y aurait donc un mouvement d'extension avant l'engagement, et non un mouvement de flexion. Mais, nous le répétons, la tête s'engage dans la demi-flexion, et elle est poussée dans cette position, jusqu'à ce qu'un obstacle plus fort que les forces expulsives lui donne une autre direction, et cet obstacle, lorsque le bassin est bien conformé, ne lui est pas offert par le détroit supérieur.

§ 2. — La rotation est ce changement de position que fait le fœtus en tournant sur son diamètre vertical.

La rotation peut-elle se faire par les contractions utérines avant la rupture de la poche des eaux et avant l'arrivée de la tête dans l'excavation ?

Comme le toucher était le principal moyen d'investigation et que le toucher n'est sûr qu'après la dilatation du col, on n'a guère pu constater la rotation que nous indiquons ici. Cette rotation cependant se présente assez souvent. Ainsi, il arrive qu'une position occipito-postérieure droite est changée en occipito-antérieure, et quelquefois même en occipito-iliaque gauche antérieure. Ce fait, que nous avons constaté, nous prouve qu'il y a une rotation sur le détroit supérieur et une rotation dans l'excavation. Quelle est la cause de cette rotation ? Cette cause nous paraît être la même que celle qui sert au redressement de l'utérus. Le mouvement que fait le fond de l'utérus en avant et en dedans, et la diminution de son diamètre transverse, impriment au tronc de l'enfant un mouvement de torsion qui se traduit par une rotation en avant de la partie occipitale de la tête.

L'action même du foie qui, pendant le mouvement de l'effort, descend plus bas, et sert probablement, comme nous l'avons dit, au redressement de l'utérus, agit peut-être aussi en poussant le tronc fœtal d'arrière en avant.

Il nous est arrivé aussi de constater par la palpation et l'auscultation une position occipito-iliaque droite, transversale avant et au commencement du travail ; et cependant, avant la rupture même de la poche, nous avons reconnu par le toucher que l'occiput était en arrière. Comment expliquer ce fait ?

Nous étions-nous trompé ? Assurément non, car il nous est arrivé de vérifier par le palper que le tronc était toujours transversal. Ce phénomène, que nous avons déjà indiqué en passant, est digne d'attention.

Lorsque la femme est debout, le paquet fœtal, dans toutes les positions, tend à gagner un peu la ligne médiane, et dès que la femme est couchée, il se porte un peu sur le côté et devient plus transversal. Ainsi, dans les positions occipito-iliaques droites postérieures, le dos de l'enfant, pendant que la femme est debout, est le plus souvent dirigé de bas en haut, de droite à gauche et un peu d'arrière en avant. Dès que la femme se couche sur le dos, le tronc de l'enfant devient plus transversal et la tête ne suit pas toujours ce mouvement : voilà pourquoi le palper trouve quelquefois alors une occipito-iliaque transverse, tandis que le toucher trouve une occipito-iliaque postérieure. Cette position du tronc, comme nous le verrons, explique la facilité de la rotation mieux que les raisons qu'on a invoquées jusqu'ici.

Deux rotations peuvent donc se faire avant la rupture des membranes.

Dans l'une, les contractions redressent le corps utérin, et, avec lui, le tronc de l'enfant qui, se portant en avant, peut entraîner l'occiput dans le même sens ; dans l'autre, le tronc, ou par les contractions, ou par la simple position sur le dos, peut devenir transversal, et la tête rester toujours en occipito-iliaque postérieure jusqu'au travail.

Venons maintenant à la rotation après la rupture des membranes et après l'engagement de la tête dans l'excavation.

§ 3. — Cette rotation a assez occupé les accoucheurs. Les uns, pour l'expliquer, ont invoqué l'action des plans inclinés osseux, ou l'action des agents expulsifs opérant suivant le parallélogramme des forces ; d'autres l'ont attribuée à l'action des parties molles ; d'autres, enfin, se sont contentés d'établir le fait sans l'expliquer ; ou, attribuant divers effets aux mêmes causes, ils ont expliqué de la même manière ce mouvement complexe qui constitue la flexion, la rotation et l'extension.

Nous allons, à notre tour, essayer de rendre compte de ces mouvements. Nous imiterons les auteurs en prenant d'abord le cas de rotation le plus simple et le plus fréquent, celui où l'occiput étant en première position du sommet, se fait occipito-antérieure.

Nous avons déjà établi que quelquefois la tête fait sa rotation avant d'avoir opéré la flexion, et même avant l'engagement dans le détroit supérieur, à plus forte raison l'exécutera-t-elle dans l'excavation, ou au moins avant de parvenir sur le plancher.

Il nous est arrivé très souvent de pouvoir imprimer à la tête des mouvements de flexion, d'extension et de rotation pendant qu'elle opérait sa descente dans le petit bassin ; c'est même ce qui nous a conduit à la rotation artificielle.

Dans un bassin bien conformé, la tête, tout en pénétrant dans l'excavation, conserve donc une certaine liberté, plus sensible sans doute pendant l'absence des douleurs que pendant la contraction, mais qui n'en est pas moins réelle. Voyons maintenant ce que devient cette tête sous l'action des agents qui la poussent ou qui lui résistent.

Si le bassin est bien conformé, la tête plongera dans l'excavation, dans la demi-flexion qui est la position la plus naturelle, et cette flexion ne sera exagérée que lorsqu'un obstacle viendra s'opposer à la progression de la tête.

Tant que la flexion ne sera pas effacée, la rotation sera d'autant plus facile que la tête sera plus mobile, et comme cette rotation se fait quelquefois avant l'arrivée de la tête sur le plancher, ce n'est pas l'action du plancher, comme quelques-uns l'ont dit, qui est toujours la cause de la rotation.

La direction du parallélogramme des forces tombe aussi, parce que la résistance osseuse est ici peu de chose. Nous reviendrons, du reste, sur ce parallélogramme quand il sera question d'expliquer l'extension. Il ne resterait donc, des diverses explications, que l'action des plans inclinés osseux.

Admettons pour un instant que la tête étant en occipito-antérieure gauche, le plan incliné de ce côté pousse l'occiput en dedans à mesure qu'il descend ; mais, lorsque cette partie est au point opposé, au lieu de correspondre à un plan résistant à mesure que la tête s'engage, elle correspond au grand trou sacro-sciatique, et cependant la rotation se fait tout aussi bien. Elle se fait même, alors, malgré une étendue plus considérable que dans la première position, malgré la résistance que lui oppose le plan incliné droit, et, par conséquent, malgré l'absence du plan incliné. Dans l'occipito-antérieure même, l'occiput ne correspond pas au plan osseux, et la bosse pariétale gauche qui y repose le quitte bientôt pour se porter vis-à-vis du trou obturateur gauche, où elle ne reste pas, malgré l'absence du plan osseux. Ce n'est donc pas seulement dans la résistance que peuvent lui offrir les parois osseuses ou le plancher du bassin que se trouve la raison de la rotation. Cette cause nous paraît être complexe selon le point où elle se produit, et d'autant plus complexe que la rotation est plus étendue.

§ 4. — La principale de ces forces nous paraît être celle du tronc, car, comme nous l'avons vu, elle suffit à elle seule pour produire ce résultat avant que la tête soit plongée dans l'excavation.

Nous avons opéré artificiellement la rotation de la tête avant la rupture des membranes, en opérant celle du tronc ; mais nous n'avons pas pu faire celle de la tête après la rupture sans opérer celle du tronc. A plus forte raison, cela arrive-t-il lorsque les contractions plus violentes et la sortie des eaux amniotiques auront fait diminuer le diamètre transverse de l'utérus, et auront forcé le tronc à aller en avant.

Dès que la tête est dans le petit bassin, cependant, elle est soumise à d'autres forces dont on doit tenir compte, et, pour mieux en connaître l'action, examinons en passant la structure du petit bassin recouvert de ses parties molles.

L'excavation offre dans son squelette des saillies osseuses

et des vides remplis par des parties molles sur la femme vivante. Le sacrum, qui est la partie osseuse la plus étendue, correspond à l'échancrure la plus dégarnie, qui est l'ouverture vulvo-anale. Les plans osseux latéraux correspondent aux échancrures sacro-sciatiques, où des muscles et surtout les ligaments sacro-sciatiques comblent le vide d'une manière bien plus efficace que dans l'échancrure vulvo-anale; et si nous examinons le moment où la tête, exécutant son extension, fait bomber le périnée et la vulve, le petit bassin offre la forme d'un cône recourbé antérieurement, ayant la forme d'un bonnet phrygien.

Le petit bassin offre donc dans son ensemble une résistance qui va en décroissant du pourtour du détroit supérieur jusqu'à l'orifice vulvaire, et cette résistance est offerte autant par les parties dures que par les parties molles. Maintenant que nous connaissons les divers éléments du problème, la solution nous sera aisée.

Nous avons pris le cas le plus fréquent de l'occipito-iliaque gauche antérieure.

§ 5. — L'utérus pousse la tête ici de manière que l'axe de cette dernière ne soit pas tout à fait parallèle à celui du petit bassin. C'est la bosse pariétale droite qui se trouve ordinairement au centre du détroit, et non la suture sagittale ni la fontanelle postérieure. La tête, ainsi poussée de droite à gauche, suivant l'axe de l'utérus, va heurter contre la partie latérale gauche de l'excavation; et ici, nous le répétons, il n'y a pas besoin de tant de résistance pour imprimer un mouvement rotatoire à la tête, les parties molles le plus souvent suffisent pour modifier la direction de la tête pendant tout le temps de la descente. S'il n'en était pas ainsi, le rectum ne se défendrait pas si souvent du front et de l'occiput, quand ces deux points veulent se diriger de son côté.

La partie latérale gauche du petit bassin offre donc un

obstacle à la bosse pariétale gauche et à l'occiput, et, d'un autre côté, la partie qui offre le moins de résistance est le centre de l'excavation et le vide de l'arcade pubienne. L'occiput est donc dirigé de ce côté par la loi de la restitution des forces, sur laquelle nous nous arrêterons dans un instant. D'autres éléments peuvent contribuer à cette rotation. Ainsi le redressement de l'utérus, portant le tronc vers la ligne médiane et en avant, favorise cette rotation ; si le front appuie sur le ligament sacro-sciatique, tout en s'élevant pour faire le mouvement de flexion, il facilite son passage en arrière où la concavité du sacrum est libre. Plus ce mouvement de rotation se prononce, plus les conditions favorables augmentent, et l'occiput s'engage sous le pubis où la résistance est nulle. Cette rotation, au lieu d'être horizontale, est oblique, c'est-à-dire que l'on a en même temps la rotation et la flexion. Sans attribuer une grande action à la contraction musculaire, nous croyons cependant qu'elle mérite d'être mise en ligne de compte. Ainsi le muscle obturateur interne gauche et le muscle pyramidal droit sont peut-être mis en action, et soulevant ainsi la tête, ils en favorisent la rotation.

Pendant que cette rotation s'exécute, l'occiput est le seul point qui corresponde à l'orifice vulvaire où la résistance est nulle, tandis que le sinciput et le front sont plus ou moins poussés en haut par tous les points des parois et du plancher avec lesquels ils peuvent être mis en contact. La flexion se fait ou se prononce alors sans qu'on ait besoin d'implorer la transmission des forces utérines par la voie du rachis. Enfin, la rotation peut tarder à se faire jusqu'à l'engagement de la tête dans le détroit inférieur et à travers la vulve. Dans ces cas, la tête est alors obligée de placer son grand axe suivant le grand axe de ce détroit. Lorsque ce détroit est assez large pour ne pas forcer la tête à se conformer à la position dont nous venons de parler, ou que la tête est relativement trop petite, le dégagement de la tête peut même se faire sans que la rotation soit complétement effectuée.

§ 6. — Voyons maintenant les agents qui exécutent la rotation occipito-postérieure droite.

N'oublions pas que cette position est quelquefois secondaire, c'est-à-dire que l'occiput peut être en arrière et le tronc transversalement, et, dans ce cas, on comprend que la partie la plus fixe doit entraîner la plus mobile. Cela arrive notamment lorsque les eaux sont écoulées en tout ou en partie. La tête ne peut guère opérer qu'une rotation d'un quart de cercle, et, dans ces cas, il y a une raison puissante pour que l'occiput soit entraîné vers le dos, c'est-à-dire en avant et non en arrière. Mais nous l'avons déjà dit, quand même le dos ne serait pas tourné en avant, le redressement utérin favorise la rotation du tronc, et conséquemment celle de la tête ; nous avons même vu la station et la marche, après la rupture des membranes, ou la position sur le côté gauche, changer les occipito-postérieures en antérieures, sans doute parce que la femme favorisait la rotation du tronc de l'enfant. Si le tronc n'était pas la principale cause des rotations d'arrière en avant, on ne voit pas pourquoi l'occiput, qui est si près du sacrum, n'irait pas se placer en arrière. Les forces qui, tout à l'heure, agissaient sur l'occiput, agissent maintenant sur le front, et cependant c'est la rotation de l'occiput en avant qui l'emporte.

Pour qu'une rotation postérieure eût lieu, il faudrait que le dos, qui est la partie la plus résistante et arrondie de l'enfant, correspondît à la partie la plus dure et la plus arrondie de la colonne lombo-sacrée, ce qui n'est pas aisé à comprendre.

Mais est-ce là la seule cause de la rotation ? La paroi postérieure agirait-elle, comme on l'a dit, d'après le parallélogramme des forces, c'est-à-dire la force d'impulsion combinée avec la force de la résistance donnerait-elle une direction qui passerait entre la direction des forces mêmes ? Ceci est contraire aux lois des forces mécaniques ; car un corps résistant qui reçoit une impulsion d'un autre corps lui restitue la force en faisant un angle de réflexion égal à l'angle d'incidence, et si la force est perpendiculaire au plan, il la rend perpendiculaire. Pour avoir la preuve de ce fait, on n'a qu'à se rappeler le jeu de billard.

Si nous examinons ce qui doit se passer ici, nous trouvons que l'occiput, qui est la partie la plus saillante du fœtus, même dans la demi-flexion, occupe l'échancrure sacro-sciatique où se trouve le muscle pyramidal, et surtout le ligament sacro-sciatique. Ce ligament, par sa rénitence élastique, est la partie la plus capable de restituer la force ; voyons comment il peut contribuer à la rotation.

Dans les positions occipito-iliaques droites postérieures, le tronc de l'enfant se tient souvent à gauche et en haut, plus souvent il est presque transversal. La direction des forces tendrait donc à enfoncer la tête dans le grand trou sacro-sciatique.

L'occiput, étant la partie qui appuie la première sur les ligaments, reçoit obliquement cette force, et, pour le dire en passant, une partie des forces est ici perdue à pousser la tête en bas avant que la rotation soit faite. Le ligament sacro-sciatique rend aussi obliquement la force que lui communique la tête, mais il la rend en sens inverse, c'est-à-dire que la force d'impulsion va de haut en bas, d'avant en arrière et de dedans en dehors. La force restituée ira d'arrière en avant, de dehors en dedans, et légèrement de bas en haut. Ce mouvement est précisément celui de la rotation postérieure, c'est-à-dire que la tête le plus souvent exécute un léger mouvement d'extension, et l'occiput, tout en tournant, opère souvent de petits mouvements de soulèvement avant d'être en position occipito-antérieure droite, où il rencontrera les forces que nous avons reconnues à la première position. Comme le rectum se rapproche d'autant plus du milieu, qu'il descend, il tend aussi à relever le front et à favoriser la flexion et la rotation. La tête, après avoir exécuté une partie de la rotation en faisant une légère extension, l'achève avec l'engagement de l'occiput sous les pubis, engagement qui n'est qu'une flexion comme celle dont nous avons parlé dans l'occipito-antérieure.

Si l'on compare maintenant la différence qu'il y a en pratique entre la rotation d'une occipito-antérieure et celle d'une occipito-postérieure, on verra qu'elle est immense.

Le trajet est bien plus difficile dans la première que dans la deuxième. Là elle est facile, et s'exécute avec l'engagement, sans avoir besoin de flexion ; ici elle se voit ordinairement après l'engagement complet, et avec des circonstances qui en entravent l'exécution. La tête se fléchit d'abord, puis elle se défléchit un peu pour se fléchir encore une seconde fois. Rarement elle se fait avant que la tête appuie sur le plancher. Dans le premier cas, la rotation est prompte ; dans le second, elle est plus longue ordinairement de moitié, et elle est conséquemment plus pénible pour la mère et pour l'enfant.

§ 7. — Le temps de dégagement, nous disent les auteurs, s'opère parce qu'une fois l'occiput emmené sous les pubis par la force rachidienne, cette force se porte sur la poitrine de l'enfant, et il y a extension de la tête.

Nous avons vu tout d'abord que la transmission des forces utérines par le rachis, lorsqu'il y avait encore beaucoup d'eau, était une chose inadmissible ; ensuite l'extension commence très souvent, non lorsque l'occiput est engagé sous les pubis, mais lorsqu'il correspond au fond du vide qu'offre l'orifice vulvaire. Une preuve évidente de cela est que la tête devant exécuter son mouvement d'extension par le sternum qui pousse le menton, le menton ne devrait franchir la vulve que tant que le sternum le suivrait aussitôt, ce qui n'arrive presque jamais. Lorsque le menton franchit la vulve, les épaules sont encore dans l'excavation, et il nous est même arrivé plusieurs fois de voir la tête, après sa sortie, rester comme enfouie dans la vulve, assurément parce que les épaules ne s'étaient pas encore engagées dans l'excavation, ou tout au moins parce qu'elles étaient bien au-dessus du détroit inférieur. Il est si vrai que l'extension de la tête n'est pas produite uniquement par la poitrine, que les épaules sont très éloignées de l'orifice vulvaire, et, pour s'en rapprocher et s'engager dans le détroit inférieur, elles sont forcées d'exécuter à leur tour un mouvement de rotation qui correspond à la rotation extérieure de la tête.

Puisque l'impulsion sternale ne peut pas être la cause de ce mouvement, il faut en chercher une dont l'action soit plus claire. Cette action, en effet, nous la trouvons dans la restitution des forces de tout le bassin sur l'œuf tout entier.

Le sac amniotique rempli d'eau et le fœtus lui-même font un tout sur lequel s'exercent les contractions utérines et abdominales, et, à cause de la mobilité qu'offre le fœtus dans ses parties et de la flexibilité de son corps, nous pourrions le comparer à un liquide qui se meut dans un siphon.

La force qui meut le liquide ira de haut en bas, mais le liquide, trouvant dans chaque point des parois une résistance égale à la force qui l'anime, se meut dans la courbure du siphon, et sort du tube aussi verticalement, mais en sens opposé de la force, c'est-à-dire de bas en haut.

Le bassin, comme nous l'avons fait remarquer, est un cône dont la résistance de toutes les parois va en diminuant, depuis le détroit supérieur jusqu'à la vulve, et c'est à la vulve que viennent correspondre les forces expulsives. Mais ces forces n'arrivent à ce point qu'après avoir trouvé de la résistance de la part de tous les points du bassin. Cette résistance est invincible au sacrum et aux plans latéraux, mais elle n'est pas aussi forte sur le coccyx et sur le plancher du bassin. Aussi ces parties cèdent un peu ; mais comme c'est sur l'orifice vulvaire que la résistance est tout à fait nulle, les parties qui cèdent conservent encore assez de résistance pour ne pas se déchirer. Le fœtus, tout en distendant ces parties, est donc obligé de suivre d'abord une direction qui le porte de haut en bas, qui le force ensuite à se recourber près du sommet du sacrum, et enfin à se diriger en avant et en haut ; en d'autres termes, il est obligé de suivre la courbure du siphon. La tête, pendant ce trajet, est le point sur lequel aboutissent toutes les forces, et comme elle est mobile sur le tronc à la faveur du cou, elle est forcée d'éviter les résistances qu'elle rencontre sur son passage, et qui lui rendent la force dont elle est animée. De cette manière, elle opère l'engagement, la rotation et le dégagement pour arriver jusqu'à la vulve par le même mécanisme. Ce n'est pas alors par la force que lui transmet le rachis qu'elle fait tous ces mouvements, mais parce qu'avec l'eau qui entoure l'enfant, elle forme un tout mobile et flexible qui s'accommode à la structure du canal qu'elle parcourt ; aussi la sortie de cette tête est-elle accompagnée le plus souvent d'un flot de liquide. Lorsque les eaux se sont déjà écoulées, tous ces mouvements sont plus lents, tandis que s'il en était autrement, ils devraient être plus accélérés.

Le reste du travail n'offre rien de particulier qui n'ait été indiqué par les auteurs. L'enfant franchit la vulve dans les conditions les plus favorables pour pouvoir respirer immédiatement après sa sortie. Sa tête, lorsque le travail a été prompt, n'offre pas de bosse sanguine, parce qu'elle n'a pas séjourné longtemps dans l'excavation.

TROISIÈME SECTION.

DE L'ACCOUCHEMENT PHYSIOLOGIQUE ARTIFICIEL.

§ 1. — Jusqu'ici nous avons été simple spectateur des phénomènes de l'accouchement, parce que nous avons considéré ces phénomènes comme physiologiques. Il s'agit maintenant d'établir la limite à laquelle ils cessent d'avoir ce caractère pour devenir pathologiques, et cette limite sera précisément celle à laquelle nous devons intervenir.

Ces phénomènes peuvent être pathologiques pour la mère ou pour l'enfant, et par leurs suites immédiates ou consécutives.

Dans les cas douteux, il vaut mieux, lorsqu'on le peut sans nuire, venir en aide à la nature avant qu'elle touche à la dernière limite de l'état normal plutôt que d'encourir le danger d'un état pathologique.

Nous avons déjà fait connaître comment il fallait intervenir avant et pendant la grossesse. Nous avons vu qu'il n'y avait rien à faire pendant le premier degré de l'accouchement physiologique ; nous allons suivre maintenant tous les temps du deuxième degré pour voir quelle est la limite à laquelle nous devons intervenir. Cette manière de procéder sera d'une utilité pratique bien plus grande que si nous considérions l'accouchement à la fois dans tout son ensemble.

CHAPITRE PREMIER.

DES SOINS QUE RÉCLAMENT LES PREMIERS TEMPS DU TRAVAIL.

§ 1. — Nous avons assez fait comprendre la nécessité d'examiner la femme avant terme, et l'on a pu en apprécier les motifs. Cet examen n'a cependant pas toujours lieu, et l'accoucheur est appelé alors au moment du travail.

Deux cas tout à fait différents sous le point de vue de l'examen dont nous allons nous occuper, peuvent se présenter. Dans un premier cas, le travail est très avancé, la poche des eaux est percée et l'accouchement entre dans ce qu'on appelle la période de l'engagement. Ces cas cependant sont rares, à moins qu'ils ne soient imprévus. Une sage-femme ou toute autre personne plus ou moins capable assiste la patiente, et si l'on tarde jusque-là pour mander l'accoucheur, ordinairement on l'appelle lorsqu'on craint que l'accouchement ne soit difficile ou impossible.

Il est alors appelé d'urgence, et l'accouchement est presque toujours déjà pathologique.

Lorsque la femme enceinte veut être assistée d'un accoucheur, et l'on ne saurait trop en faire connaître les avantages, si elle ne l'a pas consulté par anticipation, elle le fait au moins appeler aux premières douleurs ou mouches.

L'accoucheur assiste alors à la période de dilatation.

ARTICLE PREMIER.

DU PREMIER EXAMEN DE LA FEMME.

§ 1. — Il y a des détails dont nous pouvons nous dispenser ici, soit parce qu'ils ont été déjà donnés dans tout ce que nous avons dit jusqu'ici, soit parce qu'ils ont été indiqués par les auteurs eux-mêmes, soit parce qu'ils n'offrent pas beaucoup d'importance; mais il y en a d'autres sur lesquels nous croyons devoir nous arrêter sans crainte de tomber dans des répétitions.

Si le médecin connaît déjà la femme en travail, il sait déjà beaucoup des choses dont nous allons parler; mais nous supposons qu'il ne la connaît pas, aussi ne se présente-t-il pas à elle sans être annoncé.

Lorsque rien n'est pressant au moment de la première visite, l'accoucheur doit s'enquérir de tout ce qui doit l'éclairer pour la meilleure réussite de l'accouchement; il a à examiner pour cela ce qu'on peut appeler la vie physiologique de la femme, la vie pathologique et la vie utérine.

Il doit deviner, pour ainsi dire, toute la vie physiologique sans même avoir l'air d'y faire attention. Ainsi, en entrant dans une maison, il peut juger de la condition pauvre ou aisée de la femme, de sa manière de vivre sédentaire ou active.

Comme celle-ci est alors ordinairement levée, l'accoucheur voit aussitôt quel est son âge, son tempérament, sa constitution. Il juge avec beaucoup de probabilité de la bonne ou mauvaise conformation du bassin. Ainsi la femme qui a les épaules larges et le ventre développé sur les côtés, n'importe la hauteur de sa taille, a probablement un bassin bien conformé. La femme, il est vrai, a les épaules écartées proportionnellement plus que l'homme, à cause de la longueur et du redressement des clavicules plutôt que par le développement du thorax, mais cet écartement a des limites ; et lorsque les épaules sont larges, nous le répétons, le bassin, ordinairement, l'est aussi. On doit craindre qu'il n'y ait un bassin étroit chez les femmes qui sont longues, fluettes, et chez lesquelles le ventre est tout en avant, chez celles dont la petite taille coïncide avec un raccourcissement des membres supérieurs et surtout avec une déformation rachitique des membres inférieurs, de même qu'il faut se méfier des claudications qui datent de l'enfance.

Tous ces signes cependant ne sont que de simples indices qui exigent d'autres examens lorsqu'ils existent, tandis qu'on peut s'en dispenser dans le cas contraire.

Il ne faut pas beaucoup de temps à l'accoucheur pour juger du degré d'intelligence ou d'instruction de la femme, et ceci, joint au tempérament, lui indique à peu près son degré de sensibilité.

Ces connaissances sont acquises en bien moins de temps qu'il n'en faut ici pour les indiquer ; il n'en est pas de même lorsqu'il est nécessaire de connaître la vie pathologique de la femme. Cette connaissance, sans être superflue, n'est utile cependant que tant qu'elle peut avoir de l'influence sur l'accouchement, et ces cas sont rares; aussi peut-on presque toujours négliger de demander quelles sont les maladies que la femme a eues jusqu'à l'époque de la grossesse.

§ 2. — La vie utérine de la femme est autrement intéressante; aussi doit-elle être connue de l'accoucheur, s'il veut avoir une idée exacte de la grossesse et de l'accouchement qu'il est appelé à soigner.

Ici une difficulté peut se présenter : il s'agit de savoir si c'est à la patiente même qu'il faut s'adresser pour avoir ces renseignements, ou à une personne qui est dans sa confidence. Nous avons observé qu'autant la femme parle avec plaisir de la grossesse actuelle, autant elle le fait peu volontiers des grossesses précédentes. Les questions qu'on est obligé de lui adresser peuvent paraître même quelquefois indiscrètes, lui rappeler des souvenirs pénibles ou réveiller des susceptibilités. Si le mari, la mère ou une autre personne dans sa confidence se trouvent autour d'elle, l'accoucheur, dans un autre moment, pourra les interroger tout à l'aise, et demander ensuite à la femme ce qui est indispensable qu'il sache et qu'aucune autre personne ne pourrait faire connaître. Ces renseignements portent sur l'état habituel de la menstruation, sur les grossesses antérieures et sur les maladies de matrice.

Pour ce qui concerne la menstruation, il ne faut pas seulement se contenter de demander si elle a été précoce ou tardive, mais si elle a été régulière, combien durait l'écoulement menstruel. Était-il abondant? était-il précédé, accompagné ou suivi de symptômes particuliers, et surtout de fortes douleurs? Ces renseignements, inutiles en apparence, sont cependant d'un grand poids, pour qu'on puisse apprendre la manière dont la grossesse est supportée, pour s'expliquer les phénomènes nerveux qui l'accompagnent, et pour se rendre compte de bien des avortements et des accouchements avant terme.

Pour ce qui concerne les grossesses antérieures, il ne suffit pas d'en connaître le nombre. La femme qui n'a encore donné le jour qu'à un seul enfant offre, à peu de chose près, tout ce que peut offrir celle qui en a eu cinq. Ce qu'il faut savoir, c'est l'histoire de chaque grossesse, autant que le permettent la mémoire et l'intelligence de la personne qu'on interroge.

Il faut donc savoir comment chaque grossesse a été supportée, s'il y a eu des accidents, si l'accouchement est arrivé à terme, quelle a été la présentation, quelle a été la durée du travail et quelles en ont été les suites pour la mère et pour l'enfant. Ces renseignements apprennent bien des choses à l'accoucheur et, souvent même, dirigent sa conduite pour l'accouchement qui se prépare. Il est clair qu'une femme chez laquelle il y a eu pendant les accouchements antérieurs des hémorrhagies, des convulsions, un travail pénible, une mauvaise présentation, de mauvaises suites, etc., est loin d'exiger les mêmes soins que celle qui a eu des grossesses et des accouchements naturels ; et si l'accoucheur, pour parer à ces accidents, attend qu'ils se soient déclarés, ou qu'on lui en parle avant qu'il ait lui-même cherché à connaître ce qui s'était passé dans les couches précédentes, il arrive souvent qu'il n'est plus à même de prévenir ces accidents, quelquefois aussi les moyens de les combattre ne sont plus en son pouvoir.

S'il y a eu des avortements, il faut aussi obtenir, autant que possible, l'histoire de chacun et tâcher de remonter surtout à la cause. On lui racontera à ce propos bien des histoires ; mais c'est à lui de chercher si, dans l'état général, dans l'état local ou dans les accidents, il n'y a pas de quoi expliquer ces avortements.

Pour ce qui concerne les maladies de l'utérus, la chose est souvent difficile à éclaircir, à moins que les symptômes n'aient été très marqués ou que la femme n'ait été soumise à un traitement spécial.

Nous ne pouvons pas énumérer ici tous les symptômes rationnels des déplacements de matrice, des engorgements, des inflammations chroniques, etc., mais ces symptômes mettent quelquefois sur la voie d'affections utérines qui influent sur la grossesse et sur l'accouchement.

§ 3. — Ce qui est le plus utile à connaître, c'est l'histoire de la grossesse actuelle, et, comme nous l'avons dit, on peut s'adresser pour cela directement à la patiente. C'est même dans cet entretien qu'on passe avec elle les premiers instants qui sont nécessaires pour établir une certaine familiarité et une confiance qui sont indispensables pour tout ce qui arrivera par la suite. Si nous insistons sur ces détails, c'est que, malgré leur importance, ils sont très souvent négligés. Plus l'accoucheur agira avec bonté et intelligence, plus il mettra à l'aise la malade et les personnes qui l'environnent, plus, à son tour, il en sera maître lui-même pour ce qui pourra être utile à l'accouchement. Tout ce qu'il dira, tout ce qu'il fera aura un but manifeste d'utilité. Ainsi, agir avec bonté et intelligence, n'est pas faire des embarras comme le font ceux qui veulent se donner de l'importance.

Il est rare qu'on puisse savoir l'époque exacte de la fécondation ; ce qu'on sait le plus souvent, c'est la cessation des règles accompagnée des symptômes ordinaires du tube digestif ou autre. Ce qu'il faut connaître, c'est la dernière époque cataméniale, ou au moins une des époques cataméniales suivantes, pour savoir si ce n'est pas à ces époques que la femme a senti les premiers mouvements de l'enfant, si elle n'a pas eu les prodromes de l'écoulement ordinaire, et enfin, pour connaître l'époque probable de l'accouchement. Si l'on ne veut pas se servir de notre manière de compter, on en prendra une autre ; mais le fait est qu'il faut tâcher de savoir, par la durée même de la grossesse, si elle est à terme, pour la confronter avec les autres signes dont nous allons parler. Dans le cas où le travail qui commence ne serait pas en harmonie avec cette durée, et si le développement de l'utérus et l'état du col n'étaient pas d'accord, il pourrait se faire qu'il s'agit tout simplement d'une menace d'accouchement, et quelquefois que ce fût la huitième époque cataméniale, comme nous le dirons plus loin.

On doit demander à la femme l'histoire de tous les accidents qui ont pu arriver pendant la grossesse et qui peuvent avoir de l'influence sur cet état. Il ne faut pas terminer l'interrogatoire avant d'avoir obtenu d'elle ce que nous avons appelé les signes rationnels des présentations et des positions.

Ainsi les sensations qu'elle éprouve au détroit supérieur, le siège précis des plus grands mouvements actifs et les douleurs ou la gêne qu'ils peuvent causer, le côté sur lequel la femme se couche d'habitude et pendant la grossesse, l'état d'œdème ou de varices des membres inférieurs, les douleurs, les crampes, l'écoulement muqueux, etc.; quant à l'infiltration du tissu cellulaire et de la face, elle est apparente d'elle-même.

Déjà, par cet examen, l'accoucheur peut se former une idée assez juste de la grossesse, de la présentation et de la position, mais tout ce temps n'est pas perdu pour l'accouchement. L'accoucheur a vu si la femme souffre, quelle est la fréquence et l'intensité des contractions, et quelquefois, déjà, il peut établir la période des douleurs, leur siège et leur intensité relative, d'après les renseignements fournis par la femme et par l'application même de la main sur l'utérus.

§ 4. — Ces connaissances acquises, il faut passer à un examen plus direct, et si la femme est restée levée jusque-là, il faut l'engager à s'étendre sur un canapé ou sur un lit. La répugnance ou la crainte qu'elle pourrait éprouver en ce moment disparaîtront quand elle saura que c'est simplement pour lui tâter le ventre, et, pour cela, elle n'a pas besoin de se découvrir, comme nous l'avons dit en parlant du palper et de la mensuration.

Nous ne répéterons pas ici ce que nous avons déjà dit à propos de ces moyens d'investigation ; il faut, par l'examen extérieur, se former une idée exacte de l'état de l'utérus, de la conformation du bassin, et surtout il faut, par le palper, savoir déterminer la présentation et la position de l'enfant, son volume, sa mobilité, etc.

S'il pouvait y avoir des doutes sur la vie du produit, on emploierait en ce moment l'auscultation, comme on se sert de ce moyen pour contrôler le palper s'il avait laissé des doutes sur la présentation et la position.

Après ces explorations, il faut en venir au toucher. C'est même par ce moyen d'investigation qu'on doit commencer, lorsque le travail paraît très avancé, comme nous le dirons dans la suite.

Le toucher est accepté, dans la pratique civile surtout, avec moins de facilité que le palper et l'auscultation ; mais si le motif d'utilité du toucher ne suffit pas pour convaincre la femme, on n'a qu'à lui dire que c'est indispensable, et, en insistant un peu, on finit par avoir gain de cause : il est rare que l'accoucheur ait besoin de menacer la femme de lui refuser son assistance, si elle ne permet pas cet examen.

On ne peut pas dire avoir vu une femme en travail quand on n'a pas pratiqué le toucher, de même qu'on ne peut pas dire avoir vu un malade fiévreux quand on ne lui a pas tâté le pouls. Ces choses, cependant, arrivent. Ainsi nous avons été appelé une fois auprès d'une femme en mal d'enfant et qui était assistée déjà depuis quelque temps par un accoucheur. Le travail était déjà avancé lorsque ce médecin, pour savoir où en étaient les choses, avait envoyé chercher une sage-femme en ville. A notre arrivée, nous proposâmes l'examen de la malade par le toucher, mais le médecin s'y opposa pour ménager la pudeur de la femme. Heureusement qu'il s'agissait d'un simple avortement, et, à l'arrivée de la sage-femme, la poche était tellement forte, que celle-ci la rompit par la simple introduction du doigt dans le vagin ; le fœtus sortit aussitôt. Mais s'il y avait eu quelque chose à faire, un temps immense aurait été alors perdu. Ce qui serait une imprudence aux yeux des accoucheurs sensés, fut presque considéré chez notre confrère, par les assistants, comme un trait de mérite.

§ 5. — Nous n'allons pas donner ici les règles du toucher, qu'on trouve dans tous les livres classiques d'obstétrique, nous nous contenterons de quelques observations.

Préoccupé de l'idée du travail de l'accouchement, on va ordinairement droit au col, et lorsqu'on a acquis les renseignements nécessaires de ce côté, on cesse le toucher, de sorte qu'il faille y revenir pour d'autres examens.

Cet examen direct du col doit être fait, si l'on examine pour la première fois la femme, lorsque le travail est très avancé ; mais alors même qu'on voudrait procéder autrement, la partie fœtale engagée en empêcherait.

Dans tout autre cas, nous suivons une marche opposée, et nous examinons rapidement tous les organes du petit bassin avant d'aller au col, parce que nous sommes certain de ne pas l'oublier pendant l'examen.

Quand on examine les parties à mesure qu'on pénètre dans le petit bassin, on arrive aussi loin que le permet l'exploration sans faire souffrir la femme.

Le vagin est le plus souvent ample et très souple, mais, d'autres fois, les deux doigts explorateurs sont presque à l'étroit. Il faut faire attention aux contractures, aux indurations et aux cloisons de ce canal ; mais il y a quelquefois, chez les primipares surtout, une rigidité ou plutôt une étroitesse normale du vagin. Ces cas, il est vrai, sont rares, mais il n'est pas si rare de trouver que l'extrémité supérieure du vagin forme comme un bourrelet circulaire sur le segment inférieur de l'utérus.

On croit ordinairement inutile d'examiner ce segment, et

cependant il offre des renseignements précieux. Il est difficile de dire dans une description quelle est la sensation qu'offre ce segment dans ces divers états, ce sont des sensations qu'il faut avoir éprouvées pour les comprendre; aussi est-il nécessaire de s'habituer à mesurer le degré d'épaisseur du segment inférieur de l'utérus pour savoir si le travail préparateur est plus ou moins avancé. On pourrait croire tout d'abord qu'un col effacé et entr'ouvert donne un accouchement prompt; mais si, avec ce col, on a un segment inférieur utérin épais, et que l'on ait surtout le bourrelet circulaire dont nous avons parlé, le temps de la dilatation sera long, et peut-être l'époque de l'accouchement n'est pas encore arrivée.

Il ne faut pas croire non plus que l'amincissement des parois utérines soit toujours le signe d'un accouchement prompt. Lorsque le col n'occupe pas le voisinage du centre du détroit, la tête pèse sur la paroi utérine et l'amincit tellement, qu'on a pu la croire quelquefois tout à fait nue ou tout au plus recouverte des membranes qu'il fallait déchirer. Le col, dans ces cas, est dévié, et souvent il n'est même pas entr'ouvert, de sorte que le travail préparateur de ce côté peut être très arriéré.

L'examen de la vessie, sans être inutile, n'offre pas ordinairement un grand intérêt; mais il ne faudrait pas prendre pour la vessie quelques replis de la paroi antérieure du vagin, qui, quelquefois, sont assez prolongés pour faire même saillie au dehors, lors surtout que la tête de l'enfant est engagée dans l'excavation. Le cathétérisme, dans ces cas, enlève tous les doutes.

Cette opération, du reste, doit être pratiquée toutes les fois que la vessie apparaît d'une manière saillante au-dessus du pubis ou dans le vagin, et l'on est tout étonné quelquefois du changement qu'on trouve immédiatement après le cathétérisme dans les rapports des divers organes du petit bassin.

Il y a quelquefois dans le rectum des matières fécales assez abondantes, mais qui, étant peu consistantes, ne laissent même pas toujours l'empreinte du doigt. Ces matières alors ne contrarient pas l'accouchement, elles n'ont que l'inconvénient de salir le lit et quelquefois la main de celui qui soutient le périnée pendant l'expulsion. Ces matières peuvent quelquefois passer inaperçues aux doigts explorateurs. Mais il y a des cas où le rectum est rempli plutôt que distendu par des matières fécales indurées qui peuvent très bien retarder l'engagement de la tête, et c'est de ces matières qu'il faut se méfier lorsqu'on explore le rectum. On les sent très bien sous les doigts, et c'est alors qu'elles laissent l'empreinte digitale sur le point de la pression. Quelques boules stercorales près du sphincter ne signifient pas grand'chose, mais c'est que quelquefois tout le rectum est plein et l'S iliaque l'est aussi. Cette complication, pour laquelle souvent les lavements eux-mêmes sont insuffisants, exige un purgatif, et dans les cas pressants l'opération du curage ou une application du forceps.

§ 6. — Nous renvoyons aux traités classiques d'accouchements pour ce qui concerne le toucher du col des membranes et de la partie fœtale qui se présente; il faut seulement se rappeler ici que c'est par l'examen comparatif de l'état du col avec l'époque de la grossesse qu'on juge si le travail est vrai ou faux.

Pour ce qui concerne le diagnostic des présentations et des positions, le toucher aura moins à faire que s'il devait donner tous les renseignements nécessaires pour se former un critérium exact; aussi nous n'avons guère plus besoin de tourmenter les femmes ni de nous tourmenter nous-même, le palper nous en a ordinairement déjà assez dit. Si la partie fœtale est accessible, nous contrôlons les autres moyens de diagnostic; si elle n'est pas facilement accessible, nous passons à l'examen des parties dures du bassin de la manière que nous avons indiquée en parlant de la menstruation.

Nous ferons seulement remarquer ici que quand on veut aisément atteindre une partie située profondément dans la partie droite du petit bassin, il faut pratiquer le toucher avec la main gauche, et *vice versâ;* de là la nécessité d'être ambidextre.

Après l'examen du toucher, nous pouvons avoir à résoudre divers problèmes suivant l'état dans lequel nous avons trouvé les parties et selon les renseignements que nous ont donnés tous les autres moyens d'investigation, et que nous allons connaître dans l'article suivant.

ARTICLE II.

DES SOINS QUE RÉCLAME LA PÉRIODE DE DILATATION.

§ 1. — Trois cas peuvent se présenter ici : 1° Le travail préparateur de l'accouchement n'est pas fait, et les contractions utérines sont prématurées. Dans ce cas, il faut suspendre ces contractions, si c'est possible. 2° Le travail préparateur est incomplet, bien que la grossesse soit à terme; ou bien le travail est prématuré, mais il est impossible de suspendre les contractions. Dans ce cas, il faut aider à ce travail pour qu'il ne soit ni trop long ni trop douloureux, ou qu'il n'amène point des accidents. 3° Le travail préparateur est complet ou il est assez avancé pour que la nature se suffise facilement à elle-même pour l'achever.

Comme chacun de ces cas exige une ligne de conduite tout à fait diverse, nous allons les étudier séparément.

§ 2. — Premier cas. Les contractions douloureuses arrivent ici, avons-nous dit, avant que le travail préparateur du segment inférieur de l'utérus et du col soit opéré.

L'épaisseur du segment inférieur est ici encore considérable. Le col conserve de la longueur et de la rigidité ; il n'est pas perméable jusqu'à son orifice interne, ou cet orifice est encore rigide.

Que doit-on faire dans ces cas ? Doit-on attendre, comme on le conseille ordinairement, et laisser que les contractions douloureuses se prononcent complétement pour achever le travail ?

Quand on étudie bien ces cas, on s'aperçoit d'abord que la grossesse est rarement à terme, et alors l'arrivée des contractions douloureuses trouve sa cause dans quelque agent externe ou interne, local ou général, et assez souvent ce n'est que la huitième époque cataméniale.

Nous comprenons très bien que le degré de développement de l'utérus, la disparition des règles et d'autres renseignements puissent mettre sur la voie pour déterminer l'époque approximative de la fécondation, et conséquemment de l'accouchement. Mais ce calcul n'est pas toujours possible à faire d'une manière exacte. Aussi qu'arrive-t-il alors ? Ou bien l'utérus continue à se contracter de plus en plus, et l'accouchement devient inévitable ; ou bien, après plusieurs contractions douloureuses, le travail se suspend spontanément, et la femme a encore pour quinze jours ou pour un mois à attendre. Faut-il, dans ces cas, abandonner la nature à elle-même, comme on le fait ? Nous ne le pensons pas, à moins qu'il ne s'agisse d'un cas où les proportions du bassin soient telles qu'elles fassent désirer un accouchement prématuré.

Si les contractions douloureuses ne se suspendent pas spontanément, elles sont portées à faire par leur violence, dans l'espace d'un jour ou deux et quelquefois en moins de temps, le travail préparateur pour lequel il faut quinze à vingt jours, et même plus quand il est fait d'une manière insensible. Aussi ce travail est-il loin de rester dans les limites d'une contraction légère; la matrice est obligée de développer beaucoup de force. La longueur de chaque contraction arrive bientôt à une ou même deux minutes ; la période se fait bientôt aussi de deux ou trois minutes; la poche des eaux quelquefois se rompt sous ces contractions. Les contractions ne tardent pas à se propager du corps au col, et celui-ci offre bientôt une contraction permanente ou au moins de l'antagonisme, de sorte que le travail de la dilatation est long et pénible.

Lorsque nous sommes en présence d'un cas semblable, nous tâchons de remonter à la cause de ces contractions prématurées pour la faire disparaître, si c'est possible. Quant au reste, nous nous comportons comme on le ferait dans une menace d'avortement.

Si la cause vient de la mauvaise présentation ou de la mauvaise position du fœtus, nous faisons la version ou la réduction.

Au reste, n'importe le cas où ces deux opérations sont indiquées, elles doivent être faites avant la rupture de la poche des eaux, comme nous l'avons dit ailleurs.

Lorsque les contractions ne sont pas déterminées par une cause extérieure, il est difficile de les deviner. Ce contre quoi il faut être en garde, c'est l'époque cataméniale ou les congestions actives ou passives. Nous ne pouvons pas donner ici la liste des agents qui sont capables de réveiller les contractions utérines, mais toutes les causes de l'avortement, et même d'autres plus légères, peuvent réveiller ces contractions dans le cours des huitième et neuvième mois. L'interrogatoire de la femme doit mettre ici sur la voie.

§ 3. — Après avoir éloigné autant que possible la cause déterminante, on passe à des moyens qui sont presque les mêmes pour tous les cas. C'est d'abord de débarrasser l'intestin rectum par des lavements, lorsqu'il y a constipation ; mais il y a souvent, au contraire, de la diarrhée. On ne saurait croire combien de fois la diarrhée provoque l'accouchement prématuré ; et, dans ces cas, si l'on parvient à arrêter cette diarrhée, les contractions utérines cessent aussi. On doit donc diriger la méthode curative vers ce but.

Après avoir relâché tout lien qui serre la taille, la femme s'étendra sur un lit ou sur un canapé, et se couchera sur le côté, les membres inférieurs demi-fléchis. Elle se placera dans une chambre spacieuse, et surtout éloignée de tout ce qui peut l'inquiéter au physique comme au moral. On lui donnera à boire une tisane de son goût, dans chaque tasse de laquelle on mettra une cuillerée à bouche d'eau de fleur d'oranger ou d'eau de laurier-cerise médicinale, selon la préférence de la femme. Il y en a chez lesquelles toute boisson excite des vomissements ou des nausées, et, dans ce cas, il faut s'abstenir. On ne présentera à la femme aucun aliment solide tant que les douleurs continuent ; elle peut cependant prendre des bouillons, si elle les supporte avec facilité. Il nous est arrivé d'avoir suspendu le travail, et le repos ordinaire de la femme a réveillé les contractions, comme nous les avons vues se réveiller quelques instants après que la femme s'était levée. Lorsqu'à ce repos vient se joindre le sommeil, c'est de bon augure.

Si avec ces moyens bien simples, les contractions utérines ont de la tendance à devenir moins fortes et moins fréquentes, il faut s'y tenir ; mais si au bout d'une heure environ, elles persistent ou qu'elles veuillent prendre de la force, il faut en venir à l'opium.

L'opium, qu'on a employé avec succès contre les avortements, est ici d'un grand secours. Le laudanum, administré en lavements ou en potion, est promptement absorbé, et doit être préféré. Si ces médications ne peuvent pas être employées parce que l'intestin ne supporte pas les liquides, on pourra porter l'extrait gommeux avec les doigts sur le rectum ou sur le col.

Peut-on espérer avec ces moyens de suspendre souvent le travail ? Nous avons réussi quelquefois, mais nous croyons pouvoir dire de ce travail ce qu'il faut dire des avortements. Parfois on emploie ces moyens lorsque les choses sont trop avancées; d'autres fois, la cause qui a réveillé les contractions persiste, et alors tous les moyens échouent, l'accouchement s'achève. Mais voici un avantage que nous avons retiré de cette pratique, et il est à nos yeux bien considérable. C'est que les contractions se font ordinairement alors moins fortes et moins fréquentes ; le travail de la dilatation s'opère sans fatiguer la femme; les tissus ont le temps de se relâcher sans être violentés. Le travail de la dilatation est plus long, mais il est plus utile à la femme et au fœtus lui-même. Si, avec cette menace d'accouchement prématuré, il y avait une pléthore générale bien prononcée, on est autorisé à faire une petite saignée dérivative.

Pour conclure, il ne faut pas abandonner complétement à la nature une femme dont la grossesse n'est pas tout à fait à terme, et lorsque le travail préparateur du segment inférieur et du col ne sont pas encore opérés. Il faut tâcher de suspendre ce travail ou au moins de le ralentir le plus possible, et ne le retardât-on que de quelques jours ou même de quelques heures, ce serait toujours un grand service qu'on rendrait à la femme et à l'enfant.

§ 4. — Le deuxième cas que nous avons posé est celui où les contractions ne peuvent être ni arrêtées, ni diminuées dans les grossesses qui ne sont pas tout à fait à terme; ou bien elles sont à terme, et le travail préparateur est incomplet, de sorte que la dilatation est trop longue et trop pénible pour que la nature l'effectue à elle seule, et dans ces cas il faut lui venir en aide.

Ces cas peuvent dépendre de plusieurs causes, comme nous l'avons vu, lorsque le travail ne peut être ni suspendu, ni ralenti; nous n'y reviendrons pas. Nous allons dire quelques mots des cas où le travail préparateur n'est pas fait, malgré la certitude où l'on peut être d'une grossesse à terme. Ces cas, il est vrai, sont rares, mais nous en avons observé. Ainsi il arrive que tout le col est ramolli, et se laisse pénétrer dans toute sa longueur; l'orifice interne lui-même est perméable, et cependant ce col est long, et l'épaisseur du segment inférieur de l'utérus est encore considérable. Dans ces cas, le travail de la dilatation est long et pénible, parce que les contractions utérines finissent par aller du corps au col avant que la dilatation soit complète, et l'antagonisme et la contraction permanente viennent eux-mêmes contrarier un peu le travail.

Un autre cas moins rare, est celui de voir le col à moitié ramolli et effacé dans sa partie vaginale, tandis qu'il est encore rigide dans la partie sus-vaginale, et dans ces cas il peut arriver encore que l'antagonisme et la contraction permanente du col arrivent avant la dilatation complète. Dans ces cas il faut aider à la dilatation par des moyens artificiels. Avant cependant d'avoir recours à ces moyens, nous avons besoin de nous arrêter sur un point très important sous le rapport de la pratique.

Les causes qui ont empêché la préparation insensible du segment inférieur de l'utérus et du col, malgré le terme ordinaire de la grossesse, sont ordinairement une mauvaise présentation, une mauvaise conformation du bassin, une forte inclinaison de l'utérus, etc. Or ces causes persistent aussi au moment du travail; d'autres causes peuvent s'y joindre, pendant ce temps, de la part du rectum, de la vessie; d'autres organes, le fœtus lui-même, peuvent offrir une anomalie de position dans les divers temps du travail, et toutes ces causes, qu'on n'a pas assez appréciées, influent sur la dilatation. Ainsi il y a des cas où la dilatation du col commence, mais elle ne peut se continuer, parce qu'une cause étrangère au col empêche la partie fœtale d'appuyer suffisamment et successivement sur le col. Il y a enfin des cas où cette partie conservé beaucoup de rigidité et ne se dilate pas assez promptement, parce que les contractions utérines ont à opérer en peu de temps tout le travail préparateur qui aurait dû être fait en plusieurs jours.

Ces deux cas offrent à peu près les mêmes symptômes du côté du col; c'est-à-dire qu'il finit à la longue par se contracter d'une manière permanente, et revient sur lui-même, comme on l'a dit, avant d'être dilaté.

§ 5. — Ces deux cas exigent le plus souvent l'intervention de l'accoucheur, d'abord pour remédier aux causes qui les ont déterminés, si elles persistent : ainsi il faut opérer la rectification du fœtus, si elle est nécessaire ; le redressement de l'utérus, s'il y a déviation ; la déplétion de la vessie et du rectum, s'ils sont distendus, etc.

Un moyen très simple de corriger la déviation de l'utérus, c'est de faire coucher la femme sur le côté opposé à la déviation du fond de l'organe. Le simple poids de ce viscère suffit souvent pour ramener le col près du centre du détroit supérieur, les contractions utérines font le reste. S'il est besoin, on peut accrocher ce col avec les doigts, s'il n'est pas trop sensible, pour le retenir durant quelques douleurs près du centre du détroit, pendant qu'avec la main opposée on tient le fond de l'utérus dirigé en sens inverse.

Lorsque le col est le seul obstacle, la dilatation ordinairement marche d'une manière progressive et assez apparente pour le bon observateur ; elle est seulement douloureuse. Ce cas est tout à fait différent de celui où une cause quelconque gêne considérablement la dilatation ou l'empêche complétement. Avec du temps et de la patience, on vient à bout du premier cas ; dans le second, la femme souffre en pure perte pendant plusieurs heures, et le travail n'avance pas.

Ces cas, malheureusement, sont quelquefois difficiles à reconnaître avant la rupture des membranes ; mais quand on est prévenu, on peut encore les distinguer. Ainsi, règle générale, les premiers temps de la dilatation sont moins efficaces que les derniers, et si au contraire la dilatation, arrivée à un certain point, s'arrête au lieu d'avancer, l'obstacle ne vient pas du col, mais d'une autre cause. Lorsque le travail, quoique lent, marche d'une manière progressive, et qu'il paraît dépendre de la seule résistance du col, on vient en aide à la femme en adoucissant ses souffrances par un bain général, quelquefois par l'inhalation, et en aidant la dilatation par des moyens artificiels. Ces derniers moyens, comme on le pense, seraient inutiles, si une cause empêchait la tête d'avancer malgré la dilatation.

Nous traiterons à part de la dilatation artificielle du col et de l'inhalation ; parlons, en attendant, d'une cause fréquente qui contrarie la dilatation du col : c'est-à-dire l'intégrité des membranes.

§ 6.—Il arrive le plus souvent que l'œuf devient plus grand que la cavité qui le contient, et dès que l'orifice interne de l'utérus s'entr'ouvre, la poche fait hernie. Le travail se continuant, le col s'efface et se dilate jusqu'à ce que la poche se perce. Il y a des cas, au contraire, où l'œuf est sans doute plus petit que la cavité utérine, ou peut-être est-il formé alors par des membranes plus résistantes. Le fait est que la dilatation marche régulièrement jusqu'à un certain point, puis elle s'arrête ; et si la poche vient à être percée d'une manière naturelle ou artificielle, le travail marche alors promptement, et la dilatation s'achève. Ici évidemment la poche des eaux était la cause presque unique de la lenteur de la dilatation. Quel est donc le moment où il faut percer les membranes, si elles ne se déchirent pas spontanément ? Pour préciser ce moment, il faut d'abord que nous parlions du troisième cas dans lequel nous avons dit qu'on pouvait trouver le col.

§ 7. — Le troisième cas, avons-nous dit, est celui où au premier examen on trouve le col souple, effacé et déjà assez largement ouvert pour permettre la libre introduction des doigts explorateurs.

Si la résistance du col est alors le seul obstacle que doivent vaincre les contractions utérines, le travail ne sera ni long, ni bien douloureux. Cela n'empêche pas cependant qu'on ne doive faire coucher la femme sur le côté, et prendre toutes les précautions possibles pour ne pas appeler les contractions. A moins d'indications spéciales, la femme doit rester couchée sur le côté jusqu'à la période de l'expulsion. Il faut prendre aussi toutes les précautions à l'égard du fœtus et de la mère pour éviter ce qui pourrait contrarier la dilatation.

Si par ces moyens on a un travail qui marche avec des contractions d'une minute environ de durée, et avec une période de huit à dix minutes, on aura une dilatation complète, sans que la femme ait été nullement fatiguée ; on pourra même, dans ce cas, lui permettre de se promener, et d'aider légèrement à la contraction utérine par des efforts volontaires sans se fatiguer : cela favorise la dilatation. Ce précepte, qui est contraire à ce que l'on conseille ordinairement, nous a cependant servi pour aider à la période de dilatation et à la période d'engagement ; seulement il ne faut pas en abuser en faisant pousser la femme avec effort, de manière à la fatiguer ; elle n'a qu'à suspendre la respiration, pour ainsi dire, à diverses reprises pendant la contraction, comme la nature, du reste, le lui fait faire souvent involontairement. Les efforts proprement dits arrivent plus tard, et du reste voudrait-on les provoquer avant l'expulsion, qu'on ne l'obtiendrait guère, et surtout on ne l'obtiendrait pas sans beaucoup de fatigue pour la femme. Si la période des douleurs est de cinq ou six minutes, elle est encore supportable pendant la dilatation et l'engagement ; mais il ne faut pas qu'elle soit plus courte ; aussi la femme alors restera couchée sur le côté.

Faut-il indiquer le temps qui sera nécessaire pour opérer la dilatation complète? Nous ne le pensons pas, car ici l'enfant ne souffre pas, la mère souffre très peu ; il ne faut pas craindre que le travail soit long. Ce à quoi il faut porter une attention scrupuleuse, c'est de savoir si le travail marche, si chaque contraction produit une nouvelle dilatation, quoique minime ; il faut observer si la contraction se propage du corps au col; s'il y a antagonisme, s'il y a un temps d'arrêt dans la dilatation, malgré la continuation ou l'augmentation des douleurs, et surtout s'il y a une tendance de la part du col à se contracter d'une manière permanente. Mais le point sur lequel il faut surtout arrêter son attention, est de savoir si l'intensité de la douleur qui accompagne chaque contraction ne dépasse pas les bornes d'une contraction ordinaire, si elle ne fatigue pas la femme et si elle n'épuise pas ses forces. Ce point, du reste, sera traité à propos des moyens d'alléger la douleur.

Si, après avoir marché assez régulièrement, la dilatation s'arrête sans se compléter, il faut en chercher la cause avant que le col se contracte d'une manière permanente, et si l'on ne peut la trouver ni dans le fœtus, ni dans les dispositions de la matrice, ni ailleurs, on est autorisé à croire qu'elle est dans la poche des eaux ; aussi faut-il la rompre. Si la résistance de cette poche était le seul obstacle, la dilatation marchera bientôt. Dans le cas contraire, l'obstacle vient d'autres causes, et l'on peut presque dire des parties dures du fœtus ou de la mère. Les présentations et le bassin joueront ici le plus grand rôle. La rupture de la poche des eaux a alors découvert une cause que nous trouverons plus tard sur notre chemin, et qui indique aussitôt notre ligne de conduite.

Maintenant doit-on percer la poche des eaux toutes les fois que le col a atteint une dilatation de 3 ou 4 centimètres, pour hâter le reste de la dilatation, comme le font quelques-uns? Ce n'est pas là notre pratique. Lorsque la dilatation marche régulièrement et d'une manière progressive, nous la laissons arriver jusqu'à la dilatation complète. Si, parvenue à ce point, la poche ne se rompt pas spontanément, nous la déchirons. La poche, dans ces cas, n'empêche pas la tête de plonger dans l'excavation, et même de commencer à dilater le périnée. Ce travail est, au contraire, bien plus doux pour la mère et pour l'enfant, car la tumeur céphalique est entourée d'une couche d'eau plus ou moins épaisse. La dilatation accompagne ici l'engagement, favorise la rotation et prépare le dégagement. Lorsque la poche se percera, la tête ne sera pas loin de paraître à la vulve, et l'expulsion sera bien plus prompte que si la tête devait arriver sur ce point après la sortie des eaux.

Ainsi, il faut percer la poche des eaux dans le cas où la dilatation et l'engagement sont assez avancés et où le travail s'arrête malgré l'absence de cause suffisante autre que celle des membranes. Il ne faut pas la percer tant que la dilatation et l'engagement marchent d'une manière progressive, à moins que cette dilatation ne soit tout à fait complète et que la tête ne soit descendue dans l'excavation. Si la poche se perce lorsque la tête n'est pas engagée dans le détroit supérieur, l'accouchement est presque toujours pathologique, malgré la dilatation complète du col.

§ 8. — Après ce que nous avons dit sur les contractions, nous pourrions nous passer de parler de leur fréquence et de leur intensité pendant la période de la dilatation du col.

Comme cette dilatation n'est guère douloureuse pour la mère ni pour l'enfant, il est ordinairement peu dangereux que les contractions se ralentissent; elles reprendront après, et ce ne sera pas de ce côté-là que le travail laissera ordinairement à désirer. Ce à quoi il faut faire attention, c'est de savoir si ce ralentissement vient après que les contractions ont atteint une violence et une période que nous avons dit être trop fortes pour la dilatation ; dans ces cas, ce serait un signe de fatigue de la part de l'utérus, et comme au retour des contractions la cause persisterait encore, il faut agir sur la cause avant d'attendre le retour des contractions. Dans les cas où elles ne viendraient pas, on pourrait les rappeler avec le seigle ergoté, ou mieux vaudrait appliquer le forceps si la dilatation est suffisante, et que la poche soit percée.

Lorsque la lenteur des contractions n'arrive pas après un travail pénible, il n'y a qu'à attendre ; c'est au contraire le signe d'un accouchement heureux. On est alors, en effet, tout étonné de voir la dilatation, l'engagement et la rotation se faire pour ainsi dire à l'improviste, et la tête arrive insensiblement jusque sur le plancher avant que les contractions soient devenues fortes et rapprochées. La rupture de la poche décide alors le dégagement et la sortie du fœtus.

ARTICLE III.

DE LA DILATATION ARTIFICIELLE DU COL.

§ 1. — La dilatation artificielle n'est employée que dans les cas où l'on veut produire l'accouchement prématuré, ou dans ceux où il y a nécessité urgente de pénétrer avec les doigts ou avec la main dans la cavité utérine.

Cette opération, faite avec violence comme la pratiquent quelques routinières lorsqu'elles font ce qu'on appelle le petit travail, a vraiment quelque chose de barbare qui sera toujours repoussé de ceux qui, comme nous, songent à rendre l'accouchement le plus physiologique possible. Mais nous croyons que les auteurs sont allés à l'extrême opposé en la proscrivant d'une manière complète dans les accouchements à terme.

Commençons donc par poser en principe, que la dilatation

artificielle ne sera opérée que lorsque la nature, au terme de la grossesse, sera impuissante pour pratiquer elle-même la dilatation avec facilité, lorqu'elle ne sera pas douloureuse ou qu'elle devra parer à des inconvénients plus forts que la douleur qu'on pourrait causer en la pratiquant.

La dilatation artificielle peut être faite en réveillant les contractions utérines ou en dilatant mécaniquement le col; c'est de cette dernière méthode que nous nous occupons exclusivement ici.

Il y aura indication pour pratiquer la dilatation artificielle lorsque, avec un travail déclaré et qu'il est impossible d'arrêter ou de ralentir, il y aura encore beaucoup de travail préparateur à faire du côté du segment inférieur et du col, et où les contractions finiraient par devenir très douloureuses ou amèneraient la contraction permanente du col avant d'avoir opéré la dilatation complète. Elle peut être faite avec succès pour aider à dilater le col lorsque la tête a séjourné dans l'excavation pendant tout le temps de la grossesse, ou bien qu'elle y est descendue avant la dilatation complète. Dans ces cas, le mécanisme de la dilatation est un peu difficile, et quoique le col et le périnée soient les seuls obstacles, le travail languit souvent ou il est douloureux. La dilatation faite avec les doigts le simplifie et l'abrége considérablement.

Elle peut être encore faite dans les cas où il y aurait urgence à pénétrer le plus promptement possible dans l'utérus pour parer à un danger imminent pour la mère ou pour l'enfant, où après avoir épuisé des moyens plus innocents, on risquerait avoir des accidents plus grands que ceux de la dilatation.

La dilatation n'est donc pas pour nous une méthode générale, mais une méthode urgente et exceptionnelle; elle ne peut être généralisée que tant qu'elle sera indolore et qu'elle ne pourra être accompagnée ni suivie d'inconvénients.

Nous opérons la dilatation artificielle avec des instruments dilatateurs lorsque le col conserve beaucoup de longueur ; à part ces cas, nous l'opérons avec les doigts.

Dans l'un comme dans l'autre cas, elle doit être faite avec le plus grand ménagement pour assouplir les tissus et les distendre sans les déchirer, sans les lacérer, et sans produire d'écoulement de sang.

Toute la déchirure qu'on pourrait faire serait, chez les primipares, celle de la petite corde qui entoure l'orifice externe lorsqu'il est ramolli et que la nature elle-même est obligée de déchirer. L'orifice externe, du reste, paraît ici plus qu'ailleurs doué de peu de sensibilité, et l'on est étonné de la dilatation qu'on peut obtenir sans que la femme accuse des douleurs, comme on est étonné de la dilatation qu'on peut obtenir sans déchirures.

Les déchirures sont, du reste, si ordinaires dans les accouchements dits spontanés, qu'aux restés seuls de ces déchirures on reconnaît si une femme a été mère.

Si la dilatation réveillait des contractions utérines de plus en plus fréquentes et plus douloureuses, elle doit être suspendue, à moins qu'il ne s'agisse d'un danger imminent. On peut cependant la rendre plus tolérable par un liniment anodin. Celui dont nous nous sommes servi jusqu'ici est un mélange par parties égales d'extrait mou d'opium et de belladone. Ce liniment nous sert en quelque sorte de cérat. Porté sur le col par les doigts explorateurs, il aide à calmer la douleur et à détendre la constriction de cette partie. Nous avons même cru remarquer que quelquefois il éloignait les contractions.

Nous avons déjà employé plusieurs fois la dilatation artificielle avec les précautions dont nous avons parlé, et toujours avec avantage ; jamais nous n'avons eu d'accidents.

§ 2. — Notre dilatateur, comme on va voir, est une pure imitation de la poche naturelle des eaux, et il est conséquemment très inoffensif. Nous le formons avec notre sonde pelvimètre (voy. fig. 6). On a d'abord une vessie de mouton desséchée qu'on porte dans la trousse. Lorsqu'on doit s'en servir, on la mouille et l'on y fait pénétrer le bec de la sonde pour nouer solidement le gouleau au point B.

De cette manière, la vessie fait une cavité continue avec la sonde, et dont l'orifice est en G. On peut ouvrir et fermer à volonté cet orifice par le moyen du robinet F, placé sur le tube interne qui sert à arrêter les deux pièces de la sonde.

Une fois qu'on a ouvert le robinet et qu'on a bien chassé tout l'air que contenait la vessie, celle-ci s'accole à la sonde et ne fait guère plus de volume que la sonde elle-même. C'est ainsi qu'elle est conduite sur les doigts explorateurs jusque dans le col, et, s'il est possible, dans la cavité utérine elle-même, en la glissant un peu entre l'œuf et la paroi, sans violenter ni l'œuf ni la matrice. Cette manœuvre est faite, comme on le pense, dans l'intervalle des douleurs, et si une contraction survenait, il faudrait attendre qu'elle cessât pour continuer l'opération. Quand on est sûr qu'on a pénétré dans la matrice, on pousse alors par l'orifice G une injection d'eau tiède qui distend la vessie LMN. Une fois la vessie distendue, on ferme le robinet, et le dilatateur est monté.

Les contractions elles-mêmes quelquefois, en poussant la vessie devant le col et le segment inférieur, opèrent le travail préparateur; mais pour le rendre plus actif, on n'a qu'à tirer légèrement sur la sonde lorsque la contraction approche. Cette manœuvre, qui n'est nullement douloureuse, est confondue par la femme avec la douleur ordinaire, et la contraction trouvant ici d'abord l'orifice distendu et en outre une poche plus volumineuse que celle de l'œuf à mettre en jeu, rend la dilatation bien plus prompte. Quand on sent que la poche cède parce qu'elle a dépassé le col ou qu'elle se vide, on n'a qu'à la réintroduire pour pousser une injection nouvelle. Nous avons été surpris, non-seulement de la dilatation que nous avions obtenue en peu de minutes, mais de la souplesse que nous avions rendue au col par ce moyen ; peut-être l'eau qui suinte des pores de la vessie, et surtout des ouvertures des uretères, contribue à ce ramollissement. Aussi nous le recommandons à nos confrères (1).

§ 3. — La dilatation digitale est bien plus facile sans être moins efficace. Celle-ci a de plus l'avantage de pouvoir être pratiquée, même lorsque le col est effacé et réduit à un bord tranchant.

Pour opérer cette dilatation, nous nous servons, comme nous l'avons dit, des deux doigts explorateurs. On obtient le résultat désiré, ou en écartant les doigts, ou en exerçant des pressions successives sur divers points du col, et surtout sur le bord qui a besoin d'être le plus entraîné vers le centre du détroit; et pour rendre cette pression plus efficace, on la varie en parcourant successivement, et sans interruption, la moitié ou les trois quarts de l'orifice. Le col étant le plus souvent dévié vers la gauche de la femme, la main droite de l'opérateur est précisément celle qui convient le mieux pour opérer cette dilatation. La pulpe des deux doigts réunis portant seule sur le tissu utérin, on ne craint jamais de produire des déchirures ni d'autres accidents. Quand on pratique la dilatation artificielle par l'écartement des doigts, on agrandit surtout l'orifice en le rendant oblong, et cette opération est très profitable pour l'orifice externe, qui est peu sensible. Chez les primipares, il nous est arrivé de produire en peu de minutes, sans douleurs et sans écoulement de sang, une dilatation de plusieurs centimètres.

(1) M. Mathieu, fabricant de nos instruments, a ajouté à ce dilatateur quelques pièces qui en font au besoin une sonde d'enfant et une sonde de Belloc, de sorte qu'on a dans le même instrument une sonde d'homme, de femme et d'enfant, un pelvimètre, un dilatateur du col, une sonde à injections vésicales et utérines, et enfin une sonde de Belloc.

Cet écartement des doigts est moins supporté par l'orifice interne, où la pression est alors plus efficace.

Cette opération peut être faite à tous les temps du travail, quand elle est indiquée ; mais si on la pratique en l'absence des contractions utérines, elle est moins profitable et plus fatigante que si on la fait à l'approche de la contraction.

Ainsi, on place la main gauche extérieurement sur l'utérus pour sentir le commencement de la contraction. L'œuf a alors de la tendance à s'engager, et le col relâché se prête à cet engagement. La dilatation digitale faite en ce moment est la plus profitable; mais dès que le col est tendu d'une manière active, il faut suspendre tout attouchement sur le col, car on réveillerait des douleurs et des contractions sans favoriser la dilatation.

Si la femme se plaignait pendant les manœuvres de la dilatation artificielle, on n'a qu'à les suspendre, et elle est bientôt convaincue si la douleur est causée par la contraction utérine ou par les manœuvres de l'opérateur. Le temps que l'on passe à dilater le col sert à mesurer le degré d'ouverture qu'amène chaque contraction, et conséquemment la progression dont nous avons dit qu'il fallait tenir tant de compte.

Lorsque aucune cause ne s'oppose à l'avancement du travail, et que la résistance du col est le seul obstacle, les contractions utérines, aidées s'il le faut par la dilatation artificielle, l'ont bientôt surmontée, et l'on abrège ainsi un travail qui aurait été long, pénible, et quelquefois même dangereux pour la mère et pour l'enfant.

La dilatation artificielle, nous le répétons, ne doit pas être employée lorsque la nature se suffit facilement à elle-même ou qu'une autre cause que la résistance du col contrarie sa dilatation. Elle doit être employée surtout dans les cas où une nécessité urgente exige la dilatation pour parer à des accidents plus graves que ceux que pourrait occasionner la dilatation artificielle elle-même.

Nous ne quitterons pas ce sujet sans répondre à un reproche que les praticiens pourraient nous adresser, et que nous nous sommes adressé nous-même dans le commencement de nos recherches. C'est celui de devoir introduire ainsi trop souvent les doigts dans la vulve, chose qui n'est pas sans inconvénients et qui n'est même pas toujours supportée par les femmes.

Ce reproche est juste jusqu'à un certain point ; mais si la dilatation digitale est indiquée, elle le sera dans des cas où elle pourra apporter plus d'avantages que d'inconvénients. Pour éviter autant que possible ces inconvénients, nous opérons la dilatation comme cela a été dit, pour la suspendre lorsque le col est tendu. Dès ce moment nous gardons les doigts dans la plus grande immobilité, jusqu'à ce que la contraction arrive, pour recommencer la manœuvre. Il est clair que si l'on devait entrer et sortir les doigts à chaque contraction, on produirait des sensations incommodes et même des lacérations, tandis qu'en gardant les doigts immobiles dans le vagin pendant l'intervalle des douleurs, ces inconvénients disparaissent. La dilatation artificielle, du reste, pratiquée avec le dilatateur ou avec les doigts, lorsqu'elle est faite à propos, ne dure pas au delà de dix à douze contractions, souvent même elle est suffisante au bout de quatre ou cinq.

CHAPITRE II.

DES SOINS A DONNER PENDANT LA PÉRIODE D'ENGAGEMENT ET DE DÉGAGEMENT DU FŒTUS.

§ 1. — Lorsque le travail marche d'une manière régulière, et que la nature se suffit facilement à elle-même, la période des douleurs, avons-nous dit, est assez espacée pour que la femme ne soit pas fatiguée; aussi se tient-elle alors ordinairement levée et se promène-t-elle toute seule ou au bras de quelqu'un. Si la marche ne rapproche pas les contractions, elle est utile à la dilatation et à l'engagement; et la femme reste ainsi jusqu'à ce que la poche soit percée. Si l'on connaissait cependant le moment précis de la déchirure de la poche, on ferait coucher la femme comme on le fait quand on opère artificiellement cette rupture, afin de recevoir les eaux dans un linge et ne pas mouiller la chemise et la robe que la femme peut garder encore, si elle doit se lever.

La poche percée, on entre dans une autre période bien distincte de la précédente, et que nous allons examiner dans ses divers temps, comme nous l'avons fait pour les phénomènes physiologiques.

La période d'engagement comprend la flexion, l'engagement et la rotation.

Lorsque la tête n'a plus qu'à franchir le détroit inférieur et la vulve, c'est-à-dire pendant la période de dégagement, la femme doit se tenir alors couchée sur le dos. Nous avons à considérer ici, outre l'assistance qu'il faut prêter à la femme pendant la dilatation du plancher et de la vulve, l'aide qu'on peut lui prêter avec le forceps pendant le temps de l'engagement et du dégagement, ainsi que le soulagement de ses souffrances par l'inhalation.

ARTICLE PREMIER.

DES SOINS A PRENDRE PENDANT LA FLEXION ET LA ROTATION DE LA TÊTE.

§ 1. — Nous dirons peu de chose des soins à prendre pendant la flexion de la tête, parce que ce temps manque le plus souvent ou il a lieu après l'engagement.

La tête s'engage ordinairement dans la demi-flexion, à mesure que la dilatation s'opère, et même elle est souvent assez engagée dans l'excavation, avant que la dilatation soit complète.

Lorsque, pendant le temps de l'engagement, la tête, au lieu de se fléchir, a de la tendance à opérer un mouvement exagéré d'extension, si les membranes sont percées, il faut accrocher avec le doigt la fontanelle postérieure pour la retenir en bas pendant la contraction ; si elles ne sont pas percées, il faut au moins pousser en haut la fontanelle antérieure. Ce mouvement arrive, quoique sans extension complète, lorsque la nature fait la rotation des positions occipito-postérieures. On a vu même quelquefois alors la face se substituer au sommet, et ce danger, quoique minime, recommande déjà la rotation artificielle dont nous allons parler.

Ce qui arrive pour l'engagement a lieu souvent pour la rotation, c'est-à-dire que le col se dilate, quelquefois la tête s'engage et fait sa rotation tout à la fois ; aussi, quoique séparés au point de vue théorique, l'engagement, la flexion et la rotation sont intimement unis au point de vue clinique, et sont souvent sous la dépendance l'un de l'autre.

Nous parlerons cependant de la rotation et de l'engagement séparément, comme nous l'avons fait pour la dilatation du col.

§ 2. — Dans les positions occipito-antérieures, la rotation, comme nous l'avons vu, se fait facilement et souvent en même temps que l'engagement ; aussi est-il rarement nécessaire d'intervenir. Cependant, si la tête arrivait sur le détroit inférieur et qu'elle heurtât avec force contre le pubis ou contre un point de ce détroit sans se tourner, comme nous avons eu lieu de l'observer, l'accouchement n'arriverait pas, malgré tous les efforts utérins et les efforts volontaires de la femme. Quelquefois elle a plutôt de la tendance à se tourner en arrière, et l'on est étonné, après avoir attendu longtemps, de trouver une position transverse au lieu d'une antérieure qu'on avait constatée. Il nous est arrivé de voir l'occiput, qui était en avant, se diriger en arrière par suite d'une distension de la vessie, qui, comme nous l'avons dit, est, pendant la grossesse, un peu plus à gauche qu'à droite. Le cathétérisme, dans ces cas, suffit pour que la rotation s'opère d'elle-même. Lorsque cette rotation ne se fait pas, la tête s'engage quelquefois dans le détroit et peut se dégager même à travers la vulve, tout en conservant une certaine obliquité, mais pour cela il faut que le détroit inférieur soit spacieux et les parties molles bien souples.

Lorsqu'on est en présence d'un travail semblable, il ne faut pas livrer la nature à ses propres forces, et après avoir placé un ou deux doigts sur la fontanelle postérieure ou sur une suture qui environne cette fontanelle, pour avoir un point d'appui solide, on aide à la rotation par des tractions modérées.

On est souvent tout étonné de pouvoir imprimer des mouvements divers à la tête, et cependant de voir qu'elle ne fait pas sa rotation ; si l'on y regarde bien, alors c'est, le plus souvent, parce que les diamètres du détroit inférieur sont étroits, ce qui arrive plus souvent qu'on ne l'a dit, ou bien parce que le tronc de l'enfant étant dirigé autrement que ne l'est la tête, l'occiput ne peut pas suivre la rotation que lui imprimerait la filière qu'il doit franchir, ou pour d'autres causes semblables.

Lorsque par le palper on reconnaît une pareille disposition de la part du tronc, il faut faire prendre à la femme une position qui favorise la rotation. Ainsi, si une occipito-antérieure gauche a de la tendance à se faire transversale, il faut faire coucher la femme sur le côté droit ; de plus, il faut, par des pressions méthodiques, imprimer extérieurement au tronc du fœtus un mouvement de rotation pendant qu'on aide, comme nous l'avons dit, cette rotation par le mouvement imprimé à la tête.

Lorsque l'étroitesse du détroit inférieur est la cause du manque de rotation, cela a lieu surtout parce que l'arcade est basse et les ischions rapprochés. Dans ces cas, il ne suffit pas d'imprimer à la tête un mouvement de rotation, il faut aussi communiquer à l'occiput un mouvement d'abaissement qui fasse engager cette partie sous les pubis.

Ces manœuvres doivent être faites avant que la tête vienne se fixer tout à fait contre les parois du bassin; car si l'on attend qu'elle devienne immobile, il n'y a plus possibilité de passer les doigts entre le pubis et la tête, comme cela nous est arrivé, et, dans ce cas, il n'y a plus à y remédier que par une application de forceps.

§ 3. — S'il arrive qu'il faille intervenir pour les positions occipito-antérieures, à plus forte raison on devra intervenir pour les occipito-postérieures.

C'est ici qu'il faut surveiller le travail. Si à chaque contraction la tête, après être suffisamment engagée, a de la tendance à faire la rotation en avant, il n'y a rien à faire, on attend ; si, après plusieurs contractions assez énergiques (huit à dix), et après la rupture de la poche des eaux, la rotation ne commence pas, il faut la faciliter artificiellement.

Il y a déjà assez longtemps que la rotation de la tête a été proposée en obstétrique, et à peine a-t-elle trouvé quelque défenseur. Ceux-là même qui l'opèrent tous les jours avec le forceps dans les positions occipito-antérieures, dans les occipito-postérieures du sommet et dans les mento-postérieures de la face ; ceux-là même qui, dans ces derniers cas, conseillent de la commencer avec une cuiller du forceps en guise de levier, ceux-là la proscrivent quand il est question de la faire avec les doigts, qui sont cependant bien plus inoffensifs.

On dit généralement que cette opération est inutile, parce que la nature opère la rotation par ses propres forces ; quelques-uns même croient qu'elle est impossible. Tout ce qu'on a dit en sa faveur, c'est qu'elle n'est pas nuisible, et c'est déjà beaucoup.

La proposition de ceux qui ont recommandé la rotation artificielle était de nature à faire croire qu'elle était possible, mais, comme nous l'avons pratiquée plusieurs fois avec succès, il n'y a plus de doute pour nous sur sa possibilité. Elle est à l'état de fait réel.

Il nous reste donc à prouver qu'elle est utile.

Les cas où la rotation de l'occiput se fait vers la concavité du sacrum dans les positions occipito-postérieures sont rares, il est vrai, mais ils se présentent quelquefois, et la rotation artificielle, si elle n'avait pas d'autres avantages que de conjurer ces accidents, serait déjà de quelque utilité. Mais ce n'est pas là sa seule recommandation.

Il faut savoir que, autant la période de la dilatation du col est utile par sa longueur, autant celle de l'engagement et du dégagement est nuisible en se prolongeant. Le fœtus et les organes du petit bassin qui ne souffraient pas alors, souffrent ordinairement après l'engagement, lors surtout que les contractions sont vives et fréquentes, et que les eaux sont plus ou moins écoulées ; aussi il faut rendre alors la période de l'engagement et de la rotation aussi prompte que possible. Tout ce qui retarde ces temps de l'accouchement expose à des accidents. Or, on ne peut pas nier que la rotation, dans les positions occipito-postérieures, ne soit plus prolongée que celle des occipito-antérieures.

Cette rotation, lorsqu'elle s'opère spontanément, a lieu quelquefois pendant l'engagement, d'autres fois lorsque la tête commence à appuyer sur le plancher, d'autres fois, enfin, après avoir distendu le périnée et pendant qu'elle s'engage tout à fait dans le détroit inférieur. Ces ressources de la nature prouvent les difficultés qu'elle rencontre dans son exécution.

On peut nous objecter ici que, lorsque la rotation ne se fait pas de prime abord, la tête, en attendant, prépare le périnée, de sorte que le plancher est distendu quand la rotation est faite ; mais cette pression même doit contrarier la rotation, car, comme nous l'avons dit, elle l'empêche quelquefois et l'occiput reste oblique ou se tourne vers la concavité du sacrum. La lenteur, du reste, que met l'occiput à faire cette rotation, indique qu'elle est difficile, et s'il ne s'agit que de distendre le le plancher et la vulve, la tête les distendra bien plus facilement en se trouvant en occipito-antérieure qu'en occipito-postérieure, où la distension des tissus, quoique plus forte et plus prolongée, est cependant moins utile.

Un seul cas permet d'attendre la rotation avec confiance dans les positions occipito-postérieures, c'est celui où le dos de l'enfant est transversal ou antérieur, bien que l'occiput soit en arrière; mais alors, précisément, la rotation ne se fait pas longtemps attendre.

La rotation artificielle, dans les positions occipito-postérieures surtout, a donc l'avantage d'empêcher que l'occiput ne se porte vers la concavité du sacrum, de faciliter la rotation de cette partie en avant, et d'abréger le séjour de la tête dans l'excavation ainsi que la distension du plancher du bassin. Avec ces avantages que nous avons déjà contrôlés par l'expérience, nous pouvons accepter désormais la rotation artificielle comme une opération possible, souvent utile et jamais nuisible. Ce qui nous reste à faire est de la rendre aussi facile que possible.

Ceux qui ont proposé la rotation artificielle ont conseillé de la faire, les uns pendant la contraction utérine, les autres après. Voici ce que nous avons trouvé après avoir essayé l'un et l'autre de ces procédés.

Quand on imprime un mouvement de rotation à l'occiput pendant l'absence de la contraction, et que le tronc ne suit pas ce mouvement, ou que cette dernière partie n'est pas antérieurement placée de manière à le favoriser, l'occiput revient à sa position primitive, et dans ce cas on chercherait en vain à faire la rotation.

Si l'on pratique cette opération pendant la contraction, et que le tronc reçoive en même temps une rotation analogue de la part de l'utérus, l'opération réussit alors; autrement le cou seul cède à la traction de l'opérateur, et il y a aussitôt après un retour de la tête en arrière. En un mot, on ne peut espérer faire la rotation, que lorsque le tronc est antérieurement placé dans une position favorable ou qu'il suit ce mouvement. Si l'on a fait souvent des tentatives inutiles de rotation, nous croyons que cela tenait à ce qu'on n'agissait que sur la tête, tandis qu'il faut agir à la fois sur cette partie et sur le tronc. Le palper est encore ici d'un grand secours. Ainsi, lorsqu'avec une position occipito-iliaque droite postérieure, le tronc est dirigé transversalement, on ne s'occupera pas de cette dernière partie. Si la rotation ne se fait pas spontanément, elle se fera assez facilement avec les secours de l'art. Si, au contraire, le tronc est resté tout à fait allongé dans le segment droit de l'utérus et dirigé en arrière, il faut lui imprimer un mouvement de rotation en même temps qu'on en imprime un semblable à la tête.

Pour cela on peut essayer deux moyens. Le plus simple est de faire coucher la femme sur le côté gauche pendant plusieurs contractions consécutives, et pendant qu'on imprime la rotation à la tête. Le second moyen est celui de passer le bord cubital de la main gauche aussi profondément que possible entre le rebord des fausses côtes et le fond de l'utérus où se trouve le tronc de l'enfant. Ce temps est fait nécessairement pendant le relâchement de la matrice. On porte alors les doigts explorateurs de la main droite sur la fontanelle postérieure de la tête du fœtus, et, lorsque la contraction approche, on imprime au fœtus avec la main gauche un mouvement de soulèvement en avant, en bas et en dedans, et avec la main droite opère sur la tête un mouvement de traction en avant, en dehors et en haut. Nous avons essayé d'agir sur la tête en poussant la fontanelle antérieure en arrière, vers la gauche de la femme, mais nous nous en sommes moins bien trouvé qu'en accrochant la partie occipitale de la tête ; en cas de besoin, cependant, on peut y avoir recours.

Ces mouvements sont continués pendant la contraction utérine qui, alors, vient en aide à l'opérateur ; mais il ne faut pas qu'ils cessent avec elle : n'aurait-on rien gagné tout d'abord, il faut maintenir la position qu'on avait pour agir avec plus d'insistance à l'approche de la contraction suivante. De cette manière, on finit petit à petit par opérer la rotation complète. Quelquefois cette rotation est très facile, parce que la nature sans doute l'avait déjà préparée, et peu de chose lui a suffi pour l'achever.

Pour que cette opération ait plus de chances de réussite, il faut la faire peu de temps après la rupture des membranes, avant l'engagement complet de la tête, et surtout avant les contractions permanentes de l'utérus et du col. Elle serait peut-être impossible, si les eaux s'étaient entièrement écoulées.

Une fois que la position est ramenée à une occipito-antérieure, la nature fait le reste ou on l'aide au besoin, comme nous l'avons dit précédemment.

On pourra voir, par nos observations, que dans les positions occipito-postérieures nous avons opéré aussi la rotation avant le commencement du travail, et nous y avons même trouvé quelques avantages ; mais, comme il y a des récidives trop fréquentes, nous y avons renoncé. La manœuvre de cette rotation, du reste, avant le commencement du travail, a de l'analogie avec la version céphalique.

ARTICLE II.

DES SOINS A PRENDRE PENDANT LA PÉRIODE D'ENGAGEMENT.

§ 1. — Le temps de l'engagement proprement dit commence avec le passage de la tête à travers le détroit supérieur, et se termine avec l'engagement de cette partie à travers le détroit inférieur. Le dégagement commence au passage de la tête à travers le détroit inférieur et finit avec la sortie complète du fœtus à travers la vulve.

L'engagement tel que nous venons de l'indiquer embrasse une partie de l'extension admise par les auteurs, ou plutôt fait voir que la tête, pour arriver du détroit supérieur au détroit inférieur, descend d'abord suivant une ligne droite, et puis s'avance suivant une ligne courbe à concavité antérieure, qui est l'axe de l'excavation. La partie de la tête qui correspond en arrière fait beaucoup plus de chemin que celle qui correspond en avant ; mais la véritable extension ne commence que lorsque l'occiput s'engage sous les pubis et que le sommet franchit les parties du squelette qui constituent le détroit inférieur. Au point de vue pratique surtout, tant que la tête reste devant ce détroit, serait-elle même apparente au fond de la vulve entr'ouverte, que l'extension n'a pas lieu ; on a affaire alors toujours à l'engagement.

L'engagement de la tête ainsi délimité peut être contrarié par les nombreuses causes de dystocie dont on trouve la liste dans les auteurs ; aussi n'avons-nous pas besoin de nous y arrêter en détail. Quelques-unes de ces causes, du reste, sont les mêmes que celles qui contrarient la dilatation du col et la rotation, dont nous avons déjà parlé.

Ces causes peuvent empêcher la tête de s'engager dans le détroit supérieur, de parcourir l'excavation, ou de franchir le détroit inférieur.

Elles peuvent provenir du fœtus ou de la mère, et dans ce dernier cas elles viennent des parties dures ou des parties molles, c'est-à-dire qu'elles sont locales ; d'autres fois elles sont générales, mais l'importance de celles-ci a été peut-être un peu exagérée. Nous allons jeter un coup d'œil rapide sur les principales de ces causes.

§ 2. — Nous avons vu plus loin que le travail du col n'empêche jamais la tête de s'engager dans le détroit supérieur, et, du reste, nous pouvons en dire autant des parties molles.

Ce qui empêche cet engagement, lorsque les contractions commencent à s'établir d'une manière assez énergique, ce sont toujours les parties dures qui appartiennent à la mère ou à l'enfant ; c'est une disproportion entre la partie qui se présente et le détroit, une hydrocéphale, un rétrécissement du bassin, etc., et dans ce cas l'accouchement sera pathologique. Les causes de dystocie de notre ressort auxquelles on pourrait remédier dans ce cas seraient les suivantes : une présentation autre que celle du sommet à rectifier, ou une inclinaison prononcée de l'utérus à corriger.

Lorsque nous disons que la tête n'est pas engagée dans le détroit supérieur, nous voulons dire que par le palper abdominal et par le toucher on peut lui imprimer encore des mouvements dans plusieurs sens, quoiqu'il y ait eu des contractions suffisantes pour l'engager. La mensuration est employée en cas de besoin pour éclairer les doutes qui pourraient s'élever sur la conformation du bassin. Si, au contraire, la tête est arrêtée et fixée dans le détroit à mesure qu'elle le franchit, et quoique les contractions ne soient pas bien prononcées, la cause peut provenir autant des parties dures que des parties molles, et ordinairement on peut y remédier. Ces causes, du reste, agissant à divers degrés ou à divers temps, sont à peu près les mêmes que celles qui empêchent l'engagement depuis le détroit supérieur jusqu'au détroit inférieur, et bien qu'ayant été indiquées par les auteurs, elles ont été le plus souvent négligées dans la pratique : de sorte qu'une foule d'accouchements qui, par les secours de l'art, auraient pu être physiologiques, ont été abandonnés à la nature et sont devenus pathologiques.

Si la dilatation du col peut être presque toujours abandonnée à la nature, et elle est d'autant meilleure qu'elle est plus lente, l'engagement, au contraire, doit être le plus court possible, lorsqu'il est fait par les contractions douloureuses, car alors il est pénible et même dangereux pour la mère et pour l'enfant. L'engagement n'est exempt d'inconvénients, malgré sa lenteur, que lorsqu'il se fait en même temps que la dilatation et la rotation, avant la rupture des membranes ou avant que les contractions douloureuses se soient bien prononcées.

§ 3. — Quand on est appelé auprès d'une femme dont le travail est arrivé à la période d'engagement, on s'assure d'abord que la tête est assez engagée dans le détroit supérieur pour pouvoir le franchir, ou elle a déjà franchi ce détroit. Si les contractions sont déjà douloureuses, cela prouve qu'elles ont déjà assez d'énergie pour faire marcher promptement le travail, et chaque contraction doit faire avancer la tête de quelques millimètres. La dilatation du col et la rotation n'empêchent pas la progression de la tête ; nous verrons dans un instant qu'elles peuvent tout au plus la retarder un peu, mais non l'arrêter.

Lorsque tout le temps de l'engagement doit se faire par des contractions douloureuses, ce qui implique aussi la dilatation du col et la rotation de la tête, le travail est déjà long et pénible ; mais enfin, s'il marche d'une manière régulière et progressive, il peut être abandonné à la nature, en facilitant quand il le faut la dilatation et la rotation, comme nous l'avons dit plus haut.

La chose essentielle est que chaque contraction produise son effet, et, pour s'assurer de cela, il faut de temps en temps examiner la femme au toucher pendant l'absence de la douleur, et attendre l'arrivée de la contraction pour examiner le col dans ces deux états. Dans le doute, on attend même jusqu'à ce que deux contractions se soient suivies pour en comparer les résultats. Si à chaque contraction la tête est poussée en bas, quoiqu'elle remonte un peu après, cela prouve que les parties molles seules lui font obstacle ; et si le travail devait se prolonger, c'est parmi les parties molles qu'il faudrait chercher surtout la cause de l'empêchement. Il est rare que dans ce cas la tête ne fasse pas un peu de chemin à chaque contraction ; aussi faut-il attendre un peu plus que si elle était arrêtée par des parties dures.

Dans ce dernier cas, la tête reste sur place, et bien qu'elle puisse être un peu mise en mouvement dans quelques sens par les doigts explorateurs, si elle reste immobile et n'avance pas pendant la contraction, l'obstacle vient des parties dures. Dans ces cas on peut attendre le résultat de plusieurs contractions ; mais si c'est la nature qui l'effectue, le travail sera long et pénible, et souvent il faudra en venir à une application du forceps.

La fixité ou la mobilité de la tête pendant la contraction sont un renseignement précieux pendant l'engagement ; mais comme c'est pendant ce temps surtout que l'accoucheur peut être utile, nous allons nous arrêter un instant sur des signes plus certains qui indiquent le moment où il doit intervenir. Ces signes sont la bosse sanguine et la contraction permanente du col.

§ 4. — La bosse séro-sanguine qu'on observe quelquefois sur la tête de l'enfant est le résultat d'un travail long pendant la période d'expulsion ; et plus elle est développée, plus serait juste le reproche qu'on pourrait adresser à l'accoucheur. Si cette bosse sanguine est bien prononcée, l'accouchement n'est pas physiologique.

Cette infiltration dans le cuir chevelu et les tissus sous-jacents peut arriver, ou parce que la tête est poussée contre un col qui ne se dilate pas assez promptement, ou parce que le col lui-même se contracte sur la tête qui n'avance pas, ou parce que celle-ci est poussée contre l'orifice vulvaire entr'ouvert. Plus le séjour de la partie céphalique devant le vide de l'orifice sera long, et plus la tête sera poussée avec force contre cet orifice, plus la bosse aura d'étendue.

Lorsque cette tumeur se forme promptement sous nos doigts, elle indique donc beaucoup de violence de la part des forces expultrices, et par conséquent beaucoup de souffrance pour la mère et pour l'enfant; elle nous indique, au contraire, une souffrance moindre, et par conséquent moins d'obstacle lorsqu'elle se forme d'une manière lente.

La bosse sanguine n'a lieu que lorsque la poche des eaux est rompue, et par conséquent lorsque le col est plus ou moins dilaté; mais il y a des cas où cette dilatation est très arriérée et où la tête est obligée de l'opérer de vive force. Dans ces cas une bosse sanguine peut avoir lieu par la seule rigidité du col; mais il faut pour cela que le travail soit précipité, car pendant le relâchement la circulation se rétablit, si l'enfant est vivant, et la stase momentanée disparaît. Si un travail semblable, par sa longueur, devait faire développer une bosse sanguine, on pourrait aider à la dilatation par des moyens artificiels.

Ce cas, cependant, ne doit pas être confondu avec celui où il y a des contractures et des indurations sur le col, ni avec ceux où une cause quelconque a arrêté la tête dans le cours de l'engagement. Le col, qui, dans le commencement du travail, était mou, dilatable, et quelquefois effacé ou dilaté, finit par aller au-devant de la tête sur laquelle il se colle en quelque sorte, se resserre et se contracte d'une manière permanente. Cette contraction n'arrive jamais que lorsque la tête est arrêtée solidement sur son passage et qu'elle l'est presque à coup sûr par des parties dures. Nous avons ici trois moyens précieux pour reconnaître le moment de notre intervention : c'est l'immobilité de la tête pendant les contractions, la contraction permanente du col, et la bosse sanguine qui se fait à travers son orifice.

Un dernier point où se forme cette bosse, avons-nous dit, est celui où la tête, après avoir franchi le col, est en présence du détroit inférieur qu'elle ne peut franchir. Dans ces cas, la partie qui correspond au vide de la vulve entr'ouverte se couvre de la bosse séreuse sanguine; mais nous allons y revenir dans un instant en parlant des causes qui arrêtent la tête pendant le dégagement.

Disons pour le moment :

1º Que la bosse sanguine est le signe d'un arrêt dans l'engagement progressif de la tête, ou tout au moins le signe d'une progression très lente ;

2º Que la contraction permanente du col a la même signification ;

3º Que ces limites demandent presque toujours l'intervention de l'art.

Si ces propositions ne sont pas prouvées par tout ce qui précède, elles le seront dans la suite. Passons maintenant aux causes qui peuvent ralentir ou arrêter complétement l'engagement de la tête.

§ 5. — Lorsque par les signes que nous venons d'indiquer on constate la lenteur ou l'arrêt de l'engagement, il faut en chercher aussitôt la cause dans les conditions locales de l'accouchement. Nous ne nions pas l'influence générale, sur laquelle nous reviendrons plus tard; mais lorsque nous avons été appelé en consultation auprès de femmes qui se trouvaient dans cet état, nous avons presque toujours trouvé qu'on avait fait des saignées, donné des bains ou d'autres remèdes semblables, tandis que la difficulté résidait dans une condition locale; aussi ne faut-il songer aux causes générales qu'après s'être assuré que les autres manquent complètement. Si l'on agit autrement, on perd un temps précieux et l'on expose la femme et l'enfant à des accidents.

Les causes locales qui peuvent ralentir ou arrêter l'engagement sont très nombreuses; elles peuvent provenir des parties dures et des parties molles : elles viennent des parties dures, surtout comme nous l'avons indiqué, lorsque la tête est immobile pendant la contraction et qu'elle n'avance pas; elles viennent principalement des parties molles, lorsque la tête s'avance pendant la contraction pour se retirer après, ou qu'elle est mobile sous la pression des doigts.

Nous rangeons dans les causes des parties dures l'obstacle qu'offre le bassin à la progression ou à la rotation de la tête. Ce n'est pas l'étroitesse de l'excavation et du détroit inférieur quelquefois qui arrêtent les mouvements de la tête, c'est la tête elle-même qui se présente mal, et dans cette catégorie rentrent toutes les variétés des positions et les anomalies dans la flexion et la rotation, comme rentrent ici toutes les déformations du bassin.

Lorsqu'on trouve donc le travail de l'engagement arrêté par un obstacle qui vient des parties dures, il faut examiner la présentation et la position, afin de les rectifier, si c'est possible, pour faire une rotation ou une flexion si elles sont nécessaires; mis si, malgré cela, plusieurs contractions se suivent sans résultats et qu'il y ait une dilatation suffisante du col, il faut appliquer le forceps. Lorsque, en présence des obstacles venant des parties dures, on s'obstine à attendre plusieurs heures, on expose la femme et l'enfant à des accidents, et le plus souvent il faut en venir toujours au forceps.

Ce que nous disons pour des anomalies qui viennent d'une mauvaise position ou des mouvements de la tête, est encore plus indiqué lorsque la cause provient d'une mauvaise conformation de l'excavation et du détroit inférieur.

Autant les vices de conformation sont rares pour l'excavation, autant ils sont fréquents pour le détroit inférieur, et nous nous étonnons que ce sujet n'ait pas attiré davantage l'attention des accoucheurs. Il arrive peut-être que sur la femme vivante la résistance des ligaments sacro-sciatiques, le plus ou moins d'avancement et de roideur du coccyx et d'autres causes, empêchent la tête de s'engager dans le détroit inférieur; le manque de rotation aussi influe sur ce temps ; mais le fait est qu'il nous est arrivé souvent de voir la tête arrêtée sur ce détroit.

On a attribué ces cas à la résistance du périnée ; mais pour s'assurer que c'est là une erreur, on n'a qu'à passer le doigt entre la tête et le plancher du bassin. On trouve alors que, même pendant les contractions, les parties molles du périnée n'appuient pas assez fortement sur la tumeur céphalique pour l'arrêter, tandis qu'il est impossible de passer le doigt entre la tête et les ischions, ou entre la tête et le bord interne de l'arcade pubienne, contre lesquelles elle est poussée avec force, quelquefois même pendant l'absence de la douleur.

On est alors tout étonné de voir la tête au fond de la vulve entr'ouverte, on dirait qu'elle va venir d'une douleur à l'autre. La femme fait des efforts extraordinaires ; la bosse sanguine, qui augmente même de plus en plus, semble la faire avancer ; mais si l'on s'assure de l'état de mobilité de la tête pendant la contraction, on voit qu'elle est nulle, et l'on a beau attendre quelquefois plusieurs heures, on laisse la femme et l'enfant exposés à de grandes souffrances, et au bout du compte il faut le plus souvent avoir recours au forceps.

§ 6. — Les causes qui retardent ou empêchent l'engagement, et qui proviennent des parties molles, ne peuvent être attribuées à l'enfant, à moins qu'il ne s'agisse d'une hydropisie de ses cavités ou d'une tumeur volumineuse placée sur la tête ou le cou, c'est-à-dire que ce sont alors des cas pathologiques. La brièveté du cordon pourrait seule gêner l'engagement.

L'œuf ne peut offrir d'obstacle à l'engagement que par la résistance des membranes, et nous avons indiqué l'époque à laquelle il fallait les déchirer. Le placenta, lorsqu'il s'insère près de l'orifice utérin, peut gêner un peu l'engagement, mais il ne l'empêche pas, et l'on n'a guère besoin d'intervenir que s'il s'agissait d'une forte hémorrhagie, ce qui n'a presque jamais lieu. La compression même de la tête dans ces cas finit par arrêter le sang.

Les causes que peut offrir l'utérus sont plus nombreuses, et ici nous avons à considérer séparément le corps et le col de cet organe; il suffit d'indiquer les déviations utérines pour devoir les rectifier lorsqu'elles existent. Une trop grande distension de ce viscère par une hydropisie de l'amnios, une inflammation, ou tout autre état pathologique, rendent l'accouchement physiologique impossible, et nous les passons sous silence. Mais nous n'en ferons pas autant de la lenteur et de la précipitation des contractions du corps utérin.

Nous avons déjà fait comprendre qu'il ne fallait pas confondre les contractions lentes dès le début, qui sont à désirer, avec les douleurs lentes à la suite d'un travail long et pénible. Dans le premier de ces cas, il n'y a qu'à attendre, tandis qu'il faut agir dans le second; non, en réveillant les contractions par le moyen du seigle ergoté, mais par la suppression de la cause qui a contrarié l'engagement. Si une application du forceps était nécessaire, comme cela arrive le plus souvent, on peut administrer le seigle pendant l'opération, dans la crainte d'avoir une inertie utérine avec toutes ses conséquences.

Quant aux contractions précipitées du corps, elles exigent de l'attention, car elles peuvent débuter avec un travail très régulier. Elles arrivent alors le plus souvent chez les primipares ou chez les femmes nerveuses. C'est, si l'on doit dire le mot, un spasme de la matrice quelquefois accompagné d'une contraction permanente; d'autres fois la contraction est périodique, mais elle s'accompagne d'une douleur qui n'est en rapport ni avec la contraction, ni avec la tension du col, ni avec le degré d'avancement du travail.

Dans ces cas, les bains généraux, le chloroforme et les opiacés, sont indiqués. Mais il ne faut pas confondre ces cas avec ceux où le travail de l'engagement s'étant avancé régulièrement jusqu'à un certain point, la tête a été arrêtée, malgré la force croissante des contractions. Dans ce cas, la contraction permanente du col utérin est le résultat de la longueur du travail. On a beau alors éthériser la malade, donner des bains, donner de l'opium ; tous ces moyens peuvent être de quelque utilité quand on en use modérément, mais ils deviendraient nuisibles si l'on voulait les pousser jusqu'à la cessation de la douleur. Ces moyens n'agissent pas sur la cause principale qu'il faut faire disparaître tout d'abord, et le forceps remédie bien plus facilement à ces obstacles. Après tout ce que nous avons dit à diverses reprises sur les obstacles que peut offrir le col, il nous reste peu de chose à ajouter, nous dirons même qu'il nous reste à retrancher sur ce qui a été dit par les auteurs.

La contraction dite spasmodique par les uns, rigidité par les autres, n'est pour nous qu'une contraction permanente, c'est-à-dire un effet et non une cause. Elle est le résultat des contractions successives que le col a faites sans que la tête se soit avancée. C'est donc contre la cause qui arrête la tête qu'il faut agir. Dès que cette cause cesse, la contraction permanente cesse bientôt. Certainement le col présente un peu plus de résistance et la douleur est plus grande que lorsqu'il était souple; cette contraction prolongera un peu le travail, si l'on veut, comme le fait une rupture prématurée de la poche des eaux, mais l'accouchement aura lieu. Dans l'un comme dans l'autre cas, la dilatation artificielle et le liniment anodin peuvent être utiles.

Nous devons mettre au nombre des parties molles qui peuvent retarder l'engagement, le rectum, la vessie et le vagin.

Lorsque les matières fécales sont peu consistantes, elles ne peuvent guère retarder l'engagement; mais si elles sont indurées, et qu'elles remplissent plus qu'elles ne distendent le rectum, elles peuvent très bien contrarier ce temps de l'accouchement. Les lavements, comme nous l'avons dit, un purgatif, et dans les cas pressants le curage ou le forceps, sont indispensables pour hâter l'engagement.

La distension de la vessie agit autant par l'effet mécanique qu'elle produit que par la douleur et l'agitation qu'elle cause ; aussi faut-il y remédier aussitôt par le cathétérisme.

Que dirons-nous maintenant du vagin? Doit-on croire, comme on l'a pensé un instant, qu'il s'oppose à l'engagement par ses contractions? Nous croyons tout au plus qu'il ajoute quelque chose à la lenteur de l'engagement par sa rigidité ; mais quand on pense que la nature opère la dilatation de ce canal pendant qu'il est divisé par des cloisons assez étendues, on ne peut pas croire que le relâchement où il se trouve à la fin de la grossesse lui permette d'offrir un grand obstacle à l'engagement.

Pour nous résumer, les parties molles peuvent retarder l'engagement et le rendre douloureux, mais rarement elles l'empêchent complétement. L'art pourtant doit intervenir, soit pour abréger la durée excessive du travail, soit pour atténuer la douleur. Un moyen auxiliaire dans ces cas est de faire promener la femme, si elle le peut sans fatigue, et de l'engager à aider à ses douleurs par de légers efforts. Les parties dures retardent quelquefois le travail, ou l'empêchent même d'une manière complète, et l'art doit intervenir alors le plus promptement possible en rectifiant la position du fœtus, lorsque la chose est possible, et plus souvent en appliquant le forceps.

§ 7. — Après tout ce que nous avons dit sur les causes locales qui retardent ou empêchent l'engagement, il nous reste peu de chose à dire sur les causes générales. Pour que la pléthore soit un obstacle à l'accouchement, il faut qu'elle soit bien dessinée. Pour notre compte, nous avons vu souvent employer la saignée sans succès. Nous sommes loin cependant de la proscrire, lorsqu'il y a surtout inflammation ou menace de congestion active vers la tête ou vers une autre partie importante du corps.

Quant aux causes morales qui peuvent momentanément suspendre les douleurs; il n'y a rien à faire, car elles ne sont pas ordinairement assez fortes pour les suspendre d'une manière définitive.

ARTICLE III.

DES SOINS QUE RÉCLAME LE TEMPS DU DÉGAGEMENT.

§ 1. — Après le terme que nous avons fixé à l'engagement, il ne reste plus à la tête qu'à franchir des parties molles ; aussi le dégagement, comme nous l'entendons, n'est pas long et la nature se suffit à elle-même ; il est excessivement rare qu'on doive intervenir pour hâter le travail, comme nous allons le voir.

Quand on considère bien l'état des parties dures et des parties molles qui constituent le plancher du bassin et le détroit inférieur, on remarque que le sillon des fesses est de niveau, ordinairement, avec l'extrémité du coccyx et légèrement au-dessus du sommet des ischions, ce qui revient à dire que toute l'épaisseur du plancher du bassin est au-dessus du détroit inférieur et en dedans du petit bassin.

Avant que la tête arrive sur le détroit où, comme nous l'avons vu, elle peut très bien être arrêtée, la tête doit donc pousser devant elle toute l'épaisseur du plancher ; voilà pourquoi les orifices de l'anus et de la vulve s'entr'ouvrent, et le sillon inter-fessier disparaît avant le commencement du dégagement. C'est pour ne pas avoir considéré le dégagement de cette manière qu'on a confondu l'arrêt de la tête sur le détroit, accompagné de voussure du périnée, avec l'engagement de la tête à travers le détroit et n'ayant plus que des parties molles à distendre pour se dégager.

Nous ne croyons pas que la résistance du périnée et de la vulve soit capable d'arrêter la tête au point de rendre l'accouchement impossible. Tout au contraire, la femme la plus faible et la plus épuisée par un long travail recueille en ce moment ce qui lui reste de force pour aider à pousser la tête, de sorte que, lorsque ces parties ne sont pas assez relâchées pour céder facilement et que les contractions se succèdent trop rapidement pour que les tissus aient le temps de se distendre, on voit la fourchette se déchirer, et quelquefois le périnée lui-même se fendre de la vulve à l'anus. La douleur est très vive en ce moment, et cependant la femme pousse de toutes ses forces pour en finir au plus tôt, et aide, par conséquent, à produire ces déchirures. Peut-être même ces déchirures n'auraient jamais lieu sans les efforts volontaires.

Si la résistance des parties molles ne rend pas l'accouchement impossible, elle peut cependant le retarder un peu, et alors on observe ce qui se trouve décrit dans tous les auteurs.

La tête, poussée par la contraction utérine et par les efforts volontaires de la femme, se présente à la vulve pour se retirer après. C'est l'élasticité des parties molles et la contractilité des muscles du périnée, plutôt que le chevauchement et l'élasticité des os, comme on l'a dit quelquefois, qui réagissent sur la tête pour la faire rentrer après cessation de la contraction utérine; mais cette espèce d'antagonisme, quoique le plus souvent douloureux, est combattu par les forces expultrices, et la tête s'avance successivement jusqu'à la vulve.

L'orifice vulvaire est quelquefois, il faut le dire, le seul obstacle qui retarde l'accouchement. La tête, après avoir franchi le détroit, reste immobile, coiffée par le périnée, qui est alors lisse et tendu; l'orifice vulvaire, tranchant, menace de se déchirer, et quelquefois sa déchirure est presque inévitable. C'est pour éviter une déchirure médiane ordinairement plus étendue et plus grave que lorsqu'elle se fait sur les côtés, qu'on a proposé les incisions latérales.

§ 2. — Le moment de cette déchirure n'est pas toujours le même: ainsi quelquefois elle a lieu lorsque la tête est poussée directement en bas et en avant, plutôt que lorsqu'elle fait son mouvement d'extension. Lorsqu'elle a lieu dans ce moment, on observe ordinairement que l'occiput, loin de remonter devant les pubis à mesure qu'il se dégage, est retenu par des parties molles de l'angle supérieur de la vulve qui le coiffent et qui lui opposent une certaine résistance. Nous avons vu même ces parties assez tendues pour se déchirer. Dans ces cas, cependant, la déchirure de la fourchette a lieu le plus souvent la première et pendant que cette partie est encore sur le vertex.

Dans d'autres cas, qui sont les plus fréquents, la déchirure arrive pendant que la tête fait son mouvement de dégagement, et ordinairement lorsque le front franchit l'orifice vulvaire. Nous ne l'avons jamais vue arriver au moment du passage du menton, mais nous l'avons vue se faire sous nos yeux au moment du passage des épaules. Dans ce dernier cas, le diamètre antéro-postérieur de la vulve est si distendu, et la reprise de l'épaule s'enfonce si bien derrière le bord de la fourchette, qu'elle peut le faire éclater.

Ces déchirures méritent une grande attention, soit parce qu'elles sont toujours douloureuses, soit parce qu'elles laissent des plaies qui suppurent et qui peuvent être suivies d'accidents, soit enfin parce qu'elles prouvent le plus souvent de la négligence de la part de l'accoucheur.

Autant l'homme de l'art doit être actif pour aider la nature à surmonter les obstacles des parties dures et des parties molles pendant l'engagement de la tête, autant il doit être actif à modérer les efforts de la nature pendant le dégagement. Nous ne connaissons pas de cas où la nature ait été impuissante à effectuer le dégagement, lorsque les parties molles seules en étaient l'obstacle et qu'elles étaient dans un état normal. Si ces cas existent, ils doivent être excessivement rares ; tandis qu'il arrive tous les jours qu'il faut intervenir pour parer aux déchirures des parties molles, et surtout de la fourchette.

§ 3. — Les divers moments auxquels ces déchirures ont lieu indiquent ceux où notre intervention devient indispensable.

Tant que la tête va et vient, il ne faut guère s'en inquiéter ; c'est qu'il y a assez de résistance de la part du périnée pour ne pas craindre une déchirure. La pression, se faisant sur une masse assez considérable, est répartie sur tous les tissus, la dilatation est moins douloureuse et expose moins aux accidents. Si l'on soutenait le périnée pendant ces mouvements, on contrarierait la dilatation et l'on prolongerait inutilement le travail. Cela n'empêche pas cependant que l'on ne tienne la main légèrement appliquée sur cet endroit, pour être plus promptement en mesure de retenir la tête si elle avançait trop pendant une contraction et qu'elle menaçât ainsi de déchirer les parties.

Lorsque la tête a franchi le détroit inférieur, et qu'elle reste fixée au-devant de lui, ou qu'elle le franchit pendant une contraction sans s'y être arrêtée, il faut surveiller le mouvement d'expulsion pour retenir la tête si elle avançait trop rapidement. Pour cela, une main soutient le périnée de manière à recouvrir un peu le bord tranchant de la fourchette où se font les déchirures, l'autre retient directement la tête en appuyant sur le cuir chevelu.

Pendant le temps du dégagement, il faut engager la femme à modérer ses contractions, et c'est pendant ce temps, il faut le dire, que l'inhalation, émoussant la douleur, est un modérateur des contractions volontaires de la femme.

La partie palmaire de la main qui appuie sur le périnée distendu ne sert pas seulement à le rendre plus fort, elle empêche que l'amincissement se prononce davantage sur ce point et force les tissus voisins à prendre part à la dilatation.

Lorsque nous assistons une femme au moment du dégagement, non-seulement nous nous conformons à ces préceptes, mais nous avons soin d'écarter successivement avec la pulpe du doigt les bords de la vulve sur les points où elle paraît être poussée en avant sans se dilater. Cette manœuvre, faite surtout au commencement de la contraction, facilite l'avancement de la tête et n'est pas douloureuse. Elle est fort utile pour faire chevaucher de l'occiput l'angle supérieur de la vulve, lorsqu'il a de la tendance à coiffer la tête pour se porter avec elle en avant, au lieu de se dilater.

Il nous est arrivé quelquefois de saisir la tête par les parties latérales avec les doigts, de la tirer en haut et d'en faciliter ainsi le dégagement en faisant avancer l'occiput.

Le périnée, comme nous venons de le faire comprendre, doit être soutenu, non-seulement pendant l'engagement du sommet à travers la vulve, mais pendant le passage du front et du menton. Une main reste alors libre pour soutenir la tête de l'enfant pendant que celle-ci fait la rotation extérieure, et l'autre est prête à soutenir le périnée pendant le passage des épaules.

Quand on agit avec précaution, on est étonné de voir que, même chez les primipares, il est presque toujours possible d'avoir un accouchement sans déchirure des parties molles.

Le reste de l'accouchement, pour la mère comme pour l'enfant, n'offrant rien de remarquable qui n'ait déjà été soigneusement indiqué par les auteurs, nous n'avons pas besoin de nous y arrêter.

ARTICLE IV.

DU FORCEPS.

§ 1. — Nous avons assez souvent parlé du forceps pour qu'on nous croie partisan de son application. Nous pensons en effet que cet instrument n'est pas seulement très utile, mais que dans les villes surtout, où il y a souvent des altérations dans le système osseux et des anomalies dans les temps de l'accouchement, il serait impossible de faire de l'obstétrique sans forceps.

Ce langage venant de nous, qui cherchons à suivre les voies

de la nature, qui cherchons à éviter de toutes les manières les violences et la douleur, ce langage paraît être extraordinaire; cependant c'est celui que nous a suggéré l'observation la plus scrupuleuse. Le forceps, dans les mains d'un homme qui sait le manier, ne peut jamais amener d'accidents fâcheux; nous avons même remarqué que les suites de couches étaient bien plus graves chez les femmes qu'on avait laissées s'épuiser par la douleur et les efforts volontaires, que chez celles où l'on avait fait dès le début du travail les opérations les plus graves et les plus douloureuses de l'obstétrique.

Quant à la douleur que cause le forceps, elle est presque nulle; et si à côté des inconvénients on place les avantages qu'on peut obtenir avec cet instrument, on verra qu'on ne l'applique pas aussi souvent qu'on le devrait.

Les détails dans lesquels sont entrés les auteurs à propos de l'application de cet instrument nous dispensent de nous y arrêter longtemps, nous tâcherons seulement de bien préciser notre pensée sur les points où nous ne partagerions pas les idées déjà reçues dans la science.

Le forceps est un organe de traction, et non un organe de compression. Il doit être, comme tout instrument, simple, portatif et d'une application aussi sûre que facile pour l'opérateur comme pour la femme et pour l'enfant.

Si nous mettons en présence de ces conditions les forceps dont on se sert ordinairement, en France surtout, nous trouvons qu'ils ne les remplissent pas d'une manière exacte.

Nous voyons dans ces forceps que la partie la plus concave des cuillers n'est pas très rapprochée de leur extrémité libre; et lorsque nous saisissons la tête pour exercer des tractions, il arrive qu'il faut comprimer fortement la tête pour la garder dans la concavité, ou bien que la tête fuit cette concavité pour se porter vers l'extrémité des cuillers, où elle est enfin arrêtée. Dans le premier cas, nous exerçons une compression inutile et même nuisible à l'enfant ; dans le second, la partie la plus courbe des cuillers se trouvant plus en dehors de la tête, produit un écartement considérable du col et de la vulve, et quelquefois même des déchirures. On nous objectera peut-être ici ce que nous avons entendu dire quelquefois, que l'écartement des cuillers du forceps produit une dilatation préparante. Mais il suffit de réfléchir un instant pour s'apercevoir que la dilatation produite par des bords saillants métalliques force le col et la vulve à prendre la forme d'un rectangle au lieu de la forme circulaire qui leur est naturelle ; et cette déformation, faite assez promptement, ne peut pas être aussi inoffensive et aussi peu douloureuse que la dilatation produite par la tête.

Les cuillers du forceps doivent donc être plus courbes près de leur extrémité libre, de manière à embrasser la partie postérieure de la tête plutôt que de presser fortement sur les parties latérales. De cette manière, la tête, poussée d'arrière en avant, est plus libre d'exécuter les mouvements de rotation qu'elle doit produire quelquefois dans les branches mêmes du forceps, et qu'elle ne peut guère effectuer lorsqu'elle est solidement saisie sur les côtés par les forceps ordinaires.

Si la cuiller est plus courbe près de son extrémité libre, elle peut servir plus facilement de levier pour faciliter la rotation, et en quelque sorte de crochet pour la traction. Aussi avons-nous établi comme règle générale qu'il faut appliquer la première la branche qui peut le plus favoriser la rotation. La seule application quelquefois, et surtout la traction de cette branche dans le sens de la rotation, suffisent pour faire tourner la tête et engager l'occiput sous les pubis. Si l'on voulait pratiquer cette manœuvre avec la branche d'un forceps ordinaire, elle risquerait de glisser à cause de son peu de courbure.

Les inconvénients que ces forceps offrent pour la préhension sont par conséquent assez considérables. On ne peut pas bien saisir la tête sans la comprimer ; et comme la tendance qu'elle a à s'échapper est en raison directe de la force de traction, il s'ensuit que plus on tire, plus on est obligé d'exercer de compression. On a eu même cela en vue lorsqu'on a donné aux manches du forceps une longueur démesurée. Le forceps devient alors un agent de compression, tandis qu'il est démontré que la compression est inutile ou nuisible. Pour bien faire, il faut qu'il reste simple organe de traction. Or, plus le manche est long, plus la compression est forte et facile.

L'instrument ne doit être serré que juste ce qu'il faut pour qu'il ne glisse pas. La traction devra être libre et aussi forte qu'on voudra, sans augmenter la pression latérale de la tête. Pour remplir ce but, une fois que la tête a été bien embrassée, on n'a qu'à arrêter les branches de l'instrument par un mécanisme quelconque qui les empêche de se rapprocher, et ceci peut être fait avec des manches très courts. Les manches longs seraient nécessaires lorsqu'il s'agirait de déployer une grande force de traction ; mais pour celui qui sait manier le forceps, la force à déployer n'est pas très grande lorsque la tête a déjà franchi le détroit supérieur ou qu'elle peut le franchir aisément. C'est le cas de dire que l'adresse vaut mieux que la force.

§ 2. — Un grave inconvénient qu'offrent les forceps ordinaires, c'est qu'ils sont d'une application quelquefois difficile, et cette difficulté tient uniquement à leur construction. Ainsi, la première et la seconde branche sont introduites sur les côtés de la tête, mais on chercherait en vain à les articuler pour faire la traction. On a beau essayer de les déplacer en avant, en arrière, de tous les côtés, les cuillers ne peuvent pas exécuter sur leur axe une rotation suffisante pour permettre l'articulation. On est alors obligé de retirer ces branches pour les placer autrement, et ces tâtonnements ne sont pas sans douleur pour la femme et blessent l'amour-propre de l'accoucheur. Pour ne pas causer des souffrances réitérées à la femme, il nous est même arrivé quelquefois de faire des tractions sur un forceps non articulé, et comme nous le tenions assez solidement avec la main pour lui former une articulation factice, nous avons pu faire descendre suffisamment la tête dans l'excavation pour procéder à une application régulière.

Cet inconvénient nous a donné lieu de chercher les motifs qui empêchent d'articuler les branches, quoique la tête soit suffisamment saisie ; ce que nous n'avons pas trouvé dans les auteurs. Voici l'explication qui nous a paru la plus vraie.

Presque tous les forceps ont une articulation arrêtée qui met les deux branches parallèles l'une à l'autre, ou plutôt disposées de manière à exercer une force qui est perpendiculaire à chacune d'elles. Toute cause qui empêchera les cuillers de se trouver sur ce point mathématiquement arrêté d'avance empêchera l'articulation. Or, qu'arrive-t-il souvent dans l'application de cet instrument? Un exemple va nous le montrer:

Supposons que la tête de l'enfant (FG, fig. 10) soit suffisamment engagée dans le détroit supérieur ABDC pour pouvoir le franchir lorsqu'une cause quelconque vient l'arrêter, et pour laquelle il faut faire une application de forceps. Cette application ne sera facile que tant que les cuillers, *ae* et *rs*, seront placées dans les espaces vides correspondants que leur laisse la conformation de la tête et du bassin. Si, par des points, nous élevons une ligne perpendiculaire sur chacune de ces branches, ces deux lignes doivent se confondre en une ligne droite, sans cela l'articulation est impossible. Or la figure, aussi bien que la pensée, démontre que ces deux lignes ne peuvent pas se confondre tant que les cuillers seront ainsi placées. Si l'on veut les articuler dans cette position, on pourra imprimer à la branche *ae* un mouvement de rotation sur son axe, de manière à porter le point *a* en *a'* et le point *e* en *e'*, comme on pourra porter la branche *rs* en *r's'* ; mais les deux lignes indiquées par des points seront encore loin de se confondre. On a beau exagérer la rotation de chaque cuiller, on blesse à la fois la mère et l'enfant sans pouvoir articuler l'instrument. Chaque branche cependant est placée de manière à ne pouvoir pas glisser et à pouvoir saisir assez bien la tête pour la déplacer.

Comme d'après les règles ordinaires, il faut articuler le forceps à tout prix avant d'imprimer aucun mouvement à la tête, on peut essayer alors d'avancer la cuiller *ae* vers le point D ; mais ici il y a une limite qu'on ne peut pas franchir et qui est déterminée par la pression de la tête contre le rebord du détroit. On peut essayer d'avancer la cuiller *rs* vers le promontoire, mais on trouve encore là un obstacle de même nature. Aussi, ne pouvant pas opérer l'articulation, faut-il retirer les deux branches pour les placer autrement.

Si les branches ne peuvent pas être placées dans les deux vides que leur laissent la tête et le bassin, il faut alors qu'elles passent, l'une d'elles au moins, sur un point de l'espace AB ou CD, c'est-à-dire l'un des points où la tête est en contact ou presque en contact avec le rebord du bassin. Doit-on s'étonner alors que l'application soit difficile et douloureuse, et, quand on s'obstine à vouloir articuler le forceps, on meurtrit nécessairement les tissus de la mère et de l'enfant.

Pour que l'instrument soit ici aussi inoffensif qu'il l'est dans les autres cas, il faut pouvoir tirer sur la tête sans que les cuillers du forceps soient parallèles l'une à l'autre. L'important est qu'elles soient assez solidement placées sur la tête pour ne pas glisser pendant les tractions qui seront nécessaires pour faire descendre tout à fait la tête dans l'excavation. Celle-ci une fois descendue, on peut rectifier facilement l'application de l'instrument, ce qui est rarement nécessaire ; aussi tous les forceps sont bons et faciles à appliquer en ces moments.

D'après ce que nous venons de dire, il est donc fort utile qu'un forceps puisse avoir une articulation mobile de manière à être placée là où l'exige le cas, sans nuire au résultat que l'on veut obtenir.

Une autre condition, qui est un auxiliaire de l'articulation mobile, est le peu de largeur de la fenêtre de chaque branche et du ruban métallique dont elle est formée. La largeur de la fenêtre, quoiqu'on en puisse dire, est d'abord un obstacle dans les cas d'étroitesse de la vulve, dans ceux où le col n'est pas entièrement dilaté et où cependant l'application du forceps est indispensable. Quant à la préhension, la largeur de cette fenêtre n'est nécessaire qu'à l'extrémité de la cuiller, parce que c'est là qu'elle doit embrasser la tête ; la force de l'instrument n'est pas si nécessaire pour l'usage que nous voulons en faire. Les forceps longs et très résistants ne sont nécessaires que lorsqu'il faut les appliquer au-dessus du détroit supérieur et dans les cas de rétrécissement de ce détroit où il faut déployer beaucoup de force.

§ 3. — C'est pour parer à ces inconvénients que nous avons apporté quelques modifications au forceps, plutôt que pour ajouter un changement de plus à ceux qu'on lui a fait subir depuis son invention.

La figure 8 représente notre forceps vu par sa partie postérieure ou convexe.

Chaque branche est divisée en deux vers le point *c*, de manière à s'articuler par le moyen d'une vis solide, ce qui ne diminue en rien la solidité de l'instrument. Le manche est court et ne porte pas de crochet, inutile pour nous. Le forceps, réduit ainsi à quatre morceaux de petit volume, est très portatif, ce qui est avantageux pour l'accoucheur. Si ce dernier, avant l'opération, est obligé de faire voir à la femme l'instrument dont il devra se servir, il lui sera facile de n'en montrer que le quart.

L'application ordinaire du forceps devant se faire sous la couverture, et pendant que la femme est couchée dans son lit, il est plus facile de retirer un à un chaque morceau pour les visser, sans que la femme s'en aperçoive. Les cuillers de notre forceps ne sont larges et recourbées qu'à leur extrémité.

L'articulation des deux branches est faite au moyen d'une douille (fig. 9) qu'on introduit dans l'une des branches à la faveur de l'ouverture LM avant d'en faire l'application. La vis G sert à fixer cette pièce là où l'on veut, pour qu'elle gêne le moins possible jusqu'à l'application et à l'articulation. Cette douille est placée de préférence sur la branche postérieure, de manière que la gouttière H soit placée en avant et non en arrière, comme le démontre la figure.

Lorsqu'on a bien appliqué les deux branches, on met la douille en mouvement en relâchant la vis G, et on la pousse aussi haut que possible pour qu'elle reçoive dans la gouttière H la branche supérieure. Lorsque les deux branches sont embrassées par la douille, on serre la vis F, et l'articulation est arrêtée.

Si les deux vis sont bien serrées, les deux branches du forceps restent immobiles malgré les tractions; aussi faut-il s'assurer tout d'abord que chaque branche est bien appliquée. Pour cela on ne doit pas seulement placer chaque branche, il faut encore, une fois qu'on l'a placée, exercer une légère traction pour voir si elle tient bien sur la tête avant de l'arrêter.

La direction des manches est pour cela d'un grand secours; aussi, quand on fixe l'articulation, l'opérateur doit imprimer à chaque branche un mouvement léger de rotation qui rend les cuillers aussi parallèles que possibles. L'articulation est alors arrêtée par un aide assez exercé pour exécuter ce temps sous les couvertures; dans le cas contraire, on est obligé de découvrir la femme pour la recouvrir après, si l'on veut.

Lorsque la tête est sur le détroit inférieur, l'application et les tractions sont faciles : ces tractions doivent être faites seulement pendant la contraction utérine, pour que la femme les confonde avec la douleur qui accompagne cette contraction, et pour les opérer lorsque la nature vient y ajouter son action.

Lorsque la tête est plus élevée, on peut être gêné pour faire les tractions ; dans ce cas, sans mettre la femme sur le bord du lit, ce qui a l'apparat d'une grande opération, on la fait descendre tout bonnement assez vers le bas du lit s'il n'a pas de rebord pour que l'opérateur puisse manœuvrer à ses pieds. Dans le cas contraire, il se place à droite de la patiente pour introduire la branche gauche, et à sa gauche pour introduire la branche droite. S'il craint encore d'être gêné pendant les tractions, il n'a qu'à faire relever le siége de la femme par un coussin. Ces inconvénients, du reste, sont prévus d'avance en faisant accoucher la femme sur un lit d'enfant ou sur un lit de sangles qui ne soit pas trop creusé en berceau.

§ 4. — Quels seront maintenant les cas dans lesquels il faudra appliquer le forceps ? Ces cas ont été mentionnés par les auteurs ; nous en avons nous-même, du reste, indiqué plusieurs ; mais voici la règle la plus générale que nous puissions donner à cet égard :

Lorsque la femme souffre depuis des heures entières, et qu'il y a surtout contraction permanente du col ou une bosse sanguine bien prononcée, il faut d'abord obvier aux causes qui arrêtent la tête, et puis appliquer le forceps.

Cet instrument, dans l'accouchement physiologique, est applicable pendant la période d'engagement, lorsque l'ouverture du col est suffisante pour l'introduction de ses branches.

A plus forte raison est-il applicable lorsque la tête a franchi le col et qu'elle a gagné la partie inférieure de l'excavation. Il ne sert à la période de dégagement que pour mieux modérer les mouvements de la tête, qu'il retient plus souvent qu'il ne la fait avancer. Les tractions de l'opérateur doivent s'arrêter dès que la tête commence à être dégagée du détroit inférieur et qu'elle n'est plus arrêtée que par les parties molles du plancher. Quant au mouvement de rotation à donner à la tête, il doit lui être imprimé par le forceps pendant que celle-ci est encore dans l'excavation ; mais dès que le sommet franchit le détroit inférieur, c'est le forceps qui suit au contraire la rotation de la tête ; y faire violence, ce serait mettre en désaccord les évolutions intérieures du tronc avec les évolutions que fait souvent la tête pendant qu'elle se trouve sur le plancher, et violenter ainsi le fœtus.

Ce que nous venons de dire du moment de l'application du forceps, nous le dirons du point où il faut appliquer cet instrument. Quelques auteurs ont donné à cet égard beaucoup de préceptes et ont presque formulé comme général celui d'appliquer toujours l'instrument sur les parties latérales de la tête ; d'autres, moins sévères, ont conseillé de l'appliquer là où l'on peut, et les praticiens les plus habiles se conforment souvent à ce dernier, ne pouvant pas suivre le précédent ; mais dire là où l'on peut, c'est dire qu'il faut faire plusieurs essais, ce qui est douloureux pour la femme et a d'autres inconvénients.

Notre précepte est encore plus large, et nous disons que les branches doivent être placées là où elles se placent d'elles-mêmes le plus facilement. Le tout est qu'elles aient assez de prise pour ne pas glisser pendant les tractions. Quelques exercices sur le mannequin mettent bientôt en mesure de connaître d'avance les vides où il faut placer les branches du forceps selon les diverses positions de la tête.

Lorsque la tête est sur le détroit inférieur, ou même dans l'excavation, on a presque le choix, et alors on doit, autant que possible, placer l'instrument sur les régions temporales.

Quelle doit être maintenant la manière de procéder à l'égard de la femme et même à l'égard de la famille, quand il faut appliquer le forceps? Dès que l'accoucheur croit l'application de l'instrument possible et utile, il doit demander à la femme si elle veut qu'il lui vienne en aide pour la délivrer avec plus de facilité et de promptitude. Il se gardera bien de parler de forceps, de *ferrements* ou d'instruments, si la femme accepte. Si elle n'accepte pas, c'est qu'elle ne souffre pas beaucoup, et il est inutile de s'en préoccuper ; si elle souffre et qu'elle n'accepte pas, c'est qu'elle craint la douleur ou les accidents d'une opération. Dans ce cas, l'accoucheur ne manquera pas de moyens pour rassurer la femme et les assistants ; si l'on veut savoir à tout prix comment il s'y prendra, il n'a qu'à montrer une cuiller du forceps séparée de son manche. Si, malgré cela, il n'obtient pas l'autorisation d'intervenir, il n'a qu'à attendre encore un peu, et de deux choses l'une : ou le travail s'avance sans beaucoup de souffrances, ou il marche lentement et les douleurs augmentent. Alors, c'est la femme qui demande à être aidée. Ici comme dans tous les autres cas, les diverses pièces du forceps, autant que faire se peut, doivent être montées sous les couvertures. L'aide seul est instruit par anticipation des divers temps de l'opération. Les deux doigts explorateurs seuls suffisent à conduire les cuillers, et si l'application est bien faite, elle n'est pas douloureuse. Si les tractions faites pendant la contraction utérine rendent la douleur trop forte, on l'adoucit par l'inhalation.

§ 5. — Avec le forceps, qui est le moyen extrême, nous terminons l'accouchement physiologique ; et cependant nous n'avons pas fixé le temps que doit durer un accouchement pour ne pas être pathologique ; nous n'avons même pas précisé par heures le moment de l'application de cet instrument.

C'est qu'en effet ce temps ne peut pas être précisé. Si, au commencement de ce volume, pendant que nous avions en notre présence les chiffres fixés par les auteurs, nous avons dit que nous ne laissions pas la tête dans l'excavation plus de deux heures après une dilatation suffisante du col, ce n'était que pour faire voir la différence qui existe entre nos idées et celles qui sont admises dans la science. Maintenant que nous avons développé notre pensée, nous pouvons dire que si la femme éprouve de fortes souffrances, qu'il y ait une bosse sanguine ou que le col soit contracté d'une manière permanente, c'est trop d'attendre deux heures, tandis que si le travail est lent, que la période ne soit que de six à huit minutes, et que chaque douleur ne dure qu'une minute ; si le col est mou et qu'il n'y ait pas d'antagonisme pendant les contractions ; si enfin il n'y a pas de bosse sanguine, deux heures alors ne suffisent pas. Ce qu'il y a à faire, c'est d'attendre. La femme peut être ennuyée, mais elle n'en sera pas fatiguée pour cela. La meilleure consolation qu'on puisse lui donner, c'est que plus son accouchement sera lent, plus il sera naturel, et exposera moins aux accidents. Lorsque la douleur est le seul accident de l'accouchement, on l'adoucit par l'inhalation, les bains, l'opium.

Ce que nous disons pour la mère est absolument applicable à l'enfant. Celui-ci ne souffre point tant qu'il n'y a pas de bosse sanguine et, à moins d'une hémorrhagie ou d'un écoulement complet des eaux, ce qui ne se fait jamais sans des contractions énergiques de l'utérus, à moins d'une compression du cordon, l'enfant ne risque rien à attendre.

La lenteur du travail dont il faut se méfier arrive après de fortes contractions et de vives souffrances. Cette lenteur indique au contraire la nécessité de l'intervention la plus active.

ARTICLE V.

DES MOYENS DE SOULAGER LA DOULEUR D'UNE FEMME EN COUCHES.

§ 1. — Nous avons déjà prouvé que la douleur n'est nullement nécessaire à l'accouchement, elle lui est plutôt contraire par l'épuisement des forces et par le trouble qu'elle apporte dans l'état général et dans le cours même du travail. Un des premiers devoirs de l'accoucheur est donc celui de l'atténuer et de la suspendre même tout à fait lorsqu'il pourra le faire sans inconvénients.

N'y a-t-il pas des cas cependant où l'on doit réveiller les douleurs et faire usage du seigle ergoté ou d'autres moyens semblables? Ici il faut plus que jamais distinguer la douleur de la contraction. Ainsi, on peut se passer de la première, mais peut-on en dire autant de la seconde?

Nous nous sommes déjà expliqué à cet égard. Lorsque les contractions sont lentes dès le début, à moins qu'un danger immédiat ne menace la vie de la mère ou de l'enfant, il faut attendre, quelle que soit la cause de cette lenteur. Si les contractions se ralentissent après avoir été fortes, c'est contre les causes qui retardent le travail qu'il faut agir et non contre les contractions ; donner alors du seigle, ce serait ajouter aux complications. Si une fois ces causes combattues, les contractions ne reviennent pas, on peut alors donner le seigle ; mais ces cas sont excessivement rares, car la matrice reprend le plus souvent assez de force pour achever l'accouchement. Si elle ne l'achève pas, on peut presque dire que les obstacles subsistent en entier ou en partie. Dans des cas semblables, le forceps est préférable au seigle pour terminer l'accouchement.

L'indication du seigle est donc pour nous bien rare. Autant nous croyons ce moyen précieux pour corriger l'inertie utérine après un long travail qui vient de se terminer, autant il nous paraît contraire lorsque le fœtus est encore dans la matrice et qu'on ne peut pas l'extraire avec promptitude.

Passons maintenant aux moyens d'adoucir les douleurs de l'enfantement. Pour rendre ce point plus pratique, nous allons suivre le travail pendant les trois périodes de dilatation, d'engagement et de dégagement.

Un principe général est celui-ci : Lorsqu'un travail n'est pénible ni pour la mère ni pour l'enfant, on ne doit pas s'en préoccuper. Dès qu'il est douloureux, il faut le surveiller. Le premier remède est celui d'écarter les causes qui apportent la douleur ; quand on ne peut y réussir, il faut rendre cette douleur aussi courte et aussi peu intense qu'on peut le faire sans produire des accidents plus graves que la douleur elle-même.

§ 2. — On avait employé déjà depuis quelque temps les préparations calmantes contre les douleurs vives et irrégulières qui accompagnent quelquefois le travail de la dilatation, comme cela arrive surtout chez les primipares, mais on n'avait pas songé à soulager les douleurs ordinaires de l'accouchement. Aujourd'hui on ne cherche pas seulement à faire disparaître par les moyens anesthésiques les douleurs irrégulières et celles qu'on cause pendant une opération obstétricale, mais toutes les douleurs de l'accouchement.

Nous avons déjà dit en commençant que ce moyen n'est pas physiologique, et que, par cela même, il n'était pas si recommandable qu'on le croirait de prime abord; mais que s'il offrait des résultats semblables à ceux de l'accouchement physiologique, il méritait d'être accepté. Déjà ce moyen a été employé dans des milliers d'accouchements, et les cas où il a produit des accidents sont si rares, qu'ils peuvent ne pas être attribués à l'inhalation. Malheureusement, dans les opérations chirurgicales, il y a eu quelquefois des accidents mortels, ce qui, en France surtout, a rendu son emploi en obstétrique beaucoup plus restreint.

Nous n'allons pas faire ici une énumération des avantages et des inconvénients de ce moyen; nous laissons à d'autres un soin qui leur est plus cher. Pour notre compte, nous dirons que l'obstétrique utilisera ce moyen pour obtenir quelquefois l'accouchement physiologique artificiel, mais si l'on peut éviter la douleur sans le secours de l'inhalation, l'obstétrique n'en sera que plus parfaite. L'inhalation ne pourra être généralisée qu'autant qu'elle sera exempte de tout accident.

§ 3. — Nous croyons que l'inhalation doit être rarement employée pendant la période de la dilatation. On doit se borner, dans cette période, à faire coucher la femme sur le côté. Si, malgré ce moyen bien simple, la douleur devenait forte pour cette période, et qu'on ne trouvât pas d'antagonisme de la part du col, ni une des causes qui empêchent cette dilatation, alors on pourrait employer le liniment opiacé et belladoné sur le col, ou même l'opium donné à l'intérieur. L'opium a aussi l'avantage de ralentir les contractions, ce que ne fait pas l'inhalation, à moins qu'on ne la pousse à sa dernière limite, ce qui est dangereux. Si la cause paraît tenir au spasme général qui arrive surtout chez les primipares, un bain suffit ordinairement pour le calmer. Il ne faut avoir recours à l'inhalation qu'en dernier lieu, car une fois commencée, il est rare qu'on puisse la suspendre. Quelquefois le travail devenant de plus en plus douloureux, l'emploi de l'inhalation est alors indispensable ; d'autres fois c'est la femme qui, ayant été soulagée tout d'abord, en réclame à tout prix les bienfaits. Or, si au travail de la dilatation il faut ajouter celui de l'engagement et du dégagement, il peut se faire que l'inhalation soit trop longue, et, par conséquent, qu'elle expose à quelques accidents. C'est ici surtout qu'il faut suivre le précepte d'aller jusqu'à diminuer la douleur sans produire l'insensibilité. A ce degré, on a pu continuer l'inhalation pendant six ou sept heures sans inconvénients.

Ce résultat, quand on peut l'atteindre, est satisfaisant ; mais la chose n'est pas toujours possible, et l'on produit l'insensibilité quelquefois sans qu'on veuille arriver à ce point ; de même qu'il faut pousser l'inhalation trop loin quelquefois, et déterminer de l'exaltation avant d'obtenir l'anesthésie ou l'abolition d'une partie de la douleur.

Si, comme on l'a observé, il suffit d'aspirer le chloroforme au commencement de chaque contraction pour en calmer la douleur, la chose est moins dangereuse. On n'a pas, cependant, toujours réussi, et le petit nombre de cas que nous avons vus n'ont pas été suivis de succès complets parce que la douleur arrivait souvent avant l'effet anesthésique. Voici alors comment on peut y remédier. On détermine exactement le retour périodique des contractions, et l'on commence à faire respirer le gaz une demi-minute ou une minute avant le retour de la contraction, pour cesser lorsqu'elle commence à paraître. L'inhalation légère n'altère pas la période, et en agissant ainsi, l'action anesthésique correspond mieux au summum de la douleur; de temps à autre on suspend même le chloroforme, et une ou deux contractions peuvent arriver sans douleur bien sensible. De cette manière le succès est beaucoup plus sûr, tout en offrant moins de danger.

§ 4. — Doit-on maintenant adoucir par des moyens thérapeutiques les douleurs qui accompagnent la période d'engagement? Ici nous ne craignons pas de le dire, la douleur, lorsqu'elle est très vive, est toujours causée par un obstacle qui s'oppose à la progression de la tête; elle est ici un des meilleurs signes de la marche du travail : agir contre ce symptôme seulement, c'est renfermer le loup dans la bergerie, c'est nous priver des moyens qui nous permettent de dire quand il faut agir; aussi faut-il être réservé dans l'administration de l'inhalation, lorsqu'un obstacle mécanique arrête le travail et que cet obstacle vient surtout des parties dures. S'il vient des parties molles ou que le cas soit douteux, les bains sont alors préférables; mais ce qu'il faut faire pour calmer la douleur, c'est d'agir contre la cause qui retardé l'engagement, et c'est de terminer le travail le plus tôt possible.

L'inhalation, dans cette période, n'est guère utile que parce qu'elle atténue les douleurs d'une opération. Dans les applications ordinaires de forceps nous nous servons même rarement de ce moyen.

Ce que nous disons de la période d'engagement n'est pas applicable à celle de dégagement, et ici nous l'avouons, si la femme souffre beaucoup ou qu'elle nous en fasse la demande, nous ne craignons pas de faire usage de ce moyen. L'inhalation a l'avantage, comme nous l'avons dit, de modérer les efforts volontaires sans les suspendre ; elle diminue la contraction des muscles du plancher et la rénitence de la vulve. De plus, cette période étant courte, nous craignons beaucoup moins les accidents.

Le peu que nous avons dit nous dispense d'entrer dans les détails sur les précautions à prendre pendant l'application de ce moyen ; détails qui, du reste, sont aujourd'hui assez connus de tous les médecins opérateurs.

Résumant notre pensée sur les moyens de calmer la douleur pendant l'accouchement, nous dirons :

1° Pendant la période de dilatation, repos au lit et position sur le côté ; au besoin liniment opiacé ; bains et opium à l'intérieur, rarement l'inhalation.

2° Pendant l'engagement, peu de calmants, il ne faut guère employer l'inhalation que pendant les grandes opérations ; on tempère la douleur, surtout en faisant disparaître les causes qui arrêtent la tête dans sa marche et en abrégeant le travail.

3° Le chloroforme peut être employé pendant la période de dégagement, si elle est bien douloureuse, mais jamais de manière à obtenir l'insensibilité complète.

CHAPITRE III.

DES SUITES DE COUCHES ; DE LA FIÈVRE DITE DE LAIT.

§1. — Après la définition que nous avons donnée de l'accouchement physiologique, nous n'aurions pas besoin de parler des suites de couches. C'est la santé seule qui est le résultat de l'accomplissement physiologique de toutes les fonctions, et s'il y a ordinairement un sentiment de bien-être après cet accomplissement, c'est déjà beaucoup déroger à cette règle que de dire que l'accouchement pourra laisser la femme indisposée. C'est cependant beaucoup mieux que de la laisser malade, et quelquefois en danger de mort, comme on l'a fait bien souvent jusqu'ici.

Lorsque l'accoucheur est appelé en temps opportun, et que la femme et l'enfant n'offrent pas dans leur conformation anatomique des vices irréparables, l'accouchement doit être, naturellement ou artificiellement, presque toujours physiologique, et là où l'accoucheur perd une femme sur trente et un enfant sur cinquante, il reste bien au-dessous de sa tâche.

Que faire pour éviter ces accidents? Pour répondre à cette question d'une manière complète, il nous faudrait passer en revue toute l'obstétrique, c'est-à-dire qu'il nous faudrait sortir du cadre de ce travail. Nous réservons cette tâche pour d'autres occasions; mais nous ne pouvons passer sous silence un phénomène qui dans tous les traités d'obstétrique fait partie de la description de l'accouchement naturel : c'est la fièvre de lait.

§ 2. — La coïncidence assez fréquente qu'on avait observée de la fièvre et du gonflement des seins après l'accouchement avait conduit à conclure que cette fièvre tenait à la sécrétion laiteuse ; de là le nom que porte cette fièvre.

L'observation cependant a fini par faire voir que la sécrétion du lait, pas plus qu'aucune autre sécrétion physiologique, n'a besoin de fièvre pour s'établir ; et quelques accoucheurs ont proposé de donner à cette fièvre une autre dénomination ; d'autres en ont même cherché la cause ailleurs que dans le travail des seins.

Le nom de fièvre de lait cependant a prévalu ; seulement, les accoucheurs n'attribuent pas précisément cette fièvre à la sécrétion laiteuse. Cette sécrétion, en effet, peut s'établir sans fièvre, non-seulement chez les femmes en couches, mais chez des femmes où la fonction avait été suspendue depuis assez longtemps : il y a des femmes, dit-on, qui ont du lait à chaque époque menstruelle; on aurait même vu cette sécrétion chez quelques hommes. Ceci mérite confirmation.

On attribue aujourd'hui cette fièvre à la tension de la glande mammaire ; mais ce qu'il y a de plus important, c'est le côté pratique de la question. Ainsi, d'après l'avis des accoucheurs, si cet état fébrile n'est pas à désirer, il doit être au moins respecté.

Ces principes s'éloignent trop de tout ce que nous avons dit, et surtout de tout ce que nous avons observé, pour que nous devions accepter l'étiologie de cette fièvre, et avoir pour elle la même sécurité. Nous allons donc voir si cette fièvre est vraiment le résultat de la tension des seins, si elle a des caractères assez marqués pour en faire une entité pathologique; si elle est utile ou nuisible et même dangereuse pour les femmes en couches.

§ 3. — Si cette fièvre est le résultat de la tension des seins, il faut que ces deux faits soient toujours dans des rapports directs ; or, pour notre compte, nous avons vu des femmes chez lesquelles il n'y avait pas une goutte de lait, il y avait même atrophie congénitale des deux glandes mammaires, et chez elles la fièvre est venue exactement avec les mêmes caractères que s'il eût eu tension des seins.

On peut nous dire ici que la cause de cette fièvre était ailleurs, et que nous n'avons pas su la chercher. C'est possible, nous n'avons pas en nous une confiance si aveugle pour nous croire infaillible ; mais, en rétorquant l'argument, nous dirons qu'il est possible aussi que les autres se trompent à leur tour en voulant chercher la cause là où elle n'est pas, car on ne peut pas nier qu'il n'y ait des femmes dont les seins se gorgent de lait et deviennent douloureux, dont les ganglions de l'aisselle sont sensibles, sans qu'il y ait de la fièvre. S'il existe des accoucheurs qui n'aient pas vu de ces cas, c'est qu'ils ne les ont pas remarqués, et alors nous appelons leur attention sur ce fait ; nous en connaissons au contraire qui, quoique partisans de la fièvre de lait, sont cependant obligés de convenir que ces cas existent.

Rien de plus ordinaire que de voir le gonflement des seins et la fièvre ne pas être en proportion directe. Ainsi, avec une fièvre excessivement légère, on a des seins très tendus, et avec une fièvre forte ils le sont moins, ou ils sont tout à fait affaissés ; mais alors, nous dit-on, c'est que la fièvre reconnaît une autre cause que le travail des seins, ce n'est plus la fièvre de lait.

Cette fièvre cependant se déclarera exactement après quarante-huit heures et avec de légers frissons, comme la fièvre de lait ; il n'y aurait de différence que dans l'intensité. Il y a donc dans l'économie des phénomènes morbides qui peuvent arriver à l'époque même de la fièvre de lait. Mais pourquoi cette fièvre choisirait-elle cette époque plutôt qu'une autre? Pourquoi, après un temps fixe de quarante-huit à soixante-douze heures ? On ne peut pas dire que c'est là une vue providentielle de la nature, comme nous en avons reconnu une infinité d'autres. Si cette fièvre et le gonflement des seins devaient déterminer l'arrivée du lait, l'enfant aurait le temps de mourir d'inanition. Heureusement il n'en est pas ainsi ; mais l'arrivée de la fièvre de lait après quarante-huit heures est encore un problème pour les partisans de cette fièvre.

La fluxion de la glande, dit-on, est la cause de cette fièvre, et cependant tout ce qui est capable d'appeler une fluxion conjure au contraire cette fièvre. Ainsi elle est plus rare dans les campagnes, où se trouvent les meilleures nourrices, que dans les villes ; elle est plus rare chez les femmes qui présentent le sein à leur enfant peu d'heures après l'accouchement que chez celles qui ne le présentent pas du tout. Ainsi plus il y a de stimulus, plus il y a de lait, et moins il y a de fièvre. Ce fait est vraiment difficile à comprendre. Mais on nous dira peut-être que ce n'est pas la fluxion proprement dite qui provoque la fièvre, mais la distension de la glande ; c'est-à-dire que la paysanne qui sort le matin de la maison pour n'y rentrer que le soir, et qui a les seins bien plus distendus que ne le sont ceux de quelques femmes pendant la fièvre de lait, devrait quelquefois au moins être atteinte de la fièvre, tandis qu'elle ne l'a jamais. Pour qu'il y ait fièvre, il faut qu'il existe un commencement d'inflammation. Le pouls est le meilleur thermomètre de l'état pathologique, et surtout de l'inflammation, chez la femme en couches. Or on dira tout au plus qu'il y a après l'accouchement hypérémie de la glande, mais qu'il n'y a pas d'inflammation ; car alors elle serait suivie souvent de mammite avec suppuration après la fièvre de lait, comme elle l'est très souvent après l'engorgement laiteux. L'hypérémie d'une glande, du reste, quelque grande qu'elle soit pour sa sécrétion, n'apporte pas de fièvre, et les glandes mammaires ne font pas exception à cette règle.

Nous allons donner d'autres preuves en faveur de notre thèse ; mais déjà nous croyons pouvoir dire que la fièvre dite de lait n'est pas plus attachée à la sécrétion du lait qu'à la fluxion et à la distension de la glande mammaire. Il n'y a pour nous qu'une coïncidence fréquente entre ces deux phénomènes ; mais comme il n'y a pas nécessairement entre eux des liens de cause à effet, ils existent souvent l'un sans l'autre.

Si l'hypérémie des glandes mammaires n'est pas la cause de la fièvre, quelle en est donc la cause? Nous pourrions laisser à d'autres le soin de répondre à cette question. Le fait de la sécrétion du lait sans fièvre serait suffisant pour nous ; mais ce qui nous met en devoir de répondre, c'est qu'on n'a pas cherché quels sont les cas où le lait s'établit sans fièvre. Eh bien! ces cas sont ceux où l'accouchement a été prompt, facile et peu douloureux, c'est-à-dire des accouchements physiologiques.

Cet accouchement, qui a offert toute sorte d'avantages jusqu'ici, présente encore celui de donner un lait abondant, sans mettre la femme dans un état pathologique, et la fièvre de lait n'est pour nous qu'une fièvre de réaction qui a pour siège principal le travail de l'utérus. La congestion du sein est purement un effet sympathique de ce qui se passe du côté de la matrice.

Nous allons essayer de justifier ces propositions.

§ 4. — Nous ne saurions mieux comparer cette fièvre qu'à celle de toute lésion traumatique grave accompagnée d'une plaie qui en tout ou en partie entre en voie de suppuration. Cette idée avait même déjà été entrevue par quelques médecins d'un grand mérite.

Nous pouvons avoir exactement ici la période spasmodique des plaies (1), la période de réaction, la période de suppuration et la période de cicatrisation.

La douleur et les efforts que fait la femme pendant le travail suffiraient pour provoquer une réaction générale; mais on voit ici la fièvre arriver exactement après quarante-huit heures, comme dans les lésions traumatiques où il y a suppuration.

La surface utérine, dans le point surtout où s'insérait le placenta, a été violentée, les vaisseaux utéro-placentaires ont été déchirés; il n'est pas extraordinaire que cette surface ne soit quelquefois le siége d'un travail phlogistique. Comme toutes les muqueuses qui s'enflamment, elle suspend d'abord sa sécrétion, et pendant la fièvre les lochies sont moins abondantes; puis elles reparaissent, mais plus décolorées. Nous n'avons pas fait, il est vrai, d'analyse microscopique pour prouver qu'il n'y avait

---

(1) Cette division des plaies, avec des faits à l'appui, se trouve dans un mémoire que nous avons eu l'honneur de lire en mars 1853 devant l'Académie de médecine de Paris. Nous avons aussi présenté alors un mémoire sur les causes de la fièvre dite de lait.

pas de pus avant la fièvre et qu'il y en a après, mais tout porte à croire que la muqueuse utérine doit être le siége d'une légère inflammation et de sécrétion purulente lorsqu'il y a fièvre.

On pourrait nous dire ici que quelques femmes n'ont pas cette fièvre, bien que chez toutes il y ait une sorte de plaie sur la muqueuse utérine.

Cette objection, loin d'être contraire à notre manière de voir, est tout à fait favorable. C'est que toutes les plaies, comme toutes les menbranes dénudées, pour se guérir, n'ont pas besoin de suppurer, et nous avons prouvé ailleurs que le pus n'est pas plus nécessaire à la réunion de nos tissus que la fièvre n'est nécessaire à la sécrétion du lait.

La nature a plusieurs procédés pour atteindre le même but : ainsi, lorsqu'elle ne guérit pas les solutions de continuité d'une manière immédiate, elle a recours à la suppuration, qui est un moyen extrême.

La surface de l'utérus, chez les femmes qui n'ont pas de fièvre de lait, ne peut pas être mieux comparée qu'à la guérison immédiate des plaies. Tout ce qui favorise l'une favorise l'autre, et tout ce qui contrarie l'une contrarie l'autre.

La fièvre de lait, comme la fièvre traumatique, manque souvent chez les personnes qui habitent la campagne et qui jouissent d'une bonne santé, tandis qu'elles sont plus fréquentes chez les personnes qui habitent la ville et qui sont d'une santé grêle. Elles sont plus rares dans les plaies comme dans les accouchements où il y a eu moins de tiraillement local et moins d'épuisement des forces générales que dans les cas contraires. Dans les plaies qui se guérissent par première intention, comme dans les accouchements physiologiques, il y a peu d'écoulement de liquides, et cet écoulement passe bientôt du sang à la sérosité, ce qui est le contraire lorsqu'il y a fièvre.

Ce qui tend à prouver que la fièvre dite de lait est le résultat du travail de la muqueuse utérine, c'est que, dans les cas où le fœtus, quoique mort, reste encore plusieurs jours dans la matrice, la fièvre arrive quarante-huit heures environ après cette mort, et si après l'accouchement on regarde le placenta, on trouve qu'il avait été décollé depuis quelque temps. Nous avons observé des faits de ce genre; tandis que lorsque le fœtus était mort depuis quelque temps, mais où le placenta ne s'était décollé qu'au moment de l'accouchement, la fièvre a eu lieu après quarante-huit heures comme dans les cas où l'enfant est né vivant.

Ces raisons nous semblent bien mieux expliquer la fièvre que ne le fait la tension des seins.

§ 5. — Quant à la coïncidence de cette tension avec le travail réparateur de la muqueuse utérine, elle s'explique très bien par la sympathie qui lie ces deux organes, et lorsque leurs fonctions ne s'écartent pas beaucoup de l'état physiologique, elles sont synergiques. Le travail de l'utérus amène le travail des seins pendant la grossesse; pourquoi un travail réparateur qui appellerait une nouvelle fluxion après l'accouchement, n'apporterait-il pas une congestion nouvelle dans ces glandes?

Lorsque l'accouchement est tout à fait physiologique, on trouve, le lendemain des couches, un utérus assez petit, et si l'on y fait attention, son volume augmente souvent le deuxième ou le troisième jour, c'est-à-dire pendant la période de la fièvre de lait, pendant que les seins se gonflent, et bien qu'il n'y ait pas de fièvre. Cette époque passée, la résolution de l'utérus se fait d'une manière insensible.

Les bons observateurs ont dû voir que pendant la fièvre de lait il y a une légère augmentation de volume du côté de l'utérus, quelquefois il y a de la sensibilité à la pression, et il suffit, à certaines femmes, qu'elles présentent l'enfant au sein pour avoir une contraction utérine douloureuse. Nous nous expliquons pourquoi la fièvre est rare chez les femmes qui présentent bientôt le sein à l'enfant, c'est qu'alors la fluxion des seins l'emporte sur la fluxion utérine, et diminue les chances d'un travail plus considérable de ce côté où désormais les liquides ne sont plus nécessaires.

Nous avons fait remarquer précisément que dans les accouchements physiologiques, les lochies étaient peu abondantes et que l'utérus revenait aussitôt sur lui-même, c'est-à-dire que les lochies ne sont pas nécessaires au dégorgement de l'utérus, comme on l'avait cru. La résolution des tissus hypertrophiés se fait par la simple circulation, tandis que nous voyons le contraire chez les femmes qui ont la fièvre de lait et chez lesquelles l'utérus reste congestionné pendant plus longtemps, malgré les lochies plus abondantes.

La sympathie dont nous venons de parler, quoique pouvant être assez utilisée dans le travail ordinaire des couches, se voit détruite par un autre travail étranger à la muqueuse utérine et aux glandes mammaires : par exemple, si une inflammation s'établit n'importe en quelle partie, le lait se tarit et la résolution de l'utérus s'arrête ; l'utérus, grossi par l'afflux de son travail réparateur, reste tel quel, et une série de nouveaux phénomènes apparaît.

Nous ne pouvons pas suivre ces phénomènes, mais ils nous paraissent expliquer suffisamment le travail de la congestion des seins par celui qui se fait du côté de l'utérus comme dans un autre organe malade. Laissons maintenant la question de l'étiologie de la fièvre de lait, et venons à son côté pratique.

§ 6. — Les bons accoucheurs rencontrent plus rarement la fièvre de lait que les moins instruits, et cela pour des raisons bien simples, c'est qu'ils en trouvent souvent l'explication ailleurs que dans le travail des seins. Cette fièvre, cependant, aurait des caractères assez tranchés dont voici les principaux :

Elle arriverait entre la quarante-huitième et la soixante-douzième heure ; elle serait accompagnée de frissons légers, n'offrirait pas plus de 80 à 90 pulsations par minute, et ne durerait pas plus de douze à vingt-quatre heures.

A ces caractères on reconnaît véritablement une marche bénigne de l'affection que nous étudions ; mais n'a-t-on pas vu la fièvre avec tous les caractères ci-dessus et le gonflement des seins avant la quarante-huitième heure comme après quatre et cinq jours ? C'est-à-dire que ces caractères ne sont pas sans exceptions, et tous les accoucheurs ne s'arrêteront pas au temps de son apparition. Doit-on s'arrêter à l'intensité ?

Nous en appelons à la conscience des bons observateurs. N'est-il pas arrivé qu'on a vu la fièvre apparaître avec les caractères les plus bénins de la fièvre de lait, et cependant dévoiler après huit, dix, quinze heures, une inflammation aiguë très prononcée, ou se prolonger pendant un ou plusieurs jours, venir même irrégulièrement et cacher une inflammation latente ?

Pour ceux qui la cherchent bien, la fièvre de lait trouve quelquefois sa cause dans la distension de la vessie par des urines, ce qui arrive souvent après un travail pénible, dans la distension du rectum par des matières fécales, ce qui arrive souvent après les couches, même les plus ordinaires ; d'autres fois c'est dans la diarrhée, c'est dans la suppuration des déchirures de la fourchette, dans les eschares de la vulve et du vagin, dans les caillots de sang ou un reste de placenta que renferme l'utérus, dans l'inflammation des ligaments larges et des fosses iliaques, dans les métro-péritonites ou dans l'inflammation d'un viscère éloigné. D'autres fois, c'est dans un écart de régime, dans un embarras gastrique, un refroidissement, une émotion vive, la malpropreté, l'air vicié et autres causes semblables.

§ 7. — Quand bien même on admettrait que cette fièvre ne reconnaît pas d'autre cause que la distension des seins, elle n'est pas nécessaire à la sécrétion du lait. Cette fièvre seule serait d'abord suffisante pour faire rentrer l'accouchement parmi les fonctions pathologiques; mais puisqu'elle est inutile, pourquoi la respecter? Bien plus, si elle n'appelle pas par elle-même d'autres inflammations, ce qui est très contestable, elle met l'accoucheur dans le doute, elle l'empêche d'agir et lui fait perdre un temps précieux.

Dans l'espace de vingt-quatre heures il est possible qu'une péritonite très étendue se déclare. Si après vingt-quatre heures la fièvre cesse pour reprendre le lendemain, on peut perdre quarante-huit heures, et dans cet espace de temps avoir une résorption qui est le commencement d'une fièvre puerpérale ou d'une suppuration profonde.

Si, loin de respecter la fièvre de lait, on la croit inutile, on la combattra aussitôt dans la muqueuse utérine où elle a sa source ordinaire : les cataplasmes sur l'abdomen, les lavements émollients, les injections vaginales, les boissons mucilagineuses et la diète suffiront pour l'apaiser. Si elle ne cède pas après douze ou quinze heures, et que la peau soit chaude ou la langue sèche, on fait toutes les recherches pour savoir quelles sont les autres causes qui l'entretiennent. Souvent on explore par la pression l'abdomen de la femme, et l'on ne trouve pas de sensibilité; on la fait tousser, et alors seulement elle sent un point douloureux, qui le lendemain sera même sensible à la pression externe.

Si un point enflammé est découvert, selon le lieu et le degré de la phlogose, selon l'état général de la femme, le lieu et la saison où l'on se trouve, on donne du calomel, on fait prendre des bains, on met des sangsues, on fait des applications d'onguent mercuriel, etc., c'est-à-dire qu'on prévient la maladie sans attendre qu'elle se développe.

Mais le plus efficace des moyens préventifs est celui qui consiste à surveiller l'accouchement, la grossesse, et, s'il était possible, l'éducation elle-même.

Comment ne pas avoir d'accidents après les couches, quand on a laissé la femme s'épuiser en efforts douloureux, et l'utérus déployer les contractions les plus violentes pendant sept, huit, dix, vingt-quatre heures? Comment ne pas avoir d'accidents après une grossesse pénible, avec une sensibilité excessive du système nerveux, avec un appauvrissement de la masse sanguine, avec une constitution délabrée? Nous pourrions donner une plus longue énumération de ces causes, mais nous craignons de fatiguer le lecteur par l'indication de choses qu'il connaît déjà, et nous dirons, pour conclure, que l'homme de l'art doit préparer l'accouchement avant et pendant la grossesse, et surtout le surveiller pendant et après son accomplissement, pour que cette fonction soit physiologique. Un bon accouchement n'est pas suivi d'accidents, ni de fièvre de lait. Voilà le but que doit atteindre l'homme de l'art, s'il veut remplir convenablement la tâche qu'il s'est imposée, s'il veut faire marcher la science et être tout à fait utile à l'humanité.

QUATRIÈME PARTIE.

DE LA MANIÈRE D'OBSERVER.

§ 1. — Notre manière d'observer est sans doute celle de tous les accoucheurs, et tout paraît être dit dans le mot observer. On voit cependant un élève de première année et comme le maître le plus habile recueillir des observations ; mais il y a une grande différence entre les deux observateurs : l'un voit, et écrit ce qu'il voit, c'est presque une machine ; l'autre observe, rien ne lui échappe, il inscrit et raisonne. La lecture d'une seule observation, pour un connaisseur, suffit le plus souvent pour indiquer le mérite intrinsèque de son rédacteur, et s'il y avait eu beaucoup plus de bons observateurs parmi les accoucheurs, l'obstétrique et l'humanité s'en trouveraient mieux.

L'art de bien observer est à faire, non qu'il n'existe pas, mais il est si varié, que presque tous les praticiens ont le leur, et un travail qui réunirait ce qu'il y a de bon dans toutes ces méthodes rendrait un grand service à la médecine.

Notre intention, comme on le pense, n'est pas de tracer ici les préceptes de cet art, c'est à peine si nous en indiquons quelques points, dans le but de compléter notre sujet et pour faire voir quelles sont les maximes que nous professons et qui nous ont dirigé dans ce travail.

L'art d'observer embrasse l'observateur, la personne observée et le but de l'observation.

§ 2. — On ne devient bon observateur qu'à mesure qu'on devient bon accoucheur, et, pour l'un comme pour l'autre, il faut avoir des qualités physiques, morales et intellectuelles.

L'homme qui est souffrant ou maladif est peu disposé à bien observer, il s'exagère ce qu'il voit ou il reçoit des sensations imparfaites. La santé générale, et surtout l'état physiologique des sens qu'il doit mettre en usage, lui sont indispensables. Outre cet état, il faut encore l'éducation des sens; aussi l'accoucheur ne saurait trop les exercer et s'habituer à manier les instruments qui augmentent leur action. Toutes les opérations obstétricales, depuis le plus simple attouchement jusqu'à l'opération césarienne, rentrent pour une grande partie dans l'éducation physique de l'accoucheur. Il s'exercera beaucoup sur le cadavre et le mannequin avant de le faire sur la femme vivante.

Les qualités morales de l'observateur ne sont pas indifférentes. Ainsi la bonne foi, le désir sincère de chercher la vérité et l'exactitude dans la description de tout ce qu'il voit, l'abnégation de soi-même, le sentiment de la justice, le respect pour l'opinion d'autrui, quand même il ne pourrait la partager, voilà autant de qualités morales de l'observateur qui sont indispensables pour l'observation elle-même; mais il ne faut pas oublier les égards envers la personne observée : ainsi le respect des mœurs, la discrétion, la délicatesse, la patience, la bonté, l'indulgence et autres qualités destinées à établir les rapports entre l'observateur et la personne soumise à son examen.

Les qualités intellectuelles sont les plus nécessaires pour l'observateur. De ces qualités, les unes sont naturelles, les autres acquises. Parmi les premières il faut ranger un degré suffisant d'intelligence et une aptitude intellectuelle à laquelle on peut joindre la vocation. On naît accoucheur comme on naît poëte, artiste ou orateur. Cependant, avec de l'intelligence, la lecture des bons auteurs, l'exemple des bons maîtres, une bonne méthode et une ferme volonté, on parvient toujours à un degré assez élevé.

Les qualités que doit posséder la personne qu'on observe sont très importantes, non-seulement pour tous les renseignements qu'elle-même peut nous donner, mais pour les conditions dans lesquelles elle se trouve. Il faut qu'elle ait un degré suffisant d'intelligence pour répondre catégoriquement aux questions qu'on lui adresse. La mémoire quelquefois peut suffire.

Comme la grossesse et l'accouchement touchent à ce qu'il y a de plus sensible chez la femme, il faut faire la part de la timidité, de la pudeur, mais aussi de la réserve, voire même du mauvais vouloir, de la malice et de la ruse. Si l'habileté personnelle de l'accoucheur ne suffit pas, il emploie des personnes intermédiaires, les moyens détournés, et au besoin la menace d'un danger simulé ou d'une prétendue nécessité. Il ne néglige de prendre un renseignement que lorsqu'il est tout à fait inutile ou nuisible.

§ 3. — Le but qu'on se propose d'atteindre en observant est d'abord de soulager ses semblables. Ce but renferme tous les autres, et en même temps qu'il ennoblit l'homme de l'art, il est sa plus grande récompense, parce qu'elle satisfait le cœur.

Le but qu'on se propose dans l'observation, peut cependant offrir des différences, selon qu'on observe pour faire uniquement de la pratique ou qu'on observe dans l'intérêt de la science.

Le véritable praticien n'est pas celui qui a vu le plus de malades, mais celui qui les a le mieux observés : voilà pourquoi on peut être praticien quoique jeune, et ne pas l'être même à un âge assez avancé. En observant une femme, on ne s'occupe pas seulement de son état de grossesse ou d'accouchement, mais on s'instruit. L'accoucheur qui ne cherche pas à s'instruire toutes les fois qu'il observe, et qui se contente de quelques signes décrits dans les livres pour appliquer une formule préparée d'avance, éprouvera souvent des déceptions auprès des malades dont il n'aura pas approfondi l'examen, et il sera toujours un pauvre praticien.

Il faut être doué de beaucoup de mémoire et de beaucoup d'intelligence pour conserver le souvenir des cas qu'on observe, pour les juger chacun séparément et en former des règles générales qui constituent le véritable savoir. Aussi le praticien lui-même aurait besoin de prendre au moins des notes sur tout ce qu'il voit de bien saillant. Ce ne sont pas seulement les cas tout à fait exceptionnels et qu'on voit une ou deux fois dans la vie qu'il faut enregistrer, ces cas précisément ne s'oublient pas ; mais on oublie ceux qui, sans être vulgaires, sont pourtant assez fréquents pour qu'on doive conserver les enseignements que chacun d'eux nous offre. Le praticien qui n'écrit jamais ce qu'il voit sera rarement d'un grand mérite.

Le bon accoucheur doit se tenir au courant de la science par la lecture des publications nouvelles.

Lorsqu'en faisant de la pratique et tout en s'instruisant, il trouve des faits qui ne sont pas d'accord avec les principes admis, ou que ces faits lui suggèrent des idées nouvelles, c'est un devoir pour lui d'approfondir ces faits pour s'assurer de leur valeur. Dès qu'il est véritablement convaincu de leur vérité, il doit les faire connaître hardiment sans se préoccuper du sort qui les attend. C'est quand on écrit dans un esprit personnel qu'il faut craindre la publicité. Le médecin consciencieux qui écrit dans le pur esprit scientifique peut être malheureux quelquefois dans son entreprise, car on ne comprend pas toujours ou l'on ne veut pas comprendre la vérité ; mais tôt ou tard elle finit par trouver justice.

Comme l'observateur pourrait cependant se tromper lui-même et induire les autres en erreur, il faut qu'il soit sûr de ce qu'il fait, et ici surtout il doit employer une bonne méthode dans la manière d'observer.

Comme on est naturellement trop confiant envers soi-même, il ne faut pas s'arrêter à une seule preuve pour établir une vérité ; il faut qu'elle soit confirmée par d'autres preuves de source différente : une vérité d'observation obstétricale doit parler autant aux sens qu'à la raison, et lorsque l'observation personnelle laisse des doutes dans l'esprit, on doit prendre l'avis de personnes capables et consciencieuses.

Un bon observateur trouve du profit même dans l'étude du cas le plus vulgaire, et lorsque ce cas n'a absolument rien de particulier, chose très rare, il est une preuve nouvelle en faveur de la règle dans laquelle il rentre.

D'après cela les lieux où l'on observe devraient être indifférents ; mais quand il s'agit de faire des observations complètes, il faut choisir le lieu qui laisse le moins à désirer. Les hôpitaux présentent, pour cela, bien plus d'avantages que la pratique civile ; mais pour qu'ils ne laissassent rien à désirer, il faudrait pouvoir y observer des femmes depuis les premiers temps de la grossesse jusqu'à la fin de l'allaitement. Ce que coûteraient quelques dispositions pour de semblables études serait mille fois payé par les observations scientifiques qu'on pourrait en retirer.

§ 4. — Quelle est maintenant la meilleure manière d'observer? Nous allons indiquer la nôtre, et si nous en jugeons par les résultats, elle nous paraît être préférable à celles que nous connaissons.

C'est de l'observation pure et simple de femmes qui ont accouché d'une manière prompte, facile et peu douloureuse, que nous est venue l'idée mère de l'accouchement physiologique ; et comme cette idée était aussi neuve que vraie, nous avons pris à tâche de l'approfondir. Entrant sur un terrain nouveau, nous nous sommes dépouillé tout d'abord des préventions scolastiques pour nous appliquer entièrement à l'observation

Devions-nous faire purement de la statistique? Nous la croyons un peu trop stérile pour un sujet aussi élevé. L'analyse clinique est certainement la base de notre travail comme elle doit être celle de tout travail consciencieux; mais la statistique purement numérique, pour être imposante, aurait exigé plus que la vie d'un homme, et à la fin elle aurait moins prouvé que la synthèse d'une bonne analyse clinique. La statistique, en supposant qu'elle soit bien faite, rapporte à la même unité des observations qui ne sont jamais identiques, et dont une seule circonstance quelquefois suffit pour en altérer la signification. Ce n'est pas que nous craignions la statistique, nous y aurons même recours s'il le faut pour convaincre les numéristes, car nous tenons à convaincre même les plus difficiles; mais la nature fait moins d'exceptions qu'on ne croit, et si l'on sait faire abstraction des accessoires, on trouve toujours des lois qui régissent les cas les plus isolés. Ce n'est donc pas l'exception, mais la loi que nous nous sommes appliqué à rechercher; or, les faits que nous avons observés nous ont paru être suffisants, car les mêmes lois se retrouvent à peu près dans tous les cas. Voici maintenant comment nous sommes allé de l'analyse à la synthèse, sans faire de statistique purement numérique.

Nous nous sommes donné un modèle d'observation qui, dans le principe, était à peu près le bulletin des femmes en couches de l'hôpital des Cliniques de Paris. Rédigeant les observations sur ce modèle, nous étendions cependant nos investigations sur tous les systèmes d'organes, et nous notions religieusement tout ce qui tombait sous nos sens. Si dans l'histoire du cas que nous observions nous trouvions une particularité qui parût avoir le moindre intérêt, nous l'inscrivions sur notre modèle, et elle devenait un sujet d'étude pour les cas suivants. Cette remarque, se répétant dans d'autres cas, pouvait prendre du développement; si elle ne se répétait plus, elle était placée dans les exceptions. De cette manière notre modèle était toujours en progrès pour les observations à venir, et toujours complet pour les observations passées. Tout était le fruit de l'observation la plus rigoureuse, tout était détail, et cependant il y avait toujours unité. Le travail intellectuel ne pouvait pas rester étranger à cette marche. Chaque circonstance, chaque fait était soumis à la réflexion, épuré de tout ce qu'il pouvait avoir d'hétérogène, et placé dans l'ordre le plus naturel des faits analogues ou des faits identiques. Au lieu d'adresser quelques questions à la femme, nous lui en adressions un grand nombre ; au lieu d'un résumé, nous inscrivions tous les détails ; mais tout avait une place, il n'y avait jamais de confusion, et l'analyse marchait avec la synthèse. Les phénomènes exceptionnels devenaient, en se répétant, l'énonciation d'une loi, et les lois, en se coordonnant, dévoilaient un but, qui est celui de la nature et de l'obstétrique. L'accouchement physiologique, qui avait été notre point de départ, était toujours notre point de ralliement, et au lieu de faire des formules, d'inscrire des faits décousus, de suivre une pratique routinière, nous avons formulé des préceptes qui étaient la conséquence rigoureuse des lois que nous observions ; c'est-à-dire que nous avons tâché de ramener la théorie et la pratique à l'état de science. Voilà quelle est la marche que nous avons suivie dans nos recherches et que nous suivrons toujours lorsqu'il nous sera possible de l'appliquer. La lecture des observations que nous publions peut faire connaître l'application des principes que nous avons énoncés ; et si parfois on nous trouve un peu plus réservé dans nos préceptes que dans notre pratique, c'est que, malgré nos succès, la raison nous a imposé des bornes, tandis que le succès avec l'empirisme nous aurait conduit à la témérité.

L'accouchement sans maladie pour la mère et pour l'enfant était le but auquel nous visions, et nous croyons qu'il est presque toujours possible de l'atteindre en suivant nos préceptes ; nous en avons eu les preuves les plus multipliées dans notre pratique. Le temps et l'expérience sans doute nous suggéreront d'autres préceptes ; mais si des accoucheurs plus habiles que nous peuvent en donner de meilleurs, nous serons heureux de leurs succès, car ils seront toujours les succès de la science et de l'humanité.

§ 5. — Après avoir approfondi l'idée de l'accouchement physiologique et cherché les lois qu'emploie la nature pour y parvenir; après avoir établi des préceptes sur ces lois et les avoir sanctionnés par la pratique, il nous fallait enfin soumettre notre travail à l'épreuve de la publicité. Dans ce but, nous n'avons pas craint de nous imposer des sacrifices, et nous nous sommes rendu au centre des lumières, où toute idée nouvelle peut se développer facilement lorsqu'elle est vraie. Nous avons trouvé, en effet, à Paris, non-seulement la publicité, mais les moyens de contrôler aussitôt nos principes.

Nous saisissons ce moment pour remercier notre illustre maître, M. Dubois, de ce qu'il a bien voulu nous permettre de faire dans son hôpital les expériences dont on trouvera le tableau à la fin de ce volume. Ces expériences portent presque uniquement sur le palper. Il eût été préférable de les faire porter sur tous les points que nous avons traités dans notre travail; mais, on le comprend bien, il nous aurait fallu avoir pour cela pleine liberté d'action sur les femmes avant l'accouchement, pendant et après, ce qui était impossible dans un service qui n'était pas le nôtre.

Que M. le doyen n'en reçoive pas moins l'expression des sentiments de notre plus vive reconnaissance. C'est comme élève de sa clinique que nous avons appris à connaître combien les ressources de la nature sont grandes dans l'accouchement. Le raisonnement, qui place à un si haut degré l'enseignement de M. Dubois, nous a guidé dans l'interprétation rigoureuse des faits; aussi sommes-nous heureux de lui attribuer une large part de ce qu'il y a de vrai dans notre travail.

Maintenant, si, pour être d'accord avec les faits, nous nous sommes parfois écarté des idées de notre maître, nous ne croyons pas être pour cela un apostat. C'est cet amour même de la vérité que M. Dubois sait si bien faire passer dans l'esprit de ses élèves qui nous a porté à dire : *Amicus Plato, sed magis amica veritas.*

M. le doyen, du reste, nous a déjà fait beaucoup d'honneur en parlant de nos idées dans ses leçons; sa critique nous a été aussi chère que ses éloges; mais comme il ne connaissait qu'incomplétement notre manière de voir, ce qu'il en a dit ne pouvait pas avoir encore toute la portée de son autorité.

Aujourd'hui que nous publions nos idées, nous serons heureux de les voir soumises à l'appréciation d'un praticien aussi éminent; et comme M. Dubois ne sait pas priver ses élèves d'une des plus belles leçons, qui est celle de la justice, nous attendons son jugement avec autant de résignation que de confiance.

Si nos idées sont justes, comme nous le croyons, elles ne sauraient être mieux placées que sous les auspices d'un professeur dont les élèves se répandent dans presque toutes les parties du monde civilisé. Si elles méritent des réformes, elles ne sauraient mieux les recevoir que de la main du plus cher de nos maîtres !

OBSERVATIONS.

Voici ce que nous écrivions dans la *Gazette des hôpitaux* du 21 février 1854 :

« Le fait de l'accouchement sans douleur a été constaté par quelques accoucheurs, mais aucun, ce nous semble, ne l'a expliqué avec des faits à l'appui. »

Obs. I. — Le 29 octobre 1846, est entrée à l'hôpital des Cliniques de Paris la nommée Bruant, âgée de vingt-deux ans, ouvrière. Cette femme, d'une bonne constitution et bien conformée, avait déjà eu, outre la grossesse actuelle, une autre grossesse arrivée à terme.

Réglée à l'âge de quatorze ans, elle a toujours vu depuis régulièrement tous les mois, pendant trois jours. Ses dernières règles ont paru le 25 janvier 1846, de sorte qu'elle est au terme de sa grossesse. Cette femme n'a jamais eu d'indispositions ni de douleurs, et si elle se présente à l'hôpital, c'est qu'elle sait être dans son dernier mois, et qu'elle a vu paraître quelques gouttes de sang à la vulve.

L'accoucheuse en chef l'examine à midi et demi, et trouve que, malgré l'absence de douleurs, la dilatation du col est complète ; les membranes bombent et on les rompt à une heure. Le travail marche ; la tête se présente en position occipito-iliaque gauche antérieure, et malgré l'absence des douleurs, l'accouchement est terminé à une heure et quart. La délivrance est naturelle.

L'enfant est un garçon vivace, pesant 3200 grammes, d'une longueur totale de $0^m,51$, et ayant $0^m,27$ du sommet à l'ombilic. Les diamètres de la tête sont ceux d'un enfant à terme.

A cette observation, que je trouve dans les notes de mes études, sont jointes quelques remarques écrites sur place, et que voici.

Ces renseignements ont été pris sur le bulletin de l'hôpital, et le fait a eu lieu sous mes yeux. L'accouchement s'est fait sans douleurs d'enfantement. Ce cas a une grande valeur en médecine légale ; car cette femme aurait pu accoucher dans un moment où elle ne s'y attendait pas, et si la vie de son enfant pouvait en souffrir, elle aurait pu être accusée à tort d'infanticide.

Mon attention n'étant pas alors éveillée sur ces sortes d'accouchements, je n'ai pas remarqué si, malgré l'absence des douleurs, il y avait des contractions utérines intermittentes bien marquées, comme lorsqu'elles sont douloureuses. Je ne me rappelle pas non plus si la femme faisait beaucoup d'efforts volontaires pour aider à la sortie de l'enfant ; de sorte que je transcris cette observation telle quelle, sans l'altérer par des souvenirs incertains.

Ce qui résulte irrévocablement de ce cas cependant, c'est l'absence des douleurs coïncidant avec un travail très prompt. Ici la dilatation du col a été complète, sans que la femme en ait eu conscience ; à peine y a-t-il eu apparition de quelques gouttes de sang. La poche des eaux a été déchirée sans douleur, et le travail s'est fait comme à l'ordinaire, malgré les craintes des accoucheurs. L'utérus s'est rétracté sans donner d'hémorrhagie.

(*Gazette des hôpitaux*, 21 février 1854.)

Obs. II. — Madeleine Giustini, journalière, du village d'Omessa (Corse), est entrée à l'hôpital de Bastia le 15 décembre 1853, se disant au terme de sa grossesse. Cette femme, d'une taille moyenne et d'une bonne conformation du bassin a été régulièrement réglée depuis l'âge de douze ans. Elle a eu un premier accouchement à terme il y a six ans, et maintenant, à l'âge de trente ans, elle a eu une deuxième grossesse. Elle dit être restée enceinte à la suite d'un seul coït, vers le milieu du mois de mars 1853. Depuis lors elle n'a plus eu ses règles et n'a plus vu d'hommes. Dans sa grossesse elle n'a eu qu'un peu de dyspnée ; mais il faut tenir compte d'une bronchite chronique dont elle est affectée depuis une époque antérieure à sa grossesse.

Examinée à son entrée à l'hospice, cette femme offre l'orifice de la matrice entr'ouvert de manière à laisser pénétrer la pulpe du doigt et à sentir la tête de l'enfant à travers les membranes.

Tout le mois de décembre est passé, et au 19 janvier aucun travail n'ayant encore commencé, j'ai examiné la femme, et j'ai trouvé le col effacé, mou, offrant une dilatation grande comme une pièce de cinq francs. Elle avait un poids douloureux dans les reins, mais constant; le ventre devenait aussi légèrement douloureux à chaque mouvement de l'enfant.

D'après cet état, j'ai annoncé que les douleurs ne tarderaient pas à arriver, et que dans les vingt-quatre heures même elle pourrait accoucher.

Six jours cependant se sont passés sans que mes prévisions se soient vérifiées. Les douleurs de reins et du ventre augmentaient légèrement, mais le travail ne commençait pas, ou pour mieux dire il n'y avait pas de douleurs d'enfantement. Quelle n'a pas été ma surprise lorsque le 25 janvier, à deux heures de l'après-midi, j'ai examiné cette femme, et que j'ai trouvé une dilatation complète du col ! Je puis constater à travers les membranes une position occipito-iliaque gauche antérieure ; et les battements du cœur de l'enfant, situés à gauche et au bas de l'ombilic, confirment ce diagnostic. Pendant tout le temps que j'ai mis à bien examiner le col et le ventre, non-seulement il n'y a pas eu de douleurs, mais pas l'ombre d'une contraction de l'utérus.

D'après le compte de cette femme, elle serait au dixième mois de sa grossesse, et cette dilatation du col me ferait croire qu'une torpeur de l'utérus aurait pu faire retarder ainsi cette grossesse. Je n'eus pas l'idée de déchirer les membranes, comme on le fit dans le cas de Paris; mais comme tout était prêt pour l'accouchement, je dis que si cet état continuait les jours suivants, je donnerais du seigle ergoté pour éveiller les contractions utérines.

En partant de l'hôpital, je dis que cette femme pouvait accoucher aux premières douleurs qu'elle aurait; aussi devait-on me prévenir au moindre indice de travail. En effet, deux heures ne s'étaient pas écoulées depuis ma sortie, que la femme commença à ressentir quelques douleurs. On voulut m'appeler, mais elle dit alors qu'elle sentait l'enfant sortir. La poche des eaux se rompit aussitôt avec éclat, et à peine eut-on le temps d'étendre la femme sur le lit que l'enfant franchit la vulve.

D'après l'avis de la malade et des autres femmes de la salle, elle n'aurait eu que cinq douleurs environ, mais fortes et rapprochées dès le début. Le placenta est sorti presque aussitôt après, et l'accouchement s'est terminé en peu de minutes. C'est un garçon vivant, pesant à peine 3 kilogrammes, et dont tous les signes démontrent qu'il est au terme ordinaire de neuf mois. Les suites de couches de cette femme ont été des plus heureuses.

Ici, comme on le voit, la dilatation du col a été complète sans douleurs, et si j'avais percé les membranes sans toucher au reste, tout l'accouchement se serait terminé peut-être aussi sans douleur. L'examen détaillé que j'ai fait du col et de la position du sommet, la palpation, l'auscultation du ventre, etc., ont agacé l'utérus et ont réveillé ses contractions intermittentes et douloureuses.

Si nous devons juger par analogie quel est le motif des accouchements très prompts et peu douloureux, nous devons conclure, d'après ces deux faits, que la cause principale, et je dirai presque unique, est la dilatation préalable du col sans que la femme en ait la conscience. Je dis presque unique avec intention, car un cas est venu pour ainsi dire faire exception à cette règle. (*Gazette des hôpitaux*, 21 février 1854.)

Obs. III. — Marie Taviani, âgée de vingt-cinq ans, domestique, native de Tallone (Corse), est entrée à l'hôpital de Bastia à la fin du mois de décembre dernier, pour une grossesse qu'elle croit être à terme. Elle dit être primipare. Réglée à dix-huit ans, elle a toujours vu régulièrement tous les mois pendant cinq jours. Elle a eu ses dernières règles à la fin du mois de mars dernier, époque de la conception, et n'a rien éprouvé d'extraordinaire pendant les neuf mois suivants.

Examinée à son entrée, cette femme présente le museau de tanche non arrondi et régulier, mais entr'ouvert et déchiqueté comme celles qui ont fait des enfants ou qui l'ont eu altéré par des ulcérations. Le col est encore long, mais mou et entr'ouvert, de manière à permettre qu'on puisse arriver à l'œuf à travers l'orifice interne.

Cette femme passe presque tout le mois de janvier sans aucun signe d'accouchement ; ce n'est que le 28, à la visite du matin, qu'elle accuse une douleur de reins sourde, continue, et qu'elle ressentait dès la veille. J'examine le col utérin, et je trouve en effet qu'il est encore ici complétement effacé. Il est non-seulement dilatable, mais il offre déjà une ouverture de 7 centimètres environ. Comme l'ouverture est dirigée un peu en arrière et à gauche, je puis à peine atteindre le pourtour du col sur ces points, tandis qu'il est bien accessible en avant et à droite. On sent que la tête, non encore engagée dans l'excavation, présente une large étendue osseuse, et qui ne peut être offerte que par un des pariétaux. On peut atteindre une suture dirigée de gauche à droite et d'avant en arrière, mais il est impossible d'arriver encore aux fontanelles.

Ce cas présentant beaucoup d'analogie avec le précédent, je laisse les mêmes ordres. Mais les choses ne se sont pas passées de la même manière. L'examen aussi a pu réveiller les contractions douloureuses de l'utérus, qui se sont manifestées dans l'après-midi ; mais ici j'ai bien eu le temps d'arriver et de suivre le travail jusqu'à la fin.

A sept heures du soir j'examine la femme, et je trouve que les douleurs légères qu'elle avait eues n'avaient guère fait avancer la dilatation. Le col, au lieu d'être mou et dilatable, était un peu tendu, dans l'absence même de la douleur. La tête est un peu engagée, mais le diagnostic de la position reste le même. L'auscultation donnant le maximum des pulsations du cœur de l'enfant à gauche et au-dessous de l'ombilic, on a affaire à une première position en variété pariétale droite. Comme le travail ne marchait pas, quoique tout fût bien disposé, je rompis la poche des eaux.

Les douleurs ne tardent pas à se déclarer fortes ; la tête se redresse et fait sa rotation de manière à laisser bien sentir la fontanelle postérieure à gauche et puis en avant. L'accouchement a lieu à neuf heures ; la face, en sortant, se tourne vers la cuisse gauche de la femme, et le reste du corps franchit la vulve sans rien offrir d'extraordinaire. La délivrance a été naturelle. L'enfant, du sexe masculin, est très vivace ; il a une longueur de 50 centimètres et un poids de 3010 grammes. Les suites de couches ont été aussi très heureuses.

Nous voyons ici la dilatation complète du col utérin se faire à l'insu de la malade ; mais, soit que j'aie provoqué les contractions douloureuses par mes attouchements, soit qu'elles se soient manifestées spontanément, le fait est qu'elles ont roidi le col et l'ont rendu peu dilatable aux efforts des contractions. Il a fallu que j'aie déchiré la poche des eaux pour hâter le travail. Quant au reste de l'accouchement, bien que nous eussions affaire à une femme primipare avancée en âge, le travail n'a duré que trois heures, à partir des premières douleurs un peu fortes de l'enfantement. Il y a donc des cas où la dilatation complète du col utérin peut se faire sans douleurs, mais dans lesquels pourtant l'accouchement se prolonge pendant quelques heures. Les primipares, à cause de la résistance des parties molles, seront de ce nombre.

Si nous en croyions quelques traités d'obstétrique, les accouchements prompts et peu douloureux se rencontreraient chez les femmes qui ont un bassin très large ; les deux observations suivantes cependant prouvent qu'il n'en est pas toujours ainsi.

(*Gazette des hôpitaux*, 21 février 1854.)

Obs. IV. — Madame B..., native de Gênes et établie à Bastia depuis quelque temps, est une des femmes que j'ai vues accoucher avec le plus de promptitude. Elle est mère de trois enfants, quoique âgée seulement de vingt-cinq ans. Elle est d'un tempérament nerveux et d'une constitution un peu sèche ; elle a une taille moyenne et un bassin bien fait, sans agrandissement dans ses dimensions.

A son premier accouchement, le mari alla à la recherche d'un accoucheur dès les premières douleurs d'enfantement, et à peine étaient-ils arrivés que la femme accoucha ; quoique primipare, elle ne resta pas même une heure en travail.

A son deuxième accouchement, qui eut lieu dans la nuit, elle appela sa mère et sa sœur qui dormaient près d'elle, et non-seulement elles n'eurent pas le temps d'appeler une personne de l'art, mais sa sœur vint à elle sans avoir même pu passer les deux manches de sa chemise. Dans deux douleurs seules, mais très vives, elle donna l'enfant encore recouvert d'une partie des membranes.

A son troisième accouchement c'était le mari qui veillait à côté d'elle, et sachant qu'il n'aurait pas le temps d'appeler d'autres personnes, il ne la quittait pas un instant. Madame B.., en effet, voit quelques gouttes de sang et sent une légère douleur ; elle appelle aussitôt son mari, et à peine celui-ci a-t-il le temps de l'étendre sur un canapé, que la troisième douleur amène l'enfant hors de la vulve. Cette dame, dans le dernier mois de sa grossesse, ne sort jamais de chez elle ; car, dit-elle, je serais sur la place, dans la rue ou sur un escalier, que je n'aurais pas le temps de fuir, ni d'appeler du secours. Ici la dilatation se fait sans doute très lentement, et les douleurs ne viennent qu'au moment de l'expulsion; aussi madame B... dit qu'à ses deux derniers accouchements elle a fait à la fois les eaux et l'enfant.

Quant aux douleurs, cette dame convient que celles qu'elle a sont très violentes, et que peut-être si elle devait en avoir plusieurs, comme les autres femmes, elle ne pourrait pas les supporter.

On voit, d'après ce fait, qu'avec un bassin normal on peut accoucher très promptement lorsque les autres conditions existent. Madame B... m'a assuré que sa mère et ses sœurs, dont la taille et la corpulence sont moindres que les siennes, accouchent aussi promptement qu'elle.

(*Gazette des hôpitaux*, 21 février 1854.)

Obs. V. — Marie-Joséphine Germolacce, fabricante de cigares de la ville de Bastia, d'une taille au-dessus de la moyenne, et surtout d'un développement prononcé dans les saillies osseuses. Agée de trente-six ans, cette femme est d'un tempérament lymphatico-bilieux et d'une santé un peu grêle; elle est mariée depuis douze ans, et a eu dix grossesses. La première grossesse était de sept mois, et l'enfant naquit mort, dit-elle, parce qu'on lui pratiqua deux saignées. Elle avait alors des éblouissements. La deuxième donna une fille à terme, mais chétive, et qui n'eut que deux mois de vie. La troisième donna aussi un enfant à terme, et qui est mort à l'âge de trois mois, portant sur le corps des boutons livides. La quatrième donna encore un enfant à terme, mort; ici il y eut perte des eaux avant l'apparition d'aucune douleur. La cinquième donna une fille bien portante, et qui est aujourd'hui âgée de six ans. La sixième et la septième ont donné à toutes deux un avortement au troisième mois. La huitième a donné un enfant bien portant, et qui est âgé aujourd'hui de trois ans. La neuvième a donné un avortement à trois mois, et, comme dans les cas précédents, sans cause connue.

Dans tous ces accouchements, elle a eu deux présentations par les pieds et le travail a été toujours le même. Elle souffrait des douleurs de moyenne intensité pendant vingt-quatre heures; mais dès qu'elles devenaient bien fortes, elle accouchait au bout d'une heure. Les organes génitaux externes de cette femme ne présentent pas de déchirures anormales à la fourchette ni ailleurs.

Un an après le dernier avortement, elle est devenue enceinte et n'a pas souffert pendant la grossesse; elle avait seulement un ventre très développé. Les mouvements de l'enfant, qu'elle a sentis dès le cinquième mois, se sont continués jusqu'à la veille de l'accouchement (22 décembre 1853). Elle a senti d'abord des douleurs dans la nuit du 22, et qui se sont prolongées pendant tout le 23, et à chaque douleur il y avait sortie d'un peu d'eau amniotique. L'accoucheuse, appelée dans la soirée, dit avoir reconnu une mauvaise présentation, mais elle a attendu; et, comme malgré les douleurs fortes le travail n'avançait pas, on m'a fait demander à deux heures après minuit.

A mon arrivée, j'ai trouvé l'ouverture du col complétement dilatée, et à travers cette ouverture un paquet situé dans l'excavation, et que l'accoucheuse ne savait pas démêler. C'étaient, en allant de gauche à droite de la femme, d'abord un pied gauche, puis le cordon tendu et qui ne battait plus, et enfin la tête qui était à droite. Les douleurs étaient encore assez vives. La présence simultanée de la tête et du pied, coïncidant avec un ventre très développé, m'a fait penser d'abord à une grossesse double, tandis qu'il n'en était pas ainsi.

Après avoir cherché quelle était, entre le pied et la tête, la partie la plus mobile pour la refouler en haut, j'ai trouvé que c'était la tête ; mais, s'il s'agissait de deux jumeaux, il pouvait arriver que la traction du pied, sans retenir la tête toujours élevée, permît son engagement avec une partie du fœtus sur lequel on exercerait des tractions, et l'accouchement, comme cela a eu lieu quelquefois, devenir impossible par l'engagement simultané de deux fœtus. Je me suis donc décidé à refouler le pied. Pour cela, j'ai saisi cette partie par l'espace qui sépare le gros orteil du suivant et que j'ai enfourchée avec l'espace qui sépare l'index du médius de ma main droite fortement accolés l'un contre l'autre. En poussant ainsi le pied pendant le ralentissement de la contraction utérine, j'ai pu, quoique avec peine, refouler cette partie dans la matrice. J'en ai fait de même pour le cordon, et alors la tête s'est engagée aussitôt. Dans vingt minutes l'accouchement était terminé. Je m'attendais à un second enfant, mais c'était une grossesse simple.

Le reste de l'accouchement n'a rien offert de remarquable, si ce n'est la sortie d'une espèce de gâteau charnu aussi large que le placenta et bien plus épais que lui. Une face de cette masse charnue offre l'aspect un peu décoloré de la fibrine concrète et presque organisée ; l'autre face offre, au contraire, une trame plus friable, plus rare et infiltrée de sang noirâtre. C'était là évidemment le résultat d'une hémorrhagie interne qui ne s'était manifestée par aucun signe extérieur, mais qui, quoique au terme de la grossesse, avait été peut-être la cause de la mort de l'enfant et du commencement du travail. Le placenta n'offrait rien d'anormal.

Les suites de couches ont été très heureuses ; il n'y a pas eu de fièvre de lait, comme il n'y en avait pas eu chez les femmes des deuxième et troisième observations.

La rareté de l'engagement simultané des pieds et de la tête dans une grossesse simple m'en a fait chercher l'explication dans la conformation du bassin. Je marque ici les diamètres de la tête de l'enfant, les dimensions du bassin de la femme et celles du bassin normal.

Diamètres de la tête. — Bipariétal, 0,09 ; occipito-frontal, 0,105 ; occipito-mentonnier, 0,135 ; sous-occipito-bregmatique, 0,135.

Ces dimensions sont celles d'un enfant à terme.

Bassin de la femme. — Espace entre l'épine antéro-supérieure, 0,26 ; espace entre le milieu des crêtes iliaques, 0,29 ; espace sacro-pubien, 0,19.

Ces dimensions sont celles d'un bassin dont les diamètres de l'excavation et des détroits sont exagérés.

Bassin normal. — Espace entre l'épine antéro-supérieure, 0,23 ; espace entre le milieu des crêtes iliaques, 0,25 ; espace sacro-pubien, 0,165. On peut y ajouter 1 centimètre pour les parties molles.

Nous trouvons dans ce dernier cas une foule de petits accidents qui s'expliquent par l'agrandissement des dimensions du bassin ; mais il nous offre en même temps dix grossesses, dont le travail a au moins duré vingt-quatre heures pour chacune, et où les contractions utérines ont toujours été douloureuses. Ce cas, étant isolé, pourrait faire partie de la règle générale comme exception ; mais en attendant d'autres faits, qui lui donnent sa place, il prouve que la brièveté et le peu ou l'absence de douleurs dans les couches ne sont pas toujours le résultat d'un bassin trop large.

Je pourrais tirer, de tout ce qui précède, des conclusions d'une grande importance ; mais j'attendrai pour cela d'autres faits ; je me contenterai de dire, pour le moment, que chez les femmes douées de toute leur intelligence et de leur sensibilité, lorsque le travail de l'enfantement est court et peu ou pas douloureux, il est ordinairement le résultat de la contraction de tissu permanente et accrue de l'utérus. Cette contraction dilate complétement le col de la matrice à l'insu de la malade, et à la rigueur, elle peut suffire même pour faire passer le fœtus à travers la filière du bassin et des parties molles. Cela s'est vu quelquefois, du reste, chez des femmes après leur mort, pendant qu'elles étaient paralysées sous l'influence d'une attaque d'éclampsie ou dans un tout autre état anesthésique quelconque.

(*Gazette des hôpitaux*, 21 février 1854.)

On voit par nos réticences les idées que nous cherchions à vérifier, et cet article a été presque fait pour prendre date. Depuis lors nos idées sur les contractions utérines qui produisent l'accouchement physiologique ont changé, et en disant *la contraction de tissu accrue*, on voit que nous étions gêné dans les idées admises sur la contractilité insensible de l'utérus.

Obs. VI. — Barbe Bernardini, native de la Campana (Orezza), domestique à Bastia depuis trois ans, âgée de vingt-cinq ans, robuste, d'une taille moyenne et sans difformité apparente. Elle ne se rappelle pas l'époque de sa première menstruation ; mais elle a été ordinairement bien réglée, pas de maladies de matrice, pas de pertes blanches. Elle a eu une première grossesse, il y a quatre ans, à terme et sans accidents.

Elle ne se rappelle pas l'époque de ses dernières règles ; mais elle dit être restée enceinte en janvier 1852, ce qui prouve qu'elle est à terme (nous sommes en septembre 1853). Elle a senti les premiers mouvements à cinq mois. Dans toute la grossesse elle a eu des vomissements et une forte salivation, elle n'a cependant pas beaucoup maigri.

Les premières douleurs ont commencé aujourd'hui 29 septembre 1853, à quatre heures après midi, et elles ont continué d'une manière régulière jusqu'à son entrée à l'hôpital, huit heures du soir. Le travail a marché promptement, de manière qu'à mon arrivée (neuf heures) la tête se présentait au fond de la vulve, l'occiput en avant et encore un peu à gauche ;

la sortie a eu lieu à neuf heures et demie, sans que la rotation se soit achevée. L'épaule droite, en avant, s'est dégagée la première, la face s'est tournée vers la cuisse droite. L'enfant, vivace, pèse 3 kilogrammes, a une longueur totale de 0,52 et 0,27. de la tête à l'ombilic. Diamètre : occip.-ment., 1,15; occipit.-front., 0,12; bipariét., 0,09.

Délivrance naturelle dix minutes après, longueur du cordon 0,60.

Le 30, assez bien. Elle a donné son sein à l'enfant peu d'heures après l'accouchement. 1er octobre, pas de fièvre, ni le 2, ni le 3. Les seins cependant se sont bien gorgés de lait; les lochies sont toujours séro-sanguinolentes et peu abondantes. L'utérus n'est plus qu'à deux travers de doigt du pubis. La femme sort le 3, emportant son enfant pour le nourrir elle-même. Pas de fièvre de lait.

Nous pourrions donner un nombre considérable de ces observations dans lesquelles l'accouchement n'a offert rien de particulier, et où le travail a été prompt, peu pénible, et où il n'y a pas même eu de fièvre de lait, mais ce serait fatiguer la patience du lecteur ; aussi nous préférons ne donner que les observations qui offrent quelque chose de saillant.

OBS. VII. — Julie Orenga, native de Cateri et habitant Bastia depuis quatorze ans, couturière, assez robuste, menstruée à treize ans ; elle a toujours vu régulièrement pendant six à huit jours abondamment. Elle n'a jamais eu de fausses couches et elle a eu à terme six grossesses; jamais malade. Elle ne se rappelle pas l'époque de ses dernières règles ; mais elle croit être à son huitième mois.

Le 27 octobre 1853, à quatre heures du soir, douleurs légères ; mais la nuit passée diarrhée, suite peut-être d'une indigestion de figues, et elle croit, avec quelque raison, que cette diarrhée est cause de l'accouchement prématuré.

Entrée à l'hôpital le 27 octobre, à sept heures du soir, elle a été examinée à huit heures. Col dilaté comme une pièce de 5 francs; la poche est allongée en boudin, bien que ce soit une présentation du sommet en occipito-iliaque gauche antérieure. La tête est déjà presque fixée. Rupture de la poche artificielle à huit heures et demie ; accouchement à neuf heures et quart. La face s'est tournée vers la cuisse gauche, malgré la présentation bien observée. Rien autre de particulier. Délivrance naturelle après cinq minutes. Le placenta est un peu petit et le cordon s'insère sur le bord. On remarque sur la face amniotique du placenta deux plaques blanches, larges comme des fèves et épaisses de 3 à 5 millimètres ; séparées du tissu placentaire, et qui sont sans doute le résultat d'hémorrhagies anciennes.

Fille vivace, paraissant de neuf mois ; longueur totale 0,46 et 0,21 de l'ombilic aux talons. La tête n'a pas de bosse sanguine; poids, 3 kilogr. moins 180 grammes. Diamètres : bipariét., 0,09 ; occ.-front., 1,115 ; occ.-ment., 0,13 ; sous-occ.-bregm , 0,09. La femme ne voulant pas nourrir l'enfant, elle le laisse à l'hôpital

Le 28, bien ; pas de fièvre ; la matrice arrive à trois doigts au-dessus du pubis, peu douloureuse ; peu de lochies, seins flasques, rouges.

Le 29, bien ; la femme voudrait partir. Le 30, elle quitte l'hôpital, sans avoir eu la fièvre de lait.

Obs. VIII. — Marie-Françoise Vittory, âgée de vingt-quatre ans ; constitution un peu grêle et d'une taille au-dessous de la moyenne ; native de Poggio de Muriani, où elle est toujours restée jusqu'à la fin de novembre dernier, époque de son entrée à l'hôpital.

Réglée à dix-sept ans, elle a vu presque toujours régulièrement pendant deux jours. Elle souffrait beaucoup de douleurs pendant les règles ; primipare. Elle eu ses dernières règles à Pâques (27 mars 1852); rien d'extraordinaire dans cette grossesse; elle a perçu les premiers mouvements dans les premiers jours de juillet, c'est-à-dire au quatrième mois.

La nuit du 8 au 9 décembre, elle a des mouches qui ont duré toute la journée du 9 ; elle n'est véritablement entrée en travail que la nuit du 9 au 10.

A deux heures après minuit, premier examen : dilatation du col comme une pièce de 50 centimes ; le bord du col mou et tranchant comme chez les primipares ; on sent que la tête apparaît sur le détroit ; douleurs assez régulières. On ne sent au toucher qu'une bosse pariétale sans fontanelle ni sutures. La forme du ventre est celle d'une grossesse simple ordinaire. La palpation pendant l'absence de la douleur fait voir que l'axe du fœtus est dirigé de bas en haut et de gauche à droite. On sent une extrémité du grand axe à droite et en haut ; en suivant cet axe, on sent un corps dur se diriger à gauche et en bas, pour se continuer assurément avec la tête qui s'engage. L'auscultation fait sentir le maximum des pulsations fœtales à gauche et au-dessous de l'ombilic. C'est une occipito-iliaque gauche antérieure. La femme est prise d'un tremblement involontaire qui dure depuis deux heures. A trois heures, dilatation grande comme une pièce de 2 francs ; col plus dilatable ; la tête est un peu fixée, mais on ne sent pas encore de sutures sur une surface de plus de 5 francs qu'on peut explorer. Dans le reste de la nuit, les douleurs diminuent au lieu d'augmenter, de sorte que le travail ne gagne pas du tout. A sept heures du matin, la tête est encore assez haut pour qu'on ne puisse pas mieux l'explorer, et elle cède un peu à la pression, preuve qu'elle n'est pas très engagée. A sept heures trois quarts, l'examen pendant la douleur a laissé constater la fontanelle postérieure en première position. Bien que les douleurs aient repris, la tête reste toujours sur le détroit. La poche est rompue spontanément à neuf heures. Le travail n'avance pas pour cela, ce qui nous porte à mesurer les diamètres du bassin. Le diamètre sacro-pubien, avec le compas d'épaisseur, donne 0,13 au lieu de 0,17, qui est l'état normal. Il y a donc un rétrécissement de plus de 4 centimètres ; aussi à onze heures, les pulsations du cœur du fœtus commencent à se ralentir et à se faire intermittentes, et nous appliquons le forceps en présence de M. le docteur Gaudin.

Nous introduisons d'abord la branche mâle à gauche pour éviter le décroisement ; mais il nous est impossible ensuite d'introduire la branche femelle, de sorte qu'il nous a fallu retirer la première branche pour mettre d'abord la femelle à droite. La chose est devenue alors plus facile.

L'introduction de la première branche a fait remonter la tête, qui était évidemment peu engagée, et il a fallu appliquer le forceps au-dessus du détroit supérieur. Les tractions avec le forceps ont été contenues, et la tête a commencé à s'engager, mais ce n'est qu'après plus d'un quart d'heure que la tête a avancé. Dans ce temps, il est vrai, nous avons laissé reposer la femme à deux reprises.

Amenée au dehors, la face s'est tournée du côté droit de la femme. La tête était réduite à la forme d'un pain de sucre très allongé. La délivrance a été naturelle.

L'enfant n'a présenté aucun signe de vie, et malgré les tentatives de toutes sortes, il n'a pas respiré et le cœur n'a pas battu une seule fois.

Les dimensions de la tête, prises vingt-quatre heures après la mort, nous donnent : diamètres : occ.-front., 0,11 ; occ.-ment., 0,12 ; sous-occ.-bregm., 0,07 (c'est par ce diamètre que la tête s'est engagée) ; bipar., 0,08. Longueur totale, 0,44 ; de l'ombilic au pied. 0,20.

La femme a assez bien passé la journée et la nuit. Le 11, elle n'a pas de fièvre ; cataplasme sur le ventre, bouillon. Le 12, pas de fièvre ; elle n'éprouve des douleurs qu'en se mouvant, parce que les artères du bassin ont été forcées. Pas de fièvre les jours suivants ; et cependant les seins se remplissent de lait. Dès le 14, les lochies ont complètement cessé.

Pour nous, qui n'avions jamais eu d'enfants morts pendant le travail, cette observation a été significative ; de plus, elle nous a appris que l'application du forceps n'est pas cause d'accidents sur la femme quand on l'applique à temps. Dès ce moment nous avons été plus hardi.

Obs. IX. — Angéline, madame Ruani, repasseuse, âgée de vingt-deux ans, native et domiciliée à Ajaccio ; d'une bonne constitution, d'une taille un peu au-dessus de la moyenne et bien conformée. Irrégulièrement réglée ; elle a été menstruée pour la dernière fois vers le commencement de juin dernier (1853), et elle dit être restée enceinte vers le milieu de ce mois, de sorte qu'elle serait à sept mois et demi de sa grossesse primipare. A part quelques nausées et quelques vomissements, elle n'a rien eu d'extraordinaire. Elle est entrée à l'hôpital le 7 janvier 1854, où elle s'est bien portée jusqu'au 1ᵉʳ février.

Le 2, elle a eu un fort chagrin, et dans la nuit elle a commencé à sentir des douleurs de reins qu'elle a endurées sans rien dire toute la journée du 3. Ces douleurs avaient pour siège la région sacro-lombaire. Elles étaient intermittentes ; mais ne se déplaçaient pas pour descendre au bas-ventre ni pour monter à l'ombilic. Le soir, fièvre, sensibilité au tact sur le siège de la douleur et même à la partie droite du ventre. Le toucher a fait voir qu'il n'y avait aucun travail du côté de l'utérus ; le col était dur à sa base, assez long et ferme à son orifice. Quoique les douleurs fussent intermittentes et même très fortes, elles ne s'accompagnaient d'aucune contraction utérine. A ces signes, nous reconnaissons un faux travail et nous tâchons d'y remédier par une saignée de douze onces et un lavement laudanisé. Ces moyens rendent les douleurs plus supportables, sans cependant les faire cesser, et dans la matinée on lui administre une potion calmante sans plus de succès. Dans la journée du 4, elle prend deux bains, et on lui fait une application de dix-huit sangsues, dont dix à la région lombo-sacrée et huit du côté droit du ventre. Ces moyens soulagent la malade pour quelques heures, au point de la laisser prendre même du sommeil; mais les douleurs sont revenues après, et elles ont continué dans la nuit du 4 au 5, malgré une potion calmante. Le matin du 5, un bain et une application de vingt sangsues sur le ventre. La fièvre est toujours forte, le visage coloré au delà de l'état normal et comme si une éruption devait paraître; la langue est rouge et sèche, la malade est très agitée; aucun travail ne se manifeste encore du côté de l'utérus. Le soir seulement la dilatation commence, et la poche se rompt spontanément à neuf heures.

La malade a remarqué que depuis ce soir seulement elle sent en outre la douleur de reins presque persistante et qui se répand dans la plus grande partie du ventre, une autre douleur intermittente qui correspond au bas-ventre et qui coïncide avec les contractions utérines. A dix heures, l'orifice dilaté présente la largeur d'une pièce de 5 francs. On sent le sommet en position occipito-iliaque gauche postérieure. La malade est inquiète avec fièvre et toujours injection de la face; le travail cependant s'avance, la rotation se fait et l'occiput se place en avant; la tête sort à onze heures et demie. La rotation extérieure se fait avec la face vers la cuisse droite. C'est une fille morte, dont la mollesse des chairs indique qu'elle a cessé de vivre depuis quelques jours. La femme dit ne l'avoir plus sentie depuis les premières douleurs de reins, et comme le simple tact du ventre était douloureux, nous n'avions pas pu nous aider de l'auscultation ni du palper. La délivrance est naturelle.

Nous quittons la malade à minuit et elle a encore les douleurs de reins ordinaires. Elle dit sentir une sorte de défaillance par besoin de prendre quelque chose. Bouillon.

L'enfant a les dimensions d'un fœtus à terme; il y a même des enfants de neuf mois qui ne le valent pas pour la longueur et pour l'embonpoint.

L'utérus était déjà revenu sur lui-même, et quoiqu'il y eût déjà un peu de sang après la sortie du placenta, j'ai quitté la femme une heure environ après l'accouchement, lorsque l'hémorrhagie avait cessé et que la malade était calme. J'ai recommandé à cette femme de frictionner fortement la matrice si elle sentait couler trop de sang et de me faire prévenir aussitôt.

Les choses ne se sont pas passées de la sorte, car la femme est morte d'hémorrhagie à trois heures après minuit. Voici les renseignements que j'ai pu avoir d'une autre malade couchée non loin d'elle.

Depuis mon départ elle aurait dormi pendant deux heures. A son réveil elle a dit à ses voisines qu'elle voulait se lever pour se changer. Elle ne souffrait plus beaucoup.

Elle s'est levée d'elle-même, mais elle s'est évanouie sur la chaise. Les autres malades se sont alors levées, on a appelé les sœurs, l'infirmière, mais tout cela a traîné en longueur. On a éprouvé beaucoup de peine à la remettre au lit, et l'on a vu alors que la quantité de sang qu'elle avait perdue était très considérable. La malade est bien revenue un peu à elle, mais dès ce moment elle est entrée en agonie pour mourir bientôt après.

Arrivé le 6 de bonne heure, je suis on ne peut plus surpris d'apprendre que la femme est morte. Je demande à voir le sang perdu, mais on me dit qu'on a déjà envoyé le linge à la lessive. On m'a même nié tout d'abord qu'elle ait perdu beaucoup de sang avant de mourir, tandis que j'ai su après qu'il avait percé jusqu'à la paillasse de part en part.

A l'autopsie je n'ai trouvé aucune lésion organique pour expliquer la maladie et la mort; tous les organes du bas-ventre sont sains, mais tous les tissus sont d'une pâleur semblable à celle des animaux morts par hémorrhagie. Le foie est un peu hypertrophié et sain; les reins, très flasques, sans altération apparente, laissent suinter cependant à la pression de la sérosité opaque. Il n'y a nulle part, ni sur le péritoine, ni sur la matrice, ni sur le diaphragme, la trace de phlogose récente ou ancienne.

L'utérus est rétracté comme d'ordinaire et divisé par le fond; on y trouve à peine quelques petits caillots; il y en a aussi très peu dans le vagin, de sorte que toute l'hémorrhagie s'était fait jour au dehors. On voit que l'insertion du *placenta* s'était faite à la face antérieure du fond de l'utérus.

Obs. X. — V. O..., femme de l'intérieur de la Corse, âgée de trente-cinq ans, d'une famille aisée, est entrée à l'hôpital de Bastia le 19 février dernier pour y faire des couches qu'elle avait intérêt à cacher aux yeux du public.

D'une taille moyenne, sans difformités et d'une santé robuste; cette femme a été réglée à dix-neuf ans et a toujours vu depuis mensuellement pendant dix à douze jours. Elle a eu une première grossesse à terme il y a quatre ans, et c'est depuis cette couche qu'il lui est survenu une tumeur extra-vulvaire. D'abord cette tumeur apparaissait seulement pendant les efforts, puis elle était devenue de plus en plus apparente, et enfin elle acquit le volume qu'elle a toujours conservé depuis et qui dépasse celui d'un œuf de poule. Cette femme a été prise une fois de rétention d'urine, et la tumeur devint alors énorme : une saignée, des fomentations émollientes et une tisane de cresson la firent uriner, et la tumeur diminua aussitôt. A part cela, cette tumeur ne gênait pas la malade dans ses occupations du ménage; elle rentrait plus ou moins complétement lorsque la malade allait au lit, pour reparaître le matin à son lever.

Quoique non mariée, cette femme avait des relations fréquentes avec l'homme qui avait été l'auteur de ses deux grossesses, et a assuré que chaque rapprochement lui causait des douleurs assez vives.

Un phénomène qui s'est montré depuis que la tumeur a acquis beaucoup de volume est celui-ci : La femme urine souvent, et en bavant plutôt que par jet. Si, lorsque l'envie la prend, elle fait des efforts volontaires, elle rend moins de liquide; de sorte que, pour mieux uriner, elle ne doit pas contracter les muscles qui, dans l'effort, tendent à chasser la tumeur au dehors, et par conséquent à incurver de plus en plus le canal de l'urètre. Ce phénomène était beaucoup moindre pendant la nuit, et il a été plus marqué pendant la grossesse dont nous allons parler.

Cette femme a eu ses dernières règles le 31 mai 1853, époque approximative du commencement de sa grossesse, et n'a pas souffert pendant les mois suivants, si ce n'est d'une douleur située derrière les pubis. La tumeur extra-vulvaire est devenue plus apparente que d'ordinaire dans les trois premiers mois de la grossesse, puis elle s'est retirée pour reparaître dans le neuvième. Jamais, cependant, elle n'avait disparu d'une manière complète.

Cette femme, entrée dans l'établissement comme payante, ne se souciait pas de se laisser examiner avant le commencement du travail, de sorte que tout ce qui précède était ignoré par nous à la première visite que nous lui avons faite le 26 février dernier, à une heure de l'après-midi. Les premières douleurs de l'enfantement, quoique légères, avaient commencé dès le matin.

État actuel. — Au-devant de la vulve existe une tumeur rouge, lisse, de la grosseur d'un œuf de poule et à demi fluctuante. Nous cherchons le col de la matrice en pénétrant dans le vagin, et nous trouvons ce dernier canal occupé par une sorte de boudin dirigé d'avant en arrière, et allant depuis le cul-de-sac postérieur du vagin jusqu'à la partie inférieure de la tumeur externe, avec laquelle il se continue. Ce boudin est libre dans le reste de son étendue, si ce n'est en haut, où il adhère à la paroi antérieure du vagin, ou plutôt cette paroi a disparu pour venir à l'extérieur, où elle recouvre la tumeur dont nous avons parlé.

Quand on abaisse cette tumeur, on voit qu'elle est séparée du point qui lui donne naissance par un sillon au fond duquel se trouvent le méat urinaire et le clitoris ; quand on la relève, au contraire, on voit paraître sous elle une proéminence qui offre une ouverture à son centre, et qui est évidemment le museau de tanche ramolli par le travail qui commence.

Nous avons vidé la vessie pour diminuer le volume de la tumeur externe; mais en faisant le cathétérisme, nous avons trouvé, à 1 centimètre environ de profondeur, un obstacle qui aurait pu induire en erreur une personne qui n'aurait pas été prévenue. Le coude que faisait le canal de l'urètre en ce point était très aigu, et il nous aurait été impossible de le franchir sans redresser le canal par l'abaissement de la tumeur. La vessie une fois vidée, la tumeur s'est affaissée, et le museau de tanche est resté alors plus apparent.

L'index, introduit dans le col, arrivait à peine au niveau de l'orifice interne en partie dilaté, mais il ne touchait pas l'œuf. J'y serais certainement arrivé en déprimant la partie saillante du col ; mais c'était alors le raccourcir, et je tenais à en avoir la longueur exacte. J'y ai donc pénétré avec l'index et le médius, ce qui m'a permis de gagner encore plus de 1 centimètre de profondeur, et j'ai pu ainsi reconnaître que le col utérin, depuis son orifice externe jusqu'à son orifice interne, offre une longueur de 9 centimètres, mesurés sur une ligne courbe.

La paroi postérieure du vagin, depuis la fourchette jusqu'au cul-de-sac, offre une profondeur de 7 centimètres, tandis que le col, depuis son bord libre en avant jusqu'au sillon sous-pubien, duquel il paraît naître, n'offre que 3 centimètres. La lèvre antérieure du museau de tanche est bien plus apparente que la postérieure, et cependant, comme on le voit, le col offre en dedans du vagin sa longueur réelle correspondant à sa profondeur interne, tandis que sa paroi antérieure est très courte. La partie la plus profonde du col est donc logée derrière la symphyse pubienne, à laquelle elle adhère; de plus, c'est la partie du col qui se trouve entre son orifice interne et l'insertion du vagin sur ce col, qui est ici surtout hypertrophiée.

Comme l'orifice interne est déjà dilatable, je puis explorer l'œuf de manière à reconnaître la présentation de la tête en occipito-iliaque droite postérieure. Après avoir bien constaté moi-même tout ce qui précède et l'avoir fait constater aussi par deux élèves sages-femmes qui étaient présentes, je me suis borné à attendre.

Les douleurs augmentent, la tête s'engage dans l'excavation; l'orifice interne s'ouvre de plus en plus, tandis que l'orifice externe reste tel quel. A mesure que tout cela a lieu, la rotation s'opère avec cette particularité que l'occiput, en allant d'arrière en avant, se relève, de sorte que la tête, au lieu de se fléchir de plus en plus, se défléchit. Cette déflexion s'arrête pourtant avec le mouvement de rotation, et la tête reste dans une position transverse. Les douleurs deviennent plus fortes et plus fréquentes sans que la rotation s'achève; c'est à peine si la tête s'avance de quelques centimètres en bas.

Comme le col est d'une longueur démesurée et que la poche des eaux peut contribuer à le dilater, nous la respectons d'abord; mais voyant que le travail n'avançait pas, et que, du reste, le col avait fini par être dilatable dans toute son étendue, nous avons déchiré les membranes à quatre heures. Le travail n'a pas fait plus de progrès pour cela pendant les deux heures suivantes, et, voyant s'épuiser en vain les forces de la malade, nous nous sommes décidé à faire la rotation artificielle. Pour cela, nous avons introduit la main droite dans le col sans éprouver de grandes difficultés et surtout sans causer de douleurs à la malade; nous avons saisi la tête de l'enfant de manière à appuyer le pouce sur la tempe droite et les quatre autres doigts sur la tempe opposée, et, tout en lui imprimant le mouvement de rotation, nous tirions l'occiput en bas. Ces mouvements, faits pendant la contraction utérine, n'ont pas tardé à ramener l'occiput sous les pubis.

L'orifice externe n'avait pas éprouvé de grande dilatation pendant ce temps, de sorte qu'il est arrivé que l'occiput avait déjà dépassé les pubis avant qu'il fût complétement dilaté. Comme nous n'avons pas lâché la tête après lui avoir fait faire la rotation, nos doigts, bombés devant elle, servaient de moyen de dilatation, et, lorsque pendant la contraction le col tendait à se resserrer ou plutôt à se tasser en se raccourcissant, nous l'en empêchions par l'écartement des doigts. Lorsque l'occiput a eu dépassé les pubis, nous avons cessé cette manœuvre pour parer à la tension de l'espèce de coiffe que formaient devant la tête la lèvre antérieure du col et la vessie, distension qui menaçait d'une rupture. Pour cela, nous avons profité du relâchement de l'utérus pour les relever autant que possible et pour les maintenir relevés pendant la douleur. De cette manière, la tête a franchi l'orifice externe du col sans toucher le moindrement le vagin ni la vulve (six heures un quart).

Le reste de cet accouchement s'est fait sans offrir d'autres particularités : l'enfant est vivace; pour le poids et pour les dimensions, il est de moyenne grandeur. Après la délivrance, qui a été prompte et naturelle, on voit encore le fond du globe utérin arriver à cinq travers de doigt au-dessus du pubis, tandis que le museau de tanche avec ses bords flasques est pendant entre les grandes lèvres.

Dès que la malade est couchée dans son propre lit, nous essayons de réduire la vessie et le col, et le paquet semble rester en dedans ; mais au plus petit mouvement que fait la femme, il ressort. Nous recommandons à cette dernière, malgré cela, de rester dans une position horizontale sans coussin, et de ne se lever, pas même pour uriner.

Le 27, la malade est bien ; elle n'a pas senti le besoin d'uriner, bien que la vessie n'ait pas été vidée depuis la veille au soir et quoiqu'elle fasse une tumeur assez proéminente à travers la vulve. Nous la sondons, et comme le soir on allait la sonder encore, elle urina d'elle-même.

J'espérais obtenir une réduction de cet allongement hypertrophique du col par la position horizontale prolongée ; mais dès le 5 mars la femme se leva pour uriner, et le 7, malgré ma défense, elle voulut même s'habiller dans le jour.

Le 9, se trouvant bien et ne songeant pas à réparer son infirmité, elle quitta l'hôpital.   (*Gazette des hôpitaux*, 25 avril 1854.)

Obs. XI. — Nonce-Marie Graziani, native de Saint-Martin de Lota, âgée de vingt-huit ans, femme de la campagne, réglée à dix-huit ans ; elle voit régulièrement pendant quatre jours. Taille moyenne, robuste ; enceinte pour la deuxième fois.

Elle a eu ses dernières règles au milieu de juin dernier, et ne peut pas préciser l'époque à laquelle elle est restée enceinte. Elle n'a pas souffert pendant sa grossesse ; elle a commencé à ressentir les mouvements du fœtus vers le cinquième mois. Les premières douleurs légères le 14 mars (époque de ses règles), à neuf heures du matin. Entrée à l'hôpital à quatre heures après midi. Premier examen à six heures. Dilatation du col presque complète ; présentation de la tête en occipito-iliaque gauche ; les douleurs sont médiocres ; poche intacte. Je fais ici l'observation exacte de la non-contraction du col pendant la douleur : la contraction commence par le fond de l'utérus ; jusque-là le col est immobile, c'est l'œuf qui descend ; la poche bombe ; le col alors se dilate. La dilatation étant passive ici, par la non-contraction du col, nous l'aidons avec les doigts, sans causer de douleurs. La dilatation est complète à neuf heures moins un quart ; la poche s'est rompue spontanément à cette même heure, et l'accouchement est fini à neuf heures et demie. Enfant du sexe masculin, long de 0,50.

Les suites de couches heureuses : pas de fièvre de lait.

Obs. XII. — Marie-Catherine Giulani, de Pietracorbara, âgée de vingt-cinq ans, d'une taille moyenne, bien conformée, pubère à seize ans ; elle a eu une première grossesse il y a trois ans et très heureuse ; elle a eu ses dernières règles le 10 juin dernier, de sorte qu'elle est à terme ; rien de remarquable dans la grossesse. Entrée à l'hôpital le 11 mars ; le col est long, mou, et se laisse pénétrer par le doigt à travers l'orifice interne, présentation du sommet.

Le 2 avril, dans la soirée, légères douleurs qui se sont faites un peu fortes à minuit. Premier examen à une heure : orifice du col large comme une pièce de cinq francs ; les membranes bombent pendant les contractions ; tête mobile et encore élevée ; première position ; douleurs rapprochées et assez fortes. La malade se plaint beaucoup.

Nous introduisons les deux doigts, le col est dilatable ; nous brisons la poche, introduisons une seule branche du forceps à gauche de la femme, et, pendant la contraction, nous tirons sur la tête, tout en lui faisant achever la rotation. La contraction arrive, et l'enfant, à une heure trois quarts, sort de la vulve tout d'un coup et par un saut.

C'est une fille vivace, de moyenne grandeur. Le cordon, grêle, se détache du placenta aux plus petites tractions, et, pour ne pas le briser tout à fait, nous introduisons les doigts et nous extrayons le placenta vingt minutes après l'accouchement.

Le 4, au matin, elle est tout à fait bien ; elle se lève, le 6, sans avoir eu de fièvre de lait ; elle a cependant les seins bien remplis.

Obs. XIII. — Marie-Duchesse Orsoni, ménagère, âgée de trente-huit ans, bien conformée. Mère d'un enfant à vingt-huit ans. Elle a eu ses dernières règles le 1er juillet 1853.

Entrée à l'hôpital le 3 avril 1854, elle offre à l'examen un col peu dilatable et dirigé en arrière. J'ai jugé d'après cela qu'elle en avait pour vingt jours, car je n'ai pas pu pénétrer avec les doigts dans le col ; cependant le 4, à quatre heures du soir, elle est prise d'un fort frisson et puis de fortes douleurs d'enfantement. On l'a examinée et l'on a trouvé alors que la poche des eaux était tellement longue, qu'elle arrivait jusqu'à l'orifice vulvaire. La femme s'est couchée ; on est venu me chercher, et j'étais déjà près de l'hôpital lorsque la poche a éclaté, et l'enfant avait fait tant de chemin, qu'à mon arrivée, la tête avait franchi le col et se trouvait dans l'excavation.

Les douleurs ont continué, mais la tête n'avançait pas. Elle est immobile pendant la contraction, et une bosse sanguine commence à se former ; la femme souffre cependant beaucoup depuis une heure, de sorte que j'ai tiré la tête avec le forceps, la femme étant toujours couchée sur son lit. L'enfant, vivant et un peu petit, est d'un bleu surprenant : on le dirait fils d'un mulâtre. Cette teinte ne tient pas probablement à la gêne de la circulation, car elle a persisté pendant plusieurs jours, au bout desquels elle a fini par disparaître.

La femme est très bien le 5, et le 6 pas de fièvre de lait.

Obs. XIV. — Anne-Mattéa Martinetti, native de Sainte Lucie de Muriani, âgée de trente ans, taille moyenne ; mère d'un enfant à terme il y a huit ans. Elle a eu ses dernières règles dans les premiers jours de juin dernier, et est par conséquent à terme.

Elle est entrée à l'hôpital le 8 avril, à minuit ; les douleurs avaient commencé à huit heures du soir. Premier examen à une heure après minuit.

Le col est dilaté ; la poche est rompue ; première position du sommet ; application du forceps dans son lit, et sans qu'elle souffre. Lorsque les contractions arrivent, nous tirons légèrement, et l'accouchement a lieu ; la délivrance est naturelle, à peine s'il y a eu quelques douleurs dans tout le travail qui a duré en tout cinq heures un quart.

L'enfant vivace, garçon, moyen. Les suites des couches sont heureuses ; pas de fièvre de lait ; seulement, au 10 avril, la matrice est encore grosse comme la tête d'un enfant. La femme est sortie le 11, très bien portante.

Obs. XV. — Marie-Elisabeth L..., native de Corte, ménagère, âgée de vingt-huit ans, réglée à dix-huit ; elle a vu régulièrement pendant trois jours ; d'une taille moyenne et d'une bonne constitution : elle a eu ses dernières règles à la fin de juillet 1853 ; primipare. Les premières douleurs ont commencé à quatre heures de l'après-midi ; 26 avril 1854, premier examen à sept heures et demie. Présentation du sommet en première position ; col ramolli et la dilatation grande comme une pièce de dix centimes.

Les douleurs se sont continuées jusqu'à une heure après minuit, fréquentes ; rupture naturelle de la poche avant dix heures ; l'accouchement a eu lieu à une heure après minuit. Après que la tête a franchi l'orifice de la vulve, elle est restée comme enclouée. La rotation extérieure ne pouvait pas se faire ; on a coupé sans plus de succès un tour du cordon qu'il y avait au cou ; les épaules ne s'engageaient pas, de sorte qu'il a fallu aller à la recherche des bras. L'enfant est né dans un état de mort apparente ; il a fallu un bon quart d'heure pour le rappeler à la vie.

L'ombilic offrait une espèce de hernie, à cause de laquelle on a fait la ligature plus haut.

Délivrance un peu pénible ; elle n'a eu lieu qu'après des tractions.

Remarques. — L'application du forceps nous étant assez familière, cette femme, qui était à l'hôpital depuis quelque temps, a protesté qu'elle voulait accoucher d'elle-même. Après avoir constaté que le travail commençait à languir, à huit heures du soir je lui ai proposé de l'aider, et comme elle s'y est refusée, je suis parti laissant auprès d'elle une élève sage-femme assez capable. C'est l'élève qui a rédigé l'observation, et elle m'a dit que déjà vers dix heures, commençant à souffrir beaucoup, sans pouvoir accoucher, la malade regrettait de m'avoir laissé partir, elle demandait même à être délivrée avec le forceps. Le travail avançant sans danger imminent, on ne m'a pas appelé. L'enfant, comme on le voit, a pourtant risqué de succomber, ce qui n'aurait peut-être pas eu lieu, s'il était resté moins de temps dans l'excavation. J'ai été bien aise de donner cette leçon à celles qui craignent tant le forceps.

Cette femme depuis ce moment n'a fait que prêcher en faveur de la prompte délivrance.

Cette femme est un peu nerveuse, il est vrai ; mais elle est bien plus abattue le 27 que ne le sont ordinairement toutes les autres le lendemain de leurs couches, et le 28 au soir elle a un peu de chaleur fébrile qui se dissipe sans rien faire ; tisane, diète, cataplasmes sur le ventre. Les seins sont peu remplis de lait. Elle a légèrement transpiré la nuit, et le 29 elle n'a plus rien.

Obs. XVI. — Madame C .., de la ville de Bastia, âgée de vingt et un ans, mariée depuis douze mois, assez robuste.

Après avoir bien supporté sa grossesse, elle a les premières douleurs de l'enfantement le 17 septembre 1852, à huit heures du matin. Je l'ai examinée à onze heures par le toucher et j'ai trouvé une dilatation de 0,03 ; la poche des eaux était saillante ; présentation du sommet, on sent une bosse pariétale, les sutures sont éloignées. Maximum des pulsations du cœur à gauche et en bas. A midi, la dilatation étant complète, je romps les membranes. Je laisse pour quelques instants la patiente, qui a une sage-femme auprès d'elle, avec l'espoir que l'accouchement serait prompt ; mais la tête, une fois descendue dans l'excavation, s'y est arrêtée. A cinq heures, je revois la malade, et la tête est encore dans le petit bassin ; la sage-femme me dit qu'elle n'avance pas depuis trois heures. Les douleurs cependant se succèdent avec force ; la femme fait des efforts considérables, mais infructueux. Cherchant à me rendre compte de l'obstacle, je me suis assuré que même pendant la douleur, le plancher, qui paraissait être le seul obstacle, n'appuyait guère sur la tête. L'occiput était fortement appuyé contre la partie gauche du bord de l'arcade pubienne, la tête est immobile pendant la contraction utérine, et après cette contraction j'essaie même inutilement de ramener artificiellement l'occiput en avant. La tête, au fond de la vulve entr'ouverte, commence déjà à offrir une bosse sanguine. Après avoir laissé s'écouler une demi-heure pour voir la marche du travail, j'ai compris qu'il fallait avoir recours au forceps, et j'ai proposé à la malade de lui venir en aide. Elle a aussitôt accepté mon offre ; elle m'a même prié, sollicité, mais les membres de la famille, craintifs, ont demandé d'attendre. Le travail est devenu de plus en plus violent, et à huit heures du soir ayant examiné les pulsations du cœur de l'enfant, qui étaient déjà faibles et lentes, j'ai dit absolument qu'il fallait agir. On a voulu appeler alors un confrère en consultation, lequel, voyant la tête au fond de la vulve, s'est écrié qu'il ne fallait plus qu'une ou deux douleurs pour la faire sortir. On exhorte la patiente à redoubler ses efforts ; elle pousse avec tant de violence qu'elle a la face presque violette, les yeux injectés ; elle est couverte de sueurs ; nous voyons sous nos yeux la fossette ombilicale se dilater et une exomphale se former d'un moment à l'autre, et cependant notre confrère et la famille persistent à attendre ; enfin voyant qu'à minuit tout était au même point, on m'a permis d'appliquer le forceps. Bien entendu que j'ai dit alors ne pouvoir plus répondre de la vie de l'enfant.

L'application fut prompte et facile : il a fallu peu de force pour achever la rotation et l'accouchement. La femme, qui s'attendait à beaucoup souffrir, m'a presque accusé de cruauté de l'avoir laissée si longtemps dans des tourments, lorsqu'avec si peu je pouvais la délivrer. L'enfant est né violet ; il a respiré ; mais bientôt il se plaint, il ne veut rien avaler, et après vingt-quatre heures il se meurt.

Cette même dame, l'année suivante, perd ses règles le 17 juillet 1853 et supporte assez bien sa nouvelle grossesse ; seulement, à mesure que celle-ci s'avance, le ventre tombe beaucoup plus en avant que pour la première. Appelé vers le huitième mois, je reconnais que la flaccidité des parois abdominales, suite des efforts du premier accouchement, étaient la cause de cette procidence. Je conseille une ceinture que la patiente ne veut pas porter, et elle arrive ainsi jusqu'à la fin du neuvième mois. A cette époque, des prodromes d'accouchement arrivent, mais le travail s'arrête et la grossesse entre manifestement dans le dixième mois. C'est seulement à la dixième époque cataméniale que les douleurs se déclarent. Pendant ce temps, la femme est devenue énorme ; son ventre pend devant les cuisses. C'est le 17 mai 1854 que je suis appelé auprès d'elle. Cette fois-ci elle m'autorise à agir dès que je le croirai nécessaire et proteste contre les résistances de sa famille.

Premières douleurs à quatre heures du matin : premier examen à six heures : col mou et légèrement dilatable, mais encore épais ; je ne puis pas atteindre de partie fœtale. ce qui me donne des préoccupations. Les douleurs, assez fréquentes, se font sentir surtout dans les reins. Je palpe bien le ventre qui offrait une certaine flaccidité, et alors je trouve à gauche, au-devant des pubis, de petites tumeurs mobiles qui de temps en temps faisaient des mouvements actifs très prononcés. J'ai jugé par là que ce devaient être les pieds. J'ai examiné le reste du ventre et j'ai senti dans l'hypochondre droit une tumeur ronde volumineuse, et j'ai jugé que ce devait être la tête ; le maximum des pulsations du cœur est à droite et au niveau de l'ombilic. J'ai fait part de mes sensations au mari, qui a été aussi de mon avis ; mais il ne connaissait pas les dangers d'une présentation pelvienne, avec un enfant qui avait dépassé le terme. C'est alors que j'ai essayé, pour la première fois, de faire la version céphalique. J'ai soulevé les pieds avec une main et les portant à droite, pendant qu'avec l'autre j'ai poussé la tête en bas et en dedans ; et quel n'a pas été mon étonnement lorsque j'ai vu le fœtus céder facilement à mon impulsion, et d'une présentation pelvienne j'en ai fait une première position du sommet. Cette opération faite, j'ai prié le mari de retenir l'enfant dans la position où je l'avais mis, et ayant pratiqué le toucher, j'ai senti aussitôt la tête. J'avoue que ce fut alors un des plus beaux moments de mon existence médicale. La patiente, qui jusque-là avait eu des douleurs aux reins, commence à les sentir aussi plus en bas ; le travail va ainsi assez bien : la dilatation s'est complétée ; la tête en trois heures est descendue sur le plancher et a paru au fond de la vulve ; mais là elle s'est arrêtée absolument de la même manière que l'année précédente. J'attends encore plusieurs douleurs ; mais la tête, au lieu d'avoir de la tendance à faire la rotation en avant, commençait déjà à vouloir le faire en arrière ; j'ai alors appliqué le forceps, ce qui a été facile, et l'accouchement s'est terminé à dix heures dix minutes, d'une manière heureuse pour la mère et pour l'enfant.

C'est un garçon qu'on dirait né depuis un mois révolu.

Il y avait peu d'heures que je venais d'achever cet accouchement, lorsqu'on m'appela en consultation pour la femme d'un pharmacien de la ville, qui était aussi en travail depuis le matin. Deux médecins étaient auprès d'elle, et le plus âgé, qui était arrivé peu d'instants avant moi, l'examina en ma présence.

La vue de la tête à travers la vulve lui fit dire qu'il n'y avait qu'à attendre, et qu'après quelques douleurs le travail se terminerait. J'ai examiné à mon tour cette femme et j'ai trouvé une bosse sanguine assez marquée : la tête était immobile pendant les contractions : le doigt, qui passait entre la tête et le plancher, ne pouvait ni pénétrer entre la tête et les os, ni imprimer des mouvements à la tête pendant l'absence des douleurs : la femme souffrait horriblement et demandait du secours. Le travail datait de la nuit précédente, et nous étions alors à quatre heures du soir. J'ai donc proposé l'application immédiate du forceps, ce qui a été refusé par mes confrères. Je me suis donc retiré, laissant les assistants dans l'attente de l'accouchement qui n'arrivait pas. L'augmentation de la bosse sanguine faisait croire à l'avancement de la tête, mais l'accouchement n'arrivait jamais ; et après avoir vu la pauvre patiente exténuée, n'ayant plus de voix, tant elle avait crié, toute mouillée de sueur, on est enfin venu à moi. A huit heures du soir, j'ai appliqué le forceps, et, après avoir achevé la rotation incomplète, j'ai opéré le dégagement. L'enfant, malgré la longueur du travail, a pu être promptement rappelé à la vie. Le reste n'a rien offert de remarquable.

Obs. XVII. — Marie-Lucie Casanova, âgée de vingt-quatre ans, domestique, native de Pietra de Verde, d'une taille au-dessous de la moyenne, mais robuste. Elle n'a eu de maladies graves que les fièvres intermittentes et un point de côté. Réglée à seize ans, elle a vu régulièrement pendant trois jours. Il y a cinq ans elle a eu une fille qui vit encore ; elle accoucha vingt jours avant terme, ce qu'elle attribue à une chute : elle resta huit jours en travail, au bout desquels elle accoucha. Les suites de couches furent assez longues ; mais elle avait fini par se remettre.

Le 15 ou 16 septembre 1853, elle a vu ses règles pour la dernière fois. Durant cette nouvelle grossesse, aucune complication : elle a eu un point de côté et l'on a dû la saigner. Elle croit avoir senti les mouvements actifs du fœtus dès le mois de février : entrée à l'hôpital le 11, elle n'offre ni commencement de travail, ni rien qui mérite d'être noté. Le 20, dans la nuit, agitation, et cela s'est répété le 21 ; le 22, elle a ressenti à sept heures du matin une douleur qui avait pour siége le bas des reins : elle éprouve de la difficulté à rester assise, depuis deux jours des mucosités s'écoulent par la vulve, elle a eu des envies d'uriner toute la nuit.

A neuf heures et demie je l'examine debout, et je trouve le col à gauche, en arrière et en haut ; il est long et mou, je ne puis arriver jusqu'à l'orifice interne. En avant et à droite, on sent à travers l'utérus une tumeur qui paraît être le sommet.

La malade couchée, on sent par la palpation que la partie la plus élevée du fond de l'utérus est occupée par de petites tumeurs mobiles, et c'est là que la femme ressentait toujours le plus de mouvements. Les pulsations du cœur de l'enfant se sentent dans toute la moitié gauche et pas dans la droite, le maximum est vers le milieu et au-dessous de l'ombilic. On perçoit dans toute la moitié inférieure, et plus à droite qu'à gauche, le bruit de souffle. Quand on presse l'utérus n'importe sur quel point, on provoque une légère douleur vers la fosse iliaque profonde gauche. Au toucher, la femme couchée, le col est franchissable dans toute son étendue, et le doigt parvient à l'œuf, où il sent le sommet. L'orifice interne, quoique assez mou, ne paraît l'être pourtant pas comme s'il était à terme.

Une autre douleur est venue vers onze heures, et a duré, dit-elle, un quart d'heure. Quant à la douleur des reins qu'elle a depuis ce matin, elle dure toujours. Une autre petite douleur presque instantanée est arrivée à deux heures. Ces douleurs ont toujours pour caractère d'aller des reins vers le bas-ventre. A deux heures, la malade étant couchée, je pratique le toucher et je trouve que le col est moins mou que ce matin : il est en même temps un peu plus haut, de manière que je ne puis pas arriver jusqu'à l'orifice interne. Elle a eu une douleur à trois heures moins un quart et une à six heures, puis elle n'en a pas eu dans la nuit. Les jours suivants, le mal de reins, léger, a continué ; mais les douleurs ont cessé. Le mal de reins seulement s'exaspère par moments, et alors le ventre se redresse.

Elle est restée dans cet état jusqu'au 26. Dès six heures du soir les douleurs de reins ont repris, et elles sont descendues presque toutes jusqu'au bas-ventre. Ces douleurs étaient séparées par des distances d'une heure et étaient accompagnées par des bouffées de chaleur au visage. Les glaires et le poids dans le bas-ventre n'ont pas augmenté. Le 27 mai, elle accuse de la diarrhée depuis hier au soir, et c'est pour cela probablement que les douleurs sont venues. (Eau de riz, riz, œufs.) Les jours suivants, la diarrhée continue plus légère et les douleurs disparaissent. Elle reste dans cet état jusqu'à l'examen du 6 juin.

Alors la malade couchée, on sent à la palpation que la tumeur troncopelvienne occupe la moitié gauche de la matrice. On ne sent plus en haut les tumeurs mobiles des pieds ; l'enfant présente tout le côté gauche et un peu le dos sans qu'on puisse cependant sentir la ligne épinière. Le côté droit de la matrice est toujours vide à la pression, quoique occupé par la matrice. A l'auscultation on sent très bien les pulsations fœtales sur la tumeur tronco-pelvienne, le maximum en bas, et l'on perçoit toujours le bruit de souffle dans la moitié droite. La malade ne ressent plus la douleur incommode vers la fosse iliaque gauche, mais elle en éprouve une entre les pubis et l'ombilic. Le toucher fait voir que le col est plus mou et plus dilatable, quoiqu'on arrive toujours avec peine à l'œuf. On trouve encore ici le col bien haut et à gauche, quoique le tronc fœtal et l'utérus lui-même soient aussi à gauche, ou plutôt ce dernier sur la ligne médiane. Le col est largement fendu, transversal, et sa longueur est de 0,03. On sent encore le sommet. Une pilule matin et soir avec 20 centigrammes sous-nitrate de bismuth et 2 centigrammes opium chaque. La diarrhée a complétement cessé les jours suivants.

Le 12, à la pointe du jour, elle a commencé à éprouver quelques douleurs dans les reins. Elle distingue très bien ces douleurs des premières qu'elle a eues il y a quelques jours. Celles-là commencèrent par se faire sentir le long du côlon transverse, mais ensuite elles allaient mourir au bas-ventre ; celles-ci ont commencé aussitôt par les reins, et avec elles ont apparu quelques gouttes de sang. Depuis la pointe du jour jusqu'à sept heures du matin, elle a eu quatre douleurs qui se bornent aux reins et ne descendent pas au bas-ventre. Le toucher offre un col élevé et à gauche, il est mou, presque effacé et assez dilatable pour laisser pénétrer les deux doigts. Lorsque je dilate le col en écartant les doigts, je produis une douleur au bas-ventre semblable à celle qu'elle sent dans les douleurs d'enfantement qui siégent au bas-ventre. La partie qui résiste est encore ici un petit ruban correspondant à l'orifice interne. La douleur au bas-ventre que j'ai produite a commencé et cessé avec la dilatation artificielle. Depuis 10 h. 15 m. à 11 h. 15 m., elle en a eu quatre de 1 m., et qui sont descendues toutes jusqu'au bas-ventre. La douleur des reins est aussi forte que celle du bas-ventre ; entre toutes ces douleurs, elle continue à en avoir de très légères dans les reins seulement. A 11 h. 57 m., une douleur de 50 s. allant au bas-ventre ; elle dit même que celle-ci a commencé au bas-ventre, est montée aux reins, mais persistant et devenant toujours plus forte au bas-ventre. A midi, la malade se couche (toucher avec légère lotion anodine) ; il m'est impossible d'arriver dans le col, tant il est haut ; je redresse l'utérus sans être plus heureux, le col est cependant bien mou. Une à 0 h. 36 m. de 30 s. : elle a commencé par le bas-ventre, mais elle est devenue aussi forte là qu'aux reins et pas plus ; une à 1 h. 15 m. de 45 s. Celle-ci a commencé aux reins et est descendue à peine au bas-ventre. Elle convient que presque toutes commencent aux reins avant d'aller plus bas, elle dit même sentir dans les reins une douleur presque permanente. Elle éprouve à 1 h. 30 m. une espèce de langueur qui n'est pas du sommeil. Les pupilles ne sont pas dilatées ; à 1 h. 34 m. une douleur de 32 s. : elle a commencé aux reins et est descendue légèrement au bas-ventre ; une à 1 h. 50 m., de 45 s.; elle a commencé aux reins et s'est terminée au bas-ventre, où elle a été la plus forte. Examen (lotion anodine) : à 1 h. 45 m., je ne puis pas pénétrer le long de tout le col, tant l'orifice interne est haut placé. Je n'y sens même plus le sommet, et la palpation trouve toujours les extrémités en haut et le tronc en bas et à gauche. Nous relevons l'utérus à gauche et faisons coucher la femme. Une douleur à 2 h., de 40 secondes ; elle a commencé au bas-ventre et y a été la plus forte, puis elle est montée aux reins. La malade s'endort sur la chaise, à 2 h. 15 m., d'un sommeil très léger. Le pouls de la malade est normal. A 3 h. 5 m. une douleur de 30 s. ; elle a commencé au bas-ventre et aux reins presque en même temps. Les douleurs ayant cessé, j'ai quitté la malade à 3 h. 45 m., mais les douleurs ont repris après qu'elle eut mangé la soupe, et elles ont été intenses dès le début. De sorte que les eaux sont parties, et je suis arrivé à 5 h. 45 m. J'ai trouvé le col presque entièrement dilaté, une présentation occipito-iliaque gauche antérieure ; les douleurs viennent toutes les deux ou trois minutes (lot. anod.). A 5 h, 45 m., les douleurs semblent devenir un peu plus rares, mais elles continuent. Pendant le relâchement le col est assez dilatable pour permettre d'appliquer le forceps, mais la femme s'y oppose. Plusieurs douleurs fortes s'étant succédé sans fruit et la femme ne sentant pas son travail avancer, a fini par demander elle-même mon aide. J'ai donc introduit la branche droite la première, et beaucoup d'eau s'est écoulée. La tête a alors quitté le détroit supérieur, qu'elle affrontait sans y être fixée. J'ai essayé d'appliquer la branche mâle à gauche, et j'ai éprouvé les plus grandes difficultés ; je ne pouvais pas atteindre avec la main droite le col pour y conduire la cuiller. La tête était montée haut ; la branche droite, par son volume, empêchait d'introduire la gauche, et les douleurs se suivant presque continues, j'ai dû y revenir à plusieurs reprises, tantôt en me plaçant à droite et tantôt à gauche de la femme. La tête une fois saisie, dans deux douleurs elle est sortie J'ai dû, il est vrai, faire des tractions un peu fortes, et à 6 h. 45 m. la tête est sortie sans déchirure de la fourchette. Les épaules sont venues transversalement, le reste est sorti après. La délivrance est naturelle ; le cordon, une fois coupé, donnait trop d'hémorrhagie, et j'ai dû le lier du côté du placenta.

C'est une fille vivace et de moyenne grandeur.

Le séjour constant de la tête en haut, l'empreinte qu'a produite le rebord du col sur les côtés de la tête avant son entier engagement, la difficulté d'appliquer le forceps, tout cela prouve que le diamètre antéro-postérieur est étroit ; aussi, au premier accouchement, est-elle restée huit jours en travail. Durant tout le travail la tête est restée haut, et j'étais obligé d'enfoncer loin les doigts, je n'ai cependant pas atteint le promontoire.

La malade, après la délivrance, continue à avoir des maux de reins, et au bas-ventre intermittents. Ces douleurs ont diminué peu à peu dans la nuit, mais elle n'a pas beaucoup dormi. Le 13, pas de fièvre, elle est tout à fait calme ; l'utérus occupe la fosse iliaque droite et arrive au niveau de l'ombilic. Le 14, très bien, pas de fièvre, l'utérus est petit ; il faut le chercher pour le trouver ; perte médiocre et déjà séreuse, à peine rougie. Le 15, très bien, pas de fièvre ; les seins commencent à se gonfler, elle donne à teter. Le 16, elle est bien aussi. Le 17, très bien, pas de fièvre. Le 18, elle commence à se lever, elle perd peu et de la sérosité rougie et verdâtre. Le 19, nous mesurons son bassin et nous trouvons le diamètre sacro-pubien sur les parties molles à 0,15, et en ôtant 1 pour les parties molles, restent à 14, ce qui prouve que cette femme, pour le détroit supérieur, n'a que 8 dans le diamètre antéro-supérieur. Les doigts dans le vagin, en soulevant l'utérus, ne peuvent cependant pas atteindre le promontoire, mais elles atteignent le sacrum plus bas.

Après avoir passé six jours au lit sans fièvre, cette femme s'est levée, et le 22 elle est sortie tout à fait rétablie.

Obs. XVIII. — Marie Liccioni, native de Barettalli, âgée d'une trentaine d'années, taille moyenne, constitution sèche, intelligence un peu bornée.

Elle ne se rappelle pas à quel âge elle a été réglée, et, quoiqu'elle voie régulièrement tous les mois, elle ne se rappelle pas l'époque de ses dernières règles. Il y a deux ans, elle dit avoir eu un enfant de sept mois. La grossesse s'est annoncée, les deux fois, par des faiblesses qui allaient jusqu'aux défaillances, des nausées, etc.

Le 24 mai 1854, premier examen : son ventre est bien saillant et arrondi, lorsqu'elle est debout, il tombe de niveau avec le pubis ; couchée, on trouve que l'utérus tombe un peu, et alors l'ombilic est à 24 centimètres du pubis, et le fond de l'utérus monte encore à 6 centimètres au-dessus de l'ombilic. Cette malade dit que, pour la première couche, elle est restée trois jours en travail, quoique l'enfant de sept mois se fût présenté par la tête. L'examen du diamètre interne sacro-pubien ne laisse pas le médius arriver au promontoire.

La femme nous dit ressentir les plus grands mouvements actifs à l'ombilic. Ayant refoulé la tête, pour essayer d'atteindre le promontoire, et ayant cherché à explorer le ventre par la palpation, l'utérus s'est affaissé sur la partie ombilicale, qui était comme pointue, et le fœtus paraît avoir changé de position. La tumeur la plus apparente de la matrice est montée vers l'épigastre, et l'on voit que le fœtus fait une espèce de cercle dont la partie la plus épaisse, ou le dos, est à droite, et la partie, moitié vide, moitié hérissée de saillies, est à gauche. La femme, en rectifiant son assertion, dit que lorsque l'enfant se redresse, il se redresse à l'ombilic, mais que les mouvements les plus fréquents sont vers le côté gauche.

L'auscultation donne le maximum des pulsations cardiaques à droite, en avant et en bas, tandis qu'elles ne s'étendent presque pas à gauche.

Le col est mou et dilatable, il a la longueur de 0,04 ; il offre une dilatation qui laisse bien pénétrer le médius, mais pas avec l'indicateur ; depuis trois jours, maux de reins avec quelques légères douleurs vers le col ; pas de glaires ; gêne pour rester assise et même pour marcher, envies fréquentes d'uriner.

La nuit il y eut quelques douleurs, qui ont commencé aux reins et qui allaient mourir au col ; elles se sont présentées toutes les deux heures et même à de plus grandes distances.

Le 25. Le col n'offre guère plus de dilatation qu'hier, on ne peut pas encore y introduire les deux doigts. Le rectum est rempli de matières fécales dès hier, elles ne sont pas sorties, malgré un lavement, et nous lui avons ordonné un lavement avec 60 grammes d'huile de ricin. La tête est toujours au détroit supérieur et mobile.

Les douleurs de reins, allant quelquefois même au col, continuent au nombre de deux ou trois par jour, et, le 26 au matin, on sent encore le col mou, long de 0,03. Il y a encore beaucoup de matières fécales dans le rectum. Le 27 mai, au matin, légères douleurs qui allaient des reins au bas-ventre ; rien les jours suivants, si ce n'est le 31, dans la journée, des douleurs dans le bas-ventre. Elle n'a pas dormi la nuit, par suite des douleurs assez nombreuses qu'elle a eues, et toujours au bas-ventre, jamais aux reins ; elle s'est aperçue qu'à chaque douleur il y a des contractions utérines ; elle a des envies fréquentes d'uriner, glaires. Le toucher (1er juin) n'indique guère de changements dans le col ; les douleurs légères ont continué la journée.

Le 3 juin, examen en présence de M. le professeur Pigli, de Pise, et nous trouvons que l'utérus fait une saillie assez acuminée ; c'est évidemment le tronc, dont on sent la crête des apophyses épineuses faire une ligne saillante, qui va de haut en bas et de droite à gauche, en coupant obliquement la ligne blanche. L'auscultation donne les pulsations cardiaques à gauche et en bas. C'est une occipito-antérieure gauche, c'est-à-dire que le fœtus a changé et que l'occiput est allé de droite à gauche. Le travail du col n'a pas avancé, on y sent toujours la tête. La nuit du 8 au 9, elle a eu une douleur assez vive, mais courte, qui est allée des reins au fond du bas-ventre. Lorsque la femme est debout, son ventre tombe en avant, de manière que l'utérus fait une ligne horizontale avec le bord des pubis. Le 9, la malade a un peu de diarrhée. La palpation indique que le fœtus est redevenu en occipito-iliaque droite antérieure. L'auscultation l'a confirmé, et le toucher a trouvé la fontanelle postérieure en avant et à droite. La tête est assez bas dans l'excavation ; le col, presque effacé, se laisse pénétrer par les deux doigts, et je les écarte pour voir si la femme souffre : elle ne souffre pas, j'exerce cependant un fort écartement; il n'y a plus de matières fécales dans le rectum. De dix heures du matin à deux heures et demie, elle a eu six douleurs allant toutes des reins au bas-ventre.

A 2 h. 45 m., le tronc du fœtus est transversal et un peu de gauche à droite et d'arrière en avant ; les pulsations vont en augmentant vers la droite ; on sent l'épine un peu confuse, et, en pénétrant dans la fosse iliaque gauche, on sent une petite tumeur (pieds) ; le gros du paquet est plus à gauche de la ligne blanche qu'à droite ; le toucher trouve l'occiput tout à fait à droite transversalement ; le col est mou, et les doigts, en s'écartant, produisent une dilatation de 0,04 ; nous redressons le fœtus à l'extérieur en tournant le dos moins obliquement à la ligne blanche, et le toucher montre que la fontanelle postérieure est bien venue en avant. A 3 h. 15 m., une douleur qui a duré une minute. La partie du col qui résiste est un petit ruban fort mince et qui correspond à l'orifice interne ; il est un peu douloureux quand on veut le dilater avec les doigts. Elle continue à avoir quelques douleurs, qui se suspendent tout à fait. Dans la nuit, elle n'a plus rien eu, si ce n'est la diarrhée, qui a été la cause de cette fausse alerte. Le 10, tis. riz, œufs à la coque ; la diarrhée diminue dans la nuit. Le 11, le col est revenu sur lui-même, et l'on ne peut pas y pénétrer avec les deux doigts ; la partie rétrécie est surtout le faisceau déjà cité. Les douleurs de toute sorte ont disparu.

Dans la journée, vers 1 h., de légères douleurs qu'elle n'accuse pas. Ces douleurs augmentent en nombre et en intensité et, depuis 1 h. jusqu'à 3 h., elle en a eu 22 ; depuis lors on n'a plus compté, tant elles étaient fréquentes. A 5 h. moins 3 m., premier examen (avec lotion calmante) : on trouve le col complètement dilaté, il n'est un peu tendu que pendant la douleur ; la tête et le tronc sont en occipito-antérieure gauche ; la poche ne paraît plus exister ; la tête est très basse. A 5 h. 3 m., nouvelle lotion. Elle a deux douleurs dans 20 m. : avant cette époque, les douleurs étaient plus fréquentes, le travail commençant à languir. Le forceps est appliqué à 5 h. 30 m. assez facilement, la branche droite la première ; on décroise et l'on tire pendant la douleur, un peu lentement. La tête s'avance, et elle se dégage en occipito-antérieure par l'extension, sans déchirure de la fourchette ; une petite déchirure est arrivée plus tard à la sortie de l'épaule. La rotation extérieure s'est faite presque en occipito-postérieure, puis l'occiput est allé à gauche ; j'ai fait chevaucher un tour de cordon au cou. Le reste est sorti après. Chose étrange ! il n'y a pas eu d'eau amniotique apparente. Le fœtus vivace, garçon assez fort. Délivrance naturelle.

La femme m'a assuré n'avoir pas perdu les eaux avant mon arrivée; de sorte que ce serait un accouchement naturellement sec. On sentait du reste le fœtus trop à nu à travers l'abdomen.

La nuit a été assez bonne, elle a eu cependant plusieurs douleurs (tranchées) avec perte sanguine modérée. Le 12, pas de fièvre, la matrice est grosse comme le poignet et presque au niveau de l'ombilic. Bouillons. Le 13, pas de fièvre; comme elle est demoiselle, et qu'elle laisse son enfant à l'hôpital, on lui donne les poudres pour le lait. Le 14, pas de fièvre, et cependant les seins sont gorgés de lait. Purgatif; la perte continue un peu en rouge. Les seins, le 15, sont plus durs, cataplasmes émollients, pas de fièvre. Les jours suivants, ils vont toujours en diminuant, et, le 18 juin, elle quitte l'hôpital huit jours après ses couches, pour passer quelques jours en ville avant d'aller au village. Elle a laissé son enfant à l'hôpital.

Obs. XIX. — Marie-Jeanne Angeli, native de Bisinchi (Rostino), âgée de vingt-quatre ans, domestique, robuste, d'une taille un peu au-dessous de la moyenne, est entrée à l'hôpital le 24 mai, à 9 h. du soir, disant avoir les douleurs d'enfantement.

Elle a été réglée à dix-neuf ans, et depuis elle a toujours vu régulièrement tous les mois vers le dix, abondamment pendant cinq jours. Elle a eu, il y a deux ans, un enfant à terme qu'elle a allaité pendant trois mois. Elle n'a suspendu l'allaitement que parce qu'elle a eu des abcès mammaires. Rien de remarquable pendant la grossesse ni pendant l'accouchement. Les douleurs commencèrent le dimanche et restèrent légères le lundi et le mardi. Le soir, vers huit heures, elles devinrent fortes, et elle accoucha à neuf heures du matin. Présentation du sommet.

Elle est restée deux ans révolus sans grossesse, et n'a vu ses règles disparaître pour celle-ci que le 12 juillet 1853. A part les nausées, elle a très bien supporté sa grossesse; ce n'est que le 24 mai 1854, après avoir pétri le pain, qu'elle a commencé à ressentir des douleurs passagères, qui vont des reins vers le col; la douleur vers le col est plus continue que celle des reins, quoique bien intermittentes toutes deux : elle en a eu de légères dans la nuit, presque toutes les deux heures. Poids au bas-ventre, envies fréquentes d'uriner, pas d'envies d'aller à la selle; elle a eu des glaires vulvaires le 24.

Premier examen, le 25 au matin. Elle a un ventre arrondi et pendant de manière à être de niveau avec le pubis. Debout, elle a l'ombilic à 0,24 du pubis, et 0,32 du pubis au sommet de l'utérus. Étendue, il y a 0,29 du pubis au sommet et 0,23 du pubis à l'ombilic. On dirait une dépression utérine vers l'ombilic.

Les mouvements les plus fréquents qu'elle a sentis sont entre le pubis et l'ombilic, sur la ligne médiane, moins sur les côtés et en haut.

Palpation. — On sent au fond de l'utérus et à droite, une tumeur arrondie, qui descend vers le bas et en avant; à gauche, où l'on sent une petite tumeur mobile. L'espèce de sillon apparent à l'extérieur correspond à l'espace qui sépare les tumeurs ; mais la plus grande (probablement le dos) est à droite Celle qui est à gauche est trop petite pour être la tête. La partie du cercle fœtal qui est hérissée de pointes est à gauche et en bas.

Auscultation. — Maximum à droite, au niveau de l'ombilic en allant en bas.

Toucher. — Le col est mou, presque entièrement effacé, et ayant une dilatation de 0,03. On sent la tête éloignée et une suture qu'on ne peut pas suivre; la tête est mobile.

Les douleurs ont continué à se rapprocher, et à 2 h. 45 m. après midi, j'ai été averti.

J'ai trouvé le col tout à fait dilatable ; la tête en position occipito-postérieure droite, comme l'indiquait le diagnostic ; la poche n'est pas rompue, quoique la femme dise avoir perdu de l'eau en petite quantité.

Quoique l'utérus soit assez flasque, il n'est pas aisé de faire tourner l'occiput en avant par des manœuvres extérieures. Rupture artificielle de la poche à 3 h. 15 m.

Les douleurs ont ceci de particulier, que le doigt étant sur le col, on sent que le fond de l'utérus se contracte, l'utérus se relève, l'œuf baisse, et l'orifice interne de l'utérus ne se contracte pas ; la contraction se borne au fond. La malade souffre sans crier, ce qui prouve que les douleurs ne sont pas très fortes. Elles vont toutes cependant, dit la femme, des reins vers le bas-ventre.

Immédiatement après la rupture de la poche, nous avons opéré la rotation de la tête avec le doigt introduit sur le côté droit du détroit supérieur. Ce doigt, pendant la douleur, tirait sur la tête en avant, et celle-ci, étant encore mobile, s'est facilement changée en occipito-antérieure. Cette rotation s'est faite en quelques minutes. Les douleurs devenaient fortes, la malade était impatiente, et le travail n'allant pas promptement, nous appliquons le forceps à 4 h. 20 m., sans déranger la femme de son lit ; l'application a été bien facile. Nous tirons légèrement pendant la douleur, et dans quatre douleurs, à la distance de quelques minutes l'une de l'autre, la tête s'est engagée dans le détroit inférieur, et s'est avancée jusqu'à la vulve, un peu en occipito-iliaque droite antérieure ; l'extension s'est faite par les efforts de la femme et des contractions utérines, et sans déchirure de la fourchette. Comme je ne tirais plus sur le forceps, la tête a franchi la vulve en tournant tout à fait l'occiput en avant.

La tête est d'abord restée un instant enfoncée dans la vulve, l'occiput en avant, puis elle s'est tournée brusquement l'occiput à droite, et puis en arrière, de manière à avoir une occipito-postérieure. J'ai glissé le doigt sous l'aisselle droite de l'enfant, et j'ai tiré ; j'ai dégagé le cordon en sautoir des épaules, et enfin l'enfant a franchi la vulve à 4 h. 35 m.

C'est une fille très vivace, de grandeur ordinaire. La délivrance naturelle a eu lieu à 4 h. 55 m. ; pas d'hémorrhagie, même autant qu'à l'ordinaire. La matrice est aussitôt revenue sur elle-même.

A 8 h. du soir, elle est si calme et les traits du visage si épanouis, qu'on ne se douterait pas qu'elle a accouché.

Elle a dormi la nuit. Le 26, au matin, elle est très calme, pas l'ombre de fièvre; mais, ce qui est étonnant, c'est que sa matrice s'est tellement contractée, qu'il est difficile de la trouver à travers les parois abdominales. En examinant bien, on en sent le fond à un ou deux travers de doigts au-dessus du pubis. La pression est moins douloureuse que l'exploration chez une femme qui a accouché naturellement depuis huit jours.

Le sang lochial de la nuit a été très modéré, peu de tranchées. A 11 h. du matin, elle donne le sein à son enfant; très bien le soir, pas de fièvre ; bouillons le matin, et soupe le soir.

Le 27, elle continue à avoir quelques légères tranchées, ce qu'elle n'avait pas le premier jour ; elle continue à perdre du sang, mais modérément. Le 26 au soir et le 27 au matin, la tumeur utérine est plus apparente et même plus sensible au tact qu'hier matin, la malade cependant n'a pas de fièvre. Légères soupes, cataplasmes sur l'abdomen. La journée a été bonne ; mais les seins s'étant remplis de lait, et n'ayant pas son enfant pour le tirer, elle a souffert dans la nuit, sans cependant avoir de la fièvre.

Le 28, au matin, on lui rend sa fille, qui ne peut pas lui vider les seins, et tant pour les dégorger que pour combattre la constipation, nous ordonnons 30 grammes d'huile de ricin. Le ventre n'est plus douloureux au toucher ; la matrice dépasse toujours le pubis de deux travers de doigt ; pas de tranchées ; elle a peu de lochies et elles sont déjà séro-sanguinolentes. Malgré la purge et la succion (29 mai) de trois enfants, les seins ne se dégorgent pas, ils sont énormément tendus, et sont douloureux au point de ne pas la laisser dormir. La succion même les exaspère ; nous faisons sécher le lait comme le demande la malade.

On continue les frictions d'huile camphrée et les cataplasmes. Le 1er juin au soir, pas de fièvre ; les seins moins douloureux ; la matrice est à peine sensible au niveau des pubis. Le 2, très bien ; elle a trait du lait avec les doigts. Les jours suivants le lait augmente, elle reprend de plus en plus des forces, et, le 4 juin, elle quitte l'hôpital.

Obs. XX. — Anne Salge, femme de la campagne, native de Canari, constitution assez bonne, taille moyenne, âgée de vingt-deux ans, et bien conformée en apparence.

Réglée à dix-neuf ans, elle voit plus ou moins régulièrement pendant huit jours. Primipare. Elle a eu ses dernières règles les derniers jours de septembre 1853. Pas d'autre indisposition que de la gêne dans la marche, par suite de faiblesse ; cependant elle a continué les travaux de la campagne.

Elle est arrivée à l'hôpital le 30 mai 1854, quoiqu'elle ne soit pas tout à fait à terme Maintenant, comme à la fin de chaque mois, elle éprouve encore des faiblesses dans les jambes. Elle n'a ni glaires ni douleurs aux reins ni au bas-ventre. L'utérus arrive à trois travers de doigt au-dessus de l'ombilic. La forme du ventre est ronde en tombant presque au niveau des pubis.

La malade couchée, son ventre s'aplatit un peu, et par la palpation on sent en haut et à gauche une tumeur qui va se terminer assez brusquement en haut et à droite, tandis qu'elle se continue en bas, à gauche et en avant, jusqu'à la fosse iliaque de ce côté. Presque toute la partie droite de l'utérus se trouve vide à la pression, et ce n'est qu'en haut, ou vers l'ombilic, que l'on sent une petite tumeur mobile ; c'est aussi sur ce point que la femme sent les mouvements les plus actifs du fœtus. Les pulsations du cœur s'entendent assez fortes dans toute la partie gauche de l'utérus, tandis que du côté droit il y a un fort bruit de souffle. On ne peut pas sentir la tête, mais tout démontre qu'elle occupe le détroit supérieur en présentation occipito-iliaque gauche antérieure. La palpation, ici comme dans les autres cas, n'a jamais été douloureuse.

L'examen du col offre une déviation en haut et à gauche, bien que tout le corps de l'utérus ne paraisse pas bien dévié. Il est en grande partie ramolli, mais le ramollissement est à la fois à la pointe et à la base. On ne peut pas y introduire le doigt ; mais l'orifice n'a pas un bord tranchant. Autour du col on trouve que le tissu utérin est épaissi et fait comme un anneau ; aussi on ne peut pas sentir distinctement la partie du fœtus qui pèse sur lui. Les signes extérieurs pourtant dénotent que c'est la tête. Pour atteindre le col et le contourner, il faut, la malade étant couchée, relever l'utérus extérieurement en haut et à gauche.

Le 6 juin, la tumeur du tronc est à gauche et les extrémités de la courbe fœtale dépassent la ligne blanche en haut et en bas. Le maximum des pulsations est toujours en bas et à gauche. L'utérus, quoique assez distendu par les eaux, laisse la palpation facile. Pendant cet examen, l'utérus se durcit évidemment et sans douleur.

L'examen du col est maintenant plus facile : il a extérieurement la longueur de 3 centimètres, mais on ne peut pas pénétrer, parce qu'il est étroit et surtout parce qu'il est dirigé en haut et à gauche. L'utérus est cependant au milieu et plutôt à gauche qu'à droite. L'épaisseur de la paroi utérine, en avant du col, s'est amincie, et l'on sent la tête à travers. En soulevant la tête, le tronc ne bouge pas.

Le 13 juin, elle a un peu de diarrhée qui a cessé tout à fait les jours suivants. Le 19 juin, de bonne heure, pendant qu'elle était encore au lit, elle a commencé (4 h. environ) à avoir des douleurs d'abord au bas-ventre, puis elles sont montées aux reins de 4 à 7 heures 1/2 ; elle en a eu une quinzaine. Les douleurs de reins commencent là et vont mourir au bas-ventre. La dernière douleur, à 7 h. 30 m., de 45 s., a été la plus forte et est allée des reins au bas-ventre. Une douleur à 7 h. 37 m., de 15 s.; une à 7 h. 43 m., de 30 s. ; une à 7 h. 47 m., de 45 s. Examen, couchée, au lin. anodin. On trouve déjà la tête engagée dans le détroit supérieur, sans qu'on puisse atteindre le col ; on sent un bourrelet qu'on dirait être le col, mais qui ne l'est pas. La tête empêche d'aller très haut. Une doul. à 7 h. 53 m., de 30 s. ; une légère de 30 s., à 7 h. 58 s. La palpation montre la tumeur à gauche, et en bas allant vers la droite : on dirait une occipito-iliaque gauche presque antérieure. L'auscultation le confirme. On sent une petite tumeur mobile allongée et à bord dessiné (jambe ou pied), en haut et à gauche. Une doul. à 8 h. 3 m., de 40 s. ; une à 8 h.

7 m., de 30 s. Le toucher (lin. anod.) trouve enfin le col en haut à gauche ; il est effacé en partie : bords tranchants ; il se laisse pénétrer par deux doigts et dilater légèrement. Doul. 8 h. 7 m. à 8 h. 37 m.; elle en a eu six de 15 s. chacune. Elle s'était levée pendant ce temps et nous la faisons coucher. Une doul. à 8 h. 40 m., de 45 s. Toutes vont des reins au bas-ventre, et elles sont également fortes sur les deux points. On commence à voir l'effet sédatif. Une à 8 h. 50 m., de 45 s. ; une à 8 h. 54 m., de 45 s. ; une à 9 h., de 45 s. Les douleurs finissent en même temps aux reins et au bas-ventre. Une à 9 h. 13 m., de 45 s. ; deux jusqu'à 9 h. 23 m.; une 9 h. 27 m., de 1 m. ; une 9 h. 30 m , de 55 s. : une à 9 h. 41 m., de 1 s. La sensation douloureuse est légèrement plus forte maintenant que ce matin. La malade reste couchée sur le côté gauche pour faciliter le redressement du col ; elle prend du repos entre les douleurs. Une à 9 h. 47 m., de 55 s. ; une à 10 h., de 30 s. : une à 10 h. 10 m., de 30 s. ; une à 10 h. 12 m., de 15 s. ; une à 10 h. 15 m., de 10 s. ; une à 10 h. 19 m., de 1 m. ; une à 10 h. 34 m., de 40 s. : une à 10 h. 40 m., de 10 s. ; une à 10 h. 44 m., de 1 m. ; une à 11 h., de 50 s. ; une à 11 h. 13 m., de 50 s. ; une à 15 m., de 45 s. ; une à 11 h. 20 m., de 45 s. ; une à 11 h. 30 m., de 1 m. 15 s. ; une à 11 h. 52 m., de 1 m. Le toucher offre un col toujours dirigé à gauche et en haut ; cependant on peut l'atteindre, et il est plus dilatable (de 5 centimètres de diamètre). Pendant la douleur, nous le tirons en avant. La douleur est ici arrivée au bout de 2 m., provoquée par le toucher. Une douleur à 11 h. 57 m., de 1 m. ; une à midi, de 1 m. ; une à midi 6 m., de 1 m ; une à midi 11 m., de 1 m. ; une à midi 20 m., de 1 m., une à midi 30 m., de 1 m. ; une à midi 33 m. Les douleurs se sont suivies à peu près de même ; rupture artificielle des membranes à 1 h. 5 m.

Le col est suffisamment dilaté ; la femme souffre beaucoup, et la tête n'avançant pas, une bosse sanguine au contraire tend à se former, et nous appliquons le forceps. C'est d'abord la branche femelle et puis la branche mâle. L'extrême étroitesse de la vulve a rendu l'introduction un peu douloureuse. Les branches du forceps, du reste, sont trop larges. La tête prise, on ne pouvait pas articuler le forceps. Pour ne pas tourmenter la femme par de nouvelles introductions, j'ai donc dû tirer sur la tête, comme je l'ai pu, sans que le forceps fût bien articulé. Ce n'est qu'au bout de quelques tractions, et après avoir mis la femme sur le bord du lit, tandis que pour tous les autres cas je le fais sur le lit même, que la tête est enfin descendue dans l'excavation, et que j'ai pu bien articuler le forceps. Le périnée, fortement soutenu, n'a même pas laissé déchirer la fourchette. Le constricteur du vagin était ici très développé ; on le sentait se serrer sur le doigt. La sortie de la tête en occipito-pubienne a eu lieu à 3 h. 6 m. ; et elle est restée pendant quelque temps dans cette position. Dégagée et nettoyée pour éviter l'asphyxie, l'enfant a fait même quelques mouvements respiratoires, puis elle s'est tournée légèrement l'occiput vers la cuisse gauche, mais toujours enfoncée dans la vulve, malgré quelques tractions que j'ai faites sur l'occiput et la mâchoire inférieure ; enfin, voyant que les épaules ne voulaient pas se dégager, j'ai accroché l'épaule postérieure devant le périnée, ce qui est ordinairement assez facile : le reste est venu de lui-même.

La délivrance naturelle a eu lieu à 3 h. 20 m. L'enfant (fille) est très vivace.

La tête est allongée énormément en pain de sucre par la bosse sanguine. Le diamètre sous-occipital bregmatique a 0,09 ; l'occipito-frontal a 0,115 ; le bipariétal 0,09 ; le trachélo-bregmatique 0,095. Ces dimensions sont prises deux heures après l'accouchement, c'est-à-dire lorsque les bosses sanguines n'existaient presque plus.

A 4 h. 45 m., pas de fièvre, elle dort. Bouillons.

Dans la nuit, elle a eu plusieurs tranchées ; mais elle a dormi par intervalles ; le 20, elle est assez calme, le matin pas de fièvre. La tumeur utérine occupe la fosse iliaque droite. La perte est discrète. Le soir, pas de fièvre. La nuit a été bonne ; elle a eu seulement quelques petites tranchées ; mais elle a bien dormi.

Le 21, pas de fièvre ; elle est très bien ; la matrice, située dans la fosse iliaque droite, est grosse comme le poing, nous la ramenons au milieu. La perte est séro-sanguinolente et médiocre.

Le 22, très bien ; elle a mangé des soupes hier, et aujourd'hui elle demande le demi-quart. Pas de fièvre, et cependant ses seins commencent à se gonfler. On lui donne l'huile camphrée et les poudres diurétiques, elle est allée du corps cette nuit. Du lait égoutte de ses seins, qui sont moins douloureux.

Le 23, à quatre heures du matin, 45 grammes d'huile de ricin. Les lochies sont un peu rouges ; deux caillots sont sortis. Le ventre n'est nullement douloureux à la pression. Elle est bien. Soupe.

Le 24, bien ; le sein est pourtant toujours plein et douloureux ; pas de fièvre ; les lochies sont séreuses et à peine rougies. Elle demande à se lever, mais on ne le permet pas.

Le 25, elle est tout à fait bien ; pas de fièvre, ses seins sont mous.

Le 26, elle commence à se lever et à manger le quart.

Le 28, je procède à la mensuration, et je trouve le diamètre sacro-pubien de 0,15, c'est-à-dire 0,02 de moins qu'à l'état normal, et en retranchant 1 centimètre pour les parties molles, il reste 0,14 au lieu de 0,17 : ce qui prouve que le diamètre antéro-postérieur a 8 centimètres au lieu de 11.

Une chose digne de remarque est que, malgré ce rétrécissement, je n'ai pas pu atteindre le promontoire avec les doigts dans le vagin.

Obs. XXI. — Marie Filippini, native d'Olmi et Cappella, femme de la campagne, âgée de vingt-trois ans, bonne constitution et en apparence bien conformée, d'une taille moyenne. Elle ne se rappelle pas l'âge qu'elle avait à sa première menstruation ; mais elle voyait régulièrement pendant trois jours, elle les avait quelquefois même deux fois par mois ; primipare.

Elle a eu ses dernières règles le 10 novembre 1853, et n'a guère souffert pendant sa grossesse. Elle prétend avoir été surprise la nuit du 10 novembre, et qu'elle était alors au cinquième jour de sa menstruation ; depuis lors elle n'aurait plus eu affaire à des hommes. Ne croyant pas être enceinte, elle s'est même fait saigner plusieurs fois. Elle dit que le 7 ou 27 avril, elle a commencé à sentir les premiers mouvements de l'enfant.

Elle entre à l'hôpital le 5 juillet, quoiqu'elle ne soit pas à terme. Nous l'examinons le 7 juillet, elle serait vers la fin du huitième mois.

Palpation. — Debout, son ventre est assez arrondi et proéminent, mais ne descend pas de niveau avec le pubis ; le fond de l'utérus s'élève à trois travers de doigt au-dessus de l'ombilic. Couchée, il remonte à quatre travers de doigt ; il est aplati au milieu. Les mouvements les plus fréquents que sent la femme sont toujours du côté droit, et plus en bas qu'en haut. Le grand axe de la tumeur utérine, ou plutôt fœtale, est presque parallèle à la ligne blanche ; mais légèrement oblique de haut en bas et de gauche à droite. On sent tout à fait en haut une partie très superficielle du fœtus dure et assez arrondie, que l'on peut circonscrire en haut et transversalement, mais qu'on ne peut détacher du reste de la tumeur en bas : on dirait plutôt la tête que le siége. L'exploration du reste de la tumeur fœtale est confuse en descendant, et autour du détroit supérieur on sent s'engager une tumeur large et irrégulièrement circonscrite ; elle ne nous a pas fait l'effet d'être la tête. Le ballottement est plus facile à la tumeur supérieure qu'ici.

Auscultation. — Le stéthoscope appliqué sur la tumeur arrondie du haut, on sent qu'à chaque pulsation de l'aorte la tumeur et le stéthoscope sont soulevés, ce que nous n'avons jamais trouvé dans les présentations du sommet. Les pulsations fœtales à travers cette tumeur sont perçues de tous les côtés très éloignés ; il faut de l'habitude pour les entendre ; nous n'avons pas senti ici que la compression de l'aorte produisît le bruit de souffle ; ce bruit, au contraire, est sensible seulement dans la fosse iliaque droite. Quand on ausculte la tumeur fœtale, en allant de haut en bas, on sent les pulsations fœtales aller en augmentant aussitôt, et on les entend très bien dans toute la ligne courbe que paraît faire le fœtus à concavité droite et en haut, excepté à la partie supérieure et gauche. Tout fait croire ici à une présentation du siége; et cependant nous ne trouvons pas le maximum des pulsations au-dessus de l'ombilic. Le maximum, difficile à déterminer du reste, correspond au niveau et un peu au-dessous de l'ombilic et à gauche.

Toucher (main gauche, la droite étant malade). — Je sens des matières fécales endurcies dans le rectum ; la femme cependant dit être allée du corps hier. Je ne puis pas atteindre le promontoire. Le col est, à gauche et un peu en haut, mou, mais petit, et le museau de tanche bien resserré ; il paraît avoir la longueur de 2 centimètres, et est large beaucoup à la base. Quand on cherche la partie fœtale qui se présente, on sent qu'à droite on ne trouve rien, ou bien on ne peut pas l'atteindre ; à gauche, on sent assez haut une tumeur dure arrondie, qu'il est difficile de circonscrire pour savoir si c'est la tête ou autre partie : on dirait cependant qu'elle est trop petite pour être la tête.

Le 8 juillet, la malade dit que les deux nuits précédentes et hier, elle a ressenti un poids douloureux dans le bas-ventre, et plus à droite qu'à gauche ; il l'empêche de dormir et lui donne des envies fréquentes d'uriner ; elle est allée à la selle. Cette douleur du bas-ventre, plus sensible dans la nuit que dans le jour, dure souvent plus d'une heure et réparaît quatre et cinq fois par jour et la nuit ; elle a bien souffert dans cette nuit, cependant elle a pu dormir. Le 9, au matin, la femme debout, je sens la tumeur sphérique occuper la partie supérieure de la matrice ; elle est superficiellement sentie et peut être suivie sur presque tout un hémisphère. Par la pression mobilisée, la femme ressent quelques douleurs au bas-ventre. Les mouvements actifs sont sentis, par la mère, à droite en bas et sont assez douloureux.

Le 18 juillet, examen en présence de M. le professeur Pigli. La femme couchée, nous trouvons la tumeur, qu'il reconnaît lui aussi pour être la tête, qui est passée à droite de la colonne vertébrale, et la séparation du cou est ici plus apparente ; nous redressons la tête en la faisant passer à gauche et elle revient bientôt à droite. La moitié gauche de l'utérus est presque vide ; le bruit de souffle qui était dans la fosse iliaque droite est maintenant dans la gauche, ce bruit ne descend pas à la crurale. Les jours suivants, le malaise et les mouvements pénibles qu'elle sentait toujours vers la partie inférieure droite de l'abdomen ont changé, et ils se font sentir un peu plus à gauche et toujours au bas-ventre.

Elle a été bien les jours suivants, et la gêne douloureuse du bas-ventre a diminué ; mais la nuit du 30 au 31 juillet, elle a commencé à sentir quelques maux de reins.

Le 31, il nous a été permis de faire un examen plus détaillé. La forme du ventre n'a pas changé. Nous nous sommes assuré par le palper et l'auscultation de la présentation du siége en sacro-iliaque gauche antérieure.

Mensuration. — La sonde d'homme, introduite dans le vagin, vers le promontoire, et poussée jusqu'à ce qu'elle produise une sensation douloureuse, a donné 0,11, dont 1 déduit pour l'obliquité.

Version. — Nous avons placé le siége de la femme sur un coussin, puis nous avons glissé le bord des mains le long du bord supérieur du petit bassin en avant, de manière à glisser entre le fœtus et le petit bassin, ce qui n'a été ni difficile ni douloureux ; placée à gauche de la femme, notre main gauche relevait ainsi le fœtus et le tirait à gauche, pendant que notre main droite, appuyée sur la tumeur arrondie du haut, la poussait de gauche à droite de la femme et de haut en bas. Cette manœuvre, répétée trois ou quatre fois et sans douleur, a fait porter la tumeur supérieure beaucoup plus vers la fosse iliaque droite, et le paquet fœtal est devenu presque transversal. Le toucher a alors senti la petite tumeur arrondie plus éloignée et moins grosse. Pour ne pas fatiguer la femme, nous avons remis la séance, et nous l'avons fait coucher sur le côté droit.

Le 1er août, la tumeur céphalique est toujours à droite et en haut ; nous avons essayé de faire passer la tumeur dure du côté gauche de la colonne, ce qui a été facile ; mais, lorsqu'il s'est agi de la pousser en arrière et en bas, pour en faire une occipito-iliaque gauche, la chose est devenue impossible. Je favorisais ce mouvement en relevant le tronc avec ma main droite glissée entre le fœtus et le rebord du bassin à droite, mais il m'a été impossible de le tourner. Une chose qui m'a surpris c'est que le toucher, pendant que le fœtus est transversal offre au détroit supérieur une tumeur dure arrondie, même plus apparente qu'hier. Dans la crainte de produire des accidents, et, du reste, voyant que le sacrum est déjà engagé dans l'évasement de l'utérus, je renonce alors à la version, sauf à y revenir, s'il y a lieu, pendant le travail.

Les jours suivants, douleurs légères assez fréquentes, et elles vont toutes des reins vers le col, où elles sont le plus fortes. Le 15, le col, quoique court de 1 centimètre 1/2 et resserré, se laisse pénétrer par le doigt; on sent toujours à droite une tumeur, qui est le siége. C'est surtout depuis la nuit du 14 au 15 que les douleurs ont été plus fortes; elle dit qu'au col elles sont presque constantes, et les douleurs, allant des reins au col, se reproduisent irrégulièrement.

Le 16, à 9 h. du soir, le col laisse pénétrer un doigt, on sent à droite une tumeur assez dure engagée; dans la nuit, elle continue à avoir des douleurs, sans guère avancer. Le 17, à 7 h. 1/2 du soir, nous enduisons le dilatateur de liniment anodin, et nous le faisons pénétrer assez aisément dans le col. La vessie a été remplie d'air, et en tirant j'obtiens une dilatation sensible. J'ai répété la manœuvre et la vessie s'est alors crevée avant d'être pleine, et comme je n'avais plus de vessie, j'ai dû renoncer à la dilatation artificielle. Les douleurs durent deux et trois minutes à la période de 8 minutes; elles ont continué en se faisant plus intenses et en se rapprochant dans toute la journée. Le soir, à 9 h. 1/4, pendant que nous l'examinons, la poche se rompt, et nous constatons une saillie irrégulière assez dure, offrant une espèce de vessie molle vers la droite, et, plus à gauche et en avant, une ouverture froncée qui ne peut-être que l'anus. L'orifice de l'utérus n'est pas plus large qu'un sou, le col est effacé. On ne peut pas se servir du dilatateur, parce que le fœtus est trop adossé au col; cela cependant nous a servi à introduire du liniment anodin, après lequel les douleurs se sont régularisées à la période de quatre minutes; les douleurs ont continué dans la nuit, et, au dire de la femme, qui se débattait, qui criaillait, elles auraient été excessives sans beaucoup de résultat. A 1 h. 3/4, nous lui avons signifié de ne pas crier, mais de pousser pendant la douleur, et l'engagement du siége s'est fait alors assez promptement. Il est arrivé à la vulve, toujours le sacrum tourné à gauche et en avant, et à 2 h. 1/2 il l'a franchie, sans faire de rotation. Après la sortie du siége, que j'ai aidée en tirant sur l'aine gauche de l'enfant, les membres inférieurs sont restés étendus sur le ventre et ont tardé à se dégager. Le tronc a fait un arc de cercle à concavité antérieure, l'épine en avant; j'ai tiré sur le cordon et j'ai attendu, mais l'enfant ne venait pas. Je suis allé alors à la recherche du bras droit, tourné en arrière, puis j'ai retiré le bras gauche; enfin la tête est venue en sautant tout à coup comme un bouchon. Déjà, pendant tout le temps que les membres et le tronc sont restés hors de la vulve, ils étaient flasques, blancs et sans mouvement; le cordon ne battait plus, le cœur non plus, de sorte que j'ai cru le fœtus mort; mais des secousses sur la poitrine, des coups sur les fesses et sur les pieds, l'aspersion d'eau froide, l'enlèvement des glaires du gosier, tout cela l'a rappelé à la vie. Fille de volume moyen. Délivrance naturelle à 2 h. 3/4.

Le 18, la femme est très bien, pas de fièvre, peu de tranchées ; la matrice, assez volumineuse, arrive un peu au-dessus de l'ombilic, elle est toute logée du côté gauche de la ligne blanche. Bouillons.

Le 19, très bien, pas de fièvre ; la matrice pas douloureuse, peu de tranchées ; la matrice arrive au-dessous de l'ombilic et toujours à gauche ; lochies rouges, fibreuses, abondantes.

Le 20, très bien, pas de fièvre ; les seins se gonflent, elle prend les poudres diurétiques et l'huile camphrée.

Le 21, purgatif. Les seins sont très tendus, pas de fièvre.

Le 22, très bien ; les seins commencent à se dégorger ; elle se lève et sort.

Le 24, rétablie. Elle laisse son enfant à l'hôpital.

Nous comptons la durée de la grossesse :

Lunes. — Le 10 novembre, c'était le troisième jour du premier quartier, pour aller au troisième jour du même quartier de la dixième lune, elle aurait dû accoucher le 3 août et a accouché le 16 août : c'est-à-dire un quartier et six jours de plus.

Jours. — Elle l'aurait porté 279 jours, ou neuf jours en sus.

Menstruation. — Le 10 août, c'était la neuvième menstruation, et il n'y aurait ici que six jours en sus ; c'est-à-dire que c'est le compte le plus vrai, et si l'on pense que le travail a été commencé quelques jours auparavant, on voit que l'époque cataméniale l'a déterminé.

Obs. XXII. — Magdeleine Colombani, native de Taglio (Tavagne), domestique à Bastia depuis trois ans, d'une taille au-dessous de la moyenne, d'une assez bonne constitution. Elle ne se rappelle pas l'époque de sa première menstruation, mais elle dit avoir été toujours mensuellement réglée pendant huit à dix jours ; elle est maintenant âgée de vingt-huit ans et est mère d'un enfant à terme (trente heures de travail, sommet).

Ses règles ne venaient pas à jour fixe : elles mettaient souvent cinq à huit jours de différence en plus ou en moins ; elle fait observer que dans le mois de septembre, ses règles, abondantes, ont duré plus d'un mois, chose qui ne lui était jamais arrivée. Il pouvait y avoir grossesse avortée au premier mois, et la femme dit qu'elle a vu sortir de gros caillots ; elle dit ne pas avoir souffert plus que dans les menstruations ordinaires (très peu). Le mois suivant, elles sont revenues pour la dernière fois, c'était le 10 ou le 15 du mois de novembre 1853. Dans sa grossesse, elle n'a eu que quelques nausées, et n'a pas discontinué de faire son service, quoique au huitième mois de sa grossesse ; elle ne vient à l'hôpital que pour y passer la nuit.

Le 18 juillet, nous l'examinons.

Palpation. — Debout, son ventre assez arrondi est relevé, arrive à trois doigts au-dessus de l'ombilic. On sent que la tumeur fœtale occupe le bas, mais on ne distingue pas bien la présentation et la position.

Couchée, on sent à droite, et un peu plus haut que l'ombilic, une tumeur arrondie assez superficielle ; plus bas, en allant vers la ligne médiane, une autre tumeur presque aussi superficielle, mais plus petite de prime abord et fixée sur une tumeur plus grande et profonde. Toutes ces tumeurs sont si mobiles, qu'il m'est difficile de les explorer par la pression mobilisée, sans qu'elles s'échappent pour revenir après. J'ai eu besoin d'un aide pour fixer le fœtus latéralement. Pendant l'exploration, j'ai senti que la tumeur supérieure droite est la tête ; ce serait une présentation du tronc, la tête à droite, les tumeurs à gauche, et en bas sont les pieds ?

La femme dit que les mouvements actifs qu'elle sent le plus fréquemment sont au-dessous de l'ombilic et plus à droite qu'à gauche.

Le toucher n'offre rien. Je n'arrive pas à l'angle sacro-vertébral ; le col, mou, se laisse pénétrer, mais pas jusqu'à l'orifice interne qui est trop haut. Je ne sens aucune partie fœtale.

Le 16 août, j'examine la femme couchée, et je trouve :

Palpation. — Le ventre est gros, il y a beaucoup d'eau amniotique ; la tumeur fœtale est surtout dans le segment droit de l'utérus. A droite de la ligne blanche et en haut, on sent une tumeur arrondie et superficielle ; ce ne peut être que la tête. Le reste de la tumeur fœtale est dirigé en bas, vers la ligne blanche. Le détroit supérieur n'offre aucun corps dur comme la tête, ni mou comme le bassin ou autre partie.

Auscultation. — Le bruit de souffle est très fort dans la fosse iliaque gauche, et les bruits fœtaux se perçoivent surtout le long d'une ligne qui va de droite à gauche et de haut en bas, en coupant obliquement la ligne blanche. Ils cessent brusquement en allant à gauche et en haut, et ne s'entendent pas sur la tumeur arrondie, qui paraît être la tête.

Toucher. — On ne sent rien au détroit supérieur ; le col, assez mou, est dilatable dans presque toute son étendue, excepté à l'orifice interne. Nous étant ainsi assuré de la position de l'enfant, nous avons placé le siège de la femme sur un coussin, et nous avons opéré la version.

Version. — Placé à droite de la femme, nous avons poussé la tête de l'enfant en arrière et en bas, tandis qu'avec la droite nous avons relevé le tronc, et à l'instant même nous avons senti l'enfant se tourner ; la version a été faite en peu de secondes. Nous en avons été sûr, parce que les flancs étaient vides, la tumeur fœtale se trouve alors sur la ligne médiane, et la tête est sentie à travers les parois abdominales sur le détroit supérieur ; mais c'est surtout par le toucher, qui était nul avant, tandis qu'il offre à présent une tumeur dure arrondie.

Le 17 et 18, nous l'examinons de nouveau, et la tête est toujours en bas ; les jambes commencent à enfler. Le 19, au matin, elle a quelques douleurs vagues dans l'abdomen, sans diarrhée. Le 20, au matin, la femme, qui reste depuis trois jours, jour et nuit, à l'hôpital, est sortie pour aller en ville, et à 8 h. 1/2, moment de la visite, elle nous dit avoir eu hier, cette nuit et ce matin, quelques selles diarrhéiques, avec peu de coliques. Elle a eu en même temps des envies fréquentes d'uriner et un poids douloureux aux reins.

Palpation. — Nous trouvons que le fœtus s'est déplacé : la tête est à gauche de la ligne blanche et en haut, on sent la saillie de l'épaule gauche vers la ligne médiane; le reste du tronc, un peu confus, fait une courbe à concavité à droite et en haut. On ne sent pas la tête à la palpation du détroit supérieur.

Auscultation. — La tête est soulevée à chaque battement de l'aorte; le max. puls. card. est au-dessous de la saillie de l'épaule; le bruit de souffle s'entend dans les deux fosses iliaques, mais plus dans la droite.

Deuxième version. — Elle est faite en peu de secondes avec autant de facilité que la première fois. Nous l'avons vérifiée en trouvant la tête à la palpation du détroit supérieur. La femme était simplement étendue horizontalement, sans coussin sous le siège. Eau de riz, soupes de riz pour la diarrhée. Le 24, j'ai examiné la femme debout et couchée; mais l'examen du détroit supérieur m'offre une tumeur arrondie qu'on peut ballotter. Le toucher reconnaît dans cette tumeur une large étendue osseuse et arrondie, qui est indubitablement la tête. Le fœtus ayant légèrement changé de place, j'ai alors reconnu que la tumeur supérieure était le siège ; j'ai même trouvé le tronc dirigé à droite et le vide de l'arc fœtal à gauche. L'abondance des eaux amniotiques fait qu'il se déplace avec une facilité étonnante.

Le 29, mensuration : longueur totale du corps, 1,47; des pieds au grand trochanter, 0,72. Le ventre, transversalement, ne dépasse guère le rebord des crêtes iliaques. Il y a symétrie osseuse du bassin. L'abdomen dépasse le pubis (lever) de 0,16 et est de niveau avec cet os. Si nous joignons à cela que le col est tourné en arrière, et qu'il faut aller d'arrière en avant pour y pénétrer; si nous y joignons le travail de 30 heures qui a été nécessaire pour le premier accouchement, la présentation du siège naturelle avec récidive après la version, le peu de profondeur à laquelle elle descend dans l'excavation, car à peine l'ai-je touchée aujourd'hui à travers le col qu'elle a fui : tout cela réuni nous fait pressentir un rétrécissement du bassin. La mensuration interne avec la sonde n'a donné en effet que 0,095 pour le diamètre antéro-postérieur brut. C'est donc tout au plus si nous avons 0,09 au lieu de 11. L'accouchement de cette femme sera donc laborieux, et si son compte est juste et qu'il soit retardé d'un mois, il sera plus laborieux encore à cause du volume de l'enfant.

Ce serait ici le cas de ne plus perdre de temps et de faire l'accouchement; j'en ai même parlé adroitement à la femme, mais elle m'a répondu qu'on ne naît pas avant l'heure, et qu'elle s'est sans doute trompée dans son compte. Il est donc prudent de le laisser au moins commencer ; le col, mou, est encore bien long, et l'orifice interne se laisse à peine pénétrer par le doigt.

Dans la nuit elle a eu cinq à six douleurs, qui commençaient aux reins et allaient au bas-ventre et qui étaient bien intermittentes. Ce matin, 30, les douleurs sont moins sensibles et presque permanentes aux reins; mais là elles se renforcent lorsque la douleur clonique arrive; pas de mucosités vulvaires. Elle a des contractions irrégulières, de 7 h. à 9 h. du matin.

Depuis ce moment jusqu'à 11 h. 15 m. elle a eu six douleurs, qui vont en prenant de la force au bas-ventre. Douleurs à (1) :

			durée				
11 h.	20 m.		1 m.	20 s.	Elles commencent à être un peu fortes aussi b.-v.
11	28	30 s.	1	30	com. b.-v. > fin. r.		Elle se promène pendant
11	32	30	1	20	r.	>	b.-v. la douleur, s'assied
11	36	30	1	30	r.	>	b.-v. après.
11	44		1	40	r.	>	b.-v.
11	50		2		r.	<	b.-v. C'est dans la promenade
11	58	40	1	35	r.	<	b.-v. qu'elle trouve le plus
midi	8	30	2		r.	<	b.-v. de soulagement, c'est-
id.	17		2	35	r.	<	b.-v. à-dire qu'alors la dou-
id.	21	45	2		r.	<	b. v. leur du bas-ventre est
id.	26	30	1	35	r.	<	b.-v. plus forte et celle des
id.	30	10	1		r.	<	b.-v. reins moindre. C'est
id.	35	20	1		r.	<	b.-v. assise que la douleur

du bas-ventre est la moindre.

Nous avons examiné la femme pendant le travail, et nous avons trouvé à la palpation le fœtus en présentation du sommet. On sent le bruit fœtal à droite, le maximum en bas. C'est donc véritablement une occipito-postérieure droite. Le toucher trouve un col assez long, mou, et dirigé de la même manière, mais qui ne se laisse pénétrer que par un doigt seul. Elle a continué à avoir quelques douleurs; mais dès qu'elle a été couchée pour l'examen, ces douleurs se sont ralenties. Une remarque, et ce n'est pas le premier cas, est que je ne puis pas atteindre le col avec l'index, tandis que j'y arrive bien avec le médius sans faire du mal à la femme. Les douleurs continuent à peu près à la même période et sans devenir plus fortes. La contraction constatée par la main n'est pas forte non plus. Les douleurs se sont ralenties de deux ou trois périodes, et à 8 h. 30 m. du soir, quoique la dilatation ait gagné un peu, nous laissons la malade. Dans la nuit, en effet, cette femme n'a eu que quatre ou cinq douleurs; elle a dormi, et le 31 août elle les a bien légères encore. La période de 4 m. ou de ses multiples dure toujours. Ces douleurs, quoique légères, mettent la femme dans une inquiétude physique et morale. Dans la journée elle en a eu trois ou quatre. Serait-ce un faux travail? De cette manière on s'explique pourquoi elle n'a pas de mucosités ni de sang; pourquoi elle n'a pas d'envies fréquentes d'uriner; tandis que j'expliquais ces choses par le peu de dégagement causé par le rétrécissement. A 3 h. 30 m., je l'examine, et je trouve le col ramolli, mais toujours long; un doigt y pénètre facilement jusqu'à l'occiput, où l'on sent bien la tête; mais le deuxième doigt n'y pénètre que difficilement et encore dans l'orifice externe seule-

(1) Les signes > < = ont la même valeur qu'en mathématiques, et désignent le degré des douleurs; *h*, signifie heure; *m*, minute; *s*, seconde; *com.*, commencent; *fin.*, finissent; *b.-v.*, bas-Ventre; *r*, reins; *omb.*, ombilic; *c. cot. dr.*, couchée sur le côté droit; *c. dos*, couchée sur le dos.

ment. Elle n'a rien eu dans la nuit, pas même une douleur. Les jours suivants, pas de douleurs; ce n'est que le 4, dans la matinée, qu'elle sentait des eaux sortir par la vulve à chaque mouvement : de plus, elle a ressenti de très petites douleurs. Elle n'a pas cessé pour cela de manger ; dans la journée elle est même sortie de l'hôpital pour faire un kilomètre de chemin. Elle a fait cette sortie à 4 h. du soir, après avoir mangé ; mais arrivée dans la maison où elle allait, elle a senti les douleurs se répéter ; elle avait en même temps beaucoup de soif et ayant bu six verres d'eau froide et elle a été prise de froid. Elle rentre aussitôt, et à peine est-elle arrivée à l'hôpital qu'elle vomit ; elle sent du froid et de l'abattement ; elle est dans une prostration très marquée. Comme nous avons des cholériques dans l'établissement et en ville ; j'ai craint une attaque de cette maladie avec le travail. J'arrive auprès d'elle à 6 h. 30 m., et je trouve au toucher que le col est effacé ; la dilatation est assez grande pour y laisser pénétrer mes deux doigts ; il est un peu dilatable. Je me disposais à achever la dilatation avec le dilatateur, lorsque j'ai reconnu que la tête, avec les douleurs fréquentes qu'il y avait, ne tarderait pas à achever la dilatation. La poche était rompue depuis le matin. La palpation n'est guère facile, la matrice étant contractée ; le toucher trouve la fontanelle postérieure en arrière et à droite, et l'auscultation confirme le diagnostic. Dans l'intervalle des douleurs, on finit par sentir aussi le tronc à droite par le palper. La femme est couchée, et avant que le travail s'avance davantage, nous faisons la rotation de l'occiput en avant. Cette rotation ne peut pas être faite sur le tronc, tandis qu'elle est possible sur la tête, en la tirant avec deux doigts d'arrière en avant et de la droite de la femme à gauche. Nous réussissons presque du premier coup et pendant la douleur : nous croyions qu'elle y resterait ; mais, après deux ou trois douleurs, elle était revenue en arrière ; tant il est vrai que l'occiput est forcément entraîné vers le tronc. Nous sommes revenu à la rotation de la tête, et quoique la palpation de l'utérus soit un peu douloureuse pendant le travail, tandis qu'elle ne l'est pas avant Malgré cela, dis-je, j'ai essayé de saisir le tronc en haut et en arrière pour le ramener en avant ; ensuite j'ai gardé les doigts pour maintenir la fontanelle postérieure en avant, après l'y avoir ramenée, et, de cette manière, j'ai pu la voir se maintenir un peu mieux. La rotation du tronc cependant n'étant pas complète, elle est restée en position transverse. La femme, pendant ce temps, avait de fortes douleurs avec des tremblements des membres ; elle disait tomber en défaillance, et malgré cela, la tête n'avançait guère ; elle était même toujours un peu mobile et non entièrement engagée dans le détroit supérieur. La lenteur de l'engagement, malgré la force des contractions, nous a décidé à faire une application de forceps (7 h. 30 m.). La femme est couchée sur son lit. Placé à gauche, nous introduisons la branche droite du forceps, ce qui est assez facile, mais il n'en a pas été de même de la gauche. Quoique placé à droite de la femme, pour être plus commodément, nous avons d'abord été gêné pour l'introduction même de la vulve : ensuite nous n'avons pas pu glisser de prime abord la cuiller de manière qu'elle dépassât la tête pour pouvoir l'articuler. Cette dernière cuiller arc boutait contre l'excavation pendant que le manche heurtait l'autre branche. J'ai essayé de la pousser dans tous les sens ; impossible : ces mouvements étaient pénibles pour la femme, et j'ai dû y renoncer. Je me suis contenté de tirer pendant les douleurs avec les deux branches, une dans chaque main, et tâchant de serrer la tête de mon mieux. Cet inconvénient ne se serait pas présenté, si les cuillers n'étaient pas d'une longueur si démesurée et si larges. A force de tirer de cette manière, j'ai fini par faire avancer la tête et par pouvoir procéder assez bien à l'articulation. Les tractions ont alors pu être efficaces. Les premières tractions que j'avais faites, et qui étaient plus fortes avec la branche droite, mieux placée, avaient servi à achever la rotation. L'articulation faite, j'ai tiré pendant la douleur et j'ai amené la tête à la vulve. J'ai alors sorti le forceps, et après deux douleurs la tête a sorti un peu, l'occiput incliné à droite et sans rupture de la fourchette (8 h.). La rotation de l'occiput s'est achevée vers la cuisse droite. Un tour de cordon à cheval sur les épaules était si affaissé, que j'ai cru un instant qu'il n'y en avait pas. La tête n'est pas restée beaucoup enfoncée dans la vulve, mais les épaules n'avançaient pas, de sorte que je suis allé à la recherche du bras postérieur, puis de l'antérieur, et enfin j'ai tiré le tronc, après avoir désarçonné le tour du cordon.

L'enfant (fille) reste un instant engourdie ; mais quelques secousses suffisent à la ranimer. C'est une enfant dont les dimensions ne dépassent pas l'époque ordinaire de neuf mois ; elle a seulement les cheveux plus longs que d'ordinaire et noirs. Elle n'a presque pas d'enduit sébacé. La délivrance se fait 10 m. après quelques tractions.

Nous laissons la malade à 10 h. : elle est très bien. La nuit est un peu agitée ; soif, sueurs ; il y a eu plusieurs tranchées, avec sortie modérée de sang.

Le 5, elle est assez bien ; il y a cependant un peu de chaleur à la peau, elle se sent très faible. Bouillon.

Il y a un peu de sensibilité au bas-ventre. La matrice, grosse comme la tête d'un enfant, occupe la fosse iliaque droite ; cataplasmes ; l'enfant tette des sachets. Les seins commencent à se remplir de lait ; pouls calme le soir ; l'enfant tette très bien. Le 6, la femme est très bien ; pas de fièvre ; les lochies rougeâtres, modérées. La matrice a très considérablement diminué ; on ne la trouve presque plus dans la fosse iliaque. Les tranchées sont bien plus rares et moindres.

Le 6, très bien ; pas de fièvre, pas de tranchées, demi-quart.

Le 8, très bien ; elle s'est un peu levée le soir ; les jambes enflent un peu avant qu'elle aille se mettre au lit. Le 12, elle sort complétement rétablie. Elle laisse son enfant à l'hospice, et conserve son lait pour servir de nourrice.

Obs. XXIII. — Marie Catarelli, domestique, native d'Ajaccio, âgée de vingt-sept ans, d'une taille moyenne, robuste, quoique ayant eu plusieurs fois les fièvres intermittentes. Elle est mère d'un enfant à terme. Le travail a commencé à 5 h. du soir et a fini le lendemain à 7 h. du matin ; présentation du sommet. Suites de couches heureuses.

Les dernières règles ont paru le 28 octobre ; elle n'a guère souffert, si ce n'est des anorexies et quelques coliques. Elle entre à l'hôpital le 24 juillet, quoique au huitième mois. Elle dit qu'à la suite d'une petite chute et de la diarrhée dont elle a été prise, elle a depuis plusieurs jours un poids au bas-ventre et des maux de reins.

Debout, son ventre est proéminent et tombe presque de niveau avec le pubis ; le fond de l'utérus arrive à 0,33 du pubis.

Palpation. — Le ventre reste toujours un peu proéminent ; le paquet fœtal est oblique de haut en bas et de gauche à droite. La femme accuse à gauche et en haut les petits mouvements fœtaux, et là je trouve des tumeurs mobiles (pieds). Je sens confusément la traînée des apophyses épineuses de la colonne. Le palper du détroit supérieur fait sentir distinctement la tête engagée.

Auscultation. — Le maximum transversal au niveau de l'ombilic pour les bruits fœtaux et le bruit de souffle de la fosse iliaque gauche.

Toucher vaginal. — Humidités ; col en arrière et en haut ; lèvre antérieure très épaisse, mais col dilaté au point de laisser sentir la tête.

Evidemment, c'est une occipito-iliaque droite antérieure ou transverse. Dans la journée du 4, douleurs restant aux reins et allant quelquefois au bas-ventre. Eau de riz. Je laisse la malade à 4 h. du soir.

Après mon départ, les douleurs augmentent légèrement d'intensité et surtout en nombre. La malade cependant ne croit pas accoucher et reste toujours debout. Ce n'est que vers 9 h. du soir que j'arrive auprès d'elle : peu d'instants après qu'elle a rendu un peu d'eau, je trouve la poche percée et la tête tournée en occipito-postérieure droite. Le col est presque entièrement dilaté ; la tête, quoique assez basse, est encore mobile ; j'ai touché la tête avant comme pendant la douleur, et la rotation en avant ne se faisait pas. Bien plus, c'est que le palper abdominal obscur n'offrait pas le dos franchement en avant ni sur le côté droit externe. Passant le bord cubital de la main entre les fausses côtes droites et la matrice, j'ai alors saisi le tronc à travers l'abdomen et je l'ai tourné en avant. Je l'ai même maintenu dans cet état pendant deux douleurs, qui, sans être trop fortes, ont suffi pour achever l'opération du dégagement complet de la tête. Le reste de la sortie du fœtus n'a rien offert de remarquable : il y avait un tour de cordon au cou ; la rotation extérieure de la tête s'est faite la face vers la cuisse gauche. L'accouchement est fini à 9 h. 12 m., c'est-à-dire en douze minutes. La délivrance naturelle se fait cinq minutes après. On peut dire que c'est presque un accouchement physiologique, c'est-à-dire peu douloureux. La femme n'a pas même crié. Sexe féminin.

L'enfant, manquant de quelques jours, n'en a pas moins le volume d'un enfant à terme.

Diamètres : occipito-frontal, 0,11 ; occipito-mental, 0,14 ; bipariétal, 0,09 ; sous-occipito-bregmatique, 0,10, mesurés le matin du 25 ; longueur 0,52, et l'ombilic à 0,24 des pieds.

Cette femme a montré l'exemple de ce que peuvent les douleurs pour faire avancer la tête ; ainsi, à chaque douleur, je sentais la tête descendre beaucoup pour se retirer après. Ceci est arrivé, surtout avant la rotation ;

mais dès que la rotation a été faite, la tête n'est plus remontée. Lorsque je suis arrivé auprès de cette femme, en palpant autour du détroit supérieur on ne sentait plus la tête, tandis que je la sentais dans le jour, preuve qu'elle était engagée et descendue. Le bassin de cette femme paraît être très bien conformé.

Le 25, au matin, très bien ; pas de fièvre ; elle a eu quelques tranchées. Mais l'utérus est petit comme celui d'une femme accouchée depuis six à huit jours. Bouillon, eau de riz. Elle ne va qu'une fois à la selle. Dès le soir les tranchées ont disparu.

Le 26, très bien ; pas de fièvre. Elle a continué à bien aller, et, le 29, cette femme, bien portante, a quitté l'hôpital, où elle a laissé son enfant.

Obs. XXIV. — Marie Benigni, femme de la campagne, native et domiciliée à Canári, âgée de vingt-cinq ans. Demoiselle, d'une constitution robuste, d'un tempérament bilioso-sanguin ; réglée à quinze ans, elle a toujours vu régulièrement à la fin de chaque mois pendant trois à quatre jours. Le sang n'était cependant pas abondant ; lees règles étaient précédées pendant quelques jours d'une douleur légère aux reins et au bas-ventre avec des envies fréquentes d'uriner peu d'instants avant l'écoulement du sang.

D'une santé assez robuste ; elle est primipare.

Elle a vu ses règles pour la dernière fois à la fin de décembre 1853, et c'est à ce seul signe qu'elle s'est aperçue qu'elle était enceinte. Tout ce qu'elle a ressenti est un petit poids dans le bas ventre dès les premiers mois de la grossesse. Elle a commencé à sentir les premiers mouvements actifs (dans l'hypochondre droit) à la fin des quatre mois, c'est-à-dire à l'époque menstruelle. Elle a remarqué qu'à chacune de ces époques elle a des douleurs de reins, et ces douleurs ont la même intensité maintenant comme aux premiers mois de la grossesse ; elles durent un ou deux jours et s'accompagnent d'une diminution générale des forces et du dégoût.

Mensuration. — Longueur totale du corps, 1,57; des pieds aux grands trochanters, 079 ; le diamètre transversal de l'utérus, 0,24 ; le bis-iliaque antérieur, 0,26. Hauteur de l'ombilic, 0,25 ; celle de l'utérus, 0,37. Le ventre tombe presque de niveau avec l'ombilic. Le bassin est symétrique. Saillie du ventre, 0,145. La femme étant couchée, l'ombilic est à 0,19 du pubis et le fond de l'utérus à 0,28 ; diamètre transverse, 0,29.

Palpation. — Le ventre, comme le montrent les diamètres, s'affaisse pendant qu'elle est couchée, l'utérus est à peu près sur la ligne médiane, et le paquet fœtal plus à droite qu'à gauche de la ligne médiane ; le grand axe croise cette ligne en allant de haut en bas et de droite à gauche. L'extrémité supérieure se prolonge sous les fausses côtes droites. La femme dit sentir les mouvements actifs à droite et en haut, et à gauche et en bas. C'est le cas où la palpation ait été jusqu'ici la plus obscure. Il est impossible par la pression simple et mobilisée de reconnaître les parties du fœtus. Il y a cependant assez de continuité pour dire que le tronc est en avant, mais où est la tête? L'extrémité du grand axe, qui est à droite et en haut, et par la pression mobile on sent une tumeur dure et assez superficielle qui cède à la pression pour revenir aussitôt ; mais il est impossible de suivre cette tumeur par la pression mobilisée, la contourner sur une large étendue et la ballotter. Cette tumeur s'enfonce profondément et se cache dans l'hypochondre; on ne la dirait même pas aussi lisse que l'est la tête. Le siége, dans d'autres occasions, nous a offert la même sensation. Nous avons relevé le fœtus pour rendre cette tumeur plus apparente en la faisant venir au-devant de la colonne vertébrale; mais bien qu'elle se soit déplacée, la palpation n'a pas donné des renseignements plus sûrs. Quant à l'exploration du détroit supérieur, elle est encore plus douteuse, car on n'y sent pas du tout la tête (quoique nous allions assez profondément avec les mains) ni autre tumeur.

Auscultation. — L'auscultation donne 68 pulsations pour la mère, 128 pour l'enfant; le bruit de souffle s'entend dans les deux fosses iliaques, et à droite encore plus qu'à gauche. Quant au maximum des pulsations fœtales, il est autour de l'ombilic et un peu au-dessus, en allant plutôt à droite qu'à gauche.

Toucher. — On sent l'excavation spacieuse, on n'atteint pas le promontoire; le col mou est haut et à gauche il est si ramolli qu'on a de la peine à le distinguer du reste du vagin ; le doigt commence à y pénétrer. On ne sent aucune tumeur qui ressemble à une tête ni à un siége; je crois sentir des inégalités mobiles tout à fait en arrière et en haut. Evidemment ce n'est pas la tête qui se présente au détroit supérieur. Tout ce que nous trouvons de plus ressemblant à la tête est donc la tumeur qui occupe l'hypochondre droit. Après que la femme s'est levée et qu'elle est restée un peu assise, l'enfant exécute un mouvement assez soutenu dans lequel on voit et l'on sent une tumeur vraiment arrondie devenir plus saillante dans ce même hypochondre, de sorte que nous sommes sûr de la position de l'enfant et de sa présentation en calcanéo-iliaque gauche antérieure. La femme fait remarquer qu'elle ne peut dormir que sur le côté droit : cela a lieu seulement depuis deux mois.

Le 12, la femme étant debout, nous sentons à la pression et au ballottement que la tête occupe bien l'hypochondre droit.

Le 13, elle nous fait remarquer que dès hier matin elle avait les jambes un peu enflées, et les deux nuits qu'elle vient de passer ont été un peu inquiètes et elle a eu quelques petites douleurs qui commençaient vers l'ombilic et allaient au bas-ventre. Elle n'a pas la diarrhée, mais elle nous fait observer que dans tout le cours de la grossesse elle n'a pas été constipée. Elle allait régulièrement tous les jours à la selle. Je ne sais pas maintenant si ces douleurs vagues ne seraient pas un commencement de travail, aussi je me mets à même de faire la version.

Version. — Après nous être de nouveau assuré de la présentation du siége, nous commençons la manœuvre pour faire tourner le fœtus sur un axe antéro-postérieur. Pour cela nous nous plaçons à droite de la femme Après avoir tâché de séparer le paquet fœtal du pubis gauche avec les deux mains, nous avons poussé avec la main droite ce paquet de bas en haut. Pendant que ce mouvement se faisait, la main gauche a accroché ce qu'il y avait de plus solide à la partie externe de l'hypochondre droit et l'a tiré en bas en le poussant en dedans. Ces mouvements, faits sans brusquerie et avec une force de plus en plus croissante, ont produit un changement dans la position du fœtus, de sorte que son grand axe est devenu presque parallèle à la ligne blanche. Nous avons soutenu cette position pendant quelques minutes avec les deux mains largement placées sur les côtés, et puis nous avons laissé reposer la femme dans la même position pendant quelques minutes.

Ce temps passé, nous avons examiné la femme, et le fœtus s'était encore déplacé ; à dire vrai, cependant, pas autant qu'avant le premier essai. Nous avons alors relevé le tronc de bas en haut, puis nous avons laissé ce point pour accrocher la partie la plus solide de l'hypochondre droit avec les deux mains. Nous avons poussé cette partie d'une manière soutenue vers le détroit supérieur. Cette partie, en effet, a cédé petit à petit jusqu'à ce qu'elle nous ait échappé. A ce même instant nous avons senti que l'extrémité pelvienne du tronc occupait la partie supérieure de l'hypochondre gauche.

Après quelques instants de repos pendant lesquels la femme elle-même avait la main pressée sur le flanc droit, j'ai essayé de produire le ballottement au détroit supérieur et je n'ai pas pu. J'ai examiné la femme par le toucher vaginal, et je n'ai pu atteindre la partie fœtale, de sorte que je doutais encore d'avoir fait la version lorsque la pression mobilisée de la partie inférieure de l'utérus, un peu au-dessus du détroit supérieur, m'a donné à droite le ballottement double d'une tumeur ressemblant à la tête. On voit qu'ici le segment inférieur de l'utérus n'étant pas évasé par la tête, elle reste assez haute pour ne pouvoir être sentie au toucher. Qui sait même si le placenta ne serait pas venu s'insérer sur le pourtour du col? Le manque d'hémorrhagie ne serait pas une preuve décisive, parce qu'aucune partie arrondie du fœtus ne venait peser sur le segment inférieur. Je quitte la femme une demi-heure après, et l'hypochondre droit est vide, le gauche offre des tumeurs mobiles, et vers le milieu de l'espace qui sépare l'ombilic du pubis, même un peu plus bas, on sent une tumeur ronde à droite et qui offre le ballottement de la tête.

Dans la nuit elle va à la selle trois fois. Déjà dans la journée elle y était allée deux fois ; le 14, elle ne va pas du corps, mais elle a souvent des coliques et des douleurs qui vont ou des reins au bas-ventre ou de l'ombilic au bas-ventre.

Le 14, à deux heures, nous examinons la femme, et nous trouvons que le fœtus conserve la présentation de la tête dans laquelle nous l'avons placé hier ; pourtant nous appliquons un bandage de corps avec deux coussins latéraux. Ce bandage soulage la malade en soutenant ses reins et force le fœtus à garder sa place. Un signe qui prouvait la persistance de la version d'hier, est que depuis hier ses pieds se sont désenflés beaucoup, preuve évidente que la circulation s'était modifiée par le changement de la position du fœtus.

La nuit est meilleure, elle a mieux dormi, ses reins ne sont plus si douloureux ; elle a eu deux fois la petite douleur qui allait de l'ombilic au bas-ventre ; elle fait remarquer que cette douleur a coïncidé toujours avec une selle, preuve évidente qu'elle avait pour siége le côlon transverse et le rectum, et non l'utérus, comme on aurait pu le croire.

Le 15, elle se sent mieux, ses jambes sont moins enflées; elle se trouve très bien de la ceinture et ne se plaint pas des coussins.

Cette femme dit sentir toujours des mouvements dans l'hypochondre droit, mais que cette fois ce n'est plus une partie forte, ce sont des coups donnés par de petits corps (pieds). L'ayant forcée à mieux préciser ces sensations, elle me dit qu'avant la version elle sentait des mouvements en haut et en bas du segment droit de l'utérus, et en bas dans le segment gauche ; elle aurait donc senti à droite les mouvements de la tête et des pieds et à gauche ceux du siége. Elle assure que les mouvements de droite étaient un peu plus fréquents que ceux de gauche, et ils étaient plus douloureux. Maintenant les mouvements sont toujours plus à droite et en haut qu'ailleurs.

Le 16, nous avons desserré le bandage, qui s'était un peu dérangé, et nous avons trouvé que le fœtus offre toujours le sommet en première position. La palpation, cette fois, sent par le ballottement double la tête presque aussi engagée dans le détroit que si elle était toujours restée dans cette position ; je suis convaincu que maintenant elle est même accessible au toucher. L'auscultation fait sentir le bruit de souffle à droite et un peu dans la fosse iliaque gauche, tout à fait en bas. Si le poids du paquet fœtal devait en déterminer la présence, ce bruit devrait être plus à gauche qu'à droite, tandis que c'est le contraire ; le bruit est resté le même malgré la version. D'un autre côté, si c'est un bruit utéro-placentaire, on aurait pu croire à la présence du placenta sur le col, tout le faisait supposer tout d'abord ; aujourd'hui, l'engagement de la tête dans le détroit rend sa présence moins probable. Nous sommes donc encore dans le doute sur la nature du bruit de souffle ; heureusement qu'il n'a aucune importance pour nos opérations.

Toucher. — Le 17, nous trouvons le col mou, mais toujours fermé. Cette fois-ci, on sent la tête au détroit supérieur en avant du col, ce qui nous porte à croire qu'en avant du moins il n'y a pas de placenta interposé. Nous en profitons pour faire la mensuration interne ; mais, chose assez rare, l'étroitesse de la vulve et l'état de pression de tous les organes du petit bassin nous font présumer que cette mensuration ne sera pas exacte et qu'elle pourra être un peu douloureuse. La sonde est poussée jusqu'à ce que la femme ait senti une légère douleur. Ceci est arrivé avant que j'aie trouvé moi-même de la résistance ; j'ai alors marqué le point où correspondait l'arcade des pubis, et ayant retiré la sonde, j'ai trouvé 0,095 brut; si nous ajoutons que nous n'avons pas atteint la paroi postérieure, même en ôtant la perte de l'obliquité, nous avons toujours un bassin de 0,09 au moins, c'est-à-dire assez bien fait. Cette femme, depuis hier, commence à sentir de petites douleurs qui vont se terminer au bas-ventre. Nous ôtons tout à fait le bandage.

Avant la version il fallait qu'elle restât couchée sur le côté droit pour pouvoir dormir, tandis que maintenant il faut qu'elle reste couchée sur le côté gauche. Maintenant si elle se couche sur le droit, les mouvements du fœtus dans l'hypochondre droit la réveillent et la fatiguent. Elle nous dit qu'hier elle a eu cinq petites douleurs et la nuit trois, allant toutes des reins au bas-ventre, mais toutes ces douleurs détachées et n'offrant pas un commencement de travail. Ce n'est qu'à huit heures du soir, le 19, qu'il a commencé (en apparence).

	h.	m.		durée			com.		fin.	
	8	34			1 m.	30 s.	r.	>	fin.	b.-v. (*).
Couchée.	8	38			1	50	omb.	r.	>	b.-v. (**).
	8	42			1	55	omb.	r.	>	b.-v.
	8	45	30 s.		1		omb.	r.	>	b.-v.
	8	50			2		omb.	r.	>	b.-v.
	8	55			2		omb.	r.	>	b.-v.
	8	59			2		omb.	r.	>	b.-v.
C. dos.	9	9			2		omb.	r.	>	b.-v.
	9	16			2		omb.	r.	>	b.-v.
	9	19			2		omb.	r.	>	b.-v.
	9	26	30		2		omb.	r.	>	b.-v.
C. cot. dr.	9	29	30		2			b.-v.	>	r. (***).
	9	35	30		2			b.-v.	<	r.
	9	40			2	10		b.-v.	>	r.
	9	53			1	20		b.-v.	=	r.
	9	56	30		4			b.-v.	>	r. (****).
	10	2	30		2	30		b.-v.	=	r.
C. dos.	10	18			1	30		b.-v.	>	r. (*****).
	10	28			2			b.-v.	>	r. omb.
C. dos.	10	40	(******).							

(*) Elle a commencé et fini aux reins.
(**) Il est curieux que chez cette femme la douleur commence par le sommet de l'utérus pour descendre ensuite aux reins et au bas-ventre. La femme se promène. On ne peut pas pénétrer dans l'orifice externe ; mais il est presque effacé. La douleur du fond de l'utérus est plus à droite qu'à gauche, et couchée elle souffre moins des reins.
(***) Elle se trouve mieux dans cette position.
(****) Cette douleur est forte.
(*****) Elle se lève pour uriner.
(******) Pas de douleur, et elle se tourne sur le dos.

Depuis plusieurs minutes elle se tourne sur le côté droit et les douleurs ne reparaissent pas ; s'il y en a quelques-unes, elles se font sans contractions sensibles à la main sur l'utérus. Nous avons touché de nouveau cette femme, et nous avons trouvé la tête haut placée et pas engagée, le col mou et peu saillant, mais gros comme une auréole sans mamelon, comme le dit l'élève sage-femme, et l'orifice externe imperméable au doigt. Nous laissons la malade à une heure moins un quart après minuit. Il est curieux d'avoir vu que les douleurs, qui semblaient se faire de plus en plus fortes lorsqu'elle était couchée sur le côté droit, aient cessé aussitôt et d'une manière complète lorsqu'elle s'est couchée sur le côté gauche.

Quant au faux travail qu'elle a eu, il faut savoir que, dans la journée du 19, elle a eu la visite de sa sœur, qui lui a apporté des fruits ; ils peuvent en être la cause. Le 20 au matin, pas de douleurs ; bien.

Les 21, 22, 23, 24 et 25, fatigue, malaise, et des douleurs allant tantôt aux reins et tantôt au bas-ventre, le col mou; mais on dirait que la tête s'est rapprochée, l'épaisseur du segment inférieur de la matrice a diminué. Le col, presque entièrement effacé, est toujours fermé et froncé au point de ne pas permettre l'entrée du doigt; déjà on sent qu'il n'est pas tranchant, il est pulpeux et à bords arrondis. La tête est toujours mobile au toucher et au ballottement. Cette femme a eu les pieds gonflés les premiers jours de son entrée à l'hôpital jusqu'aux jours que nous avons cités, et depuis le 21 septembre ils sont restés désenflés; le droit était toujours plus gonflé que le gauche. Pas de varices.

La version s'est très bien maintenue. Le 30, elle a quelques frissons et de la toux. Le 1er octobre, elle a une petite réaction fébrile avec forte toux et sentiment de chaleur derrière le sternum. Tisanes chaudes, sirop de gomme. Le soir et la nuit elle transpire; le 2 au matin, elle commence à cracher; apyrexie. Elle se lève, elle a un peu de diarrhée. Le 3 et le 4, tisane de riz, riz pour potages.

Vers quatre heures de l'après-midi, elle a commencé à avoir quelques douleurs légères allant des reins au bas-ventre, mais rares, et à huit heures passées on m'a fait prévenir. L'élève, mademoiselle Rigail, arrivée avant moi, a pratiqué le toucher et a trouvé le col en arrière presque effacé, laissant à peine pénétrer le bout du doigt. Qui sait si ce n'est pas encore un faux travail causé par la diarrhée et la toux? C'est aussi vers quatre heures après midi qu'elle a vu un peu de sang.

C. dos.	8 h.	42 m.	30 s.	durée 2 m.	com. b.-v. =	fin. r.	(*).
	8	55		1	30 s.	b.-v. >	r.
	9	1			40	r. <	b.-v.
	9	6			50	b.-v. >	r.
C. dos.	9	17	20		40	b-v. >	r. (**).
C. cot. g.	9	25			40	r. <	b.-v.
	9	36		1	20	r. <	b.-v.
	9	44		1		r. <	b.-v.
	9	55		1		r. >	b.-v. (***).
C. dos.	10				35	r. >	b.-v.
	10	6			40	r. >	b.-v.
	10	11				r. <	b.-v.

(*) Avec contraction manifeste; mais, comme la douleur commence au col, le travail ne peut pas avancer. Le col s'oppose à sa dilatation. L'orifice interne caché est peut-être encore plus contracté que ne le paraît l'externe.
(**) Cette femme n'a pas de fièvre, mais elle a un peu de dyspnée.
(***) Elle se trouve mieux sur le dos.

Peu d'instants avant cette douleur j'ai examiné la femme au toucher, et j'ai trouvé le col mou, flasque, et à peine si j'ai pu d'abord y introduire un doigt. J'ai alors tiré en avant pour le dilater un peu, et j'ai bientôt pu y introduire l'autre doigt. Cela fait, j'ai produit, en les écartant dans plusieurs sens, une dilatation de plus de 3 centim. en deux ou trois minutes, sans causer de douleur. J'ai continué à faire la dilatation jusqu'à l'arrivée de la douleur, et j'ai senti la poche bomber lorsque la douleur a commencé aux reins et est descendue au bas-ventre lorsque le col s'est contracté. On sent le sommet engagé.

C. dos.	10 h.	20 m.	durée 1 m.	40 s.	com.	r. >	fin.	b.-v. (*).
Frict. Ventre.	10	32	2			b.-v. <		r.
	10	40	1	10		r. >		b.-v.
	10	48		30		r. >		b.-v. (**).
	10	53				r.		(***).
	10	55				r. >		b.-v.

(*) La douleur a été à peine sensible au bas-ventre.
(**) La poche est presque allongée en boudin, et résistante ou épaisse au toucher.
(***) Petite.

Dilatation complète et rupture artificielle pendant la douleur : onze heures et demie. Les douleurs continuent avec un peu de lenteur et sans être bien fortes. Il est curieux de ne pas pouvoir trouver distinctement la fontanelle postérieure, que nous savons être à gauche et en avant. La tête, encore un peu mobile, n'a été en butte à aucune pression. A onze heures un quart seulement, la fontanelle est en première position. Les douleurs, courtes et éloignées, font avancer lentement le travail ; la femme, quoique faible, est pour ainsi dire obligée de tout faire par les efforts volontaires. Enfin, à une heure, la tête a franchi la vulve sans que cette femme ait poussé un seul cri.

La tête, une fois sortie, est restée enfoncée dans la vulve et a tardé quelques minutes à s'avancer. Nous avons légèrement aidé à la tirer ; la rotation s'est faite vers la cuisse droite, et la fourchette, soutenue pendant la sortie de la tête et des épaules, n'a pas été déchirée. C'est l'épaule postérieure qui s'est dégagée la première.

L'enfant, du sexe masculin, est vivace, quoique un peu gros. Il est privé d'enduit sébacé. 0,51 longueur totale, et 0,25 de l'ombilic à la tête. Diamètres, en y comprenant la bosse frontale, assez forte sur la partie postéro-supérieure du pariétal droit : occipito-frontal, 0,12; menton, 0,15; bipariétal, 0,95 ; sous-occ.-bregmatique, 0,95.

Délivrance naturelle après quelques douleurs et quelques tractions, à une heure et demie. Le cordon, grêle et très long, offre un nœud qui s'est probablement serré seulement pendant les tractions. La perte du sang de la mère et de l'enfant a été moyenne. Elle n'a rien eu d'extraordinaire dans la nuit. Le 5, elle est très bien, pas de fièvre ; ventre peu douloureux à la pression, toux moindre ; l'utérus n'est pas très dur, il arrive un peu au-dessous de l'ombilic. Le 6, elle est bien, pas de fièvre ; utérus peu volumineux, toux moindre (lait, légers potages). Les seins pas distendus. Le 7, très bien ; le sang lochial a cessé, les seins ne sont pas distendus. Le 8, très bien ; elle tire son sein avec la pompe-ventouse. Les jours suivants, elle a un enfant pour lui tirer le lait. Elle s'est levée dès le 9 ; elle est très bien les jours suivants, et le 16 elle quitte l'hôpital, où elle a laissé son enfant.

Obs. XXV. — Marie Paoli, femme de service, âgée de trente-cinq ans, native de Talasani, résidante à Bastia, non mariée. Constitution forte, d'un tempérament sanguin. Réglée à dix-sept ans, elle a vu irrégulièrement depuis, mais tous les mois, pendant trois ou quatre jours ; elle ne souffre pas aux époques menstruelles. Elle n'a eu de maladies que les fièvres intermittentes ; elle a eu une maladie du bas-ventre avec des douleurs comme si elle devait accoucher, et des pertes blanches. Elle eut alors les membres et l'abdomen infiltrés.

Elle a eu un premier enfant il y a sept ans, à terme, et après dix-huit heures de travail ; elle ne sait pas comment il était placé ni comment il franchit la vulve ; elle ne resta même pas deux jours au lit et n'eut aucun accident. Elle a nourri sa fille.

Trois ans après ces couches elle eut la maladie de matrice dont nous avons parlé plus haut, et depuis cette époque (il y a deux ans), elle n'a plus vu de règles en rouge ; ses pertes blanches, arrivant une fois par mois et durant deux ou trois jours, remplaçaient les règles rouges Elle ne se rappelle pas l'époque de ses dernières menstrues, mais ces mêmes règles blanches ont disparu depuis ce moment ; elle s'est aperçue à ce signe, et au dérangement du tube digestif avec quelques vomissements, qu'elle était enceinte, et d'après le calcul qu'elle avait fait, elle serait à terme. Elle ne se rappelle pas l'époque à laquelle elle a commencé à sentir les mouvements actifs ; elle se rappelle qu'à chaque période menstruelle elle avait quelques maux de reins ou au bas-ventre, mais elle ne sait pas préciser si celle-ci est une de ces époques.

Le soir du 13 septembre 1854, en allant au lit, elle a commencé à sentir de petites mouches qui ont continué toute la nuit et toujours au bas-ventre ; mais aujourd'hui 14, quoique étant montées aux reins, elles ne l'ont pas empêchée de charrier sept voyages d'eau. Devenues plus fortes à deux heures de l'après-midi, elle est venue à l'hôpital à trois heures et demie, quelques instants après ma visite.

On est venu me chercher aussitôt, mais ne m'ayant pas trouvé, l'infirmière a assisté à l'accouchement. On me dit que les douleurs ont été aussitôt fortes, les eaux se sont percées spontanément, et un instant après l'enfant a franchi la vulve, la tête en avant. On a compté exactement trois douleurs pour faire les eaux et la sortie complète de l'enfant. La délivrance a été naturelle quelques instants après. J'arrive à cinq heures et demie, mais l'accouchement avait eu lieu à trois heures trois quarts. La femme est très tranquille, mais ce qui m'étonne le plus, c'est qu'elle veut absolument partir ce soir pour rentrer chez elle. Sa maison, à dire vrai, n'est qu'à quatre cents pas de l'hôpital.

A son langage et à la voir, elle n'est nullement fatiguée ; un voyage pour charrier l'eau, dit-elle, la fatigue plus qu'elle ne l'est en ce moment.

Malgré notre avis, la femme Paoli sort de l'hôpital trois heures et demie après avoir accouché, et laisse son fils bien portant et à terme à l'hôpital. Le matin du 15, la femme Paoli charrie de l'eau en ville. Cette femme vivant seule et n'ayant pas de compte à rendre de sa conduite, n'a pas besoin de se cacher ; elle ne le fait pas par besoin, car elle dit avoir même quelques économies ; elle le fait, dit-elle, parce qu'elle ne se sent pas assez fatiguée pour rester au lit et pour laisser ses occupations habituelles.

Obs. XXVI. — Rose-Catherine Negroni, née et domiciliée à Saliceto, âgée de trente-cinq ans, veuve, domestique.

D'un tempérament sanguin, bonne constitution. Réglée à dix-sept ans, elle a toujours vu régulièrement tous les mois pendant cinq jours, mais ses règles sont peu abondantes ; elle ne sait pas l'époque précise de leur retour, si c'est au commencement, au milieu ou à la fin du mois, car elle les avait tantôt à l'une, tantôt à l'autre de ces époques. Chaque époque était accompagnée de douleurs au bas-ventre avant sa première grossesse, tandis qu'elle n'a presque plus souffert après.

Elle n'a eu que deux maladies un peu saillantes ; l'une, il y a treize ans, c'étaient des accès de fièvre intermittente, et la deuxième, il y a deux ans, c'était, dit-elle, une fièvre nerveuse. Pas de maladies de matrice ni de maladie vénérienne. Elle a eu des douleurs rhumatismales, il y a deux ans, dans les membres droits du corps.

Elle a eu une première grossesse à terme, il y a douze ans ; elle ne connaît ni la position ni la présentation, mais elle dit qu'il naquit droit. Les douleurs commencèrent le matin de bonne heure, et le soir, à neuf heures, elle avait accouché. Son enfant vécut cinquante jours et mourut de maladie accidentelle.

Ses dernières règles ont paru le 16 décembre 1853, et à ce seul signe, sans autre dérangement, elle s'est aperçue qu'elle était enceinte. Elle a commencé à sentir les mouvements actifs au cinquième mois, sans pouvoir préciser l'époque. Ces mouvements ont commencé et ont continué à droite et en haut, jamais à gauche ; elle a toujours ressenti un poids au bas-ventre avec envies fréquentes d'uriner depuis deux mois. Pas de constipation. gonflement des membres inférieurs depuis deux mois. Elle est arrivée du village le 6 juillet. Le 10 de ce mois, les jambes ont commencé à se gonfler ; pendant les mois de juillet et août, le gonflement toujours beaucoup plus fort du côté droit. Dans les premiers jours de septembre, elles ont désenflé tout à fait pendant huit jours, et puis elles se sont enflées encore ; elles ont continué jusqu'à l'époque de l'accouchement. Elle rapporte ce gonflement à ce qu'elle a mené une vie sédentaire pendant ce temps, tandis que pendant toute la première grossesse, comme au commencement de celle-ci, elle est restée à la campagne, où elle a mené une vie active. Avant sa grossesse, il lui était indifférent de dormir sur le dos ou sur les côtés, et depuis sa grossesse elle s'est toujours couchée sur le côté droit.

Mensuration externe. — Longueur totale du corps, 1,64 ; des pieds au trochanter, 0,87. Diamètre abdominal transverse, 0,25 ; espace interne iliaque antérieur, 0,31 ; saillie de l'abdomen, 0165. Le ventre, malgré l'ampleur du bassin, descend presque de niveau avec le pubis. La hauteur de l'ombilic est à 0,34, et la hauteur du fond de l'utérus n'est qu'à 0,34. Cette femme offre un espace bien considérable entre le fond de l'utérus et les fausses côtes, aussi elle n'a jamais été oppressée. Bassin symétrique à la palpation.

Palpation. — L'utérus étant un peu contracté, la palpation est d'abord impossible, puis s'étant relâché, nous sentons que l'utérus occupe un peu la droite de l'abdomen. La femme est couchée, le fœtus forme un paquet allongé dirigé de haut en bas et un peu de droite à gauche, en coupant très obliquement la ligne blanche. La pression simple et mobilisée fait reconnaître la partie dorsale et sacrée en haut, des tumeurs mobiles et allongées se trouvent en haut et à droite. L'examen du détroit supérieur par la pression ne fournit rien, ce qui prouve, ou que la tête a déjà franchi ce détroit et qu'elle est dans l'excavation, ou que ce n'est pas une présentation du sommet.

Auscultation. — Le maximum du bruit fœtal est à gauche et en bas de l'ombilic. Le bruit de souffle, qui d'abord n'est perçu nulle part, est entendu ensuite à gauche, mais tantôt sur le trajet de l'épigastrique, et tantôt sur l'iliaque gauche; mais ce qu'il y a de curieux, c'est que la main sur l'abdomen pendant que l'oreille est sur le stéthoscope on entend le bruit disparaître ou reparaître, selon que le fœtus fait certains mouvements actifs.

Toucher. — La femme couchée, nous l'examinons, et nous sentons en effet la tête déjà plongée dans l'excavation ; le col, effacé, offre une dilatation de 2 centimètres de diamètre; on constate la fontanelle postérieure à gauche et en avant. Nous n'avons pas besoin de mesurer ici les diamètres du bassin, tant ils sont grands.

Cette femme a commencé à sentir quelques mouches les 20 et 21 septembre et est entrée à l'hôpital le 22, à 7 h. 30 m. du soir. Nous sommes arrivé auprès d'elle à 8 h. 30 m., et depuis son arrivée elle avait eu trois douleurs.

8 h. 51 m. 30 s.	durée 1 m. 30 s.	com.	r. =	fin. b.-v.
9 9	2		r. =	b.-v.
9 34	2		r. =	b.-v.

A cette heure, nous avons pratiqué le toucher dont il a été parlé, et la femme, dès ce moment, a voulu se lever. Depuis lors, les douleurs sont revenues toutes les deux ou trois minutes et sont presque devenues permanentes. Nous l'avons fait coucher à 9 h. 54 m.

C. dos.	9 h. 56 m.		durée 1 m.	com.	r. =	fin. b.-v.
	9 58	30 s.	2		r. =	b.-v.
	10 1		1 30 s.		r. =	b.-v.
	10 3					
C. cot. g.	10 5		1		b.-v. >	r.
	10 2		1		b.-v.	Assez forte.

Les douleurs continuent toutes les deux minutes et acquièrent de l'intensité. Dans cette position la douleur de reins disparaît.

Toucher. — A 10 h. 30 m., dilatation complète. Rupture artificielle (à 10 h. 45 m.) des membranes. Sortie naturelle (à 11 h. 5 m.) ; l'occiput, franchement en avant, s'est tourné vers la cuisse gauche, et après quelques instants le tronc est sorti ; l'épaule antérieure la première a réussi à se dégager et à se présenter, le reste est venu après.

C'est un garçon très volumineux, n'ayant pas d'enduit sébacé, et très vivace.

Diamètres : bipar., 0,10 ; occ.-front., 0,115 ; occ.-ment., 0,135.

Longueur totale, 0,50. La tête de cet enfant n'ayant pas été pressée ni par le détroit supérieur, ni par le col, est parfaitement arrondie ; la fontanelle postérieure est à peine sensible, tandis que l'antérieure est à peine spacieuse.

Délivrance naturelle à 11 h. 30 m., rien de particulier, cordon bosselé long de 0,75.

Elle a bien passé la nuit, elle a même dormi ; pouls calme le 23 au matin. Elle avait peu fatigué pour son accouchement, et ce matin, à la voir, on ne dirait pas qu'elle a accouché ; peu de tranchées, peu de perte. Très bien le 24 ; elle a ses seins un peu gorgés de lait, elle prend les poudres. Très bien le 25 ; les seins s'affaissent, jamais de fièvre, les lochies cessent. Le 27, tout en étant très bien, elle mange la demie ; elle a un peu de sang lochial, elle se ressent aussi un peu d'une douleur sciatique à laquelle elle est sujette depuis trois ans, mais qu'elle n'avait pas depuis longtemps. Ce n'est que ce matin qu'elle va du corps ; c'est hier, 26, qu'elle a commencé à se lever ; pas de fièvre. Lotions anodines avec du baume tranquille et du laudanum. Le 29, le sang diminue.

Le 29 au soir, la femme sort de l'hôpital, laissant son fils à l'établissement ; la douleur sciatique a considérablement diminué et les lochies sanguines aussi.

Obs. XXVII. — Précieuse Maciani, native et domiciliée à Cervione, domestique, âgée de trente ans, demoiselle.

D'une constitution sèche, tempérament nervoso-bilieux. Elle ne se rappelle pas l'époque de sa première menstruation, et depuis elle a eu régulièrement ses règles tous les mois sans se rappeler l'époque ; elles coulaient peu pendant sept à huit jours. Elle n'avait aucun signe qui précédât, accompagnât ou suivît leur apparition. Elle a eu à dix-huit ans des douleurs rhumatismales articulaires sans fièvre apparente, pendant dix-huit mois. Primipare. Jamais de maladies vénériennes ou utérines. Elle ne s'est aperçue d'être enceinte que par la disparition de ses règles, qui se sont montrées pour la dernière fois le 25 décembre 1853. Elle ne se rappelle pas l'époque précise des premiers mouvements actifs, mais elle les fait remonter au sixième mois. Ces mouvements ont toujours eu pour siége principal l'hypochondre droit, tandis qu'elle dit sentir un poids au bas-ventre ; les mouvements, cependant, se feraient entendre quelquefois un peu partout. Elle ne peut pas dormir sur le dos, mais elle est obligée de se coucher toujours sur le côté gauche ; avant d'être enceinte, elle se tenait toujours couchée sur le côté droit ; elle a des envies assez fréquentes d'uriner et n'est pas constipée. Par les signes rationnels qui précèdent, on dirait une présentation du sommet en occipito-iliaque antérieure gauche. Elle n'a jamais eu les pieds gonflés, pas de varices.

Mensuration. — Longueur totale, 1,46 ; des pieds au grand trochanter, 0,72. Diamètre abdominal debout, 0,21 ; diamètre bis-iliaque antérieur, 0,26. L'utérus descend de niveau avec le pubis et a 0,175 de proéminence ; l'ombilic est à 0,25, et le fond de l'utérus à 0,35 du pubis. Le bassin est symétrique à la palpation.

Palpation. — C'est le 23, à huit heures et demie du matin, que cette femme est arrivée à l'hôpital et que nous l'avons examinée ; elle était à Bastia depuis deux mois.

La forme de son ventre, comme l'indiquent les dimensions, est saillante en avant ; il y a peu d'eaux amniotiques, aussi le palper est-il très facile L'utérus occupe la partie moyenne et presque droite de l'abdomen, et le fœtus offre son axe presque parallèle à la ligne blanche et légèrement oblique de haut en. bas et de droite à gauche. La pression mobilisée sent la ligne des apophyses épineuses dirigée dans cette direction. L'examen du détroit supérieur fait sentir la tête au ballottement double, et comme il est difficile de le produire, on voit que la tête est déjà un peu engagée. Un examen plus attentif du tronc nous a fait sentir à droite une petite saillie osseuse fixe qui paraîtrait trop bas pour être la hanche et trop haut pour l'épaule droite. En cherchant bien tout à fait en haut, on sent des tumeurs mobiles séparées du bassin, et qui sont les pieds. Le palper vient donc confirmer le diagnostic.

Auscultation. — Les bruits fœtaux sont peu sensibles au siége et augmentent en. descendant pour acquérir leur maximum au-dessous et à gauche de l'ombilic, mais presque sur la ligne blanche. Le bruit de souffle est assez fort dans la fosse iliaque droite, on ne l'entend pas ailleurs.

J'ai renvoyé le toucher et la mensuration externe à un autre moment ; mais le soir, vers cinq heures, elle a eu de petites mouches auxquelles elle ne faisait pas attention, et comme elles sont devenues plus fortes à onze heures, on m'a fait appeler. J'arrive à minuit auprès de la malade, et je trouve au toucher que le col est effacé. le bord tranchant offre une dilatation du diamètre d'une pièce de 1 franc. Je pénètre alors avec un doigt dans le col, et je l'ai dilaté en promenant ce doigt compresseur sur tout son pourtour ; dans l'espace de trois à quatre minutes et sans produire de douleurs dont se plaigne la femme (c'est l'orifice externe), je rends la dilatation presque complète. Toutes les douleurs qu'elle a eues ont commencé aux reins pour aller au bas-ventre, où elles ont été moindres La tête est déjà fixée.

C. dos.	Minuit.	20 m.	30 s.	durée 1 m.	30 s. com.	r. $>$	fin.	b.-v.
	id.	23	45	1	30	r. $>$		b.-v. (*).
C. côt. g.	id.	26	30	1		r. $<$		b.-v. (**).
	id.	29	20	1		r. $<$		b.-v.
	id.	32		1		r. $<$		b.-v.
	id.	34	20	1		r. $<$		b.-v.
	id.	36	30	1	10	r. $<$		b.-v.
C. dos.	id.	42		1		b.-v. $<$		omb. (***).
	id.	44		1	30	b.-v. $<$		omb.
	id.	45	30	1	30	b.-v. $<$		omb.

(*) La contraction utérine est peu intense.
(**) La position sur le côté gauche diminue les douleurs de reins sans changer la période de 3 minutes.
(***) Petite au toucher, dilatation presque complète. La douleur occupe le pourtour ombilical.

Les douleurs continuent d'être rapprochées, mais petites, au point que la tête, fixée, ne laisse même pas bomber la poche des eaux pour pouvoir la déchirer. Cette poche est rompue artificiellement à minuit 50 minutes, et nous vérifions une première position du sommet. Nous aidons, après quelques instants, à faire chevaucher le bord utérin de la tête en avant ; mais les douleurs, quoique fréquentes, sont peu fortes, et à deux heures la tête n'avançant pas, nous appliquons le forceps : d'abord la branche gauche avec facilité, la droite un peu plus difficilement ; nous avons dû retirer cette dernière pour la remettre, et enfin, après les avoir articulées, nous avons tiré la tête pendant la douleur. Le périnée, soutenu, n'a pas été déchiré. La rotation s'est faite l'occiput vers la cuisse gauche.

L'enfant, du sexe masculin, vivace, de grandeur moyenne, offre une bosse sanguine sur l'occiput, ce qui prouve que le travail n'avançait pas. Nous avions constaté, du reste, par le toucher, avant et pendant les douleurs, que ce retard ne dépendait ni de la résistance du périnée, ni de l'ankylose du coccyx, ni du manque de flexion.

Délivrance naturelle à deux heures et demie. Le placenta et le cordon n'offrent rien de remarquable. Elle passe bien le reste de la nuit, elle dort. Le 24, au matin, elle est très bien ; elle a eu quelques tranchées sur le flanc droit, où se trouve la matrice. Cet organe est de moyen volume, peu de perte, pas de fièvre ; les jours suivants, elle prend les poudres, ne voulant pas garder son lait. Le 26, ses seins sont un peu distendus ; pas de fièvre, quoique les seins soient sensibles au toucher. Frictions d'huile camphrée, ouate. Le 27, très bien ; elle mange une demie, elle s'est déjà levée avant notre arrivée et sans notre ordre : lochies toujours rouges. Le 28, pas de fièvre, seins toujours gorgés et légèrement douloureux. Le 29, les seins continuent à être gorgés, pas de fièvre. Nous lui donnons 45 grammes d'huile de ricin. Les seins moins douloureux le 30, pas de fièvre, les lochies continuent ; on continue les frictions d'huile camphrée et la ouate. Elle quitte l'hôpital bien portante, le 1er octobre, laissant son fils à l'hôpital. Les seins sont tout à fait dégorgés.

Obs. XXVIII. — Pauline B..., native d'Ersa, domiciliée à Bastia depuis peu d'années, âgée de vingt-trois ans. Elle entre à l'hôpital le 2 octobre 1854.

Tempérament sanguin, constitution robuste. Menstruée à seize ans, ses règles sont arrivées mensuellement à jour fixe jusqu'à vingt ans. Depuis elles ont continué tous les mois, mais tantôt avançant et tantôt retardant de quelques jours ; elles duraient toujours huit jours ; assez la nuit et très peu le jour. Chaque menstruation était précédée de deux ou trois jours de fortes douleurs au bas-ventre, et elles reparaissaient pour autant de temps après la disparition des règles.

Elle n'a eu qu'une fièvre rhumatismale avec pleurodynie, il y a deux ans ; jamais de pertes blanches ni d'autres maladies de matrice.

Pas de maladies nerveuses. Primipare.

Elle s'est aperçue de sa grossesse par le dérangement des voies digestives (vomissements bilieux), peu d'appétit, pas d'envies ni autres bizarreries ; ses règles ont paru pour la dernière fois au milieu de janvier

(1853). Elle croit être restée enceinte dans ce même mois parce qu'elle ressentit aussitôt un poids douloureux au bas-ventre. Deux jours après ses règles, elle a vu son amant pendant trois jours qu'il est resté auprès d'elle, et depuis il est parti pour plusieurs mois, de sorte que la fécondation aurait eu lieu entre le 22 et le 25 janvier. Elle a senti les premiers mouvements actifs en juin, mais elle prétend les avoir même perçus au cinquantième jour, et puis ils auraient cessé pour reparaître au cinquième mois. Lorsqu'elle est couchée, elle les sent dans le haut et surtout à droite ; ils sont plus dispersés et sont plus bas lorsqu'elle est debout. Elle se rappelle que le troisième mois, le quatrième et le cinquième, elle a vu même un peu de sang à l'époque menstruelle, ce qui lui fit croire qu'elle n'était pas enceinte. Au mois de mars, elle mit dix sangsues à la vulve, elle prit des ferrugineux, etc. Le 15 septembre, elle a eu des envies de vomir, vertiges, etc. Elle sent un poids au bas-ventre, sans autre sensation, avec des envies fréquentes d'uriner (comme à l'époque menstruelle). Elle n'a pas de gonflement sensible aux jambes. Les signes rationnels indiqueraient une présentation du sommet, mais la position en occipito-iliaque gauche n'est pas très claire.

Mensuration. — Son ventre, volumineux et arrondi lorsqu'elle est debout, a été peut-être altéré par les corsets qu'elle a portés jusqu'au septième mois révolu, et au moyen desquels elle a complètement caché sa grossesse ; les dimensions de son bassin la facilitaient pour cela. Le diamètre transverse de l'utérus est de 0,25, et l'écartement des épines iliaques antérieures est de 0,30. Longueur totale du corps : 1,57, et 0,80 des pieds aux grands trochanters. L'ombilic est à 0,26 et le fond de l'utérus à 0,36 du pubis ; le ventre a 0,17 de saillie. Bassin symétrique à la palpation.

Palpation. — L'utérus, volumineux, occupe la ligne médiane, la femme debout, mais le paquet fœtal est plutôt à droite qu'à gauche. La tumeur du tronc, ou plutôt du siége, occupe la partie supérieure du ventre (femme couchée) et à droite, et fuit sous la pression pour revenir lentement. On sent par là que les eaux amniotiques sont abondantes ; on ne peut pas bien suivre le tronc, mais on sent au détroit supérieur la tête au ballottement simple et double. Du premier coup on sent même l'occiput sur le pubis gauche, mais qui rentre sur l'excavation à la plus petite pression. Décidément c'est une présentation du sommet en occipito-iliaque gauche antérieure.

Cet examen était fait le 2 octobre au soir. La femme, qui eût été fatiguée par la douleur des reins si elle fût restée au lit, a passé presque toute la nuit debout. Elle a eu aussi des douleurs au bas-ventre.

Le 3, au matin, nous retrouvons à la palpation une tumeur (siége) en haut et un peu à droite de la ligne blanche ; la tête est toujours au détroit, mais les mouvements actifs les plus fréquents sont à gauche et un peu plus bas que la tumeur de droite. Ceci semblerait faire croire que le fœtus, le matin, s'est tourné en occipito-iliaque droite postérieure.

Auscultation. — Le bruit fœtal offre 128 pulsations ; il est entendu (maximum) entre l'ombilic et le pubis, plus à droite qu'à gauche, de sorte que l'occipito-droite serait confirmée.

Rotation artificielle. — La quantité d'eaux amniotiques rendant les mouvements du fœtus faciles, nous relevons la partie inférieure de droite à gauche pendant que nous prenons la partie supérieure de gauche à droite, et aussitôt le grand diamètre du fœtus se fait oblique de haut en bas et de droite à gauche. Ceci nous prouve que les positions, avec des conditions semblables, peuvent changer facilement. Pendant cette rotation, une douleur des reins au bas-ventre survient et s'accompagne d'une contraction utérine manifeste. Le bruit de souffle est très sensible dans la moitié gauche de la matrice, tandis qu'il l'est à peine près de l'arcade crurale droite.

Toucher. — Le vagin et la vulve ne sont pas beaucoup humectés par des mucosités. Le col est très mou, mais allongé ; il est dirigé à gauche ; le doigt ne peut encore y pénétrer. Cependant le bord de l'orifice externe n'est pas tranchant, comme il l'est chez les primipares. La flaccidité du segment interne permet à peine de toucher le sommet en avant et à droite. Je ne puis pas l'atteindre ailleurs. Je ne mesure pas le détroit, parce que rien n'indique qu'il soit étroit ; tout, au contraire, démontre qu'il est large dans tous les sens.

Cette femme a des douleurs passagères, tantôt au bas-ventre, tantôt aux reins ou ailleurs et séparément. La douleur du bas-ventre correspond à gauche près de l'aine. Elle passe bien la nuit, et le 4 elle ne souffre presque plus, ce qui pourrait être attribué à la rotation artificielle. Les jours suivants elle a été bien pour les douleurs du ventre, mais elle a souffert la nuit d'étouffements, de toux ; les jambes sont bien enflées ; elle est dans une sorte d'inquiétude le 9 octobre ; elle sent des mouvements douloureux dans les deux fosses iliaques ; la grosseur de son ventre et son affaissement au milieu lui font croire qu'elle a une grossesse double.

Revenant à la palpation, je reconnais qu'il s'agit d'une occipito-iliaque droite, transverse ou antérieure. L'enfant s'est encore déplacé et je refais la rotation : je ramène le dos fœtal sur la ligne blanche et même un peu à gauche, mais les pieds frappaient toujours aussi à gauche ; toutes ces manœuvres de rotation artificielle se font sans douleur. Cette position maintenue, et le haut du tronc et les pieds poussés en bas et en dedans, la femme a senti d'abord un mouvement actif du pied à droite, ce qui ferait supposer qu'un pied était déjà allé à droite. J'ai maintenu pendant assez longtemps cette position, en imprimant toujours une rotation favorable à l'effet que je voulais produire ; et, en effet, le pied qui frappait encore en haut et à gauche de la ligne blanche a disparu, et nous n'avons plus senti de mouvement des pieds qu'en haut et à droite. Ceci fait voir que si l'on met le tronc dans une position convenable, les membres peuvent être gênés dans cette position, mais ils finissent aussi par se placer dans la direction du tronc. Après avoir attendu assez longtemps pour nous assurer du fait, après que la femme elle-même a assuré ne plus éprouver les mêmes sensations, après la disparition des deux douleurs inguinales ou des flancs, après avoir senti le cœur à gauche de la ligne blanche, etc., etc., j'ai placé un bandage de corps avec un petit coussin en bas et en avant à droite, et un autre en haut et en avant à gauche. Je reste près d'une heure encore auprès de la malade, et elle dit toujours sentir les coups de pied à droite et en haut, qui ne sont pas aussi douloureux que lorsqu'ils étaient à gauche.

Cette femme, qui depuis bientôt un mois était très inquiète, ne pouvait pas dormir la nuit à cause de la dyspnée, de la toux, des douleurs aux flancs; qui ne pouvait plus rien manger, qui avait pâli, et à laquelle, pour faire cesser ses pleurs et ses souffrances, nous étions allé jusqu'à proposer l'accouchement prématuré artificiel, cette femme s'est trouvée aussitôt métamorphosée : elle a très bien dormi toute la nuit : elle n'a plus toussé et n'a plus eu d'oppression : elle est gaie le 11, et qui plus est, elle sent déjà revenir l'appétit qu'elle avait perdu. Pour donner une idée de son changement, il suffit de savoir ce qu'elle disait ce matin à plusieurs reprises : « Si j'avais une couronne ce matin, je vous la mettrais sur la tête; pourquoi ne suis-je pas riche, je voudrais vous donner des millions ! » Il faut savoir que cette femme n'a presque pas souffert jusqu'au 15 septembre. Elle avait conservé sa fraîcheur, et comme elle dissimulait très bien la grossesse par un corset, elle a trompé ceux-là même qui la connaissaient. Le 15 septembre, époque ordinaire de la menstruation, elle vomit; elle eut des tournoiements de tête, et, depuis cette époque, elle s'est toujours mal portée.

Les jours suivants, elle a été bien, et j'ai reconnu l'occiput à gauche. Dans la nuit du 13 au 14, elle a senti que l'enfant en se redressant poussait à l'épigastre et au bas-ventre, et, le 14 au matin: nous sentons que le fœtus est redevenu à une occipito-iliaque droite, cependant le bassin du fœtus est très haut; nous verrons si elle souffre encore comme les jours derniers. Il faut savoir que dès le lendemain de la rotation, la femme n'a plus voulu garder la ceinture. Une chose singulière c'est que le bruit de souffle est très étendu; même en avant. Je sens le bassin du fœtus soulevé légèrement à gauche et en haut à chaque pulsation de l'aorte. Je n'avais trouvé ce signe jusqu'ici que lorsque la tête occupait cette place. Cependant le soulèvement du bassin est à peine sensible, tandis que celui de la tête l'est beaucoup. Puisque la femme ne souffre pas encore, je ne vois pas la nécessité de refaire la rotation. Le soir du 14, l'enfant a la tête dans la partie droite du détroit supérieur et les pieds dans l'hypochondre gauche; la malade passe bien la nuit. On voit que c'est par suite du volume considérable de la matrice, presque hydropique, et développée dans les flancs peut-être par la pression du corset, que le fœtus exécute tous ces mouvements et déplacements. La nuit du 15 au 16, elle n'a pas dormi ; elle s'est trouvée de nouveau dans le même état où elle était pour les étouffements, les inquiétudes, etc. Nous nous proposions de refaire la rotation ; mais comme elle passe bien la nuit du 16 au 17, nous la négligeons. Elle ne passe pas mal les nuits suivantes : elle est seulement forcée de se lever souvent pour uriner. Le diamètre abdominal est de 0,265, c'est-à-dire qu'il a grossi de 1 centimètre 1/2 en 16 jours. Elle n'a pas dormi dans la nuit du 19 au 20, a eu des envies fréquentes d'uriner, et comme le 20 au matin elle reste au lit en m'attendant, je l'examine au palper et à l'auscultation; et je trouve que la tête est presque sentie dans la fosse iliaque droite, ou du moins sur le rebord du détroit; le dos est recourbé à gauche; le bassin est à gauche et presque au milieu ; on sent le rebord de la hanche près de la ligne médiane, et les pieds dans l'hypochondre droit. Je relève le tronc et pousse la tête de manière à réduire la variété occipitale en occipito-iliaque gauche antérieure franche. La facilité de cette réduction me fait voir qu'on pourrait rectifier la position quand on veut ; mais on dirait aussi que le détroit supérieur n'est pas assez large pour encaisser la tête. Deux contractions douloureuses de l'utérus ont lieu pendant cet examen, et comme elles se reproduisent par la friction du ventre, je lui conseille de rester au lit et de se frictionner le ventre. Ma recommandation n'a pas été suivie.

Le 20, au matin, comme nous l'avons dit, ayant bien placé l'enfant en occipito-iliaque gauche antérieure, elle a mieux passé la journée et elle a très bien dormi la nuit, bien que le bibeccio ait soufflé d'une manière horrible. Le 21, elle est bien ; la nuit est bonne, seulement elle va trois fois à la selle avec des douleurs au sacrum : il y avait deux jours qu'elle n'y allait pas.

Le 22, elle commence à faire des mucosités et à avoir quelques mouches allant au bas-ventre et aux reins. Le 23, elles continuent, mais pas assez fréquentes pour croire à un accouchement. La position du fœtus est en occipito-iliaque droite antérieure.

La nuit du 17 au 18, elle a bien dormi, et le 18, à 8 h. du matin, ont commencé quelques mouches qui se sont répétées et ont augmenté d'intensité. Ces mouches ont d'abord commencé aux reins exclusivement, puis elles sont descendues au bas-ventre, et à 11 h. 45 m. elles sont plus fortes au bas-ventre qu'aux reins. La femme reste toujours debout. Elle se promène.

	11 h.	44 m.	durée 1 m. 10 s. com.	b.-v.	>	vont	r. fin. r. (*).
	11	49	1	b.-v.	>		r.	r.
	11	51	1	b.-v.	>		r.	r. (**).
	11	54	40		r.	>	b.-v.	r.
C. dos.	11	58	1		r.	>	b.-v.	r.
	11	2			r.	>	b.-v.	

(*) La douleur des reins est permanente et légère, et s'accroît lorsque celle du bas-ventre arrive. Ces maux de reins deviennent horizontaux à la base du sacrum ; ils étaient plus haut les jours derniers.

(**) La douleur du bas-ventre est à gauche bien plus qu'à droite.

Dans l'intervalle des douleurs, je palpe le ventre, et je trouve le siége de l'enfant en haut et sur la ligne médiane, le tronc à droite, offrant le côté droit, la tête au détroit supérieur et très apparente à gauche. Les douleurs continuent, mais légères. Je touche la femme à 1 h., et je trouve le col fort épais : il n'est pas assez dilaté pour permettre l'introduction du doigt ; il n'est pas encore effacé ; il est long, et l'utérus dans les environs est tellement épais, que c'est à peine si l'on sent un corps dur. Par le toucher seul on ne pourrait même pas reconnaître très bien si c'est une présentation du sommet. Ce travail sera long, et qui sait même s'il est un véritable travail ?

Elle dit que les douleurs du bas-ventre sont plus fortes à gauche, et debout que couchée. En pratiquant le toucher, je suis obligé d'aller chercher le col à gauche et en arrière, ce qui indique très bien les douleurs du bas-ventre dont elle a précisé le siége. Comme la tête était plus apparente à gauche au palper et que le col est aussi dirigé fortement de ce côté, je fais coucher la femme sur le côté gauche, afin de ramener la tête et le col à l'axe du détroit. C'est sans doute à cette résistance de l'utérus et du col qu'est dû le non-engagement de la tête dans le détroit. Couchée sur ce côté, la période se fait de cinq minutes, les douleurs des reins deviennent de plus en plus rares et je laisse la femme à 2 heures. Mes prévisions se sont avérées : le travail s'est complétement suspendu, bien que les douleurs fussent bien périodiques et accompagnées de contraction utérine, sensible à l'œil et la main. Je dirai même que la période de 4 m. était bien courte, trop courte même pour commencer : mais ce qui était significatif, c'était l'état du segment inférieur. Il est difficile de s'expliquer cet état pour une grossese aussi avancée ; serait-ce l'état sédentaire dans lequel a vécu la femme pour cacher sa grossesse ? Serait-ce parce qu'elle a fortement serré son ventre pendant que le segment inférieur était resserré et que ne s'étant plus serrée dans les trois derniers mois, l'utérus s'est alors dilaté en haut ? Ce qu'il y a de positif c'est que le ventre de cette femme a pris, dans les derniers temps de la grossesse, un développement considérable et prompt. On pourrait se demander si la position du col fortement portée en arrière et en haut ne serait pas cause du retard de son effacement ; mais alors les douleurs auraient dû augmenter lorsque la femme, couchée sur le côté gauche, faisait porter le poids du fœtus sur l'axe du col, tandis que les douleurs ont alors cessé complétement. Ce fait est même digne de remarque, et ce n'est pas la première fois que je l'ai observé. Ce qu'il y a d'intéressant, c'est le motif pour lequel le fœtus reste de préférence dans la position occipito-iliaque droite. Si nous ne pensions pas que les changements de positions ôtant la pression mécanique des points fixes où elle peut se faire pour la porter tantôt sur un point tantôt sur un autre, allongeraient la dilatation du col et du segment inférieur utérin ; si nous ne pensions pas cela, nous aurions encore opéré la rotation. La tête est toujours assez élevée pour cela, et si la femme n'avait pas tous les signes rationnels d'un large bassin, je dirais qu'il est étroit ou oblique.

Le 30 octobre, elle sent une douleur presque constante au bas-ventre, allant du pubis au sacrum, mais toujours sur le côté gauche.

Le 1er novembre, cette femme a eu un fort chagrin qui l'a fait pleurer beaucoup et, chose curieuse, la nuit, ne pouvant pas reposer, elle a senti elle-même que son enfant s'est placé autrement qu'il n'était les jours derniers. Le 2, au matin, j'ai examiné cette femme au palper et à l'auscultation, et j'ai trouvé le dos tourné à gauche, faisant un arc à concavité à droite ; les pieds frappent indistinctement à droite et latéralement. Le maximum des pulsations cardiaques est à gauche et en bas.

Cette rotation spontanée prouve, comme nous l'avions dit, l'amplitude de la cavité utérine et la contraction de l'utérus, par suite du chagrin ; car on ne peut guère attribuer cette rotation à une autre cause. On pourrait même supposer que cette rotation tient à une contraction partielle de l'utérus. Ce matin, chaque mouvement un peu fort du fœtus est accompagné de contractions douloureuses ; elle sent que le fœtus pousse au bas-ventre, mais elle n'y éprouve pas de douleur ; la douleur pendant la contraction commence et finit aux reins. Ces contractions douloureuses sont rares, mais plus fortes que les douleurs des jours derniers (la période semblerait s'établir à 7 m.). La malade s'est bien trouvée dans les jours suivants ; elle était même plus soulagée ; ses jambes se sont désenflées ; son ventre a baissé. A la visite du matin du 8, elle n'annonce rien : ce qui prouve qu'il n'y avait rien de saillant ; mais dans la journée, elle a eu de petites douleurs au bas-ventre et pas aux reins. C'est à 5 heures après midi, après avoir mangé la soupe, qu'une douleur forte au bas-ventre est venue et lui a fait sortir des mucosités filantes assez denses. Il y a trois à quatre jours du reste qu'elle perd de ces mucosités et en plus grande abondance que lorsqu'elle eut ce faux travail. Depuis ce moment, les douleurs paraissent avoir continué toujours avec sortie de ces mucosités, mais pas en assez grande abondance pour être les eaux. Nous voyons la femme à 6 h. 30 m. du soir : elle est debout et se promène. Les douleurs qu'elle a ressenties ont presque eu pour siège exclusif le bas-ventre. Elle ne sentirait pas son enfant depuis aujourd'hui

Promen. à 6 h.	31 m.	durée 1 m.		com.	r. b.-v.	< vont b.-v.	= fin. r.(*).	
	6	34	1	10 s.	b.-v.	<	b.-v.	r.
	6	39	0	50	b.-v.	=	r.	r.
	6	42	1	5	b.-v.	>		
	6	45	1		r.	=	b.-v.	r.
	6	49	1		r.	=	b.-v.	r.
	6	53	1		b.-v.	<	r.	r.
	6	56	1		r.	>	b.-v.	r.

(*) Elle fait à chaque douleur des glaires filantes. Elle a eu hier une douleur dans la cuisse gauche qui avait disparu aujourd'hui et qui a paru plus forte ce soir.

J'ai exploré la femme debout par le toucher, et je n'ai pas pu atteindre le col, tellement il est haut et à gauche. Les douleurs du bas-ventre qui vont aussi dans la cuisse sont bien plus du côté gauche que du droit. Elle ne veut pas se coucher.

Promen. à 6 h.	59 m.	durée		com. b.-v.	> vont r.	= fin. r.		
C. dos. 7	2		1 m.	r.				
7	4	1		r.	=	b.-v.	r. (*).	
C. côt. g. 7	7	1		r.	=	b.-v.	r.	
7	11	1		r.	>	b.-v.	r.	
7	16	30 s.	1	4	b.-v.	<	r.	r.
7	19	0	50	r.	>	b.-v.	r.	
C. dos. 7	23	1		b.-v.	>	r.	r. (**).	

(*) Nous relevons l'utérus vers le côté gauche sur lequel elle se tourne.
(**) Cette douleur commence à être forte.

Nous avons exploré la femme au toucher et nous trouvons le col à gauche et ramolli : nous l'avons assez facilement ramené en devant. Il offre une dilatation grande comme une pièce de 2 francs ; elle est oblongue ; je sens aussi la tête de l'enfant. Je reste immobile dans l'absence des douleurs, et à leur approche j'en profite pour pratiquer la dilatation artificielle On sent ici l'orifice externe, petite corde tendue, mais qui cède pour ne plus se resserrer. Plus haut l'utérus s'épaissit bientôt : il est relâché dans l'absence des douleurs ; mais, avec la contraction, il devient très résistant. Petit à petit, je puis y introduire très bien les deux doigts que je maintiens écartés jusqu'à l'approche de la contraction, pour voir si en effet le col se dilate lorsque le corps se contracte. Cette contraction est même précédée de quelques mouvements actifs du fœtus, et bientôt la contraction descendant au col, celui-ci se contracte au point de glisser sur mes doigts. Je reconnais positivement que cette contraction est bien plus manifeste à l'orifice interne, qui s'épaissit, qu'à l'orifice externe devenu mou et peu contractile. Je reconnais la présence de l'occiput à gauche et en avant comme cela devait être ; le cuir chevelu est froncé et il n'y a pas de poche des eaux apparente. A 7 h. 40 m., j'ai obtenu une dilatation artificielle sans douleur, presque complète. Les contractions continuent à la période de 3 à 4 m.

Les douleurs continuant, le travail n'avance pas en proportion ; quelle en est la cause ? La tête commence à être bien engagée dans l'excavation ; le signe en est la douleur très forte dans le nerf sciatique, et qui fatigue la femme encore plus que les douleurs utérines. Le toucher du reste reconnaît cet engagement. La position du fœtus est la plus avantageuse ; la tête est-elle fixée ou libre ? Si l'on essaie de soulever la tête, on ne le peut pas ; on dirait qu'elle est fixée dans des parties dures ; mais ce qui prouve qu'elle n'est pas enclavée c'est que le fœtus en se mouvant fait exécuter à la tête des mouvements de glissement. Lorsque j'essaie de soulever la tête je n'ai pas la conscience de la soulever, et cependant la femme dit que ce mouvement lui correspond à l'épigastre, et enfin parce que lorsque la douleur arrive, la tête n'avance pas, tant que la matrice seule se contracte. Mais dès que la contraction volontaire s'y ajoute, alors on sent que la tête, collée sur le rebord utérin, est poussée en bas. D'après ces considérations, on voit que l'épaisseur du col à l'orifice interne est le seul obstacle à l'avancement de la tête ; et, bien plus, c'est que cet obstacle au lieu de diminuer paraît augmenter : ainsi la dilatation est légèrement diminuée à 8 h. 40 m., moment auquel les eaux s'écoulent, bien qu'il n'y ait pas de poche. En vue de diminuer cette contraction du col nous pratiquons le toucher avec le liniment anodin à 9 h. Je ne sais pas si le froncement du cuir chevelu ne serait pas ici le signe de la résistance du col. Quelques instants après, les douleurs deviennent plus espacées, et le col est moins résistant ; cependant la malade impatiente veut se lever tout à fait et elle se promène, malgré l'avancement du travail (9 h. 35 m.). Elle fait à diverses reprises des eaux amniotiques ; le cuir chevelu commence à se couvrir d'une bosse sanguine, et nous proposons à la femme une application de forceps qu'elle refuse. Les douleurs continuent, et elles sont assez fortes sans fruit. Le rebord du col fort épais est mou longtemps après la douleur, reste épais et resserré immédiatement après. Les choses restent dans cet état jusqu'à 11 heures. L'occiput était toujours à gauche et en avant, c'est-à-dire que dans deux heures de temps et malgré les fortes contractions, la rotation ne se faisait pas : aussi je l'ai faite très facilement en accrochant la fontanelle postérieure que j'ai ramenée en avant avec le seul médius. J'espérais que le travail cette fois avancerait, mais je me suis trompé. A peine si la contraction utérine, aidée des efforts volontaires, faisait légèrement avancer la tête à chaque douleur, puis elle se retirait. Ici cependant la dilatation s'est faite plus complète et la tête était sentie au fond de la vulve. La malade, voyant qu'elle souffrait beaucoup sans avancer plus, demande à être délivrée à 11 h. 30 m. Je fais l'application du forceps sans déranger la femme. La branche mâle est mise la première, pour éviter le décroisement et pour favoriser le rotation. La femelle est aussi placée avec facilité malgré l'étroitesse de la vulve ; seulement je ne puis pas glisser les doigts conducteurs entre la tête et le col. Je me contente donc de glisser les cuillers appuyées sur le cuir chevelu, depuis la partie antérieure jusqu'à la partie postérieure. L'introduction et l'articulation se sont faites sans douleur à l'étonnement de la femme. J'ai attendu les contractions utérines devenues un peu rares, je les ai aidées par des tractions et en soutenant la tête sur le point que nous gagnions à chaque douleur, les parties molles se sont ainsi dilatées très lentement, et j'ai vu avec plaisir le périnée et la vulve céder sans aucune violence. La main gauche a tiré le forceps en haut, en le soutenant lorsque la tête avait l'air de vouloir avancer trop vite, et la droite contenait fortement le périnée. J'employais cependant les deux mains, lorsque j'ai ramené la tête jusqu'à faire passer l'occiput sous les pubis. Quatre douleurs ont suffi pour que la tête ait franchi la vulve. C'est une tête énorme sortie cependant sans déchirure de la fourchette : pourtant la femme est primipare. La face s'est tournée du côté gauche de la femme ; la main droite apparaît avec le cou, et je la dégage, ce qui a fait avancer aussitôt le reste du tronc. C'est une grosse fille très vivace qui montre bien avoir dépassé le terme des neuf mois. Longue de 0,51 elle a 0,27 de la tête à l'ombilic, ce qui prouve que, malgré ce retard, l'ombilic est toujours plus près de la tête que des pieds ; elle n'a pas d'enduit sébacé. Les diamètres sont : occipito-mentonier, 0,17 ; occipito-frontal, 0,14 ; bipariétal, 0,10 ; sous-occipito bregmatique, 0,10. Elle a beaucoup d'embonpoint. Les ongles de l'enfant sont formés et durs ; au delà de la pulpe, il n'y a qu'un petit rebord membraneux. Il faut faire ici la défalcation de la bosse sanguine assez forte qu'il y a à droite du sommet. Les traces du forceps, latérales, sont insignifiantes.

La délivrance s'opère avant l'arrivée d'une douleur parce que les tractions du cordon montrent que le placenta est déjà décollé Avant de tirer cependant, j'ai glissé les doigts aussi loin que j'ai pu sans l'atteindre, preuve évidente qu'il était encore dans l'utérus. Il n'offre rien de particulier. J'ai dû encore ici aller chercher avec les doigts le reste des membranes qui menaçaient de se rompre, si j'avais tiré brusquement le placenta.

Je laisse la femme à minuit, après qu'elle est replacée dans son lit. Elle a dormi le reste de la nuit, et n'a été réveillée que par quelques tranchées. Le 9, elle est très bien ; le fond de l'utérus arrive à quatre travers de doigts du pubis ; il n'est pas bien sensible au toucher ; la perte est peu de chose ; pas de fièvre.

Durée de la grossesse. — Si nous nous demandons pourquoi cette grossesse s'est prolongée au delà du terme, nous trouvons la vie oisive, le peu de développement du segment inférieur et du col. Les fausses douleurs qu'elle a eues prouvent qu'à l'époque menstruelle (neuvième après la fécondation) elle a failli accoucher et la résistance du col seule sans doute les a suspendues. Cette fois-ci aucune cause n'a provoqué l'accouchement, et le développement énorme de l'enfant ne l'a pas hâté. L'approche de la dixième époque menstruelle seule paraît l'avoir déterminé, car cette femme dit que quelquefois ses règles venaient au 8, au 10, au 15, etc. La durée de la grossesse par jours serait de 297 au lieu de 270, c'est-à-dire 27 en sus.

Menstruations. — Ce serait à la dixième, ou très près, après la fécondation.

Lunes. — C'était le dernier quartier de la lune lorsqu'elle est restée enceinte (c'était le quatrième jour du quartier) ; elle est accouchée le quatrième jour de la pleine lune de la onzième lune.

La nuit entre le 9 et le 10 elle a transpiré ; elle a eu de très légers frissons après qu'elle s'est levée pour uriner ; le 10 cependant elle n'a pas de fièvre ; le ventre n'est pas très sensible ; les seins sont flasques. Le vent du nord souffle avec vivacité ; il fait bien froid. Comme il n'y a pas d'infirmière, cette femme est obligée de se lever, et elle achève de s'enrhumer : elle tousse. La nuit du 10 au 11, elle transpire encore ; elle a un peu de soif. Le 11 au matin, douleurs de tête ; toux, légère douleur le long de la trachée-artère ; le ventre n'est pas sensible à la pression ; les organes génitaux sont seulement légèrement douloureux, et lorsqu'elle urine elle a un sentiment de cuisson ; les seins commencent à se remplir de lait ; il y a même ce matin un peu de fièvre. Tisane chaude pectorale. Elle n'a plus de lochies ou à peu près depuis hier, ce qui s'explique par la bronchite. Elle a ensuite des douleurs qui vont des genoux aux cuisses. Le 12, au matin, elle n'a pas de fièvre ; elle a beaucoup transpiré la nuit ; les lochies ont entièrement reparu ; elle est toujours enchifrenée et tousse ; mais ce qu'il y a de saillant c'est un peu de sensibilité dans la fosse iliaque gauche allant dans l'aine et la cuisse du même côté. (Cataplasmes au ventre ; tisane chaude, soupes.)

Les seins commencent à se gorger ; elle les fait tirer par son enfant. Le 13 elle est bien ; pas de fièvre ; elle continue à tousser ; les lochies, quoique insignifiantes, continuent ; la douleur de la fosse iliaque et de la cuisse continue, mais bien moindre ; cataplasmes, soupes. La nuit du 13 au 14, elle continue à tousser quoique cependant la fièvre ait presque entièrement cessé. Malgré notre recommandation, elle a voulu se lever dans la journée du 13, et le 14 elle voudrait s'en aller. Cette affection catarrhale, qui se traduit par les douleurs dans presque tous les membres, par la bronchite, le coryza, etc., pourrait devenir grave. Mais cette femme entêtée croit au contraire que le lit lui cause toutes ces indispositions.

L'absence de symptômes du côté de l'utérus lui fait croire qu'elle est déjà guérie de ses couches.

Le 14, je la trouve en larmes, parce qu'on a donné son enfant en nourrice. Ce chagrin est moindre lorsqu'on éloigne l'enfant immédiatement après l'accouchement. Lorsqu'au contraire ces femmes leur donnent le sein pendant quelques jours et qu'elles en ont soin, alors elles oublient la douleur et les peines qu'elles ont eues pour s'abandonner à l'affection si naturelle de la maternité Cette femme, lorsque ses seins sont remplis, voit le lait s'écouler naturellement, de sorte que sa chemise est constamment mouillée, et en se refroidissant augmente le rhume. J'y fais mettre des linges. La journée du 14 et la nuit elle est très bien. Le matin du 15, pas de fièvre; elle veut se lever; le lait continue à couler. Le soir, comme elle se sent tout à fait bien, elle sort sans notre avis. Son enfant, comme je l'ai dit, est resté à l'établissement.

Obs. XXIX. — Simonetti (Hippolyte-Marie), fille de ménage, native de Cervione, demoiselle, âgée de vingt ans. (Entre à l'hôpital le 4 novembre 1854, à 9 h. 30 m. du matin.)

Tempérament sanguin-lymphatique, assez d'embonpoint, robuste, pas maladive. Irrégulièrement menstruée pendant trois jours; elle ne se rappelle pas l'âge auquel elle les a eues pour la première fois. Elle n'a jamais eu de maladies graves d'aucune sorte. Primipare. Elle aurait eu ses règles pour la dernière fois dans le mois de janvier ou février, ce qui est très vague. Je n'ai pas le temps de prendre les dimensions de la mensuration. Cette femme a l'air, du reste, d'être bien faite. Les mouvements actifs les plus forts seraient à droite, poids au détroit supérieur, pas de gonflement ni de varices aux jambes.

Palpation. — La matrice est tendue par les douleurs, je sens cependant confusément la tête au fond du détroit supérieur et qui plonge dans l'excavation; il est impossible de suivre le tronc, mais je crois sentir le siège dans l'hypochondre droit. Les douleurs pressant, je pratique le toucher et je trouve le col dilaté, effacé; la tête se présente, la fontanelle postérieure est à droite et en avant, de sorte que la position serait en contradiction avec le résultat de la palpation. Ce doute a persisté encore quelques instants, mais je n'ai pas tardé à reconnaître que tout était expliqué avec une occipito-iliaque droite, le tronc fortement étendu, de manière que le bassin de l'enfant fût aussi dans l'hypochondre du même côté. C'est le cas où le doute a été le plus long. (Ceci ne serait peut-être pas arrivé, si le travail n'était pas commencé.)

Le travail s'avançant, le col complétement dilaté, je perce les membranes, très dures, avec la plume; à 10 b. 10 m., les douleurs sont un peu rares, de sorte que nous avançons lentement. La rotation de l'occiput semblerait d'abord se faire en dehors, au point que je ne puis plus l'atteindre, tellement elle est haute et en dehors. Je favorise cette rotation en relevant le tronc de l'enfant en dedans et en avant. Petit à petit le tronc s'est redressé, et j'attendais la fin d'un moment à l'autre; mais les choses allaient lentement, les douleurs courtes et rares faisaient que la tête était déjà surmontée d'une bosse sanguine. La tête s'avance pendant la douleur, et la contraction volontaire pour se retirer après, et ici je crains que les parties molles du périnée ne soient pour quelque chose dans la résistance. Le travail se continue sans avancer, la tête à chaque cessation de douleur se retire au fond du vagin, et à 11 h. 45 m., je me décide à appliquer le forceps. J'avais commencé la traction lorsque les contractions utérines et volontaires se sont faites si fortes, que ma main gauche sur le forceps, et la droite fortement appuyée sur le périnée, ont fortement retenu la tête alors; mais je n'ai pas pu empêcher la rupture de la fourchette. L'enfant a été lancé la tête et les épaules presque en même temps et par un bond. A peine j'ai pu apercevoir le simulacre d'une rotation de la tête la face vers la cuisse gauche de la femme; l'enfant a été lancé hors de la vulve. On voit qu'ici l'obstacle était fort, et la plus petite traction a suffi pour le vaincre.

C'est un garçon très vivace et robuste, ayant une longueur de 0,50 et 0,28 de la tête à l'ombilic. Diamètres : long. occ.-bregm., 11 ; bipariétal, 10 1/2 ; occ -front., 12 ; occ. menton., 14 1/2. Il offre une bosse sanguine à l'occiput et un peu à gauche.

La délivrance naturelle a lieu dix minutes après, rien de particulier.

Cette demoiselle, d'après son compte, aurait dû accoucher le 30 octobre : c'est-à-dire que cette époque aurait été la neuvième époque cataméniale après la fécondation, de sorte qu'elle n'aurait plus eu ses règles depuis les derniers jours de janvier exclusivement.

Les derniers jour de janvier (du 28) et les premiers jours de février (jusqu'au 5), c'était la nouvelle lune. Le nouvelle de la neuvième finirait le 28 octobre, de sorte que, d'après ce compte, elle l'aurait porté sept jours plus que le quartier. Comptant par jours, à partir du 1ᵉʳ février, elle l'aurait porté 277 jours ; c'est-à-dire 7 jours de plus. Comptant par menstruations, elle les aurait eues les derniers jours de janvier et serait restée enceinte dans les premiers jours de février, et la neuvième menstruation correspondant à la fin d'octobre, elle l'aurait porté quatre jours de plus ; c'est-a-dire le même temps après les règles qu'elle a pu rester pour devenir enceinte après la disparition. C'est donc le compte par menstruation qui serait le plus juste.

La malade a très bien passé la nuit, pas de fièvre, presque pas de tranchées, la perte de sang médiocre. Le 6, elle est très bien, pas de fièvre, les seins ne sont ni tendus, ni douloureux, quoique assez développés. La matrice dépasse à peine les pubis de trois travers de doigts ; elle n'est pas douloureuse à la pression.

Cette femme a les seins gorgés, distendus et douloureux le 6, la nuit suivante et le 7, sans avoir l'ombre de fièvre. La malade cependant dit que dans la nuit elle a eu quelques frissons suivis de chaleur et de légère sueur. Ce matin 7, il n'y a rien de cela ; elle tire ses seins avec la pompe-ventouse, elle prend les poudres, fait la friction, et ce matin elle prendra 35 grammes d'huile de ricin. Les lochies sont toujours un peu rouges, mais peu abondantes ; la malade se fait tirer le sein, et le 9, au soir, elle quitte l'hôpital sans nous en demander la permission. Elle a laissé son enfant à l'hospice.

Obs. XXX. — Clorinde Giovannoni, native de Rostino, résidant depuis cinq ans à Biguglia, domestique, demoiselle, âgée de 19 ans.

Physiologie. — Tempérament lymphatico-sanguin, constitution bonne, taille moyenne. Menstruée à 15 ans, elle l'a été régulièrement depuis ; mais elle ne connaissait pas le jour, faute d'attention. Elles étaient précédées d'un jour par des maux de reins qui duraient autant que les règles ; elle voyait pendant cinq à six jours et assez abondamment ; ses règles n'ont cessé que pendant la durée des fièvres intermittentes qu'elle a eues quelques années de suite pendant l'été. Biguglia est un pays de fièvres. Primipare.

Elle ne peut pas préciser l'époque de la fécondation. Tout ce qui lui a fait apercevoir qu'elle était enceinte est la cessation des règles, qui a eu lieu la dernière fois du 19 au 25 mars 1854 ; elle a eu aussi quelques dérangements du tube digestif ; elle ne se rappelle pas l'époque de l'apparition des premiers mouvements actifs ; elle ne s'est pas aperçue d'avoir quelques signes cataméniaux ; elle devait accoucher vers le 19 ou le 25 décembre.

C'est le 10 décembre qu'elle est entrée à l'hospice ; c'est le 14 que je l'examine : taille, 1,65 ; haut. troch., 0,84 ; hauteur de la crête iliaque, 0,98 ; diam. utérus, 0,22 ; espace inter-iliaque, 0,24 : haut. ombil., 0,24. L'utérus le dépasse de 0,02, d'où je conclus que cette femme n'est pas dans son neuvième mois ; saillie abd., 0,15.

Ventre assez régulier arrondi debout, matrice médiane. Elle a toujours senti les mouvements actifs en avant, à droite et un peu au-dessous de l'ombilic ; elle sent comme un poids au bas-ventre, elle a des envies plus fréquentes d'uriner ; elle dort de préférence sur le côté droit. Pas de jambes enflées.

Palpation. — Debout, on sent bien une tumeur fœtale en haut, mais on ne distingue pas laquelle. Le jour de son arrivée, pour avoir une idée de sa grossesse, je la palpai, et je me rappelle que je constatai une présentation du sommet en occipito-postérieure droite ; c'est-à-dire que le ballottement passif a constaté la tête au détroit supérieur, et la pression simple et mobilisée sentait le tronc à droite en arrière, et les membres fléchis en avant, près de la ligne médiane ; cette position correspondait aux signes sensibles des mouvements actifs, mais aujourd'hui cette position a changé. La femme couchée, je constate encore la tête au détroit supérieur, par le ballottement passif ; la pression mobilisée constate le tronc à droite, mais plus en avant, de manière que l'ouverture de l'arc fœtal, au lieu d'être en avant, est tout à fait à gauche ; le ventre déprimé au milieu correspond au vide de l'arc, le bassin de l'enfant est en haut et atteint la ligne médiane ; là on sent la saillie osseuse du bassin. La position est transverse, et qui sait si beaucoup de positions ne commencent pas ainsi pour se changer successivement en occipito-gauches antérieures.

Auscultation. — Le maximum est à droite et en dehors au niveau et au-dessous de l'ombilic.

Le petit volume du ventre me faisant croire qu'elle n'accoucherait pas de sitôt, je n'ai même pas procédé à un examen plus prolongé.

OBSERVATIONS. 457

Les 20, 21, 22, 23 décembre 1854, elle paraît avoir eu de la diarrhée et du ténesme, et le soir du 25, quoique la diarrhée fût cessée, elle a commencé à avoir les douleurs. Cette date serait l'époque de ses règles.

Elle dit avoir depuis deux ou trois jours des douleurs de reins presque continues, et, le soir du 25, les petites douleurs ont commencé au bas-ventre ; ces douleurs ont été bientôt suivies d'écoulement de sang. J'ai fait la première visite à 2 h. 45 m. après minuit. La position est la même : le col effacé laisse pénétrer un doigt seul, on sent la fontanelle postérieure à droite et en avant.

-Et. dos. 3 h. 9 m. durée 0 m. 45 s. com. b.-v. > Vont r. = fin. b.-v. (*).
        3   12   1   b.-v. >   r.   b.-v.
        3   15   1   b.-v. >   r.   b.-v. (**).
        3   17   0   45   b.-v. >   r.   b.-v.
        3   19   1   b.-v. >   r.   b.-v.

(*) La palpation est possible entre les douleurs.
(**) Les douleurs continuent à la période rapprochée de 2 minutes, mais petites.

A 3 h. 20 m., j'ai commencé la dilatation artificielle, c'est-à-dire que j'ai introduit l'index qui était seul possible. Lorsque la douleur approchait, je pressais sur les bords pour les dilater, et au bout de trois ou quatre douleurs j'ai pu introduire un peu l'index. Je n'ai pas senti ici le rebord tranchant des primipares ; le col, à dire vrai, est cependant un peu plus mince que d'ordinaire sur le bord. Après l'introduction du deuxième doigt, j'ai essayé de les écarter dans l'intervalle des douleurs : mais je voyais que la femme alors souffrait, je me suis donc contenté de faire la dilatation à l'approche des douleurs, tantôt par la pression circulaire, ce qui ne causait aucune douleur, et à 3 h. 45 m. la dilatation est grande de 5 centimètres. Je laisse la femme à elle-même. Elle ne se plaint pas plus lorsque je dirige le travail que lorsque je ne le dirige pas.

A quatre heures je me suis assuré que le col était assez dilaté et assez dilatable pour rompre les membranes. La tête étant alors bien placée, l'occiput en avant, elle a aussitôt bouché l'orifice utérin, et il n'est presque pas sorti d'eau. Les contractions, assez régulières, se sont continuées, mais pas avec le même profit. Je me suis assuré que ce qui résistait était la contraction, non de l'orifice externe, mais des faisceaux charnus situés à la profondeur de l'orifice interne. Ces douleurs fatiguent un peu la femme, et le travail n'avance pas en proportion ; mais ce qui m'a très étonné est que ne songeant plus à la position, j'avais constaté l'occiput en avant par le toucher, j'avais constaté le siège relevé et au milieu avec la main gauche qui exerce le palper, et à quatre heures quarante minutes, quelle n'est pas ma surprise lorsque je sens que l'occiput s'est porté en arrière et à droite ; le palper, en effet, ne sent plus le bassin fœtal en haut et le dos en avant. J'ai alors profité de l'absence de la douleur pour glisser le bord cubital de ma main gauche entre les fausses côtes droites et l'utérus pour relever le fœtus ; j'ai aussi accroché la fontanelle postérieure avec les doigts, et à l'approche d'une douleur j'ai imprimé la rotation simultanée des deux mains. Le mouvement s'est en effet exécuté avec facilité, et l'occiput s'est encore porté en avant. Ce fait confirme on ne peut plus que les occipito-postérieures sont très souvent secondaires. A cinq heures, je m'assure que, quoique l'occiput soit en avant, la tête est arrêtée par les faisceaux de l'orifice interne. A cinq heures vingt minutes, je fais une lotion avec le liniment anodin, mais sans succès ; la femme se plaint beaucoup et aide peu par des contractions volontaires. J'appliquerais le forceps, mais la contraction de l'orifice interne me fait craindre une déchirure. J'essaie le chloroforme, ce qui émousse la sensibilité de la femme ; mais le col semble au contraire se resserrer : l'inhalation, continuée à diverses reprises pendant dix minutes, n'a pas modifié le col, tout au contraire. Comme l'occiput est toujours en avant, je me décide pour l'application du forceps. C'est vers six heures un quart que j'ai commencé cette application, la branche droite la première, pour favoriser la rotation déjà faite. Le rétrécissement du col n'a pas offert la résistance qu'on aurait pu croire. J'ai alors dit à la femme de m'avertir lorsque la douleur commençait pour faire les tractions ; j'ai senti pendant les tractions le forceps se dévier, j'ai dû même le refermer parce qu'il s'était ouvert, mais ayant continué modérément les tractions, j'ai été fort surpris de voir le front paraître en avant, de sorte que j'ai dû dégager la tête par l'extension. Pas de déchirure du périnée ni de la fourchette. Il y a des anses du cordon autour du cou, la rotation se fait de la face vers la cuisse gauche de la femme, je dégage l'enfant par la traction sur le maxillaire inférieur (six heures et demie).

L'enfant naît donc en état de mort apparente, mais il est bientôt ranimé par la percussion sur les fesses, le doigt dans la bouche pour lui ôter les glaires, et la pression clonique sur la poitrine.

C'est une fille dont les dimensions semblent confirmer le diagnostic qu'elle n'est pas à terme.

Diamètres : occ.-ment., 13 1/2 ; occ.-front, 11 ; sous-occ. bregm., 9 ; bipar., 8. Long. totale, 48 ; des pieds à l'ombilic, 23 ; de la tête aux fesses, 34. Elle est maigre.

Nous devons nous demander comment il s'est fait que l'occiput, qui devait venir en avant, est allé en arrière. Nous serions-nous trompé pour le diagnostic, par hasard ? Nous croyons la chose impossible, soit à cause de l'assurance que nous y avons apportée, soit parce que la bosse sanguine qui s'est formée sous nos doigts s'est aussi formée sur la fontanelle postérieure ; et en effet, nous retrouvons cette bosse sur la même fontanelle au dehors, tandis que la fontanelle antérieure est libre. Nous explorons ces fontanelles au dehors, et d'après nos sensations nous sommes sûrs de ne pas nous être trompé. La rotation s'est donc faite pendant l'application du forceps ou pendant les tractions. Les dérangements partiels ou totaux du forceps pourraient l'expliquer ; mais ce qu'il y a de positif, c'est que la tête était très libre dans l'excavation et n'était pas par conséquent arrêtée par les os ; elle n'était pas arrêtée non plus par la non-rotation, puisqu'elle était faite, et si la mobilité de cette tête n'était pas si grande, l'occiput ne se serait pas reporté en arrière. Pour mieux vaincre la résistance du col, nous n'avons pas exercé les plus grandes tractions pendant la douleur, mais plutôt lorsqu'elle commençait que lorsqu'elle était déclarée.

Le peu de résistance que nous a offert le col pour appliquer le forceps et pour l'extraction nous prouve qu'il n'était pas l'obstacle qui empêchait l'avancement du travail ; cet obstacle venait très probablement de la brièveté du cordon. La délivrance est naturelle avec de petites tractions, plusieurs caillots sont trouvés devant la vulve avant la délivrance. Le placenta est petit comme le fœtus. Peut-être cette petitesse tient au mauvais air du lieu qu'habite la femme. Cette femme dit avoir eu ses règles le 25 mars : elle aurait donc accouché exactement à la neuvième époque menstruelle après la fécondation. Le 25 mars était le cinquième jour du dernier quartier de la première lune, le 16 décembre serait le cinquième jour du dernier quartier de la neuvième lune, c'est-à-dire qu'elle aurait porté neuf jours de plus. Elle aurait porté deux cent soixante-quinze jours et aurait dépassé le terme, ce qui ne paraît pas par les signes du fœtus. La menstruation serait plus exacte.

Le 25, elle est très bien ; le 26, non-seulement elle a dormi la nuit, mais elle n'a pas l'ombre de fièvre. Ce qu'il y a d'extraordinaire c'est que son utérus est si bas et si petit que jamais on ne la prendrait pour une femme qui a accouché depuis vingt-quatre heures. Elle n'a guère eu de tranchées, quoique cependant elle ait perdu modérément du sang ; elle a été très bien les jours suivants, et le 31 décembre elle est sortie guérie, laissant son enfant à l'hôpital.

Obs. XXXI. — Le 6 janvier 1855 est entrée à l'hôpital pour faire ses couches la nommée Françoise Martelli, couturière, native et domiciliée à Corte, demoiselle, âgée de vingt-trois ans.

Etat physiologique. — Jamais malade, tempérament nervoso-sanguin. Réglée à quinze ans, elle l'a été depuis à époque à peu près fixe pendant deux jours et peu abondamment. C'était régulièrement vers le 15 du mois, et à part un peu de frisson pendant l'hiver et un mal de tête l'été, elle n'avait rien qui accompagnât l'écoulement.

Etat pathologique. — Jamais de maladies de matrice. Elle est un peu sujette aux maux de tête, avant sa grossesse surtout. Depuis qu'elle est restée enceinte, elle ne l'a plus, et ce n'est que depuis deux jours qu'il est revenu ; elle a eu quelques rhumatismes articulaires et quelques maladies nerveuses.

Demoiselle primipare.

Grossesse actuelle. — Elle ne s'est aperçue d'être enceinte que par la cessation de ses règles, mais elle ne sait pas quand cela a eu lieu ; elle a eu peu de nausées pas d'autres dérangements importants, elle prétend avoir senti les premiers mouvements actifs au sixième mois (c'était en octobre, car, dit-elle, on cuvait le vin), de sorte qu'elle croit accoucher dans ce mois-ci (janvier). Elle a remarqué depuis le commencement de sa grossesse qu'à chaque époque cataméniale elle avait un poids au bas-ventre et un sentiment de chaleur aux organes génitaux qui la gênait même pour marcher ; il n'y avait pas cependant d'écoulement ni de boutons (7 janvier).

Mensuration. — Long. totale, 156, et 89 des pieds aux crêtes iliaques. Diamètr. utér.-transv., 25 ; inter. épin., 27 ; haut. ombil., 23 ; haut. fond. de l'utérus, 33 ; saillie abdomin., 15.

Lorsque la femme est debout, le ventre est à base large, le sommet peu pointu ; il n'est pas de niveau avec les pubis.

Signes rationnels. — Les mouvements actifs sont en haut et surtout à droite, debout et couchée. Elle sent quelques coups au bas-ventre, elle a des envies fréquentes d'uriner et d'aller à la selle, depuis quelques jours surtout. Avant d'être grosse elle dormait de tous les côtés, mais depuis elle ne peut dormir que sur le côté droit. Rien aux jambes, si ce n'est de l'engourdissement à la jambe droite. Les signes rationnels sont pour une présentation du sommet en occipito-antérieure.

Palpation. — Le ventre est tendu plus que d'ordinaire, et quoique nous attendions pour que ce qu'il y a de contraction passe, nous le voyons peu se relâcher. Il est un peu dirigé à droite (la femme couchée). La pression simple trouve le segment gauche de l'utérus vide, le droit offre de l'empâtement, et il faut aller profondément pour toucher le fœtus. Soit sensibilité individuelle, soit maladie, cette femme a le ventre plus sensible que les autres ; cela tient aussi peut-être à la tension. Cette tension est si forte, que nous ne pouvons pas aller explorer le détroit supérieur. Nous ne pouvons pas dire par conséquent si la tête est en bas ; on descend plus à gauche qu'à droite dans le détroit. Debout comme couchée, on ne sent nulle part la tête, en bas ni en haut. Serait-ce parce qu'elle serait dans le petit bassin ou parce qu'on ne peut pas explorer? Nous renvoyons à demain le reste de l'exploration. Cette femme dit avoir depuis huit jours de l'insomnie la nuit, et somnolence dans le jour ; elle a un poids au bas-ventre, et malgré cela elle a fait treize heures de voiture Elle a un peu souffert de douleurs en haut du ventre et non en bas ; elle ne fait pas de glaires, elle ne peut pas seulement rester longtemps assise sans souffrir des organes externes. Le 8, elle a eu des maux de reins sans écoulement de mucosités.

Le 9, nous continuons l'exploration à midi et demi passé.

Auscultation. — Les pulsations fœtales ont leur maximum à droite et un peu au-dessous de l'ombilic. Comme la détermination du maximum est souvent embarrassante, j'ai cherché à la préciser par l'intensité des deux bruits. J'ai donc reconnu qu'il y a un point où les deux bruits sont aussi forts, ou, pour mieux dire, aussi nettement perçus ; c'est là que correspond le maximum, et conséquemment le cœur. Quand on s'éloigne de ce point, alors le premier bruit perd de son intensité beaucoup plus que le second, et comme il est en même temps plus court, il arrive qu'on ne le sent plus, tandis qu'on entend toujours le second. Le bruit de souffle est, comme cela arrive presque toujours, du côté opposé au paquet fœtal, il est à gauche. L'auscultation est donc pour la présentation du sommet en occipito-droite transverse ou antérieure.

Palpation. — La roideur de l'utérus a diminué et la palpation est possible ; la femme a même dit qu'hier, 8, il était encore plus souple qu'aujourd'hui. La tension de l'autre jour n'était pas une distension de liquide, et en effet elle eût été trop forte, c'était une contraction permanente ou presque permanente, insensible. Aujourd'hui j'ai pu sentir la tête au ballottement, seulement dans la partie gauche du détroit et un peu en avant ;

je n'ai pas pu l'explorer à droite. Une chose qui m'a surpris c'est que je n'ai pas bien pu indiquer la position du tronc. On sent obscurément qu'il est à droite, mais on n'a pas de sensation nette, et surtout il est impossible d'en indiquer la direction. On dirait que les parois qui séparent la main du fœtus sont très épaisses. La femme, cependant, n'est pas bien grasse.

Toucher. — Nous éprouvons beaucoup de difficulté pour le toucher. Ceci répugne d'abord à la femme, et elle serre les cuisses et se retire en haut ; mais malgré cela nous pénétrons et nous sommes presque à l'étroit. Nous trouvons le col mou à gauche et en arrière, de manière que nous avons eu de la peine à l'atteindre avec le médius. Il est encore long et laisse aboucher le doigt sans le laisser pénétrer. Nous n'avons pas trouvé la bride ou corde des primipares.

L'exploration ne fait pas seulement voir que le col n'est pas effacé, mais que l'utérus autour du col est épais et que l'évasement du segment inférieur est loin d'être fait. Le col n'est donc pas préparé du tout ; malgré l'épaisseur des parois utérines, on sent la présentation du sommet. Nous avons renvoyé à un autre jour la mensuration interne, mais nous ne serions pas étonné qu'il y eût un rétrécissement du bassin au détroit inférieur ; il faut remarquer que cette femme est couturière et reste constamment assise. Les jours suivants, elle est fatiguée, sans offrir rien de particulier. Le 12 et 13 janvier, elle a des envies de vomir dans le jour et le matin ; cependant elle ne vomit pas et a bon appétit. Dans la nuit elle est inquiète et a comme des étouffements ; elle a des douleurs passagères aux reins et au bas-ventre avec envies assez fréquentes d'uriner.

14 janvier. — J'examine la femme couchée : son utérus est assez souple ; malgré cela, cependant, la palpation n'est pas très claire. On sent une tumeur osseuse sphéroïdale occuper le détroit supérieur, et même assez en avant et en haut ; mais on cherche en vain les tumeurs du tronc et des membres, on les sent confusément à droite et vers le milieu. Soit l'épaisseur de la matrice ou autre cause, le fait est que je n'ai jamais senti le fœtus aussi éloigné de mes doigts L'auscultation n'a pas été plus heureuse. J'ai entendu le bruit de souffle fort étendu, mais plus fort du côté gauche que du droit. Dans le premier il est même accompagné de redoublement. Les bruits fœtaux ne sont presque pas perçus dans aucun point de l'abdomen ; c'est à peine si on les entend très éloignés à droite et au-dessous de l'ombilic, mais inégaux : le bruit de systole est presque imperceptible. Ces renseignements prouvent que le fœtus présente la position occipito-iliaque droite postérieure.

J'ai examiné la femme au toucher, et j'ai trouvé encore cette espèce de roideur et de resserrement de la part des organes externes et du vagin lui-même. Il m'est impossible d'écarter les doigts explorateurs entre les ischions, quoique je ne sois pas sûr cependant de les toucher. Je saisis ce moment pour mesurer le diamètre antéro-postérieur, et la sonde ne pénètre qu'à 8 centimètres bruts. Il y a de particulier que les doigts ne peuvent pas bien s'appliquer derrière les pubis, tellement l'arcade est peu large et la partie vésicale qui la remplit est résistante ; ce qui donne, il est vrai, la possibilité de l'accouchement, mais peut-être pénible. Le col et l'utérus, quoique plus ramollis que les jours derniers, ne le sont pas comme s'ils étaient à terme. Le col est en arrière et à gauche ; il laisse à peine aboucher le médius, mais sans aller loin ; il n'y a pas d'effacement, c'est à peine si l'on sent quelque chose de dur au détroit supérieur, mais très haut et qu'on peut à peine atteindre.

Décidément l'auscultation et le toucher nous auraient laissé ici dans la plus grande obscurité, et quoique le palper ne soit pas très clair, il en dit toujours plus que le reste. Ce qu'il y a de remarquable, c'est l'épaisseur des parois utéro-abdominales chez une femme qui n'est ni grasse, ni forte.

Les jours suivants elle a eu le jour et la nuit quelques douleurs au bas des reins ; elle a son ventre baissé, des envies fréquentes d'uriner, etc.

Je prévois un accouchement très laborieux, et cependant il ne se fait pas. Je conseille à la femme de pratiquer des injections tièdes le soir en se couchant pour préparer le segment inférieur et le col. Ces injections, continuées, ont produit un excellent effet, car le 10 février, pendant que cette femme était debout, j'ai pu pénétrer dans le col avec le médius, puis avec deux, et j'ai alors essayé de faire la dilatation digitale. Cette dilatation portait autant et peut-être plus sur l'orifice externe que sur l'interne ; le col est long, malgré qu'on sente la tête haut placée. Cette dilatation a produit sur la femme une sensation douloureuse exactement semblable à celles qu'elle éprouve assez souvent au bas-ventre. Elle a, du reste, une sensation douloureuse qui va surtout du sacrum au pubis ; elle a des envies très fréquentes d'uriner, et le 11 au soir, elle est prise de diarrhée. Chaque injection paraît amener beaucoup de mucosités blanchâtres et qui quelquefois sont même rougeâtres.

14 février. — La diarrhée a continué jusqu'au 13 au soir, les malaises aussi, entremêlés de quelques douleurs allant de l'angle sacro-vertébral au bas-ventre. Le 14 février, au matin, je touche la femme et je trouve que la tête est plus descendue dans l'excavation, ou plutôt elle apparaît davantage au détroit supérieur. Le col est plus ramolli, plus dilatable et moins long ; il y a aussi plus de souplesse de la part des autres parties génitales.

La diarrhée a cessé le 14 même, les douleurs vagues et les malaises ont continué. Le 15, elle est sortie un peu pour faire quelques pas, et elle est restée cinq heures dehors, où elle s'est promenée. Le 16, au matin, je la trouve assez bien, elle n'offre rien de particulier. Aujourd'hui même elle est encore sortie pendant quatre heures, mais elle a été prise de douleurs pendant qu'elle se promenait, de sorte qu'elle est rentrée plus tôt qu'elle n'aurait voulu.

16 février. — Elle a une légère douleur à sept heures moins sept minutes ; c'est la première, mais elle dit que les autres sont bien plus fortes. Chaque contraction douloureuse un peu forte lui fait venir des sueurs.

Promen. à 6 h. 54 m. durée 2 m. com. omb. < vont b.-v. = fin. b.-v. (*).
7   3   b.-v.   b.-v.   b.-v.
7   6   2   b.-v.   b.-v.   b.-v.
7   12   2   b.-v.   b.-v.   b.-v.
7   17   b.-v.   b.-v.   b.-v.
7   22
7   23

(*) Les douleurs du bas-ventre sont derrière le pubis.

La période de cinq à six minutes est désormais régulière : c'est l'époque cataméniale ; elle a eu en effet ces deux jours la chaleur vulvaire de ces époques.

Je touche la femme à sept heures moins un quart, et je trouve, malgré la mollesse des parties, de la résistance du côté du périnée, et le col est toujours très haut et en arrière, de sorte que j'arrive avec peine à l'accrocher. J'y pénètre en effet avec les deux doigts, je sens que le col est plus évasé du côté de l'utérus que du côté du vagin, et en opérant l'écartement, je sens que la partie résistante est entre l'orifice interne et l'externe. J'attends pour voir le degré de contraction par la tension du col; mais je ne le sens pas se contracter, malgré que la femme annonce de petites douleurs. Le col, dans son ensemble, est encore épais ; d'où je conclus que ce sont toujours des mouches et que ce n'est pas un travail. Je sens la tête et même confusément la fontanelle portées en arrière et à droite. Ces prétendues contractions, en effet, ne vont pas en augmentant ; elles vont même en diminuant lorsque la femme est couchée, de sorte que c'est pour le moment une fausse alerte, et je quitte la femme à 10 h. 20 m.

Les jours suivants les mouches, les malaises ont continué, et la nuit du 21 au 22 elle les a sentis plus fréquents, et, dit-elle, à chaque douleur il y avait sortie d'un peu d'eau. Ces douleurs sont plus fortes que celles du 16. Elles commencent au bas des reins et vont ensuite au bas-ventre ; elle n'en a pas à l'ombilic.

22 février, sept heures et demie du matin. — Je la trouve se plaignant de légères contractions. Elle a la jambe droite gonflée et douloureuse. Pour m'assurer du degré de contraction de l'utérus, je place la main sur la partie antérieure du ventre, et je sens que lorsqu'elle accuse la douleur la contraction est faible. Cette femme est évidemment douillette. Je sens aussi le paquet fœtal à droite et les mouvements (des pieds) en avant. Je m'assure qu'elle n'a pas versé d'eau et que ce ne peut être qu'un écoulement de mucosités. Elle passe la matinée dans cet état, les mouches continuent. A une heure je la revois, je la touche debout, et j'ai presque de la peine à atteindre le col, qui est en arrière. Il est mince et réduit à un simple bord. Il serait difficile de dire si c'est l'orifice interne ou externe. Je sens la poche bomber d'une manière presque permanente ; je fais coucher la femme et relève son utérus, tout à fait dévié à droite. Je trouve le maximum des pulsations du cœur à droite et un peu au-dessous de l'ombilic. Je sens encore confusément la tête au-dessus du détroit. A 1 heure 7 minutes je redresse le fœtus à la faveur du relâchement utérin, et vérifiant à l'auscultation, je trouve que le maximum des deux pulsations vient en avant,

et même à gauche de l'ombilic. Je ne serais pas étonné maintenant qu'au lieu d'une occipito-postérieure droite, nous eussions une occipito-antérieure gauche. Les douleurs légères continuent à la période de cinq minutes (deux heures un quart). La dilatation étant presque complète et le bord très mince, je perce les membranes avec la plume. Je ne pouvais pas les percer avec le doigt tellement elles étaient en haut, et elles étaient toujours si tendues que je n'ai pas pu du tout aujourd'hui sentir la tête. Sans la palpation et l'auscultation, je n'aurais même pas pu connaître la présentation. Par le toucher je constate ensuite une suture qui paraît être la suture sagittale, et qui est dirigée de droite à gauche et légèrement d'avant en arrière. Les contractions sont toujours à la période, environ de quatre à cinq minutes. A 2 h. 38 m. elle vomit. Elle ne supporte guère le toucher; irritable, elle ne supporte même pas qu'on lui touche le ventre. Malgré cela, cependant, je puis constater la fontanelle postérieure à droite et en avant, la tête est très mobile. Ce qu'il y a de singulier, c'est la contractilité du col, qui se fait en même temps que celle du corps, et à trois heures la dilatation est moindre qu'au moment de la rupture de la poche. Je prévois par là un accouchement laborieux. La tête, du reste, ne s'engage pas. La période des douleurs est à trois minutes. Elle a encore vomi à 3 h. 7 m. Elle avait déjeuné malgré les mouches. Dans la vue de modifier l'excès de sensibilité et la contraction du col, j'enduis cette partie avec le liniment anodin, et déjà, à 3 h. 15 m., la tête commence à s'engager. A 3 h. 40 m. j'achève la rotation de l'occiput en avant. Impatiente, elle ne souffre même pas qu'on parle et veut se lever à tout prix à 4 h. pour se promener appuyée sur le bras d'autres femmes, mais se recouche à 4 h. 7 m. La contraction utérine n'est pas forte et celle du col est presque permanente : il est même plus épais qu'avant la rupture de la poche. Elle se lève aussitôt pour rester appuyée sur les mains, le ventre penché en avant. Cette position, selon elle, allégerait la douleur des reins. S'étant enfin couchée, je l'ai touchée à 4 h. 34 m., et j'ai trouvé que l'occiput était franchement en avant et un peu à gauche. La rotation avait donc dépassé la symphyse ; le travail s'est bientôt avancé, c'est-à-dire que je n'ai plus senti la lèvre antérieure du col. On dirait que le peu de temps qu'elle s'est levée a favorisé la dilatation du col. Ce n'est pas, du reste, la première fois que la marche a favorisé l'engagement et la dilatation. La tête est donc arrivée sur le plancher et tout semblait annoncer une prompte fin ; mais il n'en a pas été ainsi. J'ai parfaitement constaté que l'obstacle n'était pas au périnée, mais ailleurs, et le rapprochement des ischions y influait plus que le reste.

Le détroit inférieur oppose plus d'obstacle qu'on ne croit. La femme, pendant ce temps, il est vrai, offre plus de calme et pousse avec plus de fruit. Je passe les doigts entre la tête et le périnée, et je ne sens celui-ci tendu que sur un point transversal correspondant aux muscles. Je sens parfaitement que la muqueuse en avant et l'infundibulum rectal ne résistent pas. Les douleurs se suivaient et la tête n'avançait guère ; la femme et l'enfant commençaient à souffrir, il y avait déjà une bosse sanguine assez prononcée, de sorte que j'ai proposé de l'aider ; elle a refusé, et la tête avait déjà entr'ouvert la vulve, l'occiput avait dépassé les pubis, et cependant l'extension ne se complétait pas. Vraiment ce mouvement est très difficile, malgré qu'il y ait encore des eaux amniotiques, et si j'avais appliqué le forceps, je l'aurais exécuté très facilement. Enfin, après beaucoup de contractions, la tête est sortie, sans rupture de la fourchette, à six heures.

C'est un garçon volumineux ; la tête offre une bosse sanguine sur l'occiput. Il n'y a pas de rotation d'abord, il y a un tour de cordon au cou, et comme je ne puis pas le faire chevaucher, je le tire pour le relâcher. La traction que j'opère sur le fœtus fait tourner l'occiput vers la cuisse droite. Les épaules éprouvent un peu de difficulté, mais enfin tout a été achevé d'une manière heureuse. La délivrance naturelle a eu lieu vingt minutes après, et voici comment : la femme a accusé quelques coliques, et voilà qu'une espèce d'explosion a eu lieu avec sortie de beaucoup de liquide. J'ai cru que le placenta avait été lancé au dehors ; mais il était encore dans le vagin, et j'ai dû exercer des tractions pour l'extraire. Rien d'extraordinaire.

L'enfant, après avoir hésité quelques instants, a respiré et même éternué. Il a la tête allongée en pain de sucre, il est assez fort, mais il ne paraît pas avoir beaucoup dépassé le terme. Il a 0,50 de longueur totale ; 0,37 de diam. occipit. fess.; 0,26 occipit. ombilic.; 0,15 occipit.-ment.; 0,12 occipit.-front.; 0,085 sous-occipit. bregm., et 0,08 bipariét.

La femme est très bien le 23, elle n'a eu que quelques tranchées dans la nuit, peu de sang, pas de fièvre, pas de sensibilité utérine à la pression ; elle a transpiré la nuit. Le 24, un peu de fièvre et de sensibilité au bas-ventre ; cataplasmes, diète. Le 25, pas de fièvre, on ne sent plus l'utérus à la pression. Le 26, les lochies continuent, même un peu abondantes, et toujours rougeâtres. L'épaisseur des parois abdominales est ici très marquée. Le 27, très bien ; elle sent seulement parfois une douleur utérolombaire semblable à celles qui ont lieu pendant le travail ; à droite seulement il y a de la sensibilité à la pression ; pas de fièvre.

Cette femme, le 27 février, a commencé à se lever et se trouve très bien.

Obs. XXXII. — Antoinette P..., demoiselle, âgée de dix-huit ans, repasseuse, d'une constitution robuste et d'un tempérament sanguin, peau brune, née et domiciliée à Bastia. Réglée à quatorze ans, elle a eu, il est vrai, quelques irrégularités depuis, mais elle les a vues aussi deux fois par mois, et elle voyait chaque fois assez abondamment pendant cinq jours. A chaque menstruation elle souffrait de douleurs à l'estomac, aux mamelles, aux reins et au bas-ventre, au point qu'elle en était presque malade. Elle a été sujette aux défaillances, tant vers la fin de ses règles qu'à chaque émotion morale ; elle n'a pas été affectée de rhumatismes, mais sa mère a souvent des convulsions épileptiformes, et elle a eu un frère et une petite sœur morts de convulsions.

Elle est primipare.

Ses dernières règles ont paru vers la fin de décembre 1853 ; elle a eu des nausées, mais elle a souffert surtout des douleurs au bas-ventre jusqu'au septième mois, et jusqu'à cette époque aussi elle était sujette à des défaillances qui duraient environ une demi-heure et qui se répétaient tous les jours. Depuis le commencement de sa grossesse jusqu'à la fin elle a eu des envies fréquentes d'uriner et pas de constipation.

Elle a commencé à sentir les mouvements actifs au commencement du quatrième mois, et elle dit être sûre du moment parce qu'elle a attendu la fin de ce mois pour apprendre sa grossesse à ses parents; elle dit qu'habituellement elle dormait sur le côté droit avant d'être enceinte. Dès qu'elle a senti les premiers mouvements dans le côté gauche, elle s'est couchée sur ce côté, mais elle n'a pu continuer et a gardé le côté droit. Son enfant s'est tenu de ce côté dans presque toute la grossesse (l'utérus y est presque en entier), et alors les mouvements étaient aussi du côté droit. Les mouvements les plus douloureux et les plus forts, ainsi que les plus fréquents, étaient au bas-ventre.

D'après ces renseignements, ce serait une présentation des pieds, l'envie fréquente d'uriner seule serait pour le sommet; mais il faut faire la part de l'excessive sensibilité du col et du segment inférieur de l'utérus.

Le 7 septembre 1854, elle est allée laver à la rivière, où elle s'est tenue les pieds dans l'eau durant une heure, et dans le voyage même elle s'est sentie ensuite toute brisée; le lendemain elle a commencé à éprouver de fortes douleurs de reins et de tout le ventre, qui dès lors est devenu tendu. Ces douleurs se suspendaient cependant pour revenir au bout d'une demi-heure environ. Elles ont continué ainsi le 9, et elles se sont même accrues les 10, 11, 12, 13, 14; mais dans cette journée du 14, la douleur est devenue de plus en plus continue et de plus en plus forte. Une sage-femme l'ayant visitée, a trouvé qu'aucun travail n'était commencé et que rien ne commencerait même les jours suivants, elle a abandonné la malade. Cette malheureuse demoiselle est restée en proie aux plus vives souffrances jusqu'au 17, à quatre heures et demie du soir, moment auquel je l'ai vue pour la première fois.

Le ventre de cette femme est comme la contraction utérine dans une tension permanente, le moindre attouchement devient douloureux à l'extrême. La douleur est permanente avec des exacerbations qui mettent la patiente dans une véritable angoisse. Elle se tord sur son lit, elle crie, elle ne peut rester debout, elle se roule et demande la mort. J'examine son ventre à l'extérieur et je le trouve en forme de pain de sucre. La pointe, assez prononcée, est en avant et en haut, et la base se confond avec les crêtes iliaques. Je ne puis expliquer cette forme fortement conique que par le resserrement du fond de l'utérus, qui est resserré entre les muscles droits antérieurs. Dans les moments de détente de la douleur, je sens que l'utérus occupe le côté droit de l'abdomen, mais il m'est impossible de pratiquer la palpation.

Je sens à l'auscultation que l'enfant vit et au toucher que la tête tend à s'engager dans le détroit supérieur. Le col est assez mince, mais très tendu et offrant une ouverture de la largeur d'une pièce de 1 franc, à travers laquelle on sent aussi les membranes très tendues. Le toucher, quoique fait avec le plus grand ménagement, est douloureux. La malade, cependant, n'a ni la peau ni le pouls fébriles.

Voyant que j'avais affaire à un état spasmodique, j'ai fait prendre à la malade 8 grammes de chloroforme et je lui en ai fait respirer à cinq heures pendant une dizaine de minutes en suspendant de temps en temps. Elle devenait de plus en plus calme d'un moment à l'autre, et sans devenir insensible, elle dit qu'elle se sentait s'évanouir. Le pouls, en effet, se ralentissait; aussi j'ai suspendu l'inhalation et j'ai fait ouvrir les croisées. Chose singulière, le col, examiné un peu après ce moment d'abattement, était mou et avait une ouverture plus large qu'une pièce de 5 francs. L'abdomen aussi était plus souple. Les douleurs alors se sont régularisées, et quoiqu'elles tardassent à reparaître, elles n'étaient plus si pénibles. La femme, qui criait, se tordait, etc., maintenant les supporte en silence, la dilatation s'avance, la tête s'engage, et la dilatation étant complète à six heures un quart, je romps les membranes. J'ai trouvé ici ce qui n'arrive que très rarement. J'ai déchiré la poche et beaucoup d'eau est sortie, mais une seconde poche s'est formée aussitôt; ou plutôt la seconde était immédiatement derrière la première. J'ai déchiré aussi la seconde, et la tête en occipito-antérieure a franchi la vulve à 6 heures trois quarts, sans que la femme ait poussé un seul cri.

L'enfant (fille) est grêle et n'offre pas le développement complet d'un enfant à terme. Elle a deux tours de cordon au cou, le reste n'offre rien. La délivrance exige quelques tractions, peut-être parce que le cordon s'insère sur le bord du placenta.

Je laisse la malade à 7 heures, après l'avoir fait mettre au lit et m'être assuré qu'elle n'a pas beaucoup de perte.

Dans la nuit elle a continué à avoir des douleurs au bas-ventre, dans l'abdomen, et même sur la poitrine. Pas de fièvre ; de même le 18.

Les seins ne donnent pas encore de lait, mais ils en sécrètent les jours suivants ; les suites des couches sont des plus heureuses, pas l'ombre de fièvre.

La forme en pain de sucre que présente l'abdomen de la femme Moretti n'est pas nouvelle pour moi ; dans un autre cas, que je crois avoir consigné dans mes notes (il est transcrit ici plus bas), j'ai trouvé aussi cette forme de l'abdomen, et l'on voit que ce n'est pas précisément autant la matrice que la paroi abdominale qui la produit. Les muscles droits antérieurs de l'abdomen pressent sur la paroi poussée en avant, et celle-ci fait une hernie incomplète qui donne au ventre un aspect acuminé. Je me rappelle avoir vu à Nîmes un cas que j'ai peut-être noté et où l'utérus avait fait hernie à travers les muscles droits, de sorte que lorsqu'ils se contractaient, l'utérus était étranglé au milieu et réduit à une double besace. Le travail ne pouvant pas avancer, M. Pleindoux fut obligé de faire une application de forceps. (Voy. 2ᵉ cahier de Nîmes, p. 58.)

Obs. XXXIII. — Marie-Catherine Francioni, de Cagnano, âgée de vingt-trois ans, robuste, bien réglée d'abord, puis chlorotique, et c'est lorsqu'elle commençait à se remettre qu'elle s'est mariée (novembre 1853). Le 25 de ce même mois, elle a eu ses règles pour la dernière fois, et c'est de cette époque que date sa grossesse. Trois mois après son mariage elle eut d'abord aux organes génitaux une éruption avec démangeaison, puis deux tumeurs aux aines. Cette maladie, de nature syphilitique, est allée en augmentant au point de la forcer à rester au lit. Ignorant la cause de la maladie, on fit des fomentations, on mit des sangsues, mais pas de traitement approprié. Elle avait commencé à sentir les mouvements actifs du fœtus à quatre mois. Arrivé à Cagnano le 10 juillet 1854, on me fait voir cette malade.

Le 6 juillet elle a été prise de douleurs passagères aux reins. Il faut savoir qu'elle restait constamment au lit à cause des nombreuses pustules plates qu'elle avait dans la commissure fessière et vulvaire Ces douleurs sont plus sensibles lorsqu'elle est assise sur son lit que lorsqu'elle est couchée ; elles sont allées en augmentant le 7 et le 8, et dans cette dernière journée elles ont commencé à descendre au bas-ventre. Dès ce moment la douleur est devenue continue et le ventre est resté constamment tendu. Cet état est allé en s'aggravant le 9 et le 10 au soir, moment auquel je l'ai trouvée dans l'état suivant :

A part les plaques muqueuses et les choux-fleurs des organes génitaux, je trouve le ventre constamment tendu, au point que la palpation est impossible, et serait-elle possible, qu'elle serait douloureuse. Je sens cependant des points plus ou moins durs, plus ou moins mous ; mais il est difficile de distinguer le fœtus et même de bien circonscrire l'utérus. La forme de l'abdomen est celle d'un pain de sucre dont le sommet est en avant et en haut, et la base au détroit supérieur. Cette base circulaire étant plus dure que le reste semblerait offrir le cercle fœtal devenu horizontal.

La femme ne sent pas les mouvements actifs depuis que le ventre s'est complétement roidi (le 9) ; mais l'auscultation nous fait sentir les pulsations à droite et au bas de l'ombilic. En faisant bien attention aux douleurs de la femme, on voit qu'elles sont plus ou moins rémittentes ; cette rémittence a pour période trois minutes et dure quarante-cinq secondes. Elle est aussi sensible pour la femme aux reins qu'au bas-ventre, et pendant que l'abdomen se tend davantage, la femme est dans des angoisses extrêmes.

Le toucher offre un col petit, resserré et n'offrant aucun indice de travail ; aussi j'envoie chercher du laudanum à Luri, et dès minuit on commença à lui donner un lavement avec six gouttes de laudanum. On le répète toutes les heures. Après ces lavements les douleurs constantes avec exacerbation diminuent, et la malade peut dormir une heure, tandis qu'elle n'avait pas fermé les yeux depuis plus de quarante-huit heures.

Je la revois le matin du 11 ; elle avait pris trois lavements et elle était plus calme, mais le ventre était toujours tendu et douloureux. Ni la veille ni le matin elle n'avait pas de fièvre ; elle demande une petite soupe, après laquelle elle prend un sommeil d'une heure. Je la revois à midi, et quoique la douleur tensive comme l'exacerbante soient moindres, elles ont toujours une durée de quarante secondes et une période de trois minutes. Elles se font sentir indistinctement plus sensibles aux reins ou au bas-ventre ; ainsi, en ma présence, elle en a eu deux de suite plus fortes aux reins, et puis deux de suite plus fortes au bas-ventre.

J'ordonne des bains généraux et je pars. Le soir on donne un bain où la malade reste dix-sept minutes, pendant lesquelles elle n'eut pas une douleur. Après sa sortie, les douleurs reprennent, mais cette fois-ci elles sont plus franches, plus espacées, et le travail de l'accouchement alors s'avance. A huit heures du matin (le 12) elle accouche d'un garçon inort, la tête en avant. Les suites des couches ont été heureuses.

Elle a suivi ensuite un traitement antisyphilitique, et elle est guérie. Chose singulière, j'ai examiné le mari et je n'ai trouvé en lui ni trace de vérole récente ni ancienne, et lui-même, maître au cabotage, m'assure n'avoir jamais eu de maladies syphilitiques, si ce n'est un écoulement guéri par les injections.

Cet homme (et ce n'est pas le premier cas de ce genre soumis à notre observation), sans avoir de maladie syphilitique apparente, aurait communiqué la maladie à la femme par la voie du germe.

Obs. XXXIV. — Madame S... P..., née et résidante à Bastia, âgée de trente ans, mariée à vingt ans. Elle a une taille au-dessous de la moyenne.

État physique. — Tempérament sanguin, constitution non-seulement robuste, mais beaucoup d'embonpoint ; femme très saine, menstruée à treize ans pendant six jours, elle l'a été toujours mensuellement à jour fixe ; ses règles étaient annoncées par des coliques assez violentes qui allaient jusqu'aux vomissements. Ces douleurs précédaient d'un jour le sang et duraient pendant le premier jour ; elles allaient depuis en diminuant. Quelques-unes de ses sœurs ont souffert aussi, l'aînée surtout, qui est veuve et qui n'a fait que deux enfants, malgré qu'elle se soit mariée à seize ans. Elle souffre encore (sa sœur aînée), quoiqu'elle ne fasse plus d'enfants. Madame P... a beaucoup souffert avant de se marier ; mais à mesure qu'elle a fait des enfants, la menstruation est devenue de plus en plus facile, et maintenant elle ne s'en ressent plus.

Etat pathologique. — Elle n'a eu que la rougeole et un point de côté étant très jeune.

Aucune maladie de matrice.

Grossesses antérieures. — Elle a eu sept grossesses dont une à trois mois, et malgré ce nombre de couches, elle est très fraîche et a le visage d'une demoiselle. Deux de ses enfants sont nés morts par suite de la longueur du travail ou autre cause, mais ils étaient tous très robustes. Ils sont tous venus la tête en avant. Le travail a toujours duré au moins douze heures. Pas de suites fâcheuses. Les deux enfants morts et l'avortement qu'elle a eus ont fait qu'elle a demandé mes conseils pour la grossesse dont nous allons parler.

Grossesse actuelle. — D'abord il faut savoir qu'elle dit avoir toujours porté ses grossesses quelques jours de moins de neuf mois. Elle dit que sa sœur aînée (celle qui souffrait beaucoup) a accouché à neuf mois moins quatre jours après son mariage. Elle me raconte que sa sœur cadette, qui souffre aussi de la menstruation, a tardé douze ans à avoir un enfant (après en avoir d'abord fait six de suite).

Madame P... a eu ses dernières règles le 5 février ; c'est le seul signe auquel elle se soit aperçue d'être enceinte. Peu de dérangements, si ce n'est des aigreurs à l'estomac, et une douleur dans la fesse gauche venant surtout à la fin de la grossesse.

Lunes. — C'était alors le premier quartier de la lune, et, pour aller du premier quartier de la neuvième lune, elle devrait accoucher entre le 29 octobre et le 4 novembre.

Menstruation. — Elle devait accoucher entre le 5 et le 12 novembre, qui est la neuvième menstruation.

On ne peut pas compter par jours.

C'est après l'accouchement que nous rédigeons l'observation, et nous pouvons dire déjà qu'ayant eu lieu le 27 novembre, premier jour du premier quartier de la dixième lune, il n'a point coïncidé avec la neuvième époque menstruelle, mais, dès le 10 ou le 12 (neuvième époque), cette dame a eu toujours des maux de reins. Madame P... croit être restée enceinte dans les premiers jours de mars, et alors ce serait neuf mois moins quelques jours, selon qu'elle a toujours compté, tandis que si l'on ne tient pas compte de l'époque précise, impossible à indiquer, mais que l'on considère la menstruation, on trouve qu'à la fin de la neuvième le travail a commencé.

Elle s'est fait saigner trois fois pour cette grossesse, a pris des bains, de l'eau di monte Catini ; mais surtout elle a fait beaucoup d'exercice, malgré son fort embonpoint.

Les douleurs qu'elle a ressenties depuis le 12 étaient passagères, venant plusieurs fois par jour. Elle avait le sentiment d'un poids au bas-ventre et à l'anus, et s'attendait à accoucher d'un jour à l'autre. Il faut savoir que, quoique nous ne l'ayons pas examinée de près, elle nous a donné tous les signes rationnels d'une première position de la tête ; nous avons même un jour senti le siège de l'enfant en haut et en avant, la femme debout. Nous étions convenus qu'elle me ferait prévenir aux premières douleurs de travail ; quant aux mouches, elle les a gardées pendant une quinzaine de jours, sans laisser pour cela d'aller tous les soirs à la promenade et au spectacle ; le 26 novembre, veille de l'accouchement, elle a fait des visites dans le jour et est allée le soir au théâtre ; le 27, au matin, elle a fort bien déjeuné, et ce n'est que vers midi que les douleurs se sont manifestées : on a fait prévenir aussitôt l'accoucheuse, on m'a fait prévenir aussi, et je suis arrivé bientôt, mais le travail était déjà avancé. L'accoucheuse me dit l'avoir touchée le matin, et que le travail n'était pas commencé pour la dilatation du col ; mais, qu'à son arrivée, à midi environ, il était dilaté : la poche a percé d'elle-même avec sortie de peu d'eau ; lorsque je suis arrivé, l'occiput apparaît déjà au fond de la vulve. Cette dame a une douleur presque constante, et fait des efforts volontaires que je voudrais même voir cesser, car ils sont presque constants ; mais l'espèce de contraction permanente de l'utérus les excite. La tête s'avance doucement sans mouvements de va-et-vient, et à midi 35 m. l'accouchement a lieu ; c'est-à-dire environ une demi-heure après le commencement des douleurs, tandis que pour les autres elle avait toujours souffert douze heures environ.

L'enfant, garçon vivace, naît sans bosse sanguine et tout jaune, mais, lavé, il devient bleu ; il a des dimensions moyennes.

Le reste, pour la mère comme pour l'enfant, va très bien ; madame P... n'a pas eu de fièvre de lait, et, de son aveu, elle n'en a même pas eu pour ses autres couches, quoiqu'elle ait beaucoup de lait.

Ce fait prouve, on ne peut mieux, que l'embonpoint ne contrarie pas l'accouchement ; la bonne position décide tout.

Madame P... a eu le pouls fréquent le soir, sans chaleur à la peau ; mais nous considérons cette agitation comme nerveuse et non comme fébrile. C'est notre période spasmodique des plaies.

Obs. XXXV. — Le 29 novembre 1854, à 4 h. 1/2 du soir, j'ai été appelé auprès de la femme d'un gendarme pour un accouchement. Cette femme, âgée de trente-deux ans, primipare, était en travail depuis 3 h. après minuit. L'accoucheuse qui l'assistait dit que le col était déjà effacé à 8 h. du matin, et qu'alors il était grand comme une pièce de 2 francs. Les douleurs étaient vives, le travail a marché, la poche s'est percée, et avant midi la dilatation était complète La tête de l'enfant était au fond de la vulve, et là elle est restée jusqu'à mon arrivée ; déjà la tête portait une forte bosse sanguine, les douleurs avaient presque entièrement disparu et la vulve était très chaude. J'ai trouvé l'occiput en arrière et à gauche, ce qui causait sans doute le retard ; j'ai fait la rotation en agissant avec la main gauche sur le tronc, et avec la droite (deux doigts) sur la fontanelle, et en peu de minutes la rotation était faite ; s'il y avait eu des douleurs, la femme aurait nécessairement accouché ; mais, comme il n'y en avait pas, j'ai dû faire une application de forceps. Tout a été bien pour la mère et pour l'enfant, qui est un garçon vivace. La mère, qui était dans de grandes angoisses, a été aussitôt délivrée ; la tête est sortie sans beaucoup faire bomber le périnée ; l'extension a été faite artificiellement, lentement et sans déchirure de la fourchette.

Obs. XXXVI. — Le 27 janvier 1855, j'ai été appelé par une de mes élèves, qui avait chez elle une femme en travail depuis le matin (Bastia).

Cette femme avait les douleurs depuis la veille, mais légères ; étant devenues plus intenses le matin, le col de la matrice s'était ouvert, et dès 11 h. la dilatation était complète. Les contractions, fortes d'abord, s'étaient enfin ralenties avant que la poche des eaux fût percée, et à 5 h. du soir le travail était très lent. La femme cependant était abattue ; mais, qui plus est, c'est qu'accouchant clandestinement, elle devait rentrer chez elle avant l'arrivée de la nuit.

Lorsque je suis arrivé auprès d'elle (5 heures), les contractions étaient faibles, et la poche ne bombait pas du tout pendant les contractions. C'était une première présentation du sommet. Les membranes étaient si collées contre la tête, qu'il était difficile de s'apercevoir de la non-rupture ; pour m'en assurer, j'ai promené la pulpe du doigt sur la tumeur, et alors je la trouvais lisse sur quelques points, sur d'autres un peu mobile ; de sorte, qu'après m'être assuré qu'elle n'était pas percée, j'ai songé à la déchirer pendant la douleur. Pour cela, je l'ai grattée avec l'ongle, non en l'enfonçant, mais en l'éraillant, et, après avoir déchiré tous les feuillets, j'ai enfin senti venir les eaux amniotiques.

Une chose qui m'a étonné c'est que la tête, privée presque entièrement de cheveux et enduite d'une couche sébacée, offrait presque la même sensation que celle des membranes, et si je n'avais pas senti manifestement l'eau sortir, je n'aurais pas été rassuré sur la rupture de la poche. Je crois avoir déjà noté quelque part une grave erreur que j'ai commise chez une primipare qui avortait d'un enfant mort depuis douze à quinze jours. Cet enfant présentant au col une tête flasque et tendue par les douleurs, je crus que c'était la poche, et, malgré sa résistance, je parvins à la déchirer avec l'ongle. Quel ne fut pas mon étonnement, lorsqu'au lieu d'eau, je sentis sortir la substance cérébrale ramollie. A dire vrai, il y a de cela six ans, et je n'avais pas alors l'expérience obstétricale que j'ai aujourd'hui ; mais le fait est que le cuir chevelu, dans le cas de mon élève, était capable d'être confondu avec la poche.

La tête conservait ici une certaine mobilité, la rotation n'était pas encore faite, aussi j'ai accroché la fontanelle postérieure que j'ai amenée en avant et un peu en bas. Je l'ai maintenue dans cet état pendant les douleurs et, en effet, elle n'a pas tardé à s'engager sous les pubis. Le dégorgement s'est fait ; mais, avant, il m'a fallu faire chevaucher la lèvre antérieure du col, qui venait s'interposer entre le pubis et la tête.

Il n'y a eu rien autre de particulier, si ce n'est le cordon très gras ; après avoir vidé le sang qu'il renfermait, j'ai senti plusieurs fois les artères battre sous mes doigts, malgré qu'elles ne fussent plus sous l'impulsion du cœur. Du reste, il m'était arrivé de voir jaillir le sang par saccades, par le bout placentaire. Après avoir vidé le sang, en exprimant le cordon, je me suis assuré que sa torsion n'était pas assez récente pour se défaire complétement. Les vaisseaux étaient creusés obliquement dans la tige funiculaire.

Cette dame, veuve, a dû rentrer chez elle quelques instants après l'accouchement, qui a eu lieu à 5 h. 1/2. Ainsi nous avons fait opérer l'accouchement en une demi-heure environ.

Obs. XXXVII. — Le 12 mai 1855, j'ai été appelé auprès de madame J. R..., rue des Grès, 26, à Paris, qui, se croyant au terme de sa grossesse, pensait déjà devoir accoucher dans les premiers jours d'avril. Primipare, robuste, menant une vie active, cette dame ne paraît pas avoir cependant le ventre d'une femme à terme. Le col est encore allongé et assez résistant à la base, l'orifice externe est encore fermé. Je constate par le palper une présentation du sommet en occipito-iliaque gauche antérieure. Il y a du prurit à la vulve, et même de légères granulations dans le vagin. Je conseille des injections vaginales pour combattre l'état pathologique local et pour préparer le col. Le 23 mai, les démangeaisons ont diminué, aussi la femme néglige de continuer les injections. Le travail de l'accouchement n'a commencé que le 6 juin, au soir, par des mouches très légères.

Appelé le 7, à 5 h. du matin, je trouve le col effacé et offrant une dilatation qui permet l'introduction des deux doigts ; il est souple, mais peu dilatable. Les douleurs sont à la période exacte de 5 m. Elle a dès douleurs de reins qui sont plus fortes lorsqu'elle est levée ou couchée sur le dos que sur le côté, les douleurs du bas-ventre sont plus sensibles lorsqu'elle est levée que lorsqu'elle est sur le lit. Elle a soif sans fièvre. Eau sucrée avec de l'eau de fleurs d'oranger. A 6 h. 1/2, un peu d'eau s'est écoulée, et, dès ce moment, je n'ai plus trouvé la poche. Les contractions se répètent et n'arrivent pas au col ; elles commencent même à être assez douloureuses à 9 h. 1/2, la dilatation est presque complète et la tête n'avance guère, elle reste dans l'excavation sans être tout à fait sur le plancher, il n'y a pas d'obstacle du côté du rectum ni du côté de la vessie, car ils sont vides, les douleurs deviennent plus fortes, sans que les contractions constatées par la main soient bien vives, la femme est inquiète, elle vomit et se lève pour se promener : nous l'engageons même à pousser un peu pendant la contraction, ce qu'elle ne peut pas faire. Déjà, quoique le col ne fût pas contracté, une bosse sanguine commençait à se former, aussi nous avons demandé qu'on lui donnât un bain. La femme se promenait toujours et souffrant beaucoup ; dans l'attente, nous avions déjà demandé du chloroforme lorsque le bain est arrivé, et elle s'y met à 10 h. 2 m. Elle est aussitôt soulagée, et, à la première douleur, elle aide par des efforts volontaires ; de sorte qu'au bout de 7 m. seulement, la tête est déjà à la vulve. La crainte de la voir accoucher dans le bain nous la fait remettre au lit. Les contractions sont toujours à la période de 5 m. et bien séparées par du calme. La tête va et vient à chaque contraction, le plancher se dilate lentement et sans que la femme se plaigne, ce qu'elle faisait avant le bain, et l'accouchement a lieu à 10 h. 43. C'est un garçon vivace, qui ne paraît pas avoir cependant plus de neuf mois. Délivrance naturelle à 11 h. 5 m.

Les suites des couches ont été des plus heureuses, et le lait est venu sans l'ombre de fièvre ni de sensibilité du côté du ventre. J'ai cependant observé encore ici que le deuxième jour, lors de la crue du lait, l'utérus est plus volumineux que le lendemain des couches.

Les observations qui suivent ont été prises dans le service de M. le professeur Dubois, à l'hôpital des Cliniques de Paris. Le diagnostic par le palper a été presque toujours porté en présence des élèves et avant de connaître les données que pouvaient offrir le toucher et l'auscultation. Le bulletin de chaque malade est le contrôle qui est indiqué pour la vérification du diagnostic.

Obs. XXXVIII. — Marie Verner, marchande de fruits, native du département du Haut-Rhin, résidant à Paris depuis trois ans, âgée de trente-cinq ans, d'un tempérament lymphatique, nerveux, est arrivée à la Clinique le 6 mars 1855, pour servir au toucher des élèves.

Réglée à seize ans, elle a toujours vu régulièrement le 30 de chaque mois pendant cinq jours. Elle est déjà mère d'un enfant à terme, dont elle a accouché il y a deux ans, après 15 m. de travail.

Elle a eu ses dernières règles le 3 juin 1854. Pas de complication pendant la grossesse, elle serait à terme.

Le palper donne ici la sensation du tronc du fœtus dirigé presque transversalement, le détroit supérieur offre aussi au palper la sensation obscure de la tête; l'enfant du reste est très mobile.

Par le toucher, pratiqué après, le doigt pénètre à travers l'orifice externe du col, qui est mou; mais il n'atteint pas l'interne. On ne sent pas de partie fœtale.

Le 15 mars, cette femme revenue au toucher, on a cette fois la sensation incertaine du siège dans la fosse iliaque droite, le tronc se continue en haut, et le maximum des pulsations du cœur de l'enfant est à droite au niveau de l'ombilic. Rien au toucher. La présentation serait donc changée, et, au lieu du sommet, nous aurions le siège sur le détroit supérieur.

Le 17 mars, nous trouvons dans la fosse iliaque gauche une tumeur semblable à la tête, et le tronc serait dirigé en haut et à droite. Ce serait donc une première présentation du sommet. Le toucher ne peut pas encore atteindre la partie fœtale.

Le 20, le palper, le toucher et l'auscultation, sont d'accord pour confirmer une première présentation du sommet.

Cette femme a accouché le 27 mars, à 6 h. du soir, et le bulletin de l'accouchement porte, en effet, occipito-iliaque gauche antérieure.

L'obscurité de palper et les changements de présentation et de position ne tenaient ici qu'à l'extrême mobilité du fœtus et à la quantité considérables des eaux amniotiques.

OBS. XXXIX. — Marie Xual, cuisinière, âgée de 36 ans, native de Saint-Etienne, résidant à Paris depuis six mois. D'un tempérament lymphatico-sanguin et d'une santé assez bonne; elle est atteinte d'une luxation congénitale double des deux fémurs, et dit avoir eu des convulsions dans son enfance. A l'âge de 2 ans, elle a perdu un œil.

Réglée à 15 ans, elle voyait tous les 28 jours pendant 5 jours, et chaque époque cataméniale était accompagnée de fortes douleurs de reins et de bas-ventre. Elle est mariée depuis 19 mois; primipare.

Ses dernières règles ont paru le 17 avril 1854, après 24 heures qu'elles avaient commencé à couler et à la suite d'un arrachement de dent. Ce n'est pas cependant de cette époque que date sa grossesse, car elle aurait déjà dû accoucher.

Elle croit être restée enceinte entre le 15 et le 26 juin; car depuis lors elle n'a plus eu de rapports avec son mari, et les seins lui ont offert des picotements depuis cette époque. Elle a commencé à sentir les premiers mouvements de son enfant dans les premiers jours de novembre.

Cette femme, ayant été prise de contractions utérines douloureuses, est entrée à la Clinique dans la crainte d'avorter, et on lui a dit que le col de la matrice était en effet effacé et dilaté. Le simple repos au lit a suffi pour suspendre ce travail et permettre à la grossesse d'aller à terme.

Le 24 mars, à la visite du matin, on a examiné cette femme au toucher et à l'auscultation, et comme ces moyens d'investigation laissaient quelque obscurité sur la position, M. Dubois m'a prié de l'examiner par le palper. Cette femme, offrant une distension considérable de la vessie que j'ai trouvée très saillante en avant, j'ai demandé à l'examiner après qu'elle aurait uriné. Après deux heures, la femme ayant uriné, j'ai pu constater au palper que le tronc de l'enfant est dirigé de bas en haut et de gauche à droite. La tête, déjà fixée dans le détroit, doit pénétrer déjà dans l'excavation. C'est pour moi une première position du sommet.

La femme est accouchée le soir à 1 h. 15 m., et le bulletin porte, en effet, occipito-iliaque gauche antérieure.

Obs. XL. — Marie Salmon, ouvrière, âgée de 28 ans, maladive, primipare, et au terme de sa grossesse, entre à la Clinique, parce qu'elle est souffrante.

Je l'examine au palper le 8 mars, et je trouve en elle un développement très considérable du diamètre transverse de l'utérus, ce qui ferait croire à une grossesse double ou à une présentation du tronc, tandis que je constate une présentation du sommet en occipito-iliaque gauche antérieure. Cette femme accouche le 18 mars, à 11 h. 45 m. du soir, et le bulletin porte en effet occipito-iliaque gauche antérieure.

Obs. XLI. — Femme Michaud, examen au palper le 10 mars à 6 h. 30 m. du soir ; occipito-iliaque droite postérieure. — *Bulletin*. Entrée le 18 février au dortoir, et à la salle d'accouchement le 10 mars à 6 h. 30 m. du soir. — Agée de 23 ans. — Domestique ; bonne conformation et bonne constitution. — Accouchée déjà d'une fille à terme. — Réglée à 17 ans, 6 jours par mois. — Grossesse actuelle de 8 mois. — Vomissements pendant la grossesse. — Premières douleurs le 10 mars 1855, à 5 h. du soir. — Rupture spontanée des membranes à 3 h. — Dilatation complète à 10 h. 30 m. du soir. — Terminaison à 11 h du soir. — Présentation du sommet en occipito-iliaque droite postérieure. — Délivrance naturelle. — Garçon faible pesant 2450 gr. — Longueur totale du corps, 0,48.

Obs. XLII. — La femme Parla, entrée à la Clinique le 5 mars (j'ai fait le diagnostic par le palper de la présentation et de la position occipito-iliaque gauche antérieure, et le diagnostic par le toucher fait par M. Blot l'a confirmé). Le 9 mars, elle entre à la salle d'accouchement, où elle est accouchée (le 9 mars) par les élèves sages-femmes, qui ont mis sur le bulletin occipito-antérieure droite. La rareté de la position et le diagnostic de M. Blot me rassurent plus que les élèves, qui font le bulletin souvent sans avoir constaté la position. Cette femme n'était pas à terme.

Obs. XLIII. — Madame Guérin entre à la salle d'accouchement à 9 h. du soir : palper : occipito-iliaque gauche antérieure. — *Bulletin*. Madame Guérin, entrée à la Clinique depuis un mois, et à la salle d'accouchement le 8 mars 1855, à 9 h. du soir. — 27 ans. — Domestique. — Bonne constitution. — Bonne conformation du bassin. — Primipare. — Réglée à 18 ans, 8 jours par mois. — Dernières règles vers la fin de mai 1854. — A terme. — Douleur de ventre pendant la grossesse ; varices remontant jusqu'à la vulve. — Premières douleurs le 8 mars, à 1 h. après midi. — Rupture des membranes le 9 mars, à 6 h. du matin. — Dilatation complète à 6 h. — Accouchement à 7 h. 15 m. — Sommet en occipito-iliaque gauche antérieure. — Délivrance naturelle. — Garçon de 4050 gr. ; longueur 0,52. — Le 13, elle a un peu de fièvre ; le 14, ipéca.

Obs. XLIV. — Femme Gibert, palpation le 9 mars, à 8 h. du soir : occipito-iliaque droite postérieure. — *Bulletin*. Entrée à la salle d'accouchement le 9 mars 1855, à 7 h. 30 m. du soir. 24 ans. Ouvrière. Constitution et conformation bonnes. Déjà un accouchement à 7 mois 1/2 ; garçon et deux enfants à terme ; tous présentation du sommet, spontanément. Dernière apparition des règles inconnue. Grossesse à terme. Nausées, vomissements, céphalalgie pendant toute la grossesse. Première douleur à 6 h. du soir (9 mars). Rupture des membranes à 6 h. 30 m. du soir. Dilatation complète à 6 h. 45 m. (rotation artificielle après avoir attendu que le col fût effacé et dilaté ; elle a été facile); sommet en occipito-iliaque postérieure droite. Durée totale. 2 h. 15 m. Délivrance naturelle. Enfant, fille, 5050 gr. ; longueur, 0,49. Accouchement à 8 h. 10 m. du soir. Le 10, le 11 et le 12, la femme est bien ; les seins se gonflent et sont douloureux, sans fièvre de lait.

Obs. XLV. — Femme Redecot, palper le 12 mars, à 9 h. du soir, occipito-iliaque gauche antérieure. — *Bulletin*. — Madame Redecot entrée le 12 mars 1855 à la salle d'accouchement ; 35 ans ; domestique ; faible ; bassin bon. Une fille à terme. Réglée à 15 ans, régulièrement 3 jours par mois. Le 26 juin 1854, dernières règles. 8 mois 1/2 de grossesse. Première douleur le 12 mars, à midi. Rupture des membranes le 12 mars, 11 h. du soir. Dilatation complète, 12 mars à 10 h. du soir. Accouchement à 11 h. 30 m. du soir. Sommet en occipito-iliaque gauche antérieure. Durée totale, 11 h. 30 m. Délivrance naturelle ; garçon 3100 gr. Longueur, 0,49.

Obs. XLVI. — Femme Ferdinand, palper le 10 février, à 9 h. du soir : occipito-iliaque gauche antérieure. — *Bulletin*. — Madame Ferdinand entre le 10 février 1855 à la salle d'accouchement. 29 ans. Journalière. Constitution et conformation bonnes. 3 garçons à terme. Réglée à 18 ans, irrégulièrement. Dernières règles, 31 mai 1854. 9 mois. Accidents nuls. Première douleur le 10 mars à 5 h. du soir. Rupture des membranes à minuit. Dilatation complète à 11 h. 30 m. ou minuit 1/2. Sommet occipito-iliaque gauche antérieure. Durée totale, 7 h. 30 m. Délivrance naturelle. Garçon, 3150 gr., longueur 0,49.

Obs. XLVII. — Femme Peter ; palper le 15 mars à 9 h. du matin ; diagnostic, occipito-iliaque gauche antérieure. — *Bulletin*. — Entrée à l'établissement à 8 h. du matin. 24 ans. Repasseuse. Conformation et santé bonnes. Primipare. Réglée à 16 ans. 4 jours par mois; dernières règles le 16 mai. A terme. Accidents nuls. — Première douleur à 6 h. du soir, le 14 mars. Rupture artificielle des membranes à 6 h. du soir, le 15. Dilatation complète à 11 h. du soir. Terminaison à 1 h. du matin, le 16. Sommet en occipito-iliaque gauche antérieure. Durée du travail, 31 heures. Délivrance naturelle. Garçon pesant 3300 gr. ; longueur 0,50 ; diamètre occipito-frontal, 0,105 ; occipito-mentonnier, 0,14 ; bipariétal, 0,10, et sous-occipito-bregmatique, 0,10.

Obs. XLVIII. — Femme Loriau, palper le 24 mars, à 8 h. 45 m. du matin ; occipito-iliaque droite postérieure. Je ne sens pas la tête, mais a direction du tronc me suffit pour établir le diagnostic. M. Dubois, après avoir examiné cette femme au toucher, dit que la tête est en effet dans l'excavation. Madame Callé, accoucheuse en chef, quelques minutes après, trouve au toucher la fontanelle postérieure à droite et en arrière. La femme accouche le 24, à 9 h. 50 m du matin, et le bulletin porte occipito-iliaque droite postérieure réduite.

Obs. XLIX. — Marie Boggenu ; palper le 24 mars, à 8 h. 30 m. du soir. Je ne trouve pas la tête, d'où je conclus qu'elle est dans l'excavation. Je trouve le tronc dirigé de haut en bas et légèrement de gauche à droite d'où je conclus à l'occipito-iliaque droite antérieure. On touche la femme après, et l'on trouve la tête dans l'excavation, la fontanelle postérieure presque en avant. Madame Callé, à 9 h. 10 m., a reconnu au toucher occipito-iliaque droite antérieure. — *Bulletin.* — Accouchement à 10 h. du soir, le 24 ; et qui sait pourquoi on a mis occipito-iliaque gauche? ou l'on s'est trompé, ou il y a eu rotation après notre diagnostic.

Obs. L. — Femme Daguet ; palper le 27 mars : occipito-iliaque droite antérieure ; tête mobile se trouve en avant dans la fosse iliaque droite. M. le docteur Blot, chef de clinique, avait trouvé la veille, à l'auscultation, une occipito-iliaque gauche antérieure. Mais ce matin, en auscultant la femme, on trouve la confirmation du palper.

Le 28 mars, M. Dubois m'a appelé auprès de cette femme pour constater la présentation et la position, et je l'ai trouvée changée, la tête est dans l'hypochondre droit : au lieu d'une présentation du siége. M. Blot, en effet, dit avoir constaté ce changement depuis hier au soir. Je propose de faire la version ; mais à cause de la mobilité du fœtus, M. Dubois préfère attendre ; peut-être elle se fera d'elle-même.

Le 2 avril, je palpe la femme, et la tête est dans l'hypochondre droit, mais le siége est toujours en bas.

Cette femme, qui depuis assez longtemps souffre de maux de reins et de bas-ventre, est entrée croyant accoucher bientôt. C'est le 3 seulement qu'a commencé le travail. M. Dubois lui-même a fait l'accouchement : c'est le siége qui se présente. Après avoir percé les eaux et avoir donné 0,34 de seigle ergoté, M. Dubois a aidé l'accouchement par des tractions ménagées sur l'enfant.

Bulletin. — Entrée à l'établissement le 25 mars; dans la salle d'accouchement, le 2 avril, à 11 h. du soir. 31 ans. Cuisinière. Conformation et constitution bonnes. Elle a déjà eu une fille à terme. Menstruée à 15 ans, 2 jours par mois. Dernières règles le 13 juin. Grossesse à terme; complication; vomissement, crampes pendant toute la grossesse. Premières douleurs, 2 avril, 2 h. du soir. Rupture artificielle des membranes,. à 9 h. 30 m. du matin. Terminaison à 9 b. 50 m. Présentation du siége, occipito-iliaque gauche. Durée du travail, 20 h. Délivrance naturelle; fille. Etat physique, asphyxie incomplète. Poids, 2950 gr , longueur, 0,49; diamètres : occipito-frontal, 0,125 ; occipito-mentonnier, 0,35 , bipariétal, 0,105 ; sous-occipito-bregmatique, 0,105.

Obs. LI. — Femme Naudet, palpée le 28 mars, à 4 h. du soir, la tête est dans l'excavation, car je ne la trouve nulle part ; je sens le tronc formant une convexité à gauche, et les pieds à droite et en haut. Il y a beaucoup d'eau amniotique, et le palper offre une certaine difficulté. Le ventre surtout, pendant les contractions, offre une dépression médiane qui fait croire aux élèves à une grossesse double, ce que je ne crois pas. Avant mon arrivée on avait exploré la femme au toucher, et l'on avait trouvé, sans me le dire, une occipito-iliaque gauche antérieure, comme le palper l'avait fait reconnaître. L'auscultation l'a aussi confirmé ; mais la quantité des eaux éloigne les bruits. Le diamètre transverse de l'utérus de cette femme, mesuré avec le compas d'épaisseur, a 0,27 , c'est-à-dire que c'est un utérus à devoir offrir une présentation du tronc, comme on l'a dit, et cela n'est pas. L'accouchement, terminé le 28, à 6 h. du soir, n'a offert qu'un enfant en occipito-iliaque gauche antérieure, comme l'indique le bulletin.

Obs. LII. — Femme Berton, grossesse à terme, palpée le 2 avril 1855, à 11 h. 45 m., occipito-iliaque gauche antérieure. J'ai senti le tronc de bas en haut et de gauche à droite ; mais je n'ai pas pu bien sentir la tête sur le détroit ; je ne serais même pas étonné qu'elle fût dans l'excavation. Le toucher, par l'élève de la série, à midi 1/2, trouve en effet la tête dans l'excavation. — *Bulletin d'accouchement.* — Le 2 avril à 2 h. du soir, occipito-iliaque gauche antérieure.

Obs. LIII. — Femme Joubert, dame Coste, primipare, palpée le 10 avril à 8 h. 1/2 du soir. Il y a beaucoup d'eau amniotique, cependant on peut diagnostiquer une occipito-iliaque gauche antérieure. Les élèves l'ont confirmé après par le toucher. Le ventre de cette femme, ou pour mieux dire l'utérus contracté ou non, offre deux lobes latéraux avec une dépression au milieu, le lobe droit est le plus gros. L'utérus offre la forme d'un cœur de cartes à jouer, on dirait une grossesse double et elle ne paraît être que simple. — *Bulletin d'accouchement.* — Entrée à l'hôpital le 10 avril 1855 à 5 h. 1/2 du soir, 27 ans, domestique, bonne constitution, bonne conformation, primipare, réglée à 9 ans ; elle est du département de la Sarthe, ses règles ne paraissent que deux à trois fois par an, pendant six à sept jours ; dernières règles incon.; grossesse à terme, premières douleurs le 10 avril à 3 h. du soir ; rupture artificielle à 11 h. 1/2 du matin, le 11 avril; accouchement à 1 h. du soir ; occipito-iliaque gauche antérieure ; 22 h. de travail : garçon pesant 3600 gr.

Obs. LIV. — Femme Cahiez, primipare, diagn., palp. le 11 avril, à 1 h. 1/2 du soir, occipito-iliaque gauche transverse. Je trouve la tête au détr. supér., au ball. doubl., et le tronc dirigé de gauche à droite et de bas en haut. — *Bulletin.* — Entr. sall. à midi 1/2, le 11, vingt-trois ans, lingère, constitution et conformation bonnes. primipare, réglée à seize ans sept jours, dernières règles le 15 juillet 1854, à terme, accidents nuls, premières douleurs le 10 avril à 7 h: du soir, rupture des membr. à 4 h., dilat. incompl. inconn., accouchement à 7 h. 1/2 du soir, sommet, o.-il. g. a , durée du travail 24 h. 30 m., délivr. natur., garçon pesant 2950 gr.

Obs. LV. — Femme Delaplane, diagn., palpée à 4 h. du soir, occipito-iliaque gauche antérieure, presque transverse. La femme souffrant de l'utérus, surtout dans le segment inférieur, je n'ai pas pu chercher la tête ; la direction du tronc m'a permis cependant de me prononcer. Le toucher est venu confirmer après. — *Bulletin d'accouchement.* — Entrée dans l'établissement le 7 avril ; elle souffre pendant quinze jours avant d'accoucher. Entrée, salle des accouchements, le 13 avril, 37 ans, domestique, conformation et santé bonnes ; accouchement avant terme, 2, et à terme, 1. Réglée à vingt ans, cinq jours par mois, apparition des premières douleurs le 13 avril à 10 h. du matin, membranes rompues à 4 h. du soir même jour, dilatation complète à 5 h. du soir, accouchement à 5 h. 30 m., sommet, occipito-iliaque droite antérieure ; durée totale du travail, 7 h. 30 m. Délivrance naturelle. Garçon pesant 3,400, long. 0,47.

La différence du diagnostic, après 1 h. 30 m., nous étonne. car nous avons rompu nous-même les membranes, et nous nous sommes assuré, avec un confrère, que c'était une première. Nous avons quitté ensuite la malade, et nous ne savons pas ce qui s'est passé : peut-être une rotation a eu lieu après notre départ.

Obs. LVI. — Alexandrine Boulmier, pal. diagn. le 19 avril à 8 h. du mat., o.-il. dr. transv. M. Dubois l'a confirmé, après peu de minutes, par le toucher seulement. Il dit qu'elle est postérieure au lieu de transverse ; ainsi il trouverait la fontanelle antérieure à gauche et en avant. En effet, il peut se faire que la femme étant couchée, le tronc, sur lequel je me suis réglé, fût transverse, et la tête restée en occipito-postérieure. La dilatation paraît être assez avancée et le col très mou. Le soir, sans qu'on s'en doutât, elle a été prise aussitôt de douleurs et a accouché immédiatement. — *Bulletin.* — Entrée dans l'établissement le 18 avril 1855, 29 ans, ouvrière, constitution et conformation bonnes (elle a les traits d'une bonne négresse ; accouchée déjà de cinq enfants à terme (elle dit avoir toujours accouché promptement et avec peu de douleurs) ; réglée à dix-sept ans trois à quatre jours par mois, dernières règles le 8 juillet, à terme, vomiss.

grossesse, premières douleurs légères à 3 h. du soir le 19, rupture spontanée à 7. h. 45 m., accouchement à 8 h. du soir, sommet est inconnu (elle a été vérifiée par M. Dubois et M. Blot) ; durée du travail à 5 h., délivrance naturelle. Fille pesant 2750 grammes, longueur 0 47.
Cette femme a perdu quelques caillots de sang dans la nuit ; le 20, au matin, l'utérus est revenu, mais il est un peu mou, 2 grammes de seigle ergoté, la femme est encore très colorée, pas de fatigue ni de fièvre (c'est par précaution qu'on lui ordonne le seigle, car l'hémorrhagie s'est arrêtée d'elle-même et l'utérus est très réduit). Elle a très bien passé la nuit, à part quelques tranchées produites par le seigle : pas d'hémorrhagie, pas de fièvre, pas de sensibilité du ventre ; l'utérus est petit et dur. Elle sort le 24 avril, sans avoir eu même le soir du tout de fièvre de lait. Cette femme avait eu pendant ses grossesses, et surtout pendant celle-ci, des varices sur les deux membres jusqu'aux aines, mais très fortes ; et cependant elles ont disparu le lendemain de l'accouchement.

Obs LVII. — Femme Flucher, diagn., palp. le 20 avril à 6 h. 15 m. du soir, occipito-iliaque droite postérieure, tronc presque transverse. Je ne sens pas la tête ; l'auscultation l'a confirmée après et le bulletin porte : Femme entrée le 20 avril à 4 h. du soir, 23 ans, couturière, constitution et conformation bonnes, deux grossesses à terme, dern. règl. le 25 juillet 1854, à terme, accid. nuls, prem. doul. le 20 avril à 5 h. du mat., rupt. membr. incon., dilat. compl. à 7 h. 15 m., acc. à 7 h. 35 m. du soir, sommet o.-il. dr. p., durée du travail 14 h. 30 m., délivrance naturelle, fille pesant 2900, long. 0,47.

Obs. LVIII. — Femme Delafosse, palpée le 20 avril à 10 h. du matin, o.-il. g. ant. Ici la présentation avait été constatée au toucher par M. Blot ; je n'ai constaté que la position. — *Bulletin.* — Entr. sall. d'acc. le 22 avril à 4 h. du soir, vingt-quatre ans, domestique, constitution et conformation bonnes, primipare ; réglée à quinze ans, 8 jours par mois, dernières règles le 15 juillet ; à terme, premières douleurs le 21 avril à 4 h. du soir, rupt. membr. le 22 à 10 h. du soir, dilat. compl. à la même heure, acc. à 10 h. 45 m. du soir, o.-il. g. a., 30 h de travail. fille pesant 1950 gr., long. 43.

Obs. LIX. — Femme Coiffard (mariée Druet), bossue, diagn., palp. le 21 avril à 9 h. du matin, o.-il. d. antérieure. Il peut se faire qu'il y ait un défaut de conf. bass., car le tronc de l'enfant est en avant, et la tête profonde se trouve à peine en arrière, en pénétrant au niveau du pubis ; elle est à huit mois environ. Ici assurément la forme du ventre était sous la dépendance de la taille, car les membres de cette femme sont droits et bien développés. Cette déviation tient peut-être à des rétractions musculaires, comme ses doigts crochues tiennent à une rétraction des fléchisseurs. L'état des membres fait croire à la bonne conformation du bassin ; la tête, en effet, s'est engagée dans les derniers jours de la grossesse. *Bulletin.* — Entrée à l'hôpital le 18 avril 1855, salle d'acc. le 21 mai à

9 h. 30 m. du soir, 39 ans, cuisinière, déviat. colonn. vert.; conf. bassin bonne ; menstruation bon. ; dernière apparition des règles le 8 août 1854 ; à terme ; accid. fièvre typh. à six mois de la grossesse ; prem. doul. le 21 mai à 6 h. du soir ; rupt. membr. incon., dilat. compl. à 1 h. 30 m. du soir le 22 mai ; acc. le 22 à 3 h. 5 m. du soir, sommet o.-il. dr. a. ; durée du travail, 21 h.; délivr. natur.; fille pesant 2600 gr.; long., 0,47.

Obs. LX. — Femme Lami, dit avoir perdu les eaux depuis deux jours ; elle a l'utérus constamment tendu, de manière à empêcher le palper ; à peine si j'ai pu sentir la tête au ballottement doubl. au détr. supér. Au toucher on trouve la poche bombée, ce qui prouve que les eaux venaient d'ailleurs ou d'en haut. Cet examen avait lieu le 23 à 9 h. du matin. — *Bulletin*. — Entrée à l'hôpital le 21 à 8 h. du soir (avril); dans la salle d'accouchement le 23 à 8. h: du soir; Rose Lamy, dix-neuf ans, journalière, constitution et conformation bonnes, primipare ; réglée à dix-sept ans, irrégul., dern. règl. le 23 juillet 1854, neuf mois; nausées, étourdissements jusqu'à quatre mois ; œdème aux jambes depuis le septième mois ; varices aux genoux et à l'aine du côté droit ; premières douleurs le 23 à 7 h. du soir ; rupt. membr. le 24 à 4 h. du matin ; dilatation complète à la même heure ; acc. le 24 à 5 h. 30 m. du matin, sommet o.-il. g. a.; durée du travail, 10 h. 30 m.; fille pesant 2800 gr.; long., 0,46.

Obs. LXI. — Madame Camu, née Martin, diagn. au palper le 1er mai à 8 h. du soir, o.-il. g. a. La poche est percée il y a une heure. La femme ne se plaint pas, cependant le travail avance, et il n'y a qu'une légère douleur de reins constante et une douleur périodique au bas-ventre (périod. à 3 m.). — *Bulletin*. — Entrée le 1er mai; vingt-huit ans; femme de ménage; constitut. et conformat. bonnes; elle a eu un enf. à terme et deux fausses couches ; régl. à seize ans, régulier. huit jours par mois ; dern. règl. le 15 juillet 1854, neuf mois; accid. nuls.; prem. doul. le 1er mai à 5 heures du soir, poch. romp. à minuit ; dilat. compl. à 9 h. 30 m.; acc. à minuit 15 m., sommet o.-il. g. a. : durée du travail, 7 h. 30 m. : fille pesant 2770 gr.

Obs. LXII. — Femme Ménageot, sourde-muette, de Belleville, palp. le 2 mai, o.-il. dr. transv. Le palper est si facile qu'un élève à lui seul a reconnu la présentation et la position. — *Bulletin*. — Entrée dans l'établissement le 1er mai à 2 h. du soir ; salle d'accouchement le 4 mai à 2 h. du soir; trente ans, polisseuse ; constit. faible, conformation bonne ; un enfant à terme, menstr. à quinze ans, trois jours régul.; dern. appar. des règl. le 7 août : acc. le 4 mai à 5 h. 20 m. du soir, o.-il. dr. post.

Obs. LXIII. — Femme Lemâtre, palp. le 3 mai à 8 h. du matin, o.-il. g. a., le tronc est presque transverse. Cette femme n'est qu'à sept mois et demi de sa grossesse. Elle s'est exposée à devenir enceinte du 8 au 10 septembre 1854, et ses règles, qui devaient venir le 15, n'ont pas paru. Elle est entrée pour des attaques hystériques. Le ventre est sensible au palper, surtout à gauche. Je n'ai pas pu explorer le détroit supérieur à

cause de la sensibilité ; mais le tronc me permet de porter le diagnostic.
— *Bulletin*. — Entr. dans l'établ. le 28 avril, salle 4 mai à 1 h. 30 m. du soir ; fleuriste ; constit., conform. bonn. : un acc. à terme il y a quatre ans, dern. règl. le 15 août, grossesse du 8 septembre : elle a accouché offrant o.-il. g. a.

Obs. LXIV. — Catherine Florentin, ouvrière en brosses à habits et à cheveux ; âgée de trente-deux ans, née à Saint-Aveau (Moselle), habitant Paris depuis 9 ans.

Etat physique. — Tempérament lymphatique, sanguin ; constitution bonne, un peu sèche. Bornée pour l'intelligence.

Réglée à 11 ans, elle a continué à l'être régulièrement depuis, à jour fixe, tous les mois ; mais elle ne se rappelle pas le jour. Aucun prodrome ; elles duraient d'abord de 4 à 5 jours ; mais depuis 3 ans elles ne durent que 3 jours, assez abondamment. Elle vit en ménage avec le père de ses enfants. Elle a eu, il y a 5 ans, une fausse couche de deux jumeaux, à l'époque de 5 mois 1/2. Elle attribue cette fausse couche à une chute où elle perdit connaissance, et au bout de trois semaines de souffrances elle accoucha. L'autre accouchement a eu lieu, il y a trois ans, à l'hôpital de la Clinique ; grossesse à terme ; présentation du sommet, enfant vivant ; durée du travail, 22 heures. Elle a eu un autre accouchement, il y a 13 mois ; grossesse à 9 mois ; pas d'accident ; durée du travail, 7 heures : de fortes douleurs ; une fille vivante ; présentation du sommet ; pas de mauvaises suites.

Etat pathologique. — Elle n'a jamais eu de maladies autres que ses couches : pas de maladies de matrice ni de pertes blanches.

Grossesse actuelle. — Elle a eu pour la dernière fois ses règles le 5 d'un mois, mais elle ne se rappelle pas lequel. Elle dit cependant avoir compté 9 mois. Nausées sans autres indispositions ; elle aurait senti les premiers mouvements actifs à 4 mois 1/2. Elle a beaucoup de pertes glaireuses depuis deux mois.

Ventre pendant en avant du pubis et assez relâché. Elle dit avoir eu toujours un gros ventre, et les grossesses précédentes ont été les mêmes. Elle aurait commencé à sentir les premiers mouvements de son enfant en bas. Depuis quelques mois ils sont en haut et à droite. Envies fréquentes d'uriner ; constipation. Elle se couche le plus souvent sur le dos, maintenant ; avant elle se couchait indifféremment sur les côtés. Depuis 4 jours elle a les jambes enflées jusqu'au genou ; légères varices et quelques crampes, le tout un peu plus à droite qu'à gauche.

Mensuration. — Longueur totale, 1,40 ; tronc, 80 ; crête iliaque, 88 ; ombilic, 0,22 ; fond de l'utérus, 0,29 ; mesuré, la femme étant couchée, 0,18 ; le ventre, même lorsqu'elle est couchée, descend plus bas que les pubis ; diamètre de l'utérus, 0,23 ; diamètre interépineux, 0,25.

Tout ce qui précède a été pris après que la malade avait été examinée par M. Blot, chef de clinique, qui, par l'auscultation et le toucher, avait diagnostiqué une présentation du siège (le 4 mai, à 8 h. 30 m. du matin). J'ai examiné après lui cette femme, et j'ai au contraire reconnu une présentation du sommet en occipito-iliaque gauche antérieure.

Palper. — On trouve en haut une tumeur qui offre la sensation du siége, et qui, en se prolongeant à gauche et en bas, fait voir par son étendue que c'est le tronc. La flaccidité du ventre favorise le palper ; mais, malgré cela, j'éprouve un peu de peine à trouver la tête. Enfin, je l'ai trouvée au ballottement simple avec la main droite; cette sensation était moins franche à la main gauche. Cette tête est très mobile. On sent à droite et en haut de petites tumeurs mobiles qu'on reconnaît pour les pieds.

Auscultation. — Un bruit de souffle très fort est senti près de la fosse iliaque gauche, et le maximum absolu correspond au niveau de l'ombilic et à gauche. M. Blot, qui l'a marqué avec le nitrate d'argent, a fait ce signe deux travers de doigt au-dessus de l'ombilic. C'est ce qui l'a porté à admettre la présentation du siége.

Toucher. — M. Blot, qui l'a pratiqué le premier, a trouvé le col assez dilaté pour le franchir et sentir une partie fœtale élevée qui faisait l'effet du siége. Voyant que j'insistais pour une présentation du sommet, il est revenu au toucher, et pour le faciliter j'ai relevé le ventre ; cette fois il a en effet senti la tête. J'ai touché à mon tour et un autre après moi, et en effet nous avons reconnu parfaitement le sommet.

Le col est en partie effacé et entr'ouvert ; il est mou et déchiqueté ; on ne peut pas atteindre le promontoire. Cette femme a cependant des contractions douloureuses.

Cette femme a accouché. Voici son bulletin :

Entrée à l'établissement le 3 mai 1855 ; dans la salle d'accouchement le 6, à 5 h. du matin ; 32 ans ; brossière. Constitution et conformation bonnes. Accouchements antérieurs, deux jumeaux à 7 mois et deux filles à terme. Réglée à 11 ans, 5 jours régulièrement ; dernières règles le 6 août 1854 ; 9 mois, accidents nuls. Premières douleurs, 5 mai, à minuit. Rupture des membranes à 6 h. 30 m. ; dilatation complète, *id.* ; accouchement, 6 mai, à 6 h. 45 m. du matin ; sommet en occipito-iliaque gauche antérieure. Durée totale du travail, 6 h. 45 m. Délivrance naturelle ; fille : 3000 gr. ; longueur, 0,49.

Cette femme paraît avoir perdu beaucoup de sang avant d'accoucher ; on a remarqué que l'ouverture de l'œuf avant la délivrance était près du bord du placenta, et l'on a trouvé des caillots sur le placenta : preuve que le placenta était inséré près de l'orifice et qu'il s'est décollé pendant le travail. La présence du placenta a contribué sans doute ici à tenir la tête élevée.

Chez cette femme, la rupture des membranes a été faite artificiellement à 6 h. 30 m. du matin, et malgré cela l'hémorrhagie a continué, mais moindre jusqu'à la fin de l'accouchement.

Obs. LXV. — Femme Pettier, palp. le 5 mai, à 10 h. du matin. Il y a ici quelque chose d'insolite qui me fait croire à une grossesse double. La femme est à son huitième mois ; elle n'a pas un gros ventre, et il n'est pas bien tendu. Voici ce que je trouve :

En haut et un peu à gauche, il y a comme une espèce de saillie formée par une partie de l'utérus, et dans cette saillie se trouvent des tumeurs mobiles qui me font l'effet d'être les pieds. Derrière cette saillie, et toujours à gauche, je trouve une tumeur qui se continue en bas, et qui, par l'étendue, la densité et la courbure, m'indique que c'est le dos. Une sensation absolument semblable m'est offerte par le segment droit de l'utérus, d'où je conclus qu'il y a deux troncs.

L'examen du détroit supérieur offre au palper une tumeur à droite qui donne tous les caractères de la tête. A gauche, la main n'atteint pas de tumeur assez marquée pour que je me prononce, mais je suis convaincu d'avoir trouvé deux fœtus, dont l'un a le sommet en bas, l'autre peut avoir déjà la tête dans l'excavation, mais elle n'est pas en haut. J'ai fait part de ce que je venais de trouver à la femme et à quelques élèves, entre autres à l'élève particulier de M. Dubois.

Cette femme a accouché en effet de deux jumeaux. Voici son bulletin :
Entrée à l'hôpital le 4 mai, à 10 h. 15 m. du soir; dans la salle d'accouchement, à 6 h. 30 m. du soir, le 8 mai. Culottière. Constitution et conformation bonnes. Elle a déjà eu une fausse couche à 4 mois. Réglée à 17 ans, régulièrement pendant 8 jours, elle n'a pas revu ses règles depuis sa fausse couche, qui a eu lieu le 24 août 1854; elle n'a eu de rapports avec le père de son enfant que 15 jours après, c'est-à-dire le 13 septembre. Grossesse, 7 mois 1/2 ; première douleur à 6 h. du soir, le 8 mai ; accouchement le 8, à 9 heures du soir ; deux jumeaux, présentation du sommet pour les deux en occipito-iliaque gauche antérieure. Durée du travail, 3 h. 20 m. Délivrance naturelle. Deux garçons, l'un pesant 1700, l'autre 2000 gr. ; longueur, 0,42 pour l'un, 0,44 pour l'autre.

Cette femme est très bien le 9 et le 10. Le 11 et les jours suivants se passent sans fièvre de lait.

Chez cette femme, il y a eu de remarquable que le placenta, le chorion et la caduque sont communs, les amnios seuls sont séparés. Les deux amnios ont pu être isolés l'un de l'autre et isolés du chorion. Les deux cordons s'insèrent sur deux points opposés du placenta; l'un d'eux a ses vaisseaux isolés et confondus avec la paroi de l'œuf avant de pénétrer dans le placenta. M. Blot ayant fait une injection dans les deux cordons, on a vu les artères d'un cordon communiquer entre elles avant d'arriver dans le placenta, et les artères d'un cordon s'anastomoser avec celles du cordon opposé sur la surface même du placenta.

Obs. LXVI. — Femme Flambât; palp. le 11 mai, à 5 h. du soir; occipito-iliaque gauche antérieure. Je ne puis sentir que le tronc. La tête est peut-être engagée, ou à cause de sa petitesse est trop en arrière pour être atteinte. Chez cette femme il y a eu six grossesses, toujours avant terme. A la première et à celle-ci elle a perdu les eaux avant de souffrir.

Bulletin. — Entrée à l'établissement le 11 mai, à 9 h. du matin; salle d'accouchement, 4 h. après midi. 22 ans. Sellière. Santé et conformation bonnes. Un premier accouchement à 6 mois, deux à 7 mois, et un à 8 mois. Réglée à 14 ans, régulièrement; dernières règles, le 8 octobre 1854. Grossesse de 7 mois. Accidents nuls. Premières douleurs le 11 mai à 2 h. après midi. Rupture des membranes le 10 mai, à 11 h. du soir. Dilatation complète, le 11 mai. 6 h. 30 m. du soir. Accouchement à 7 h. 30 m. du soir ; sommet en occipito-iliaque gauche antérieure. Durée du travail, 4 h. 30 m. Délivrance naturelle. Fille pesant 1300 gr.; longueur, 38 cent.

Cette femme a probablement des tubercules pulmonaires ; elle a craché du sang, et son mari a la poitrine très faible et tousse constamment.

Obs. LXVII. — Marianne Laparra, floriste, native-du Finistère, habitant Paris depuis six ans. Agée de trente-six ans; tempérament lymphatique nerveux; elle est fort intelligente.

Réglée à seize ans, elle a continué de l'être, avançant tous les mois de quelques jours ; elle voit pendant quatre à cinq jours et assez abondamment. La menstruation était douloureuse avant le mariage, qui a eu lieu à dix-neuf ans ; mais depuis qu'elle est restée enceinte la première fois, elle n'a plus souffert; elle a eu avec celle-ci quatorze grossesses avec des particularités remarquables pour la différence entre la présentation des pieds et celle de la tête.

1re *grossesse* — Après six semaines de mariage, avortement: après cela elle n'a eu qu'une fois ses règles, et puis elle est encore devenue enceinte.

2e *grossesse*. — Vomissements dans les premiers mois. Accouchement après quatre heures de travail, garçon à terme, un peu faible ; neuf jours au lit; elle n'allaite pas, faute de lait. Après cet accouchement, elle a deux ans de vacuité.

3e *grossesse*. — Pas de vomissements, aucun accident; elle accouche à terme d'une fille après une heure de travail. Cet enfant, comme le précédent, s'est présenté par le sommet. Elle reste huit jours au lit et n'a pas non plus de lait; elle a neuf mois de vacuité.

4e *grossesse*. — Avortement à trois mois sans cause appréciable ; elle a quatre mois de vacuité.

5e *grossesse*. — Elle a souffert pendant toute la grossesse de douleurs au bas-ventre. Les mouvements de son enfant, au lieu de se faire en haut comme dans les grossesses précédentes, se font en bas et sont douloureux. Ces souffrances augmentaient avec la grossesse et l'empêchaient de travailler; envies fréquentes d'uriner. Elle accouche d'une fille après vingt-quatre heures de travail. On est obligé de l'aider avec les mains; présent. par les pieds et dans une mort apparente ; enf. chétif, mais cependant elle a vécu. La femme reste neuf mois au lit; elle n'a pas de lait; suite de couches graves. Depuis ce moment elle n'a plus revu ses règles; malgré cela, elle redevient enceinte et après onze mois.

6e *grossesse*. — Elle souffre encore beaucoup et de la même manière que pour la précédente ; elle est obligée de rester sept mois au lit. A huit mois et demi elle accouche d'un garçon faible qui est venu aussi par les pieds et qui a vécu sept jours. Cette fois-ci elle n'a souffert que pendant huit heures de travail et s'est levée au bout de huit jours. Après, un an de vacuité.

7e *grossesse*. — Fausse couche à trois mois. Trois mois de vacuité, puis :

8e *grossesse*. — Elle souffre comme dans les dernières grossesses, ce qui lui fait dire à l'avance que l'enfant vient encore comme dans ces grossesses, les pieds en avant. Après douze heures de travail elle accouche à terme d'un garçon assez fort, qui meurt en naissant. Cet enfant était, en effet, venu par les pieds, comme elle l'avait dit. Après être restée au lit quinze jours elle se lève, mais elle n'a pas de lait. Quatre mois de vacuité, puis :

9ᵉ *grossesse*. — Elle souffre encore beaucoup pendant sa grossesse et comme lorsque ses enfants viennent par les pieds, ce qui lui fait prédire cette présentation. Au neuvième mois elle accouche d'une fille faible qui a vécu trois jours. Trois mois de vacuité, puis :

10ᵉ *grossesse*. — Cette fois-ci elle a bien supporté sa grossesse comme dans celles où il y avait une présentation du sommet ; aussi elle prédit une bonne présentation. Au neuvième mois elle fait un garçon de grandeur moyenne qui vient en effet la tête en avant. Elle a un travail de huit heures, se lève après cinq jours, et elle commence à avoir du lait. Après deux ans de vacuité :

11ᵉ *grossesse*. — Elle ne souffre pas et prévoit la présentation du sommet ; elle accouche en deux heures de temps à terme d'un garçon qu'elle a allaité quatorze mois. Après treize mois de vacuité :

12ᵉ *grossesse*. — Elle souffre comme lorsqu'il y a eu une présentation des pieds. A cinq mois et demi elle a une hémorrhagie et est menacée d'un avortement ; elle va cependant à terme, et, après huit heures de travail, accouche d'un garçon qui vient par les pieds. Il est faible et meurt au bout de neuf jours. Après six mois de vacuité :

13ᵉ *grossesse*. — Mêmes douleurs que lorsque l'enfant vient par les pieds ; et à six mois, étant prise d'hémorrhagie, elle finit par avorter d'un enfant qui vient par les pieds. Après neuf mois de vacuité, grossesse pour laquelle elle entre à l'hôpital.

Cette femme entre le 16 mai avec tous les symptômes d'une menace d'avortement ; elle n'est enceinte que de sept mois. Repos au lit, lavements laudanisés matin et soir. Le 17 mai elle va mieux, l'hémorrhagie s'est arrêtée ; les jours suivants, cependant, ces moyens, quoique continués, l'hémorrhagie et les douleurs ont repris. Le 22, j'ai bien examiné cette femme au palper, et, malgré la petitesse du fœtus, j'ai cru reconnaître une présentation du siége telle que la prédisait la femme. On sent à droite de l'utérus une tumeur ronde en haut, elle est docile au ballottement simple ; plus bas est une autre tumeur plus allongée qui se perd en pénétrant sur le détroit et qui me fait l'effet du tronc. L'auscultation trouve le maximum des pulsations sur cette dernière et non sur celle d'en haut ; aussi j'imprime au fœtus des mouvements de version. Je pousse la tumeur supérieure en dedans et tout à fait à gauche, et pour faciliter ce mouvement, je fais coucher la femme sur le côté

Après cette manœuvre, qui n'est nullement douloureuse, je fais coucher une autre fois la femme sur le dos, et les rapports du fœtus avaient changé. Cette femme, qui avait souffert jusqu'alors, n'a plus souffert le 22, ni la nuit suivante, ni le 23 au matin, de sorte qu'on aurait pu espérer une suspension du travail ; mais le 24 elle a encore commencé à souffrir et le travail s'est déclaré. Le 28, la femme a accouché, et le bulletin porte une présentation du sommet. Il faut savoir qu'à pareil jour elle devait avoir ses règles.

Obs. LXVIII. — La nommée Lafaye (née Darnatigue), d'une constitution un peu grêle, mais assez saine, entre à la Clinique d'après le conseil qu'on lui a donné pour y faire prématurément ses couches.

Cette femme, âgée de vingt-sept ans, d'une taille de 1,43, offre tous les caractères d'une femme rachitique. Elle a eu une première grossesse pendant qu'elle était à Toulouse, et après trente heures de travail elle a été délivrée par M. Dieulafoi. D'après ce qu'elle dit, on aurait employé le céphalotribe et peut-être le perforateur ; elle a eu trois mois de maladie après ses couches.

Elle a eu ses dernières règles le 20 septembre 1854 et se serait exposée à devenir enceinte du 20 au 30 septembre, de sorte qu'elle est à son septième mois. La déformation de ses membres inférieurs et les résultats de son premier accouchement faisaient déjà présumer un vice de conformation du bassin, et la mensuration digitale a trouvé en effet que le diamètre antéro-postérieur est de 8 centimètres sans déduction. M. Dubois avait déjà décidé la provocation de l'accouchement prématuré artificiel par les douches, lorsqu'ayant dû s'absenter, il a été remplacé par M. Depaul, qui a dirigé le travail.

Le 15 mai, j'ai examiné cette femme au palper et j'ai constaté que l'enfant, très mobile, se présentait par le siège (sacro-iliaque gauche antérieure), et que la tête était dans l'hypochondre droit. J'ai fait immédiatement la version, ce qui était facile, et j'ai ramené la tête sur le détroit en occipito-iliaque gauche antérieure. Cette présentation s'est maintenue le 16 et le 17, mais le 18 au matin la tête était déplacée et tendait à remonter encore vers l'hypochondre droit. Après avoir fait constater ce fait par un élève, je m'en suis servi d'aide pour refaire la version, et nous avons ramené la tête en bas et un peu à gauche. Ce jour même on a commencé les douches, et MM. Depaul et Blot ont pu s'assurer par le toucher que la tête était en effet sur le détroit. Les douches, répétées matin et soir pendant dix à quinze minutes, ont bientôt réveillé les contractions, et le 20 le travail commence à être bien établi. Le 21, au matin, les douleurs sont vives ; le col, qui était déjà effacé avant les douches sans être dilaté, commence à s'entr'ouvrir ; mais on sent que sa dilatation est arrêtée par des brides cicatricielles : M. Depaul fait de petites incisions, et la dilatation marche aussitôt avec plus d'activité. On modère la douleur des contractions par le chloroforme sans aller jusqu'à l'insensibilité. A dix heures du matin il y a une dilatation de 5 centimètres, la poche des eaux est allongée, les contractions reviennent toutes les deux minutes. L'inhalation, qui soulage beaucoup la femme, ne change pas la période des contractions. On suspend l'inhalation après trois quarts d'heure pour la reprendre à diverses reprises à la demande de la femme, et sans qu'elle perde connaissance. A midi et demi, les pulsations du cœur de l'enfant sont à l'état normal. M. Depaul rompt les membranes à une heure un quart pendant que je maintiens la tête et le tronc de l'enfant en première position. A trois heures vingt minutes M. Depaul, voyant que la tête ne s'engageait pas encore dans le détroit, fait une application de forceps. L'éthérisation ici a été poussée jusqu'à l'insensibilité sans arriver jusqu'à la résolution complète. Les tractions ont exigé un peu de force et de persistance, mais enfin l'enfant a été amené vivant. Il est plus fort qu'à sept mois ; il offre un enfoncement à la tempe gauche, qui n'est pas le résultat du forceps, mais très probablement du promontoire. La respiration, quoique rétablie, se ralentit cependant de temps à autre, et l'on est obligé d'exercer des frictions, des secousses, etc. Malgré cela l'enfant est mort dans la soirée, et à l'autopsie on a trouvé une fracture de l'apophyse orbitaire du frontal du côté gauche, avec affaissement de l'os malaire et de l'angle antéro-inférieur du pariétal du même côté.

La femme a bien supporté l'opération ; pas de vomissements, pas de céphalalgie.

Le 22, la femme est assez bien. Julep diacodé, 2 pilules opiacées, bouillon.

Le 23, on suspend le julep, et la femme a continué à bien aller, le pouls n'a pas dépassé 128 pulsations ; rien du côté du ventre, qui est resté souple. La sécrétion laiteuse a paru le 24, et tout paraissait aller bien, lorsque le 26 des symptômes de manie se sont déclarés, et ils sont allés en augmentant. Le 27 elle sort de l'hôpital. Nous avons appris que cette femme, après avoir eu du mieux pendant qu'elle est restée quelques jours chez elle, a été enfin obligée d'aller à l'hôpital Necker, où elle est morte.

Obs. LXIX. — Femme Pilon (mariée Laniane) ; diagn. palp. le 23 mai, occipito-iliaque gauche antérieure ; grossesse qui n'est pas à terme ; rupt. artif. à 9 h. ; pendant que je tenais la tête et le siège, M. Depaul a percé les membranes. On a attendu jusqu'à 1 h. 30 m. après midi pour voir si l'engagement se ferait ; et comme le diamètre antérieur postérieur n'est que de 8 centimètres et que l'engagement ne se fait pas, on fait l'application du forceps. Difficultés, l'enfant a vécu quelques heures seulement. Cette femme a pourtant les jambes droites et non rachitiques ; elle est de taille un peu petite et a les bras aussi un peu grêles, mais elle ne porte pas les marques du rachitisme.— *Bulletin.*— Entrée dans l'établissement le 22 mai 1855, à 11 h. 30 m. du soir ; dans la salle acc. même heure ; vingt-huit ans, couturière ; constitution médiocre, bassin vicié ; diamètre sacro-pub., 84 millimètres ; une fausse couche et un accouchement à terme qui a nécessité la détroncation ; réglée à dix-sept ans régulièrement jusqu'à sa fausse couche, et irrégulièrement après ; dernières règles le 2 juin, huit mois de grossesse ; malaises, marche pénible, rares vomissements ; premières douleurs le 22 mai à 2 h. après midi ; rupture des membranes le 23 mai à 9 h. du matin ; dilatation complète, même heure ; accouchement le 23 à 2 h. par le forceps, sommet occipito-iliaque gauche antérieure ; durée du travail, 24 h., délivrance naturelle 20 minutes après ; garçon faible pesant 2100 gr. ; longueur totale, 44 ; du sommet à l'ombilic, 23 ; diamètre occ.-front., 11 ; occ.-ment., 13 ; bipar., 9 ; sous-occ. bregm.. 9.

Cet enfant est mort au bout de quelques heures.

Obs. LXX. — Femme Marguerite Guyar ; diag. palp. le 26 mai à

8 h. 10 m., occipito-iliaque gauche antérieure. Je sens le tronc à gauche, recourbé en bas et un peu en arrière. La tête est très sensible dans la fosse iliaque droite, sur le rebord du détroit. C'est par conséquent une présentation du sommet bien fléchi, de manière à offrir l'occiput probablement près du centre du détroit. — *Bulletin*. — Entrée dans l'établissement le 24 mai à 10 h. du soir, dans la salle le 26 mai à 7 h. du soir ; quarante et un ans, domestique ; conformation et constitution bonnes ; acc. ant. à terme, une fille. Réglée à dix-sept ans, huit jours régulièrement ; dernières règles, août ; à terme ; accidents, nuls ; premières douleurs le 26 mai à 7 h. du matin, rupture des membranes le 26 mai à 9 h. du soir ; dilatation complète inconnue ; accouchement le 27 mai à 4 h. du matin, sommet occipito-iliaque gauche antérieure, 16 h. de travail, délivrance naturelle, fille pesant 4000 gr.; longueur, 53 centimètres.

Obs. LXXI. — Femme Maréchal Bullet, entrée dans l'établissement le 24 mai 1855 à 8 h. du matin, dans la salle d'accouchement le 25 mai à 4 h. 30 m. du soir ; quarante ans, brunisseuse ; constitution et conformation bonnes ; elle a eu douze accouchements à terme, onze garçons et une fille. Réglée à quatorze ans et demi, un jour par mois ; dernières règles (époque présumée, quatre mois) inconnues, parce qu'elle nourrissait encore à l'époque de la grossesse actuelle. Elle a eu de grands saignements de nez pendant la grossesse ; rupture des membranes à 4 h. du soir le 22 mai, dilatation complète le 23 à 5 h. du soir ; acc. le 25 mai à 5 h. du soir, présent. par les pieds ; travail, 72 h., délivrance naturelle, fille morte putréfiée.

Cette femme offre de l'intérêt parce qu'ayant fait des enfants en présentation du sommet et du siége, elle a pu en reconnaître la différence. Les onze premiers garçons sont tous venus par la tête, elle n'a guère souffert, n'a pas cessé de travailler, et se faisait saigner plutôt par précaution que par besoin. Au douzième accouchement d'une fille, elle a souffert pendant toute la grossesse ; elle souffrait du bas-ventre au point d'être obligée de le serrer avec les mains, elle n'a même pas pu continuer son travail ; elle avait souvent des envies fréquentes d'uriner pendant presque toute la grossesse ; elle a eu alors accouch. par les pieds, et quoique d'après son compte elle fût à terme, sa fille était bien plus faible que le garçon, car elle ne pesait que 3 livres ; elle est morte à quinze mois. Pour la grossesse actuelle elle a souffert encore comme pour la dernière, c'est-à-dire douleur au bas-ventre et surtout un peu à droite. Pour sa première fille, outre la douleur constante, elle avait des douleurs très vives pendant que l'enfant faisait des mouvements : pour celle-ci, elle a souffert, mais elle n'a pas senti remuer. Dans l'autre grossesse aussi les mouvements actifs douloureux ont été tardifs.

Obs. LXXII. — Femme Lacorbière, diagn. palp. le 28 mai, occipito-iliaque gauche antérieure. Cette femme a été examinée au toucher par M. Blot, qui, n'ayant rien trouvé, a exercé le palper et l'auscultation sans rien dire. J'ai palpé la femme après, et j'ai trouvé la tête en bas, très apparente vers la fosse iliaque droite. Le tronc, fortement recourbé à gauche, occupe tout le segment de l'utérus de ce côté. J'ai donc indiqué la présentation et la position à M. Blot en indiquant du doigt le point où il avait dû trouver le maximum des pulsations du cœur. Il m'a demandé pourquoi je trouvais la tête dirigée vers la fosse iliaque droite, et j'ai répondu qu'un vice de conformation ou le placenta à gauche pouvaient l'expliquer. Il a cru au contraire que c'était la vessie distendue ; mais le 30 je trouve encore la tête au même point sans qu'il y ait distension de la vessie.

Obs. LXXIII. — Femme Cobrat, entrée le 26 mai, croyant être à terme et souffrant. Palp. le 27 mai, occipito-iliaque gauche antérieure. Cette femme porte un bouton suspect à la cuisse gauche. — *Bulletin* — Entrée dans l'établissement le 26 mai 1855, dans la salle le 13 juin ; vingt-quatre ans ; femme de chambre, constitution et conformation bonnes ; déjà mère d'une fille à terme ; réglée à onze ans, sept jours régulièrement ; dernières règles le 4 ou 5 septembre 1854 ; à terme ; accidents, diarrhée (avant d'entrer à l'hôpital) ; premières douleurs le 13 juin 1855 à 11 h. du matin ; rupture des membranes le 13 à 5 h. du soir; dilatation complète le 13 à 4 h. 30 m. du soir ; acc. à 5 h. 30 m du soir, sommet occipito-iliaque gauche antérieure ; durée du travail, 6 h. 30 m., délivrance naturelle, une fille pesant 2900 gr.; longueur, 0,46.

Obs. LXXIV. — Amélie Enfant, entrée le 27 mai pour une maladie typh. dout. avec grossesse de huit mois. Exam. palp le 5 juin, occipito-iliaque droite postérieure. Elle croit avoir eu ses règles vers le commencement du mois de septembre. Cette femme, quoique jeune, est devenue grise presque complétement depuis qu'elle est devenue enceinte ; elle a des taches larges sur tout le corps, on dirait du pityriasis ou taches hépatiques. Le 18 juin j'ai trouvé que la position a changé en occipito-iliaque gauche antérieure. — *Bulletin*. — Entrée dans l'hôpital le 28 mai 1855, dans la salle d'accouchement le 21 juin, à midi ; dix-neuf ans, couturière ; constitution et conformation bonnes ; primipare. Réglée à quinze ans, quatre à cinq jours par mois ; dernières règles vers le 15 septembre 1854 ; à terme ; accidents nuls ; premières douleurs le 20 juin à minuit, rupture des membranes à 11 h. du soir le 20 juin ; dilatation complète à 2 h. 30 m. du soir le 21, sommet occipito-iliaque gauche antérieure ; acc. à 3 h. 5 m. le 21 juin ; durée du travail, 15 h. 30 m., délivrance artificielle à 3 h. 45 m. le 21 juin Vers les premiers mois de la grossesse, les cheveux de cette femme ont blanchi, elle présente encore des taches de vitiligo au cou et dans différents points du corps. qui sont survenues aussi dès les premiers temps de la grossesse.

Obs. LXXV. — Femme Leproveau (mariée Courtoi), du département de la Manche, habitant Paris depuis sept mois, rue de Montmorency, 51 ; palp. le 7 juin à 4 h. du soir, occipito-iliaque gauche antérieure ; à 4 h. 15 m. toucher, tête dans l'excavation occipito-antérieure élevée : c'est la font. antérieure à droite et en arrière. La femme n'a que des douleurs de bas-ventre, pas dans les reins, le travail dure depuis hier ; toujours la douleur du bas-ventre, pas aux reins ; cependant la femme ne se plaint pas. La tête a dépassé le col, rupture des membranes à 4 h. 30 m. ; les douleurs sont à la période de 4 m. jusqu'après la rupture des membranes; alors elles sont venues à 2 m. Cette femme a des douleurs depuis 10 h. — *Bulletin que j'ai fait moi-même.* — Entrée dans la maison le 6 juin 1855 à 11 h. 30 m. du matin ; elle est resté dans les salles jusqu'à 4 h. du soir. Vingt-cinq ans, couturière pour habits d'homme; constitution un peu grêle, tempérament lymphatique, conformation bonne. Un garçon et une fille à terme dont elle a accouché sans plus souffrir que pour celui-ci. Menstruée à quinze ans régulièrement pendant trois jours abondamment et sans avoir de douleurs avant, pendant ni après les règles; dernières règles inconnues, mais se croit à terme. Son mari, qui aurait marqué l'époque des dernières règles, lui a dit qu'elle a dépassé le terme de huit jours; pendant la grossesse, nausées sans vomissements, douleurs aux reins pendant les cinq premiers mois, souvent des selles diarrhéiques; premières douleurs le 6 juin à 10 h. du soir, mais légères et rares; elles ont commencé et continué au bas-ventre, et non ailleurs ; rupture artificielle des membranes le 7 juin à 4 h. 30 m. du soir; dilatation complète de l'orifice inconnue. La tête est dans le vagin, encore recouverte des membranes ; acc. le 7 juin à 4 h. 35 m. du soir sans se plaindre et sans faire d'effort apparent, sommet occipito-iliaque gauche antérieure; durée du travail, 16 h. 30 m.; délivrance naturelle, une fille un peu faible, mais vivace; poids, 2900 gr.; longueur totale, 0.46 ; du sommet à l'ombilic. 0,26 ; diamètre occip.-frontal. 0,11 ; occ.-ment., 0,125 ; bipariét., 0 095 ; sous-occ. bregm., 0,10.

Malgré la longueur apparente du travail, cette femme n'a pas souffert, elle ne s'est pas plainte, elle n'a pas poussé un seul cri, et l'enfant est sorti presque à l'improviste. Cette femme n'a pas eu de maux de reins pendant toute la durée du travail, elle n'a eu que des douleurs légères du bas-ventre venant exactement chaque 4 m. avant la rupture des membranes, et toutes les 2 m. après cette rupture, jusqu'à la contraction qui a déterminé la sortie du fœtus.

Le femme est très bien le 8. La matrice est très bien revenue sur elle-même sans tranchées; elle est dure, pas sensible à la pression, elle ne dépasse le pubis que de quatre travers de doigt ; ses seins, souples, ont du lait clair. Le 9, pas de fièvre le matin ; le soir, elle dit avoir eu de légers frissons et les seins sont plus volumineux. Le 10, il n'y a pas de chaleur à la peau, le pouls n'est pas plus fréquent, la malade demande à manger : je ne sais trop pourquoi on la laisse au bouillon. Le 11, elle est tout à fait bien et demande à manger ou à s'en aller. Cette femme n'a allaité son enfant que le 9 au soir, c'est-à-dire avant les légers frissons indiqués. La femme a dû passer la nuit assise sur son lit pour essayer d'allaiter son enfant, et c'est seulement après tout cela qu'elle a dit avoir eu les frissons légers dont elle parle. Le 11, elle se lève dans le cours de la journée ; le 12, elle est très bien.

Cette femme sort le 14 juin, très bien rétablie.

Il y a à côté d'elle une autre femme qui, malgré les trois heures de prodromes d'un accouchement, n'est pas venue à l'hôpital parce qu'elle était très voisine; mais les douleurs fortes l'ayant prise dans la rue, elle a dû s'y accroupir et accoucher. Elle n'a pas plus eu de fièvre de lait que la précédente.

Obs. LXXVI. — Augé, palp. le 9 juin à 9 h. du matin, occ.-iliaque droite antérieure. — *Bulletin.* — Entrée dans l'établissement le 8 juin 1855 à 11 h. 30 m. du soir ; entrée dans la salle, 10 juin 1855 à 7 h. du matin. Dix-neuf ans, domestique ; constitution et conformation bonnes, primipare. Menstruation à quinze ans, cinq jours par mois ; dernières règles. du 25 au 30 août; à terme, nausées ; premières douleurs le 8 juin à 9 h. du soir, rupture des membranes le 10 juin à 7 h. du matin ; dilatation complète à 7 h. du matin, acc. à 10 h. 10 m. du matin le 10 juin, sommet occipito-iliaque droit antérieure, 10 h. de travail, délivrance naturelle, une fille ; poids, 2770 gr.; longueur, 0,47.

Obs. LXXVII. — Rose Blaise, palp. le 11 juin, à 3 h. du soir, la tête est dans l'excavation occipito-iliaque gauche antérieure. Le tronc est presque transversal ; à 1 h. 50 m., la poche s'est rompue spontanément, et les élèves n'ont pu déterminer par le toucher la partie qui se présente. Cette femme se promène, elle n'a que des douleurs au bas-ventre, pas aux reins; le travail marche lentement, et cependant avec progrès. La période est de 4 m. 30 s , assez exacte lorsqu'elle vient, mais parfois elle vient chaque 2 m. 1/2, et la femme étant couchée, elle s'est même plus éloignée. Cette femme prouve que si les contractions ne sont pas fortes, on peut pratiquer le palper pendant tout le travail. Lorsqu'elle s'est couchée, les contractions sont restées quatre périodes sans venir, puis elles ont repris à 4 m. 1/2. Elle remarque que lorsqu'elle est couchée sur le dos, la douleur de reins est sensible et même forte, tandis qu'elle ne la sentait pas lorsqu'elle était debout.

Obs. LXXVIII. — Femme Pétronille, enceinte de sept mois, domestique, entrée à l'hôpital le 26 juillet parce qu'elle éprouve à l'hypogastre un sentiment de poids douloureux ; les mouvements de son enfant, qu'elle sent au bas du ventre, lui donnent chaque fois des maux de cœur et des envies fréquentes d'uriner. Elle n'a rien senti de semblable dans une première grossesse qui est arrivée à terme et où l'accouchement a été prompt, peu douloureux, et où il y avait une présentation du sommet. Le repos au lit depuis son entrée à la Clinique fait qu'elle est déjà mieux, mais les mouvements sont toujours au bas-ventre. Le 3 juillet j'ai examiné cette femme au palper, et j'ai reconnu une présentation du siége sacro-iliaque gauche antérieure. Sans rien dire j'ai prié un des élèves présents de constater la présentation par le palper, et il a reconnu s.-il. g. a.; nous l'avons vérifiée par l'auscultation, et après cela j'ai fait la version. L'opération n'a pas duré dix secondes ; elle était achevée sans que la femme et les assistants s'en fussent doutés. Les élèves ont vérifié le changement de place du fœtus par le palper et l'auscultation, et se sont assurés que la version avait eu lieu, o.-il. d. p. La femme, qui avait toujours senti les mouvements en bas pendant les journées du 4 et du 5, les sent en haut ; la version se maintient. Se trouvant soulagée les jours suivants, elle quitte la salle le 7 juillet pour monter au dortoir.

Fin.

Lightning Source UK Ltd.
Milton Keynes UK
UKHW02f1025090818
326991UK00009B/347/P